Pädiatrische Immunologie

Angeborene und erworbene
Immundefekte

Herausgegeben von
Walter H. Hitzig und Claude Griscelli

Mit Beiträgen von
J.-F. Bach
J.-J. Ballet
C. Bremard-Oury
J.-C. Brouet
J. Cartron
E. Cramer
A. Durandy
A. Fischer
J. Goetz
M.-A. Gougerot-Pocidalo
C. Griscelli
J. Hakim
J.-F. Hartmann
G. Hauptmann
W. H. Hitzig
P. W. Joller
A. Lagrue
J. Leibowitch
N. Morardet
N. Onetto
K. Schopfer
R. Seger
G. Tchernia
J.-L. Touraine
B. Uring-Lambert
J.-L. Virelizier

Übersetzung und deutsche Bearbeitung
Ursula Villiger und Walter H. Hitzig

32 Abbildungen, 58 Tabellen

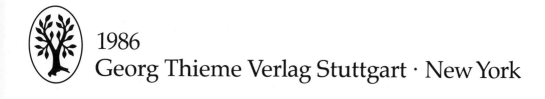

1986
Georg Thieme Verlag Stuttgart · New York

Titel der Originalausgabe: Déficits immunitaires congénitaux et acquis (progrès en hématologie 5)
Copyright © 1984 Doin Éditeurs, 8, place de l'Odéon 75006 Paris

Neuzeichnungen von Günter Bosch

Geschützte Warennamen (Warenzeichen) werden *nicht* besonders kenntlich gemacht. Aus dem Fehlen eines solchen Hinweises kann also nicht geschlossen werden, daß es sich um einen freien Warennamen handele.

Das Werk, einschließlich aller seiner Teile, ist urheberrechtlich geschützt. Jede Verwertung außerhalb der engen Grenzen des Urheberrechtsgesetzes ist ohne Zustimmung des Verlages unzulässig und strafbar. Das gilt insbesondere für Vervielfältigungen, Übersetzungen, Mikroverfilmungen und die Einspeicherung und Verarbeitung in elektronischen Systemen.

© 1986 Georg Thieme Verlag, Rüdigerstr. 14, D-7000 Stuttgart 30
Printed in Germany
Satz: Wipper Fotosatz, Ostfildern 2
(gesetzt auf ads)
Druck: Karl Grammlich, Pliezhausen

ISBN 3-13-684901-9   1 2 3 4 5 6

CIP-Kurztitelaufnahme der Deutschen Bibliothek

Pädiatrische Immunologie: angeborene u. erworbene Immundefekte / hrsg. von Walter H. Hitzig u. Claude Griscelli. Mit Beitr. von J.-F. Bach ... Übers. u. dt. Bearb. Ursula Villiger u. Walter H. Hitzig. – Stuttgart ; New York : Thieme, 1986
   Einheitssacht.: Déficits immunitaires congénitaux et acquis <dt.>

NE: Hitzig, Walter H. [Hrsg.]; Bach, Jean-François [Mitverf.]; EST

Wichtiger Hinweis:

Medizin als Wissenschaft ist ständig im Fluß. Forschung und klinische Erfahrung erweitern unsere Kenntnisse, insbesondere was Behandlung und medikamentöse Therapie anbelangt. Soweit in diesem Werk eine Dosierung oder eine Applikation erwähnt wird, darf der Leser zwar darauf vertrauen, daß Autoren, Herausgeber und Verlag größte Mühe darauf verwandt haben, daß diese Angabe genau dem **Wissensstand bei Fertigstellung des Werkes** entspricht. Dennoch ist jeder Benutzer aufgefordert, die Beipackzettel der verwendeten Präparate zu prüfen, um in eigener Verantwortung festzustellen, ob die dort gegebene Empfehlung für Dosierungen oder die Beachtung von Kontraindikationen gegenüber der Angabe in diesem Buch abweicht. Das gilt besonders bei selten verwendeten oder neu auf den Markt gebrachten Präparaten und bei denjenigen, die vom Bundesgesundheitsamt (BGA) in ihrer Anwendbarkeit eingeschränkt worden sind.

Anschriften

Bach, J.-F., Prof., Hôpital Necker, F-75015 Paris

Ballet, J.-J., Dr., Hôpital Saint-Louis, F-75010 Paris

Bremard-Oury, C., Dr., Hôpital des Enfants-Malades, F-75730 Paris Cedex 15

Brouet, J.-C., Dr., Hôpital Saint Louis, F-75010 Paris

Cartron, J., Dr., Hôpital Antoine Béclère, F-92141 Clamart

Cramer, E., Dr., Hôpital Bichat, F-75018 Paris

Durandy, A., Dr., Hôpital des Enfants-Malades, F-75015 Paris Cedex 15

Fischer, A., Dr., Hôpital des Enfants-Malades, F-75730 Paris Cedex 15

Goetz, J., Dr., Centre de Transfusion sanguine, F-67085 Strasbourg-Cedex

Gougerot-Pocidalo, M.-A., Dr., Hôpital Bichat, F-75018 Paris

Griscelli, C., Prof., Hôpital des Enfants-Malades, F-75730 Paris Cedex 15

Hakim, J., Prof., Hôpital Bichat, F-75018 Paris

Hartmann, J.-F., Dr., Hôpital des Enfants-Malades, F-75730 Paris Cedex

Hauptmann, G., Prof., Centre de Transfusion Sanguine, 10–12, rue Spielmann, F-67085 Strasbourg-Cedex

Hitzig, W. H., Prof., Universitäts-Kinderklinik, Steinwiesstr. 75, CH-8032 Zürich

Joller, P. W., Dr., Unterdorfstr. 23, CH-8602 Wangen

Lagrue, A., Dr., Hôpital des Enfants-Malades, F-75015 Paris

Leibowitch, J., Dr., Hôpital Raymond-Poincaré, F-92380 Garches

Morardet, N., Dr., Hôpital Antoine Béclère, F-92141 Clamart

Onetto, N., Prof., Hôpital Antoine, Béclère, F-92141 Clamart

Schopfer, K., Dr., Institut für Medizinische Mikrobiologie und Immunologie, Kantonsspital, CH-9000 St. Gallen

Seger, R., PD Dr., Universitäts-Kinderklinik, Steinwiesstr. 75, CH-8032 Zürich

Tchernia, G., Prof., Hôpital Antoine Béclère, F-92141 Clamart

Touraine, J.-L., Dr., Hôpital Edouard Hérriot, F-69374 Lyon

Uring-Lambert, B., Dr., Centre de Transfusion sanguine, F-67085 Strasbourg-Cedex

Villiger, U., Dr., Ostbühlstr. 10, CH-8031 Zürich

Virelizier, J.-L., Dr., Hôpital des Enfants-Malades, F-75730 Paris

Vorwort

Angeborene Krankheiten sind eine Domäne des Pädiaters; ihre Erforschung hat in den letzten Jahrzehnten viele Gebiete der Physiologie und der Pathologie bereichert. Dies trifft ganz besonders auf die Immunologie zu: seit gut 3 Jahrzehnten werden Patienten mit ungewöhnlicher Infektanfälligkeit von begabten Klinikern als „experimenta naturae" klinisch und experimentell untersucht; auf die dabei gestellten Fragen erhielten diese Forscher vielfach Antworten, die auch für das Verständnis normaler physiologischer Mechanismen aufschlußreich waren. Die große Bedeutung der natürlichen Abwehrmechanismen für das Verständnis und die Behandlung von Infektionskrankheiten wird in neuester Zeit am Beispiel der erworbenen Immunschwäche AIDS besonders eindrücklich erwiesen.

Die Ergebnisse wurden breit gestreut in Zeitschriften und Kongreßbänden publiziert, so daß auch für den Spezialisten die Übersicht schwierig geworden ist. Eine zusammenfassende Darstellung, welche die klinischen Schlüsselbeobachtungen herausdestilliert und vom Ballast der unnötigen, unwichtigen oder falschen Nebenbefunde befreit, findet man in wenigen englischen Büchern, die meist einzelne Gebiete behandeln. Im französischen ebenso wie im deutschen Sprachgebiet fehlt jedoch eine umfassende klinische Darstellung.

Nach jahrelangem Gedankenaustausch zwischen unseren klinisch-immunologischen Abteilungen an den Universitäts-Kinderkliniken in Paris und in Zürich kamen wir überein, daß nun genügend Spezialisten mit reicher Erfahrung in ihren Forschungsgebieten herangebildet seien, um eine zeitgemäße Synthese aller Bereiche der Infektabwehr zu versuchen. Von einer gemeinsamen Tagung in Paris ermutigt, forderten wir diese Autoren zu einer übersichtlichen und wohlabgegrenzten Darstellung auf. Die französische Originalfassung erschien 1984 im Verlag Doin, Paris. Eine Übersetzung ins Deutsche schien in Anbetracht der Sprachbarriere erwünscht. Nach ihrer Fertigstellung wurden alle Autoren gebeten, ihre Kapitel noch einmal zu überarbeiten und zu ergänzen, was sie teils im Text, teils als Addendum, teils durch Literaturzitate taten.

Bei der Übersetzung durch W. H. Hitzig waren Frau Dr. U. Villiger im sprachlichen Bereich und Frau M. Ricklin bei den Schreibarbeiten behilflich; ihnen sei sehr verbindlich für ihre unerschöpfliche Geduld bei den oft schwierigen Übertragungen gedankt. Auch dem Verlag Thieme möchten wir für die speditive Zusammenarbeit unseren Dank aussprechen.

Zürich und Paris,   *W. H. Hitzig*
im Januar 1986   *C. Griscelli*

Inhaltsverzeichnis

Kapitel 1
Klassifikation der Immundefektsyndrome.. 1
W. H. Hitzig und C. Griscelli

Kapitel 2
Rezidivierende Infekte im Kindesalter 8
W. H. Hitzig

Kapitel 3
Methoden zur Untersuchung
der Phagozyten 12
J. Hakim, E. Cramer und
M.-A. Gougerot-Pocidalo

Kapitel 4
Funktionelle Störungen der
neutrophilen Granulozyten............... 21
R. Seger

Kapitel 5
Kongenitale und erworbene
Neutropenien des Neugeborenen
und des Säuglings 34
N. Onetto, J. Cartron, N. Morardet und
G. Tchernia

Kapitel 6
Methoden zur Untersuchung der
spezifischen Immundefektsyndrome 44
A. Durandy

Kapitel 7
Kombinierte Immundefizienzsyndrome... 55
W. H. Hitzig

Kapitel 8
Aplasie und Hypoplasie des Thymus
(DiGeorge-Syndrom).................... 74
A. Lagrue und C. Griscelli

Kapitel 9
Primäre Defekte der humoralen
Immunität = Antikörpermangelsyndrome 84
J.-J. Ballet

Kapitel 10
Infektanfälligkeit mit IgE-Erhöhung:
Hyper-IgE-Syndrom.................... 94
K. Schopfer

Kapitel 11
Kombiniertes Immunmangelsyndrom
mit fehlender Expression der
Histokompatibilitätsantigene 106
C. Bremard-Oury und C. Griscelli

Kapitel 12
Immundefekte bei Störungen
immunregulatorischer Mediatoren
(Interferone und Interleukine) 114
J.-L. Virelizier

Kapitel 13
Immundefekte und persistierende
Infektionen........................... 125
A. Fischer

Kapitel 14
AIDS = Acquired Immuno Deficiency
Syndrome.
Eine neue epidemische Infektionskrankheit mit erworbenem Defekt
der zellulären Immunität 138
J. Leibowitch

Kapitel 15
Infektanfälligkeit bei Asplenie
und nach Splenektomie................. 148
J.-F. Hartmann

Kapitel 16

Defekte des Komplementsystems 156
G. HAUPTMANN, J. GOETZ und
B. URING-LAMBERT

Kapitel 17

Immundefekt und Krebs 166
J.-C. BROUET

Kapitel 18

Immunologische Veränderung durch
Immunsuppressiva 175
J.-F. BACH

Kapitel 19

Therapeutische Anwendung von
Immunglobulinen 186
P. W. JOLLER

Kapitel 20

Indikationen und Ergebnisse der
Knochenmarkstransplantation 202
C. GRISCELLI

Kapitel 21

Transplantation fetaler Gewebe bei
Immundefekten 210
J.-L. TOURAINE

Sachverzeichnis 219

Kapitel 1
Klassifikation der Immundefektsyndrome

W. H. Hitzig und C. Griscelli

Seit der Entdeckung des ersten humoralen Immundefektsyndroms (IDS) vor gut 30 Jahren ist das Interesse an Störungen der Abwehrreaktion ständig gestiegen; zahlreiche Beobachtungen haben zur Unterscheidung verschiedener Defekte der spezifischen und unspezifischen Immunmechanismen beigetragen. Aus den vielen Vorschlägen zur Einordnung dieser angeborenen Immundefekte heben wir denjenigen eines Expertenkomitees der Weltgesundheitsorganisation (1 – 6) hervor. Die neuesten Empfehlungen (5, 6) haben neben den früher ausschließlich berücksichtigten Störungen der Ontogenese von Immunzellen erstmals auch Anomalien von Enzymen, die indirekt zu Immundefekten führen, einbezogen.

Erweiterung der Klassifikation

Um richtig zu verstehen, wie Infektionserreger in den Körper eindringen und Abwehrkräfte diesem Prozeß entgegenwirken, muß man neben Anomalien der *spezifischen* humoralen und zellulären Immunität auch die *unspezifischen* Faktoren berücksichtigen: die *Phagozyten* (s. Kap. 3, 4 u. 5) und das *Komplementsystem* mit seiner Verstärkerfunktion (s. Kap. 16) spielen eine wichtige Rolle in der Abwehr. Anomalien der normalen Funktion dieser Systeme vermindern oft die Abwehrkräfte und prädisponieren dadurch zu Krankheiten. – Diese Faktoren werden ausführlich besprochen.
Ferner ist die Schutzwirkung der Integumente, d. h. der Haut und der Schleimhäute, von großer Bedeutung (s. Kap. 2). Die Haut bildet mit ihrer Hornschicht und ihren Sekreten, wie Talg und Schweiß, eine solide mechanische Schranke; die zarteren Schleimhäute sind mit Sekreten wie Speichel, Tränen und Schleim bedeckt, denen beigemischte spezifische Faktoren, wie Lysozym oder sekretorisches Immunglobulin, eine zusätzliche chemische Schutzwirkung verleihen. Spezielle Organellen bieten lokal weiteren Schutz: z. B. eliminieren die Zilien oder Flimmerhaare der Atemwege durch ihr rhythmisches Schlagen die kleinen, von Bronchialschleim bedeckten Fremdkörper. Die globale Bedeutung dieser Zilienfunktion wurde erst in jüngster Zeit richtig erkannt (Seitenorientierung der Keimzellen, Rolle bei der Fertilität und andere); sie wird in diesem Buch nicht abgehandelt.
Rezidivierende oder schwere Infektionen, die an einen Immundefekt (= ID) denken lassen, sind oft mit anderen Erscheinungen einer gestörten Immunität verbunden, wie mit *Autoimmunkrankheiten oder mit malignen Erkrankungen;* diese sind viel häufiger mit ID kombiniert, als bei zufälligem Zusammentreffen zu erwarten wäre (s. Kap. 9 u. 17). Wir müssen also auch daran denken, daß ein transitorischer oder bleibender ID als Folge eines Autoimmunprozesses, einer bösartigen Wucherung (s. Kap. 17) oder der Behandlung derartiger Erkrankungen auftreten kann (s. Kap. 18).

Klassifikationsvorschlag der Weltgesundheitsorganisation 1983

Grundlagen

Diese Empfehlung (4) stützt sich vor allem auf unsere Kenntnisse der normalen Zellentwicklung: Aus einer pluripotenten Stammzelle entwickeln sich über die Lymphoblasten die reifen Lymphozyten, welche als Effektoren wirksam werden. Präzisierungen ergaben sich in den letzten Jahren durch folgende Möglichkeiten:

Klassifikation der Immundefektsyndrome

– Durch Zellmarker sind bestimmte Schritte der Zellentwicklung gekennzeichnet: Als Proteine oder Enzyme können sie auf oder in Zellmembranen oder im Zytoplasma nachgewiesen werden; sie sind spezifisch für Zellarten (z. B. T- oder B-Lymphozyten) oder für deren Reifegrad (z. B. TdT) (Abb. 1.1).
– Durch exakte Kenntnisse der Reifung von T-Lymphozyten im Thymus: Unter dem Einfluß von Hormonen differenzieren sich verschiedene Subpopulationen.
– Durch die Unterscheidung der speziellen Funktion dieser T-Zell-Subpopulationen: Die T-Helfer oder T-Induktorlymphozyten regulieren das Zusammenspiel von Immunzellen und die Erkennung von Histokompatibilitätsantigenen, vor allem der DR-Antigene (HLA-Klasse II des Hauptkomplexes der Histokompatibilität = MHC), die auf den Membranen von B-Lymphozyten, Monozyten und aktivierten T-Lymphozyten exprimiert werden; die Suppressor- oder zytotoxischen T-Lymphozyten dagegen sind besonders an zellulären Wechselwirkungen beteiligt, die durch die Antigene HLA-A und -B (Klasse I des MHC) gesteuert sind.
– Durch Nachweis von *Membranmarkern* mit Hilfe monoklonaler Antikörper werden die entsprechenden Subpopulationen charakterisiert (s. Kap. 6 u. 18; Abb. 1.1 u. 6.2; Tab. 6.1).
– Durch den Nachweis von *Isotypen der Immunglobuline* (= Ig) können die Entwicklungsschritte der B-Lymphozyten, auf deren Membran die Immunglobuline sitzen, genau verfolgt werden (s. Kap. 6 und Abb. 6.3).
– Durch neuere Erkenntnisse über das Eingrei-

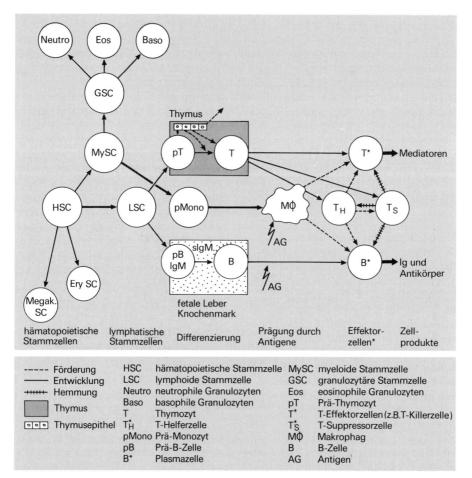

Abb. 1.1 Entwicklung des hämato-/lymphopoietischen Systems. Schematische Darstellung der Differenzierung einzelner Zelltypen aus der hämatopoietischen Stammzelle (HSC), insbesondere der lymphatischen Zellen aus der lymphoiden Stammzelle (LSC).

Tabelle 1.1 Immundefizienz-Syndrome (7)

Bezeichnung	Serum-Immunglobuline und -Antikörper	Zirkulierende B-Zellen	Vermutete Pathogenese	Vererbungstyp	Zusätzliche Merkmale
a) *Humorale Defekte vorwiegend,* = *Antikörpermangel-Syndrome (AMS)*					
X-chromosomale Agammaglobulinämie	alle Isotypen ↓	meist ⌀	Differenzierungsstörung Prä-B → B-Zellen	X-chromosomal (X-L)	–
X-chromosomale Agammaglobulinämie mit Wuchshormonmangel	alle Isotypen ↓	meist ⌀	?	X-L	Kleinwuchs
Autosomal-rezessiv vererbte Agammaglobulinämie	alle Isotypen ↓	→	?	AR	–
Ig-Mangel mit hohem IgM („Hyper-IgM-Syndrom")	IgM ↑, IgD ↑/no, andere Ig ↓	mit IgM u. IgD no, übrige ⌀	Switch-Defekt zw. Isotypen	XL oder AR oder?	–
IgA-Mangel	IgA$_1$ ↓ u. IgA$_2$ ↓ mit oder ohne IgG$_2$ ↓, G$_3$ ↓, G$_4$ ↓ IgA$_1$ ↓ oder IgA$_2$ ↓	normal	Defekt der terminalen Ausdifferenzierung der B-Zellen	nicht hereditär oder selten AR oder?	Gehäuft in Familien mit CVID
Selektiver Mangel anderer Ig	einer oder mehrere Isotypen ↓, übrige normal	normal	z. T. chromosomale Deletion 14q32 Defekt der Isotypen-Differenzierung	AR ?	–
κ-Ketten-Defekt	IgGk ↓; Ak-Reaktion no/↓	no/od. κ$^+$ ↓	z. T. chromosomale Punktmutation 2p11	?	–
IDS mit Thymom	alle Isotypen ↓	↓ oder ⌀	?	?	Thymom, Anämie, Eosinopenie
Transitorische Hypogammaglobulinämie des frühen Kindesalters	IgG und IgA ↓	normal	z. T. verzögerte Ausreifung d. T-Helferfunktion oder terminaler Ausreifungsdefekt	?	Gehäuft in Familien mit anderen IDS

Tabelle 1.1 Fortsetzung

Bezeichnung	Serum-Immunglobuline und -Antikörper	Zirkulierende B-Zellen	Zirkulierende T-Zellen	Vermutete Pathogenese	Vererbungstyp	Zusätzliche Merkmale
b) Kombinierte IDS						
Variable ID (im angelsächsischen Sprachgebrauch „common variable ID = CVID")						
– vorwiegend humoraler Defekt	mehrere Isotypen wechselnd ↓	no/↓	meist no	B-Zellen ↓ T_H ↓ T_H-Funktion ↓ Autoantikörper gegen B-Zellen	AR oder AD oder?	Autoimmunkrankheiten
– vorwiegend zellulärer Defekt	mehrere Isotypen wechselnd ↓	no	no/↓	T_s-Zellen ↓ T_s-Funktion ↑ Autoantikörper gegen T-Zellen	? AR	
Schwerer kombinierter ID (= SCID)						
– retikuläre Dysgenesie	↓	↓	↓	Differenzierungsstörung der lymphoiden und myeloischen Zellen	AR	Panzytopenie
– T- und B-Zellen tief	↓	↓	↓	Differenzierungsstörung der T- und B-Zellen	AR oder XL	–
– T-Zellen tief, B-Zellen normal	no/↓	no	↓	Differenzierungsstörung der T-Zellen	AR oder XL	–
– Adenosin-Desaminase-Defekt (=ADA) – Adenosin– – Purin– – MHC I – MHC II	progressiv ↓	no/↓	progressiv ↓	toxische Schädigung der T-Zellen infolge Enzymmangels	AR	Dysostose
– Purin-Nucleosid-Phosphorylase-Defekt	progressiv ↓	no	progressiv ↓	toxische Schädigung der T-Zellen infolge Enzymmangels	AR	Anämie, geistiger Entwicklungsrückstand

Klassifikationsvorschlag der Weltgesundheitsorganisation 1983

Bezeichnung	Serum-Immunglobuline und -Antikörper	Zirkulierende B-Zellen	Zirkulierende T-Zellen	Vermutete Pathogenese	Vererbungstyp	Zusätzliche Merkmale
– MHC-class-I-Defekt („bare lymphocyte syndrome")	no/↓	no	no oder zellul. IR ↓	Defekt der Gen-Transkription	AR	–
– MCH-class-II-Defekt	↓/no	no	zellul. IR ↓	Defekt der Gen-Transkription	AR	Malabsorption
c) *Mit anderen Krankheiten assoziierte ID*						
Wiskott-Aldrich-Syndrom	IgM ↓, Bildung von Ak gegen Polysaccharide beeinträchtigt	no	progressive Verminderung	Zellmembrandefekt der hämatopoietischen Zellen	XL	Thrombozytopenie kleine defekte Tc; Ekzem; lymphoretikuläre Malignome
Ataxia teleangiectatica	z. T. IgA ↓ oder IgE ↓ oder IgG ↓ monomeres IgM ↑	no	→	? Defekt der T-Zellreifung?	AR	Ataxie; Teleangiektasien; Chromosomenbrüchigkeit ↑; α₁-Fetoprotein ↑; lymphoretikuläre Malignome
DiGeorge-Syndrom	no/↓	no	→	Entwicklungsstörung d. Thymus → T-Zelldefekt	nicht hereditär oder?	Hypoparathyreoidismus; kardiovaskuläre Fehlbildungen; Hypognathie (z. T.) u. a. Gesichtsanomalien. Gastrointestinale Fehlbildungen (z. T.)
Transcobalamin-2-Mangel	alle Isotypen →	no	no	Defekt d. Vitamin B₁₂-Transports → Defekt der Zellproliferation, besonders d. Differenzierung v. B-Zellen zu Plasmazellen	AR	Megaloblastäre Anämie; Darmzottenatrophie, Phagozytenbakterizide ↓
ID mit partiellem Albinismus	alle Isotypen →	no	↓/no	?	AR	Hirnatrophie; Pigmentverklumpung in Melanozyten; NK-Zellen-Defekt
ID nach Epstein-Barr-Virus-Infektion mit vererbter Fehlreaktion	↓, nur nach EBV-Infektion	↓ nur nach EBV-Infektion	↓ nach EBV-Infektion NK-Z ↑	?	XL, AR	Fatale EBV-Infektion; aplastische Anämie; lymphoproliferative Erkrankungen

fen der Monozyten/Makrophagen erweiterte sich das Wissen über zelluläre Beziehungen im Verlaufe der spezifischen Immunantwort (s. Kap. 6 u. 12).

Einordnung von Erkrankungen

Folgende Gesichtspunkte werden dabei berücksichtigt (Tab. 1.1):
- Die Populationen der T- oder B-Lymphozyten fehlen oder sind vorhanden;
- die Konzentrationen der 5 Immunglobulinklassen des Serums (IgG, IgA, IgM, IgD und IgE);
- die Kapazität zur Produktion spezifischer Antikörper;
- die zellulären Immunfunktionen, die in vivo als „Reaktionen des verzögerten Typs" oder in vitro mit speziellen Techniken gemessen werden können (s. Kap. 6).

Diese grundsätzlichen Angaben können ergänzt werden durch Daten über die vermutliche Lokalisation der Anomalie, über die Pathogenese, über den Vererbungstyp bei Erbleiden sowie über klinische Besonderheiten.

Eine solche Klassifikation hat den unzweifelhaften Vorteil, daß für die meisten heute bekannten Störungen der ID ein gemeinsamer Nenner gefunden werden kann. Trotzdem muß eingeräumt werden, daß sie bei einzelnen Patienten versagt, deren Symptomatologie nicht in ihre Kategorien eingeordnet werden kann.

Genetische Aspekte

Die Erkennung einer vererbten Krankheit ist von wesentlicher Bedeutung, nicht nur zur Festlegung eines wesentlichen ätiologischen Faktors, sondern auch wegen der Notwendigkeit einer fachgerechten genetischen Beratung der betroffenen Familie. Die Entwicklung exakter Techniken zur pränatalen Erkennung des vorliegenden Immundefektes ist teils durch den Nachweis einer mit ID gekoppelten Enzymanomalie (ADA-Mangel, s. Tab. 1.1), teils dank dem Nachweis von Markern und Funktionen der fetalen Lymphozyten möglich geworden. Das notwendige fetale Blut wird durch Fetoskopie mit Punktion der Nabelvene gewonnen. Dies gilt zur Zeit für die schweren kombinierten Immundefekte (SCID, s. Kap. 7) sowie für die geschlechtsgebundene vererbte Agammaglobulinämie und für den ID mit fehlender Expression der HLA-Antigene (s. Kap. 11).

Therapeutische Entscheidungen

Sie lassen sich nur dann präzise fällen, wenn die Diagnose des vorliegenden ID exakt gestellt werden kann:
- *Substitution* fehlender Faktoren steht bei den humoralen ID im Vordergrund; bei kombinierten ID kann sie Teilerfolge bringen (s. Tab. 1.1, Nr. 1 und 2). Die regelmäßige Gabe großer Gammaglobulinmengen ist heute dank der Entwicklung von intravenös verträglichen IgG-Präparationen mit geringen Nebenwirkungen und mit langer Halbwertszeit möglich (s. Kap. 19).
- *Immunstimulation* ist auch heute noch eher ein therapeutischer Wunsch als eine Realität; sie wäre vor allem bei den schweren ID in unserer Klassifizierung notwendig. Immerhin zeichnet sich bei Fehlen der Thymushormone die Möglichkeit einer Ersatztherapie ab, seitdem teilweise gereinigte oder ganz reine synthetische Präparate zur Verfügung stehen.
- *Transplantation immunologischer Stammzellen* erlaubt eine vollständige Wiederherstellung der Immunfunktionen. Sie hat zuerst bei den sehr schweren und trotz der üblichen Behandlung tödlich verlaufenden ID Erfolge gebracht, d. h. bei den schweren kombinierten ID (SCID) und bei den vorwiegend zellulären Defekten. In letzter Zeit haben die Erfolge dank neuer Techniken der Knochenmarksaufbereitung (s. Kap. 20) deutlich zugenommen. Dadurch wird die breitere Anwendung dieser Therapie möglich, und die Transplantation von fetaler Leber wird nur noch in seltenen Fällen in Betracht gezogen (s. Kap. 21). Dank diesen Fortschritten kann die Indikation zur Knochenmarkstransplantation künftig auch auf leichtere Fälle erweitert werden, die zwar nicht so schwer verlaufen wie die SCID, aber doch vor der Adoleszenz zum Tode führen, wie z. B. das Wiskott-Aldrich-Syndrom (s. Kap. 20).

Andere mit Immundefekten gekoppelte Erkrankungen

Die gegenwärtige Klassifikation beschränkt sich auf die klar umschriebenen ID nach den oben erwähnten Kriterien. Zahlreiche Krankheiten werden damit aber nicht erfaßt; sie sind entweder sehr selten oder sie wurden erst kürzlich beschrieben oder sie können noch nicht in die ontogenetischen Vorstellungen eingefügt werden, welche die Grundlage der heutigen Klassifikation bilden.

Nichtklassifizierbare Leiden

Zu diesen Erkrankungen, die in Kapitel 7 abgehandelt werden, gehören:
- Das Hyper-IgE-Syndrom und die Syndrome mit erhöhter Empfindlichkeit auf Staphylokokken und Pilzinfektionen, bei denen ein funktioneller Defekt der Suppressor-T-Lymphozyten für diese Immunglobulinklasse vermutet wird (s. Kap. 10).
- Die obenerwähnten IDS mit Störungen der HLA-Antigene (s. Kap. 11).
- Das IDS mit partiellem Albinismus, das in seinen klinischen und biologischen Erscheinungen und mit den im Laufe der Krankheit auftretenden Phasen von Hepatosplenomegalie und Panzytopenie dem Chediak-Higashi-Syndrom nahesteht (s. Kap. 7).
- Das kürzlich beschriebene IDS mit Orotsäureausscheidung (orotic aciduria), dem ein Enzymdefekt im Pyrimidinstoffwechsel zugrunde liegt.
- Das IDS mit Inaktivität verschiedener Karboxylasen, das durch Biotin z. T. gebessert werden kann (s. Kap. 7).
- Das IDS bei der „Knorpel-Haar-Hypoplasie" (cartilage hair hypoplasia), dessen Expression große Variabilität aufweist (s. Kap. 7).
- Die Anomalien im Zinktransport bei Acrodermatitis enteropathica oder bei der Calciummembrantransportstörung, die in vitro durch einen Calciumionophor (A 23187) korrigiert werden kann.

Chromosomale Anomalien

Die chromosomalen Anomalien sind oft mit inkonstanten IDS, meist von geringer Expressivität verbunden, wie z. B. die Trisomie 21 oder die mit erhöhter Chromosomenfragilität verbundenen Syndrome, wie die Fanconi-Anämie, das Bloom-Syndrom oder die Ataxia teleangiectatica.

Proteinverlustsyndrome

Diese Syndrome können zu sekundärem Antikörpermangel führen, wenn Gammaglobulin wesentlich daran beteiligt ist, wie beim enteralen Proteinverlustsyndrom (exsudative Enteropathie, intestinale Lymphangiektasie), beim renalen Proteinverlust (nephrotisches Syndrom) oder beim Hyperkatabolismus der Immunglobuline mit Dystrophia myotonica.

Unterernährung mit Proteinmangel

Sie spielt in den Entwicklungsländern quantitativ eine enorme Rolle. Erschwerend kann sich der bereits erwähnte infektiös ausgelöste Immundefekt dazugesellen (s. Kap. 13). Die Wechselwirkung zwischen Immundefekt, Infektion, Infestation, Unterernährung und anderen alimentären Ursachen einerseits und den immunologischen Anomalien andererseits sind äußerst komplex und bestimmen weitgehend die Morbidität und Letalität dieser Kinder.

Literatur

1 Cooper, M. D., W. P. Faulk, H. H. Fudenberg, R. A. Good, W. Hitzig, H. G. Kunkel, I. M. Roitt, F. S. Rosen, M. Seligmann, J. F. Soothill, R. J. Wedgwood: The cellular basis of immune responses. Clin. Immunol. Immunopath. 2 (1974) 416 – 445
2 Fudenberg, H. H., R. A. Good, W. Hitzig, H. G. Kunkel, I. M. Roitt, F. S. Rosen, D. S. Rowe, M. Seligmann, J. R. Soothill: Classification of the primary immune deficiencies WHO recommendation. New Engl. J. Med. 283 (1970) 656
3 Good, R. A., R. D. A. Peterson, D. Y. Perey, J. Finstad, M. Cooper: The immunological deficiency diseases of man: Consideration of same questions asked by these patients with an attempt at classification. In Gergsma, D., R. A. Good: Immunologic deficiency diseases in man. Birth Defects IV 1 (1968) 17
4 Immunodeficiency. Report of a WHO scientific group. Clin. Immunol. Immunopath. 28 (1983) 450 – 475
5 Seligmann, M., H. H. Fudenberg, R. A. Good: A proposed classification of primary immunologic deficiencies. Amer. J. Med. 45 (1968) 817
6 Torrigiani, G.: Classification of Immunodeficiency Syndromes. WHO Technical Reports, Genf 1978
7 Rosen, F. S., R. J. P. Wedgwood, eds.: Classification of Primary Immunodeficiency Syndromes. Clin. Immunol. Immunopathol. (1986): im Druck

Kapitel 2
Rezidivierende Infekte im Kindesalter

W. H. Hitzig

Infektionskrankheiten sind in der Pädiatrie seit jeher von großer Bedeutung gewesen. In der Morbidität der täglichen Praxis spielen sie auch heute noch eine wichtige Rolle, obschon ihre Bedeutung als Todesursache stark zurückgegangen und bei uns hinter Unfällen und malignen Erkrankungen an die dritte Stelle getreten ist. Dieser Wandel in den soziokulturell besser gestellten Ländern ist mehreren Faktoren zu verdanken, von denen Hygiene und Ernährung, systematische Schutzimpfungen und Antibiotika genannt seien. – Die Behandlung von Kindern mit zwar banalen aber häufig rezidivierenden Infektionen kann für den praktizierenden Pädiater oft eine wahre Crux darstellen. Ihre Untersuchung oder besser ihre Betreuung erfordert ein umfassendes Verständnis aller einschlägigen Probleme; im folgenden werden diese systematisch analysiert.

Ätiologie

Der Arzt wird sich angesichts häufig wiederkehrender entzündlicher Erkrankungen zunächst fragen, ob diesen eine Infektion oder eine andere Ursache zugrunde liegt (Tab. 2.1). Bei dieser Differentialdiagnose sind vor allem Allergien in Betracht zu ziehen, an die man bei kleinen Kindern zu selten denkt. Ferner sind psychosoziale Faktoren zu berücksichtigen: z. B. Fieber vortäuschende Hyperthermie bei überfürsorglich zugedeckten Kindern, die man in der kalten Jahreszeit bei eingewanderten Südländern beobachtet. Das Durstfieber als Folge zu langer Nachtpause bei Säuglingen kann ebenfalls leicht von infektiösen Ursachen unterschieden werden. Echte psychosomatische Erkrankungen kommen vom Schulalter an nicht selten vor, und gelegentlich kann ein Kind Fieber simulieren. Schließlich ist in Betracht zu ziehen, daß ängstliche oder sehr gewissenhafte Eltern die Symptome oft überbewerten und z. B. bei einem banalen Husten gleich eine Bronchitis oder sogar eine Pneumonie vermuten („Pseudoinfekt").

Infektionsrisiko

Bei bewiesener Infektion ist zu untersuchen, ob ihr eine wiederholte oder massive Exposition zugrunde liegt oder vielmehr eine ungenügende Abwehr gegenüber Mikroorganismen. Im ersten Fall wird man versuchen, den Infektionsherd in der Umgebung des Kindes zu eliminieren oder zu sanieren (z. B. Bazillenträger in der Familie); die Prognose kann günstig gestellt werden. Die Exposition kann der Haus- und Familienarzt besser beurteilen als der Spitalarzt, und seine Umgebungsuntersuchung ist deswegen besonders wichtig.

Resistenzschwäche

Wenn eine verminderte Widerstandskraft des Patienten selber vermutet werden muß, können auf Grund relativ einfacher klinischer

Tabelle 2.1 Ätiologie rezidivierender Infektionen bei Kindern

1. Infektion

a) Massive oder wiederholte Exposition eines normalen Kindes gegenüber Mikroorganismen
b) Resistenzschwäche des Kindes

2. Keine Infektion; andere Ursachen

a) Allergien
b) Psychosoziale Faktoren
c) Psychosomatische Störungen
d) „Pseudoinfekte"

Tabelle 2.2 Einteilung der Abwehrstörungen

Betroffene Normalfunktion	Art der Dysfunktion	Beispiele	Lokalisation	Pathogenes Agens	Labor
1. Anatomische Barrieren	Retention	Sinusitis chronica Harnwegsmißbildung	monotop	pathogene Mikroorganismen	Organdiagnostik
	Integumentdefekt	Mukoviszidose Follikulitis bei Akne Meningitis bei Schädelfraktur			
	Gefäßobstruktion	Pneumonie bei Sichelzellanämie			
	Ziliendyskinesie	Kartagenersyndrom			
2. Phagozyten					
quantitativ	Neutropenie	Knochenmarkdepression (kongenital oder erworben)	polytop	pathogene und saprophytäre Mikroorganismen	hämatologische Diagnostik
qualitativ	Neutropathie	septische Granulomatose			
	Asplenie	Postsplenektomiesyndrom			
3. Spezifische Immunmechanismen					
Hyperergie	Allergien	Heufieber Asthma bronchiale	monotop	Allergene	Allergietestung
Mangel:					
humorale Defekte	B-Lymphozyten	kongenitale Agammaglobulinämie	polytop	pathogene und saprophytäre Mikroorganismen	Immunstatus
zelluläre Defekte	T-Lymphozyten	Thymushypoplasie	polytop	„	
kombinierte Defekte	Stammzellen der Lymphozyten	kombinierter Immunmangel	polytop	„	
4. Immunologische Potenzierung	Komplementfaktoren	Dermatitis infantum Leiner-Quincke-Ödem	polytop	? – keine Mikroorganismen	Immunstatus

Überlegungen die Weichen für die nun folgenden, teilweise recht aufwendigen Untersuchungen gestellt werden.
- *Lokalisation.* Auf Grund einer ausführlichen Anamnese und früherer klinischer Beobachtung kann man zwischen monotopen und polytopen Infekten unterscheiden: die ersteren betreffen immer wieder das gleiche Organ und lenken daher den Verdacht auf eine lokale „Organminderwertigkeit", wie z. B. eine Anomalie im Bereiche der Harnwege, die zu wiederholten Harnwegsinfekten führt. Im Gegensatz dazu liegt polytopen, d. h. verschiedene Körperoberflächen betreffenden Infekten (Haut, Respirations- und Verdauungstrakt) meist eine allgemeine Störung oder „Systemminderwertigkeit" zugrunde; auch septische Streuungen kommen dabei gehäuft vor.
- *Infekterreger.* „Große Pathogene" oder pyogene Erreger (Staphylococcus aureus, Pneumokokken, Meningokokken, Haemophilus influenzae) kommen sowohl bei massiver exogener Infektion als auch bei Versagen der humoralen Immunmechanismen vor; „kleine Pathogene" oder opportunistische Erreger (Staphylococcus albus, Pilze, Viren) findet man vor allem bei Störungen der zellulären Immunmechanismen.

Einteilung der Krankheiten mit Abwehrstörungen

Für die Praxis bewährt sich eine Klassifikation der Abwehrstörungen, die von den Normalfunktionen ausgeht (Tab. 2.2):
- *Störungen im Bereich der „anatomischen Barrieren".* Die Abklärung bedient sich aller Methoden der Organdiagnostik zur Entdeckung lokaler Fehlbildungen oder Veränderungen (z. B. einer chronischen Sinusitis, einer Harnwegsmißbildung, einer Ziliendyskinesie usw.).
- *Störungen der Phagozytose.* Wenn ein Erreger nach Überwindung eines Integumentes irgendwo in den Körper eingedrungen ist, stellen sich ihm die Phagozyten als „erste Linie der Verteidigung" entgegen. Die auf der Haut und

Tabelle 2.3 Stufen der Diagnostik bei Kindern mit rezidivierenden Infekten

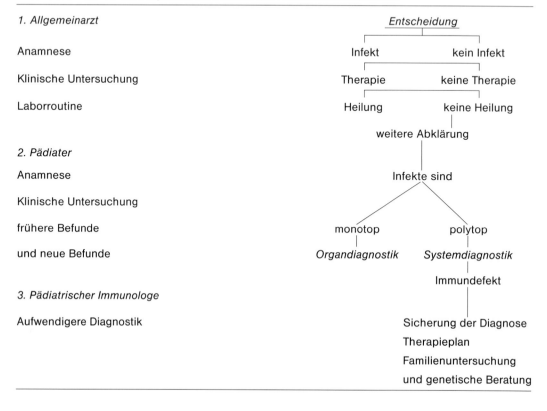

den Schleimhäuten natürlicherweise vorkommenden Saprophyten und Kommensualen dringen sehr häufig in die darunterliegenden Gewebe ein, werden aber von normalen Phagozyten schon dort sehr wirksam abgefangen und vernichtet. Durch derartige Erreger hervorgerufene Infekte an diesen Stellen lassen deswegen in erster Linie an eine Insuffizienz der Phagozyten denken, die quantitativ (s. Kap. 3) oder qualitativ (s. Kap. 3 u. 4) sein kann.
- *Spezifische Immunreaktionen* bilden die „2. Linie der Verteidigung", deren Durchbrechung meistens zu polytopen und generalisierten Infektionen führt; diese Störungen werden in den Kapiteln 7 – 11 ausführlich abgehandelt.
- *Verstärkermechanismen* potenzieren in unspezifischer Weise die durch spezifische Faktoren in Gang gesetzten Immunreaktionen. Kongenitale Defekte können charakteristische Krankheiten erzeugen (s. Kap. 16). Mediatorsubstanzen vermitteln und regulieren das Zusammenwirken der einzelnen Funktionen; ihre Erforschung steckt noch in den Anfängen, Defekte können schwere Krankheiten hervorrufen (s. Kap. 12).

Stufen der Diagnostik

Rezidivierende Infekte sind vielgestaltig und häufig. Die Untersuchung soll deswegen gestaffelt erfolgen (vgl. auch Kap. 5) (Tab. 2.3):
- *Der Allgemeinarzt* muß in erster Linie die erwähnten Ursachen für die beobachteten entzündlichen Symptome zu unterscheiden suchen. Er ist dazu in der Lage, da er die gesamten Lebensumstände des Patienten und seiner Familie am besten kennt und ihm daher mögliche Erbfaktoren, mikrobielle Expositionen oder Umweltschädigungen (rauchende Eltern usw.) sowie soziale Faktoren (Vernachlässigung oder Überbehütung) am besten bekannt sind. Mit einer ausführlichen Anamnese, der gründlichen klinischen Untersuchung und wenigen orientierenden Laboratoriumswerten (Ausschluß oder Beweis einer Neutropenie oder einer Lymphopenie, eines Harnwegsinfektes usw.) kann er viele Fälle ohne weitere Abklärung befriedigend behandeln.
- *Der Pädiater* wird auf Grund der Unterscheidung zwischen monotopen bzw. polytopen Infekten die erforderliche Organ- bzw. Systemdiagnostik (Störungen der Phagozyten, der zellulären oder der humoralen Immunreaktionen oder der Komplementfaktoren) einleiten. Er wird auch in jedem Fall überprüfen, ob den Krankheitssymptomen nicht eher allergische Hyperreaktionen zugrunde liegen, und gegebenenfalls die notwendigen Untersuchungen einleiten. In vielen Fällen kann man auf diese Weise einen Immundefekt ausschließen und den Patienten mit einfachen Mitteln heilen.
- *Der pädiatrische Immunologe* soll alle Patienten mit fraglichen oder vermuteten Immundefekten konsiliarisch sehen. Er kann je nach Bedarf das ganze diagnostische Arsenal (s. Kap. 5) zur Sicherung des speziellen Typs eines IDS einsetzen. Bevor eine spezifische Therapie eingeleitet wird, die oft lebenslänglich gegeben werden muß und die z. T. recht kostspielig ist, müssen diese Bedingungen erfüllt sein. Nachdem ein langfristiger Therapieplan ausgearbeitet worden ist, kann die Behandlung und Kontrolle oft dem Hausarzt anvertraut werden.

Bei vererbten Leiden muß eine Untersuchung möglicherweise ebenfalls betroffener Familienmitglieder mit Hilfe der relevanten Spezialuntersuchungen ausgeschlossen werden, damit eine fundierte genetische Beratung möglich ist.

Literatur

Hitzig, W. H.: Rezidivierende Infekte – neue Aspekte zu einem alten Problem. Päd. Fortb. k. Praxis 50 (1980) 6–14

Kapitel 3
Methoden zur Untersuchung der Phagozyten

J. Hakim, E. Cramer und M.-A. Gougerot-Pocidalo

Die Phagozyten (polymorphonukleäre Leukozyten = PMN, Monozyten = Mo und Makrophagen = MØ), welche zusammen als ein System gelten, verteidigen den Menschen gegen Infektionen, Malignome und andere pathogene Aggressionen. Diese wichtige immunologische Rolle erfüllt das System sowohl durch seine eigene Aktivität als auch durch seine Verbindungen zu anderen Immunmechanismen, z. B. der durch Lymphozyten vermittelten spezifischen Immunität, deren einwandfreies Funktionieren auch von der Aktivität der Phagozyten abhängt.

Dieses Kapitel behandelt ausschließlich die Methoden zur Untersuchung der eigentlichen Aktivität des Phagozytensystems, d. h. seiner Rolle als immunologischer Effektor: Es kann ein pathogenes Agens schnell und spontan attackieren und wird dabei teilweise durch Lymphozytensekrete potenziert. Wir unterscheiden dabei zwei Bereiche: Im ersten erweist sich die kaskadenartig ablaufende Aktivierung der Phagozyten als nützlich, indem diese das pathogene Agens erreichen, es gegebenenfalls abtöten und schließlich abbauen; auf diese Weise schützen sie den Organismus vor pathogenen Mikroorganismen. In einem zweiten Bereich kann man die Wirkung als schadenbringend bezeichnen, indem Phagozyten durch unangemessene oder überschießende Reaktionen auf einen Stimulus nun auch normale Gewebe oder Organe schädigen. Zwischen den beiden extremen Konsequenzen der Phagozytenaktivierung gibt es zahlreiche Querverbindungen.

Zum Nachweis einer Insuffizienz der nutzbringenden Phagozytenaktivität, die wir hier ausschließlich besprechen, wird die Laboratoriumsdiagnostik in mehreren Etappen eingesetzt, deren Sequenz die Kenntnis der Physiologie voraussetzt. Vor ihrer Besprechung rufen wir in Erinnerung, daß mehrere klinische und laboratoriumsmäßige Voraussetzungen erfüllt sein sollten, bevor man die langwierige und kostspielige Abklärung auf funktionelle Phagozyteninsuffizienzen einleitet, und daß dafür die wichtigsten Schritte ihrer Physiologie rekapituliert werden müssen.

Klinische und laboratoriumsmäßige Situationen, welche zur Suche nach einer funktionellen Anomalie der Phagozyten veranlassen

Funktionelle Insuffizienz der Phagozyten, besonders der Neutrophilen (PMN) kann beim Menschen zu rezidivierenden und oft schweren Infektionen führen. Bevor man derartige Störungen in Betracht zieht, sollte man jedoch im allgemeinen das Vorliegen einer lokalen Ursache der Infektion (z. B. Bronchiektasen) oder eines quantitativen Mangels an phagozytierenden Zellen sowie einer Anomalie des klassischen Immunsystems (quantitativer oder qualitativer Mangel der Lymphozyten) ausschließen. Die Abklärung ist nicht dringlich, da uns als wirksame Behandlung ohnehin nur die üblichen Mittel zur Infektionsbekämpfung zur Verfügung stehen, während die funktionelle Insuffizienz der Phagozyten nicht behoben werden kann. Zudem muß die Untersuchung in einer stabilen Periode, ohne Infektion und ohne Behandlung, durchgeführt werden, um Verfälschungen der Laboratoriumsresultate zu vermeiden. Deswegen ist in der akuten Periode lediglich auf eine gute bakteriologische Überwachung des Patienten zu achten. Gelegentlich kann man die Diagnostik auf Grund des klinischen Bildes von Anfang an auf die Prüfung einer Funktionsstörung der Phagozyten ausrichten oder die bestehende funktionelle Anomalie sogleich erkennen; in der Regel muß die Diagnostik jedoch schrittweise und methodisch eingesetzt werden, ausgerichtet nach unseren Kenntnissen der Phagozyten.

Physiologie der Phagozytose

Gemeinsame Eigenschaften machen die phagozytierenden Zellen des Blutes (PMN, Mo, MØ) zu potenten Effektoren der Immunmechanismen:

Motilität

Die Zellen können sich gegen ein pathogenes Agens hin bewegen und sich daran anheften. Diese Eigenschaft der Motilität wird in *spontane* oder zufällige Motilität und in gerichtete Motilität oder *Chemotaxis* unterteilt.
- *Spontane Motilität* zeigt jeder Phagozyt, der Kontakt mit einer festen Oberfläche hat. In dieser Situation bewegt er sich nach dem Zufall (at random) mit zahlreichen Richtungsänderungen. Diese Bewegung hängt von mehreren zellulären Faktoren ab, die mit dem Begriff Bewegungsmaschinerie zu bezeichnen sind. Die Geschwindigkeit der Bewegung kann durch extrazelluläre Faktoren modifiziert werden, die als chemokinetisch bezeichnet werden und die sich positiv (durch Erhöhung der Geschwindigkeit) oder negativ (durch Verminderung der Geschwindigkeit) auswirken können.
- *Gerichtete Motilität oder Chemotaxis* weist per definitionem eine bestimmte Richtung auf. Sie hängt von extrazellulären chemotaktischen Faktoren ab, den Chemotaxinen, für welche die Phagozyten Rezeptoren aufweisen. Wenn sich die Phagozyten auf eine steigende Konzentration von Chemotaxinen zubewegen, spricht man von positiver, im umgekehrten Fall von negativer Chemotaxis. Im ersten Fall erreicht der Phagozyt den Bildungsort des Chemotaxins, während er sich im zweiten davon entfernt. Man kennt physiologische und pathologische Substanzen, die chemotaxinhemmend (Inhibitoren) oder -inaktivierend (Inaktivatoren) auf Phagozyten einwirken.

Ingestion

Sobald ein Phagozyt mit einer Partikel Kontakt aufnimmt, heftet er sich an sie (Erkennung), umfließt sie mit einem Teil seiner äußeren Membran und schließt sie dadurch in eine Vakuole, das *Phagosom*, ein. Der Partikelerkennung folgt nicht immer die Ingestion. Diese beiden Fähigkeiten des Phagozyten hängen teils von intrazellulären, teils von extrazellulären Faktoren, den *Opsoninen*, ab.

Adhäsion

Erst diese bereits erwähnte Fähigkeit zur Anheftung an feste Oberflächen ermöglicht die oben erwähnten Aktivitäten. Sie muß von der Aggregation unterschieden werden, einem noch wenig untersuchten Phänomen, das zur Agglutination von Phagozyten des gleichen Typs führt. Die Aggregation von Phagozyten durch lösliche Substanzen scheint von ihrer Haftfähigkeit abzuhängen.

Abtötung

Die Fähigkeit zur Abtötung lebender Partikel manifestiert sich unmittelbar nach der Stimulation des Phagozyten, sei es durch Kontakt, sei es durch lösliche Substanzen; sie geht mit erheblichen morphologischen und metabolischen Veränderungen einher:
- *Morphologisch* beobachtet man kurz nach Abschluß der Phagosombildung die *Degranulation:* die im Zytoplasma verteilten Granula bewegen sich auf das Phagosom zu, fusionieren mit seiner Membran und entleeren ihren Inhalt in sein Lumen.
- *Metabolische Veränderungen* bestehen in biochemischen Reaktionen, die teils von Sauerstoff abhängig, teils davon unabhängig sind: erstere wirken vorwiegend abtötend, letztere partikelabbauend. Zwischen diesen biochemischen Reaktionen gibt es wichtige Wechselwirkungen, und ihre Intensität hängt sowohl vom Typ des Phagozyten als auch vom Ausmaß seiner Stimulation ab.

Die sauerstoffabhängigen biochemischen Reaktionen beruhen auf Aktivierung des „Pentose-Shunts" mit vermehrtem Verbrauch von Glucose und Sauerstoff auf dem Hexose-Monophosphatweg, der durch Cyanat nicht hemmbar ist. Der veratmete Sauerstoff wird zu folgenden 4 Formen aktiviert: Superoxidanion, Wasserstoffperoxid, Singlet-Oxygen und Hydroxylradikal; alle wirken auf lebende Partikel abtötend. Die Wasserstoffperoxidwirkung wird zudem durch Peroxidasen, die in Phagozyten vorkommen, sowie durch Halogene potenziert.

Die sauerstoffunabhängigen biochemischen Reaktionen resultieren vorwiegend aus der Degranulation: Je nach der Phagozytenart gelangen dabei Lysozym, Lactoferrin, Hydrolasen, kationische Proteine und neutrale Proteasen in die Vakuole. Alle diese Stoffe können Mikroorganismen zwar auch abtöten, vor allem aber abbauen.

Abbau

Die Verdauung von partikulären Substanzen durch Phagozyten wirkt sowohl auf Proteine als auch auf Lipide, die als niedermolekulare Fragmente dem Wirtsstoffwechsel zugeführt werden; sie ist noch wenig untersucht, doch scheint sie zur Befreiung des Organismus von pathogenen Agentien unerläßlich.

Diese kurze Übersicht zeigt, daß die Methoden zum Studium der Phagozyten in drei Unterkapitel aufzuteilen sind:
- *Motilität:* Zufällige und ausgerichtete Bewegung und dafür verantwortliche Faktoren.
- *Abtötung:* Damit zusammenhängend die Erkennung und Einschließung von Partikeln, die Degranulation und die biochemische Aktivierung der Atmungskette mit ihrer Regulation.
- *Abbau* und zugehörige Mechanismen: Die Abklärung einer Insuffizienz eines dieser drei Teile umfaßt folgende Schritte:
a) An diese Möglichkeit zu denken.
b) Sie zu bestätigen und ihre Ursache als extra- oder intrazellulär zu präzisieren.
c) Das defekte Glied der Funktionskette zu erkennen.
d) Das verantwortliche Molekül zu identifizieren und ggf. die entsprechende molekulare Anomalie zu umschreiben.

Untersuchungsmethoden

Motilitätsstörungen der Phagozyten

Erkennung einer Motilitätsstörung

Selten wird diese Diagnose in vivo, meistens in vitro gestellt.
- *In vivo.* Die heute gebrauchten Techniken beruhen vor allem auf der Beobachtung von Hautkammern, die eindeutig viel zuverlässiger sind als die Hautfenstertechnik von Rebuck. Bei der ersten mißt man die Bewegung der Phagozyten gegen ein flüssiges Medium, das einen positiv chemotaktischen Stoff enthält; bei der Hautfenstertechnik hingegen wird ein fester Untergrund verwendet (Deckglas oder poröser Filter). In beiden Fällen wird das Bewegungsverhalten des Phagozyten gegenüber einem Fremdkörper untersucht. Die Hautkammertechnik ist quantitativ besser auswertbar als das Hautfenster von Rebuck, da sie durch Messung der Ankunftszeit der Phagozyten am Reizpunkt eine kinetische Untersuchung erlaubt. Die Kammer wird mit ihrer offenen Seite auf eine skarifizierte Hautstelle gelegt; sie kann mit Serum einer Kontrollperson oder mit beliebigen Lösungen gefüllt werden.

Die Art und Anzahl der Phagozyten können in Funktion der Zeit erkannt und gezählt werden. Jedoch beweist sowohl eine zu geringe Zahl als auch ein verspätetes Eintreffen der Phagozyten lediglich eine Anomalie ihrer Motilität, ohne aber den Mechanismus zu präzisieren. Dieser kann dagegen aus dem Verhalten gegenüber verschiedenen Lösungen in der Kammer erkannt werden, indem ein Defekt der Chemotaxis des Patientenserums durch Kontrollserum normalisiert wird, während eine zelluläre Insuffizienz dadurch unbeeinflußt bleibt. Wenn die Migration der Phagozyten in beiden Kammern verzögert ist, liegt im Blut des Patienten ein Inhibitor der Motilität oder ein Inaktivator von Chemotaxinen vor.

- *In vitro* werden heute vor allem zwei Techniken gebraucht: Boyden-Kammer und Migration unter Agarose, die ähnliche, aber nicht identische Charakteristika der Motilität messen, und die Vor- und Nachteile haben. Anomalien, die nur in der Boyden-Kammer, aber nicht unter Agarose erkennbar sind, beruhen auf Störungen der Zelldeformierbarkeit.

Technik der Boyden-Kammer. Das Prinzip beruht auf der Unterteilung dieser Kammer durch eine poröse Membran in zwei Räume. Die in den einen Raum eingefüllten Phagozyten wandern durch die kalibrierten Poren der Membran hindurch in den anderen Raum, wo sie nach bestimmten Zeitintervallen ausgezählt werden können. In das zellfreie Kompartiment gibt man z. B. natives oder durch Zymosan aktiviertes Patientenserum oder chemotaktische Substanzen wie Formyl-methionyl-leucyl-phenylalanin (FMLP) oder aktiviertes Kontrollserum oder indifferentes Medium. Der Spontanmotilität entspricht die Anzahl Zellen, die in die indifferente Lösung eingewandert sind, während die gerichtete Motilität aus der Zellzahl im stimulierende Stoffe enthaltenden Raum bestimmt wird (Patienten- oder Normalserum mit oder ohne Zymosan, FMLP-Lösung usw.).

Zur Verbesserung dieser Technik wurden zahlreiche Modifikationen vorgeschlagen, insbesondere die Verwendung eines dicken Filters, in dem die von den Phagozyten zurückgelegte Distanz gemessen werden kann, oder Isotopenmarkierung der Phagozyten zur Erleichterung ihrer Auszählung. Wenn im Serum des Patienten ein positiver chemotaktischer Faktor vorhanden ist, erhält man ein ähnliches Resultat wie bei Zugabe von anziehenden Faktoren.

Technik der Messung unter Agarose. In ein Agarosegel stanzt man Reservoire und beschickt sie mit Phagozyten, chemotaktisch aktiven Substanzen (Serum des Patienten, einer Kontrollperson oder FMLP) sowie mit indifferentem Medium. Nach bestimmten Zeitintervallen mißt man die von den Phagozyten unter der Agarose durchlaufenen Distanzen: als Spontanmotilität erscheint dabei die Strecke in der Richtung auf die indifferente Substanz hin, als gerichtete Motilität diejenige gegen die verschiedenen Seren oder das FMLP.

Jede Verminderung der Beweglichkeit der Phagozyten in Richtung auf das Patientenserum zu zeigt unabhängig von der eingesetzten Technik eine Störung der Motilität infolge einer intra- oder extrazellulären Ursache an. Eine Anomalie der Bewegungsmaschinerie des Phagozyten äußert sich als Störung der Spontanmotilität und aller gerichteten Bewegungsabläufe; ist dagegen die Spontanmotilität normal, die gerichtete Wanderung gegen FMLP oder Serum aber gestört, muß eine Anomalie der Membranrezeptoren des Phagozyten vermutet werden. Wenn die beiden gerichteten Bewegungen ungenügend, die Spontanmotilität dagegen normal ist, liegt die Störung wahrscheinlich bei den Sensoren, welche die Bewegungsrichtung bestimmen. Ist schließlich die gerichtete Bewegung nur gegen das autologe Serum hin gestört, liegt eine Serumanomalie vor, und zwar entweder der Mangel eines anziehenden Stoffes oder das Vorhandensein eines Motilitätsinhibitors oder eines Chemotaxininaktivators.

Umschreibung der Ursache einer Bewegungsstörung

Eine Motilitätsstörung kann auf intra- oder extrazelluläre Faktoren zurückgehen. Die Unterscheidung wird im allgemeinen in vitro gemacht, indem gekreuzte Proben in der Boyden-Kammer oder bei Migration unter Agarose angesetzt werden: einerseits Messung der gerichteten Wanderung normaler Phagozyten gegen Patientenserum, andererseits der Patientenphagozyten gegen Kontrollserum. Der Versuch muß im Doppel angesetzt werden und ist nur bei guter Übereinstimmung der Resultate verwertbar. Man weist damit eine zelluläre Anomalie nach, falls die gerichtete Wanderung der Patientenphagozyten mit oder ohne Störung der Spontanmotilität ungenügend ist, während das Patientenserum die normalen Phagozyten regelrecht anzieht. Umgekehrt beweist eine ungenügende Beweglichkeit der Normalphagozyten gegenüber Patientenserum bei normaler Anziehung der Patientenphagozyten durch Testserum eine extrazelluläre oder serumgebundene Störung.

Lokalisation der Funktionsstörung

Obschon die Motilitätsstörung serum- oder zellgebunden ist, muß die Funktion (Spontanmotilität, Chemotaxis oder Chemokinese) weiter präzisiert werden. Anomalien der Spontanmotilität zellulärer Ursache sind leicht zu erkennen, da die Beweglichkeit der Phagozyten dabei unter allen experimentellen Bedingungen ungenügend ist. Schwieriger ist die Unterscheidung zwischen Chemotaxis und Chemokinese; dazu muß man Geschwindigkeit und Richtung der Zellwanderung messen, was mit Hilfe der Mikrokinematographie möglich ist: man kann so nachweisen, ob eine serumgebundene Anomalie die spontane Motilität, die Chemotaxis oder die Chemokinese betrifft und ob eine veränderte Zelladhäsivität dabei beteiligt ist.

Feststellung der Ursache

Um die Ursache einer Motilitätsstörung festzustellen, sind weitergehende Untersuchungen des Serums und der Phagozyten nötig.

Serumgebundene Anomalien. Häufigste Ursache ist die Verminderung von Komplementfaktoren (besonders der Fraktion C5a); diese Diagnose wird daher durch Messung des Gesamtkomplements und einzelner Faktoren gesichert. Weiter erlaubt die genaue Analyse des als defekt befundenen Proteins die Unterscheidung zwischen Fehlen und molekularer Anomalie mit Aktivitätseinbuße. Seltener liegen *Inhibitoren der Chemotaxis* oder *Inaktivatoren der Chemotaxine* vor, und auch hier kann durch verfeinerte Analyse präzisiert werden, ob ein normales Molekül abnorm hohe Konzentration erreicht. Dasselbe gilt für Moleküle, die für die Zellen negativ-chemokinetisch oder toxisch wirken. *Zahlreiche Medikamente* setzen die Bewegungsaktivität herab; deswegen muß man anamnestisch sicherstellen, daß der Proband vor der Untersuchung keine Medikamente eingenommen hat.

Zelluläre Anomalien als Ursache einer Bewegungsstörung können in gewissen, jedoch nicht in allen Fällen erkannt werden. Sie gehen oft mit Anomalien der Adhäsivität (Hyper- oder Hypoadhäsivität) einher.

Anomalien der spontanen und gerichteten Motilität lassen eine Insuffizienz der Energieproduktion der Zelle (ATP) oder eine Anomalie des Zytoskeletts (Mikrotubuli und Mikrofilamente) vermuten. Da die Energieproduktion der Phagozyten im Prinzip durch anaerobe Glykolyse (Meyerhof-Embden-Weg) erfolgt, können die Aktivitäten der beteiligten Enzyme gemessen werden, die allerdings selten gestört sind. Anomalien des Zytoskeletts und insbesondere des Actin-Myosin-Systems sind noch seltener.

Isolierte Anomalien der gerichteten Motilität beobachtet man bei Fehlen der Membranrezeptoren für anziehende Stoffe, bei Enzymaktivität oder bei Anomalien des Zytoskeletts. Verdacht auf abnorme Membranrezeptoren ergibt sich aus einer Dissoziation der Reaktion auf zwei die Phagozyten anziehende Stoffe (C5a und FMLP), die verschiedene Rezeptoren ansprechen. Diese Diagnose kann durch Auszählung der Rezeptoren für jeden einzelnen Stoff gesichert werden.

Wenn man diese Dissoziation der Antwort auf verschiedene anziehende Stoffe ausgeschlossen hat, sollte man die Serin-Esterasen-Aktivität messen und die Mikrotubuli analysieren. Eine Anomalie der Polymerisation des Tubulins wurde bei bestimmten Krankheiten beobachtet, z.B. beim Chediak-Higashi-Syndrom. Durch Vitamin C in vitro und in vivo konnte diese Anomalie bei einem Teil der Patienten korrigiert werden.

Allerdings ist heute bei den meisten Patienten mit Anomalien der spontanen und gerichteten Motilität noch keine präzise Ursache nachweisbar, wie z.B. beim „Syndrom der trägen Leukozyten" (lazy leukocyte syndrome). Bei diesen wird gegenwärtig besonders die Adhäsivität untersucht, wobei kürzlich mindestens zwei Störungen unterschieden werden konnten: eine von Energiezufuhr abhängige und eine davon unabhängige. Diese Untersuchungen umfassen auch die Struktur der Zellmembranen, die enzymatische Regulation des zyklischen AMP, des zyklischen GMP und der Prostaglandine sowie die Ultrastruktur von Phagozyten in Bewegung.

Insuffizienz der Abtötungsaktivität von Phagozyten

Erkennen der Anomalie

Anomalien der Abtötungsaktivität von Phagozyten können in vitro direkt durch Messung ihrer mikrobiziden und zytoziden Aktivität erkannt werden; einfacher, aber weniger genau, ist die indirekte globale Messung des sauerstoffabhängigen Abtötungssystems. Dabei sind zwei Schritte zu unterscheiden: Partikelerkennung (Kontaktbildung und meist Ingestion) und die eigentliche, dadurch ausgelöste Abtötungsaktivität. Die Intensität der letzteren verhält sich normalerweise direkt proportional zur ersteren.

Die direkte Messung der mikrobiziden und zytoziden Aktivität beruht auf folgendem Prinzip: Mikroben – meist Laboratoriumsstämme, gelegentlich die aus einem Infektherd des Patienten gezüchteten Erreger – werden den Phagozyten des Patienten in Gegenwart seines Serums angeboten. Nach bestimmten Zeitintervallen werden die überlebenden Mikroben oder Zellen ausgezählt. Die zahlreichen technischen Verbesserungen dieses Grundsatzes betreffen vor allem Erleichterungen der Auszählung, z.B. durch Isotopenmarkierung der Mikroben oder Zellen. – Die so erkennbare Insuffizienz der Mikrobizidie oder Zytozidie kann serum- oder zellgebunden sein.

Lokalisation der Ursache einer Abtötungsstörung in intra- oder extrazellulären Faktoren

Der für eine Störung verantwortliche Faktor wird im Kreuzversuch der üblichen Mikrobizidie-/Zytozidieversuche erkannt: Messung der lytischen Aktivität normaler Phagozyten in

Patientenserum und der Patientenphagozyten in Kontrollserum. Wenn die Patientenphagozyten im Kontrollserum inaktiv bleiben, ist die Ursache intrazellulär, sofern nicht Patientenserum die normalen Phagozyten inaktiviert. Im umgekehrten Fall ist die Ursache in einem Serumfaktor zu suchen.

Lokalisation der Funktionsstörung

Bei serum- wie bei zellgebundenen Abtötungsstörungen muß präzisiert werden, ob die Erkennung und Ingestion oder die eigentliche Abtötung defekt ist. In der überwiegenden Mehrheit der Fälle sind serumgebundene Ursachen für Erkennungs- und Ingestionsstörungen verantwortlich, während zelluläre Ursachen zu Abtötungsstörungen im engeren Sinne führen, was aber in jedem einzelnen Fall zu untersuchen ist.
Nach zeitlich fixierter Inkubation von Phagozyten mit Zielpartikeln zählt man die frei im Milieu verbliebenen, d. h. nicht phagozytierten und nicht adhärierenden Partikel aus, was z. B. durch Isotopenmarkierung derselben wesentlich erleichtert wird. Auch die mikroskopische Unterscheidung von eingeschlossenen bzw. nur adhärierenden Partikeln kann nützlich sein, ist allerdings nicht sehr zuverlässig. Diese Trennung ist unseres Erachtens auch nicht entscheidend, da der Abtötungsmechanismus allein durch den Kontakt mit der Partikel aktiviert wird, ohne daß diese völlig eingeschlossen werden muß. Immerhin ist die exakte Unterscheidung möglich, wenn man nach hinreichender Inkubationszeit von Phagozyten und Partikeln alle extrazellulär verbliebenen Mikroorganismen durch mikrobizide Substanzen, die man dem Milieu zufügt, eliminiert. Als präzises Maß für die Abtötungskapazität kann der Quotient von abgetöteten zu total eingeschlossenen Partikeln berechnet werden.
Nachdem man durch diese Untersuchungen zwischen Störungen der Partikelerkennung/-ingestion und der Abtötung im engeren Sinne sowie zwischen intra- bzw. extrazellulären Ursachen derselben unterschieden hat, kann man sich dem zugrundeliegenden Mechanismus zuwenden: Bei Störungen des initialen Erkennungs-/Ingestionsschrittes versucht man, das dafür verantwortliche Molekül zu identifizieren; Defekte des zweiten Schritts der Abtötung im engeren Sinne dagegen veranlassen zur ausführlicheren Untersuchung der daran beteiligten Kaskade von biochemischen Reaktionen. Dies geschieht durch Messung der Zellatmung, deren Anstieg oder respiratorischer Ausbruch (respiratory burst) normal erfolgen oder fehlen kann. Die Unterscheidung ist durch Messung der Chemilumineszenz der verschieden – u. a. durch die infizierenden Mikroben – stimulierten Phagozyten möglich. Die Messung erfolgt in Gegenwart von Luminol, das einerseits die von den Phagozyten ausgesendeten Lichtblitze verstärkt und andererseits die Globalmessung aller von den Phagozyten produzierten Oxide erlaubt, was ohne Luminol nur teilweise möglich ist.

Anomalien der Chemilumineszenz

Die Ursache einer fehlenden Lichtproduktion durch stimulierte Phagozyten kann bei allen am Atmungsanstieg beteiligten Stoffwechselaktivitäten liegen, d. h. folgende Prozesse können insuffizient sein:
- Aktivierung des Hexosemonophosphatweges.
- Steigerung des cyanidunempfindlichen Sauerstoffverbrauchs.
- Produktion von H_2O_2.
- Produktion des Superoxidanions (O_2^-).
- H_2O_2-Verbrauch durch Peroxidasen, gemessen im Jodinationstest.
- Produktion von Singlet-Sauerstoff.
- Produktion von Hydroxylradikalen.

Die Aktivierung des Hexosemonophosphatweges wird als Verbrauch von in Position 1 und 2 mit Cl4 markierter Glucose gemessen. Diese klassische Technik ermöglicht die quantitative Unterscheidung zwischen Glucoseabbau durch den Pentose-Shunt und durch den Embden-Meyerhof-Weg.
Der Sauerstoffverbrauch wird durch Polarographie mit Hilfe einer Clark-Elektrode gemessen.
Die H_2O_2-Bildung kann als Sauerstoffverbrauch nach Zugabe von Katalase zum Milieu gemessen werden, oder auch mit zahlreichen anderen Techniken, vor allem durch Verwendung von Scopoletin, dessen Fluoreszenz nach Oxidation durch H_2O_2 erlischt.
Die Produktion von Superoxidanionen wird durch Reduktion des Cytochrom c gemessen, die durch Superoxid-Dismutase hemmbar ist. Sie kann auch auf Grund der Reduktion von Nitroblau-Tetrazolium (NBT) gemessen werden, die allerdings nicht nur durch Superoxid-

ionen, sondern auch durch Diaphorasen erfolgt. Die breite Anwendung in der Zytochemie beruht darauf, daß reduziertes NBT in den Zellen sichtbare Präzipitate bildet, wodurch dieser relativ einfache Test auch die Erkennung von Zellmosaiken mit zwei verschiedenen Zellpopulationen ermöglicht.

Der Jodinationstest besteht in der Messung des durch Trichloressigsäure präzipitierbaren Jods in stimulierten Phagozyten. Bedingungen für die korrekte Jodination sind neben der Produktion von H_2O_2 auch normale Peroxidaseaktivität und genügende Mengen an Jod und an jodfixierenden Proteinen; während die zwei letzteren Größen durch die experimentellen Bedingungen gesichert sind, müssen ferner auch alle Komponenten miteinander in Reaktion treten können. Jodinationsdefekte findet man deswegen bei Insuffizienz der H_2O_2-Bildung oder der Peroxidaseaktivität, sowie bei mangelnder Degranulation mit deswegen fehlender Entleerung der Peroxidase auf das Zielobjekt. Daraus ergibt sich, daß die Degranulation der Phagozyten dann gemessen werden muß, wenn zwar H_2O_2-Produktion und Peroxidaseaktivität normal sind, aber die Jodination als defekt befunden wird.

Die Degranulation kann morphologisch beurteilt werden, aber ihre genaue Messung erfordert die quantitative Bestimmung der in das Milieu freigesetzten lysosomalen Enzyme nach Stimulation der Phagozyten und gleichzeitiger Blockierung der Phagosomenbildung. Die Messung der Produktion von Singlet-Sauerstoff und von Hydroxylradikalen ist heikel und gehört noch nicht zur systematischen Untersuchung der funktionellen Störungen der Phagozyten.

Normale Chemilumineszenz

Bei normaler Chemilumineszenz muß man nach sauerstoffunabhängigen Anomalien des lytischen Systems fahnden. Man sucht vor allem nach Defekten derjenigen Moleküle, deren aktive Rolle bei Abtötungsmechanismen bekannt ist.

Am Schluß dieses Kapitels soll noch einmal betont werden, daß bei der detaillierten Untersuchung von Phagozyten immer verschiedene Stimuli zugleich verwendet werden sollen: gelöste Substanzen und Partikel; bei den letzteren möglichst auch die beim betreffenden Patienten für eine Infektion verantwortlichen Mikroorganismen oder die für eine Erkrankung inkriminierten pathologischen Zellen.

Nachweis der Ursache einer Abtötungsstörung

Diese sucht man entsprechend dem gestörten funktionellen Schritt und der Lokalisation in Serum oder Zellen.

Insuffizienz der Erkennung und/oder der Ingestion

Serumgebundene Ursachen. Im Vordergrund stehen Effekte der Opsonine, nach denen man durch Analyse der Immunglobuline und des Komplementsystems sucht. Als Komplementanomalien kennt man Fehlen des C3, mangelnde Aktivierung des C3, vor allem mangelnde Spaltung des C3 zu C3b. Anomalien der Immunglobuline bestehen in Verminderungen des IgG (insbesondere IgG1 und IgG3) oder des IgM (notwendig für Komplementaktivierung) oder Immunglobulinvermehrung, insbesondere des IgA. Andere Opsoninmangelzustände wie Tuftsinmangel bei splenektomierten Patienten sind ausnahmsweise mitbeteiligt. Dasselbe gilt für abnorme Moleküle, welche die Partikelingestion hemmen.

Zellgebundene Ursachen sind selten und meist mit Motilitätsstörungen verbunden. Sie betreffen das Zytoskelett oder den Energiestoffwechsel der Phagozyten. Anomalien der Membranrezeptoren für IgG oder C3b als Ursachen für Ingestionsstörungen sind u. W. bisher nicht beschrieben worden.

Insuffizienz der sauerstoffabhängigen Abtötungsaktivität

Diesen Störungen liegt immer eine zelluläre Ursache zugrunde. Gewisse Medikamente (= extrazelluläre Ursachen), die ebenfalls dazu führen können, sind hier nicht zu berücksichtigen. Man unterscheidet Globalinsuffizienzen, die alle Größen des respiratorischen Ausbruchs (respiratory burst) betreffen, von den auf die Jodination beschränkten Störungen.

Globalinsuffizienz der Atmungssteigerungen. Diese beruht auf einer Anomalie des Oxidasesystems, das Sauerstoff aufnehmen und aktivieren oder reduzieren sollte, oder des Systems, das den Oxidationsmechanismus auslösen sollte, mit Einschluß der Membranrezeptoren für verschiedene Stimuli.

Mit verschiedenen partikulären Stimulantien (Zymosan, Latex, unterschiedlich opsonisierte Mikroben) und löslichen Stoffen (PMA, FMLP, Endotoxin) kann man feststellen, welche davon eine oxidative Antwort auslösen. Daraus kann man auf eine Anomalie des Rezeptors schließen, der folglich den betreffenden Stimulus nicht wahrnimmt. An sich sollte man nun den Rezeptor quantitativ bestimmen können, aber dieses Gebiet ist in Anbetracht der seltenen Fälle und der noch neuen Erkenntnisse noch nicht bearbeitet worden. Bei negativer Reaktion auf alle Stimulantien analysiert man nach Möglichkeit alle Komponenten, die als Glieder der Atmungskette vorgestellt wurden. Dementsprechend mißt man jeweils mit und ohne Stimulation folgende enzymatischen Aktivitäten und Elektronentransportsysteme: NADH- und NADPH-Oxidase, Dichlorophenol-Indophenol-Reduktase, Flavoproteine, Superoxid-Dismutase, Glutathion-Reduktase, Pyruvatkinase, Glucose-6-Phosphat-Dehydrogenase und Cytochrom-b-245 in der reduzierten und in der oxidierten Form.

Isolierter Jodinationsdefekt. Nach dieser Störung muß sowohl bei mangelnder Peroxidaseaktivität, die biochemisch und zytochemisch leicht zu messen ist, als auch bei Degranulationsanomalien gesucht werden. Die Faktoren, die zur Degranulation führen und die dabei beteiligten Moleküle, sind nicht klar definiert. Anscheinend sind einige davon auch den Motilitätsstrukturen, vor allem dem Zytoskelett, gemeinsam.

Sauerstoffunabhängige Störungen der Abtötungsaktivität

Die Phagozyten besitzen wirksame Abwehrsysteme, die von Sauerstoff unabhängig sind und die von mehreren Forschergruppen genau analysiert worden sind. Bisher konnte jedoch kein einziger derartiger Mechanismus identifiziert werden, der eindeutig für eine Abtötungsinsuffizienz verantwortlich wäre. In diesen Fällen sucht man systematisch nach einem Mangel der alkalischen Phosphataseaktivität, des Lactoferrins, des Lysozyms und der Arginase, die gelegentlich gefunden wurden, sowie ausnahmsweise nach einem Fehler der verschiedenen kationischen Proteine mit Abtötungsaktivität. In sehr seltenen Fällen konnte mikroskopisch ein Fehlen oder eine Verminderung der primären oder der sekundären Granula gefunden werden.

Degradationsaktivität der Phagozyten

Dies ist ein neuer Bereich der phagozytären Funktionen, der vor allem im Rahmen exzessiver oder entgleister Aktivitäten studiert wurde; in der Folge kann es zur Läsion und zum Abbau normaler Zellen und Gewebe kommen. Die Analyse dieser Abbausysteme der Phagozyten verwendet markierte Substrate, die mehr oder weniger selektiv für eine dieser Komponenten sind (Immunkomplexe, Phospholipide, Mikroben usw.), deren Abbau durch Phagozyten zu kleinen Molekülen in vitro verfolgt werden kann. Der Nachweis von Phagozytosestörungen hat in diesem Rahmen aber noch keine für die Pathologie relevanten Ergebnisse gezeitigt.

Schlußfolgerungen

Im beschränkten Rahmen der Analyse von funktionellen Störungen der Phagozyten haben wir methodisch, vielleicht etwas zu schematisch, die Polymorphonukleären, die Monozyten und die Makrophagen zusammengefaßt. Die für jede von diesen Klassen von phagozytierenden Zellen verwendeten Techniken unterscheiden sich jedoch in den Einzelheiten. Die Intensität und die Charakteristika der metabolischen Antworten eines jeden Zelltyps weisen ebenfalls Unterschiede auf, die nicht zu vernachlässigen sind, auf die wir aber nicht eingehen konnten. Zusammenfassend sollen die folgenden zwei Punkte unterstrichen werden:
– Unsere Kenntnisse der Pathophysiologie der Phagozyten sind jüngeren Datums und haben in den letzten Jahren enorme Fortschritte gemacht.
– Diese Fortschritte haben jedoch noch nicht zu vollständigen Kenntnissen dieser Zellen geführt, und zahlreiche Krankheiten der Phagozyten, die wir noch nicht verstehen, sind Gegenstand intensiver Forschungen.

Literatur

1 Altura, B. M., T. M. Saba: Pathophysiology of the Reticuloendothelial System. Raven, New York 1981
2 Badwey, J. A., M. L. Karnovsky: Active oxygen species and the functions of phagocytic leukocytes. Ann. Rev. Biochem. 49 (1980) 695 – 726
3 Cramer, E., J. Hakim: Physiologie du polynucléaire neutrophile. Encycl. Med. Chir. Sang. 2 (1980) 1 – 6 13000 G 10
4 Elsbach, P.: On the interaction between phagocytes and micro-organisms. New Engl. J. Med. 289 (1973) 846 – 852
5 Gallin, J. I.: Abnormal phagocyte chemotaxis: pathophysiology: clinical correlations and management of patients. Rev. infect. Dis. 3 (1981) 1196 – 1220
6 Hakim, J.: Physiologie et pathologie de l'activité tueuse du polynucléaire neutrophile humain. Nouv. Presse méd. 9 (1980) 2241 – 2245
7 Hakim, J., E. Cramer, M. A. Gougerot: Le polynucléaire neutrophile: système de défense de l'organisme. In Conseiller, C. et al.: Le sang en anesthésie et réanimation. Arnette, Paris 1976 (pp. 507 – 510)
8 Klebanoff, S. J.: Oxygen metabolism and the toxic properties of phagocytes. Ann. intern. Med. 93 (1980) 480 – 483
9 Klebanoff, S. J., R. A. Clark: The Neutrophil: Functional and Clinical Disorders. North Holland, Amsterdam 1978
10 Senn, H. J., W. H. Jungi: Neutrophil migration in health and disease. Semin. Hemat. 12 (1975) 27 – 45
11 Wilkinson, P.: Chemotaxis and Inflammation. Churchill-Livingstone, London, Edinburgh 1982

Kapitel 4
Funktionelle Störungen der neutrophilen Granulozyten

R. SEGER

Definition. Anomalien der neutrophilen Granulozyten kommen bei allen physiologischen Funktionen vor, d. h. sie betreffen Adhärenz, Chemotaxis sowie Ingestion und Abtötung von Mikroorganismen. Von einer Krankheit ist nur dann zu sprechen, wenn diese Störung pathogenetisch die beobachteten klinischen Symptome erklärt.

Dieses Kapitel behandelt Störungen der Neutrophilenfunktion im engeren Sinne. Die Ätiologie ist in den meisten Fällen noch unbekannt, doch sind einzelne Funktionsausfälle bis zur biochemischen und molekularen Ebene erforscht. Wir besprechen vor allem diese gut definierten Erbkrankheiten der Neutrophilenfunktionen, mit Schwerpunkt auf der septischen Granulomatose. Zahlreiche vage umschriebene Syndrome mit Infektneigung und Neutrophilendysfunktion, deren eigenständige Krankheitsentität fraglich erscheint, werden weggelassen.

Allgemeine klinische Merkmale. Die klinischen Manifestationen bei Patienten mit Neutrophilendysfunktion sind variabel, doch sind wenige Merkmale konstant zu finden: rezidivierende Infektionen treten oft schon bald nach der Geburt auf: Stomatitis, Periodontitis; Pyodermien, subkutane Abszesse und eitrige Lymphadenitiden sowie Sinusitis und Pneumonien sind am häufigsten. Die entzündlichen Zeichen sind oft nur schwach ausgeprägt, da die Phagozyten entweder verspätet im infizierten Gewebe eintreffen (Störung der Motilität) oder nicht genügend toxische Sauerstoffradikale produzieren (Störung der Mikrobenabtötung). Staphylococcus aureus ist zwar der am häufigsten isolierte Erreger, aber viele andere Mikroorganismen kommen ebenfalls vor, besonders grampositive und gramnegative Bakterien sowie Pilze. Dagegen sind Septikämien und Meningitiden ebenso wie Virusinfektionen nur selten zu beobachten.

Viele Neutrophilenfunktionen, die bei diesen Krankheiten defekt sind, können heute mit neuentwickelten Labortechniken exakt analysiert werden (s. Kap. 3).

Physiologische Funktionen der neutrophilen Granulozyten

Die beweglichen Phagozyten können eingedrungene Mikroorganismen aufspüren, erkennen und eliminieren. Die Lösung dieser Aufgabe setzt drei Zellfunktionen voraus: Adhäsion, Chemotaxis und Phagozytose, die durch chemotaktische Stimuli und Opsonine aktiviert werden.

Spezifische Rezeptoren der Zellmembran binden Stimulatoren, die im Serum gelöst sind (C5a oder das chemotaktische Tripeptid Formyl-methionyl-leucyl-phenylalanin) oder die der Oberfläche von Mikroorganismen als Opsonine anhaften (wie C3b, IgG1 oder IgG3). Dabei exprimiert der Phagozyt latente Oberflächenstrukturen, die ihn zur Adhäsion befähigen, z. B. heftet er sich an Endothelzellen vor der Diapedese, an Kollagen bei der Chemotaxis, und an Mikroorganismen vor deren Ingestion. Nur bei Adhäsion kann sich die Zelle fortbewegen. Ferner muß sie Pseudopodien ausbilden; diese enthalten den Motor der Fortbewegung als Actinfilamente und Proteine wie Myosin, actinbindendes Protein und Gelsolin; ferner stabilisieren Mikrotubuli die Zellen und helfen bei der Richtungsfindung, die durch chemotaktische Gradienten gelenkt ist. Das chemotaktische Gedächtnis der Zelle wird durch Inkorporation aktivierter Zellmembrananteile gelöscht, aber ständig durch Membranelemente mit neuen Rezeptoren aus spezifischen Granula erneuert.

Die Mikrobenabtötung. Bei Reaktion von Wasserstoffperoxid mit Chlorid in Gegenwart von

Myeloperoxidase entsteht Hypochlorit (H_2O_2 + Cl^- → OCl^- + H_2O), ein starkes Desinfizienz (Eau de Javel, Eau de Labarraque), das u. a. zur Wasserdesinfektion in Schwimmbädern gebraucht wird; die Phagozyten töten damit Mikroben ab.

H_2O_2 produziert der Phagozyt aus molekularem Sauerstoff, dem zwei Elektronen zugefügt werden; diese werden im Hexosemonophosphat-Shunt aus Glucose abgezweigt und vorerst in Form von NADPH gespeichert. Sobald der Phagozyt sich eine Partikel einverleibt hat, werden die gespeicherten Elektronen mobilisiert und über eine Elektronentransportkette (ein Flavoprotein, auch NADPH-Oxidase genannt, und ein Cytochrom b) stufenweise auf Sauerstoff übertragen. Bei univalenter Reduktion entsteht dabei Superoxidanion (O_2^-), bei divalenter Reduktion H_2O_2. Letzteres wird in die phagozytische Vakuole entlassen, wo es das mikrobizide Hypochlorit bildet. H_2O_2 greift nicht nur die Mikroben an, sondern auch die Phagozyten selber. Diese schützen sich dagegen, indem sie es mit zwei weiteren Elektronen zum harmlosen Wasser reduzieren.

Pathologische Zustände können in Störungen der Motilität und der Mikrobenabtötung unterteilt werden.

Störungen der Neutrophilenmotilität

In den letzten Jahren wurde eine zunehmende Zahl von Anomalien der Neutrophilenmotilität beschrieben (13). Bei einigen davon, vor allem bei kongenitalen Ausfallskrankheiten, ist der zugrundeliegende molekulare Defekt bekannt (Tab. 4. 1).

Glykoprotein-180-Mangel

Diese vererbte Störung der Neutrophilenadhäsion wurde bei einem 5 Jahre alten Buben mit rezidivierenden bakteriellen Infektionen entdeckt (10): nach Pyodermien und Otitiden führte eine schwere progressive Laryngotracheitis zum Tode. – Es ist wahrscheinlich, daß die in einigen Familien beobachtete Störung des Nabelschnurabfalls (defective cord separation) eine Frühmanifestation des gleichen Leidens darstellt.

Die Neutrophilen des ersten Patienten konnten sich zwar auf Oberflächen anheften, sich aber nicht ausbreiten und verankern, so daß sie bald wieder abfielen; Spontanmigration und Chemotaxis waren schwer beeinträchtigt. Dagegen wurden Phagozytose, oxidativer Stoffwechsel und Bakterienabtötung in vitro normal gefunden.

Bei der Gelelektrophorese solubilisierter Zellmembranen fehlte ein Glykoprotein (GP) mit Molekulargewicht 180 000 Dalton (GP-180); es dürfte die Verankerung und Ausbreitung der normalen Neutrophilen vermitteln. *)

Actindysfunktion

Ein Säugling mit rezidivierenden Staphylokokken-Pyodermien und einer Zäkumzyste hatte Leukozytenwerte von 17,6 – 133 x 10^9/l, aber Biopsien aus Entzündungsgebieten enthielten keine Neutrophilen, sondern nur nekrotisches Gewebe (3). Migrationsteste (Boyden-Kammer und Rebuck-Hautfenster) zeigten selbst nach 24 Stunden keine Zellauswanderung. Auch die Phagozyoserate war erniedrigt (14% der Norm). Die bei elektronenmikroskopischer Untersuchung verminderte Anzahl von Actinfilamenten konnte durch eine ungenügende Polymerisation der in normaler Menge vorhandenen Actinmonomere erklärt werden.

Chediak-Higashi-Syndrom

Das Chediak-Higashi-Syndrom ist gekennzeichnet durch rezidivierende pyogene Infektionen, partiellen Albinismus von Haut, Haar, Iris und Retina, und durch Riesengranula in allen granulierten Zellen; in einer akzelerierten Terminalphase treten lymphomähnliche Infiltrate auf, die mit progressiver Hepatosplenomegalie, Panzytopenie und neurologischen Ausfällen zum Tode führen. Bis 1978 wurden 78 Patienten mit Chediak-Higashi-Syndrom beschrieben (22).

Die rezidivierenden Infektionen betreffen die orale Mukosa, die Haut, das Subkutangewebe sowie den oberen und unteren Respirationstrakt. Die pathognomonischen Riesengranula findet man in zahlreichen Zellinien: in Neutrophilen, Eosinophilen, Basophilen und Monozyten, Lymphozyten und Fibroblasten. Sie entstehen während der Myelopoese durch Fusion azurophiler und spezifischer Granula. Melaninanhäufung in den großen Granula ist die Ursache des partiellen okulokutanen Albinismus.

---

*) Vgl. Addendum S. 33

Tabelle 4.1 Kongenitale Störungen der Neutrophilenmotilität

Störung	Adhäsion	Chemotaxis	Ingestion	Degranulation	Andere Dysfunktionen	Vererbung	Literatur
Defekte Adhärenz							
1. GP-180-Mangel	↓	↓	(↓)	normal	oxidativer Metabolismus (↓)	X-chromosomal und AR	10
Motorischer Defekt							
2. Actindysfunktion	↓	↓	↓	↑		AR	5
Defekte Zellstabilität							
3. Chediak-Higashi-Syndrom	↓	↓	normal	↓	Abtötung (↓) Mikrotubuli (↓) Riesengranula	AR	22
4. Gesteigerte Mikrotubulus-polymerisation	↓	↓	(↓)	(↓)	Abtötung (↓) Mikrotubuli ↑ T-Zell-Funktion ↓	?	16
Defekte Chemotaxis							
5. Glykogenose 1b	normal	↓	normal	normal	Orientierung ↓ oxid. Metabolismus (↓) Abtötung (↓) Neutropenie	AR	1
6. Mangel an spezifischen Granula	?	↓	normal	normal	zweigelappte Kerne Lactoferrin ↓ alkal. Phosphatase ↓ Abtötung (↓) gelegentl. Neutropenie	AR ?	6, 15
Defekte Phagozytose							
7. GP-150-Mangel	?	normal	↓	↓	oxidativer Metabolismus ↓	AR	2

AR = autosomal-rezessiv.

Der Infektanfälligkeit liegen mehrere Störungen zugrunde, welche die Zellzahl (Neutropenie), die Chemotaxis und die Degranulation betreffen: nach normal abgelaufener Partikelingestion ist die Fusion der Riesengranula mit der phagozytischen Vakuole gestört, z. B. bleibt die Myeloperoxidasereaktion negativ (in normalen Zellen innerhalb 15 Min. positiv). Darauf dürfte auch die zusätzliche Unfähigkeit zur Abtötung katalasepositiver wie -negativer Bakterien beruhen, die der gesteigerte oxidative Stoffwechsel nicht ausgleichen kann.

Allen Störungen liegt eine Dysfunktion des Mikrotubulussystems zugrunde, wie sie bei normalen Neutrophilen in vitro mit Colchicin erzeugt werden kann. Zyklisches AMP unterdrückt die intrazelluläre Polymerisation der Mikrotubuli, zyklisches GMP fördert sie; tatsächlich war bei einem untersuchten Patienten cAMP erhöht, und durch cGMP-Zusatz konnten die gestörten Funktionen in vitro korrigiert werden.

Therapie: Antibiotika und chirurgische Abszeßdrainage sind meist erfolgreich. Vitamin C, das den Spiegel des cGMP erhöht, wirkte bei einem Patienten gut, bei anderen aber gar nicht (14). Vorübergehende Remissionen der Terminalphase wurden mit Prednison und Vincristin beobachtet (4), langdauernde Remissionen mit Vepesid (36). Von erfolgreicher Knochenmarkstransplantation verspricht man sich komplette Heilung (31).

Gesteigerte Mikrotubuluspolymerisation

Diese Krankheit wurde bei einem 7jährigen Mädchen mit Staphylokokkenhautinfektionen, Pneumokokkensinusitis, Hämophilusotitis und dreimaliger Pneumokokkenpneumonie entdeckt (16); das Kind starb an disseminierten Varizellen. Es wies ferner orale und digitale Hämangiome, eine Anämie, Thrombozytopenie und Lymphopenie auf. Die Funktion der T-Lymphozyten war deutlich gestört (Hautreaktionen negativ, Lymphozytentransformation vermindert), HLA-A- und -B-Antigene waren nicht nachweisbar. Neutrophile: Adhärenz und Ausbreitung herabgesetzt, Chemotaxis auf 10% der Norm, Phagozytose, Degranulation und Mikrobizidie nur leicht vermindert. Die elektronenmikroskopische Untersuchung zeigte eine Vermehrung der zentriolassoziierten Mikrotubuli auf das Dreifache der Norm, was als Folge exzessiver Polymerisation gedeutet wurde; die resultierende Versteifung dürfte die Bewegungsfähigkeit kompromittieren.

Glykogenose 1b

Patienten mit Glykogenspeicherkrankheit Typ 1b (1), einer Störung des Glucose-6-Phosphat-Transportes, leiden an rezidivierenden Infektionen. Bei einem solchen Kind mit perirektalen Abszessen, verzögerter Heilung einer Gastrostomiewunde und multiplen Infektionen von Venae-Sectio-Stellen konnte eine Bewegungsstörung der normal adhärierenden Neutrophilen bewiesen werden; die bipolare Orientierung fehlte bei der Chemotaxis, ebenso wie die Rückwärtsverlagerung der Adhäsionsstellen vom Vorder- zum Hinterende. Zusätzlich wurden auch Neutropenie, herabgesetzter O_2-Metabolismus und defiziente Bakterienabtötung gefunden.

Mangel an spezifischen Granula

Bis heute wurden 5 Fälle mitgeteilt, in deren Neutrophilen die spezifischen Granula fehlen (6, 15). Diese Patienten litten an Infektionen der Haut, des oberen und unteren Respirationstraktes sowie der Lymphknoten.

Morphologie der Neutrophilen: doppelt gelappte, Pelger-Huet-ähnliche Kerne und fehlende spezifische Granula.

Zytochemie: Lactoferrin und alkalische Phosphatase nicht nachweisbar.

Funktion: Chemotaxisdefekt, der mit zunehmender Inkubationszeit deutlicher wurde, sowie herabgesetzte Einwanderung der Zellen in Hautfenster; dagegen normale Staphylokokkenabtötung. Nach Degranulation wurden chemotaktische Faktoren kaum mehr gefunden; dies erklärt sich aus dem fehlenden Nachschub chemotaktischer Rezeptoren, der aus den spezifischen Granula – normalerweise den Speichern solcher Rezeptoren – kommen sollte, hier aber versagt.

Glykoprotein-150-Mangel

Diese Erbkrankheit wurde bei einem 8jährigen Buben mit rezidivierenden Infekten entdeckt (2). Die Phagozytose von Partikeln, die mit C3 und IgG opsonisiert waren, erwies sich als schwer gestört, obschon C3 und Fc-Rezeptoren auf den Neutrophilen normal vorhanden waren. Die zymosanstimulierte O_2^--Produktion war auf die Hälfte reduziert und verzögert, ebenso die Freisetzung von Enzymen aus primären und sekundären Granula. In der Gelelektrophorese solubilisierter Neutrophilenmembranen fehlte ein Glykoprotein mit Molekulargewicht 150 000 Dalton (GP 150), dessen Funktion nun weiter untersucht wird.

Störungen der Mikrobenabtötung

Von den verschiedenen bekannten kongenitalen Störungen der Bakterienabtötung geht nur eine mit rezidivierenden Infektionen einher, die septische Granulomatose.

Septische Granulomatose

Die septische Granulomatose (chronic granulomatous disease = CGD) umfaßt eine Krankheitsgruppe, die 1957 klinisch (3) und histologisch (23) charakterisiert wurde. Die Pathogenese wurde 9 Jahre später als Defekt der intrazellulären Abtötung gewisser Mikroorganismen infolge einer Störung des oxidativen Stoffwechsels erkannt (21, 26). In den folgenden 16 Jahren konnte ein besseres Verständnis der biochemischen Pathogenese der CGD erarbeitet werden: heute sind sieben verschiedene Stoffwechselfehler bekannt, die alle das gleiche klinische Syndrom hervorrufen (Tab. 4.2, Abb. 4.1) (28)

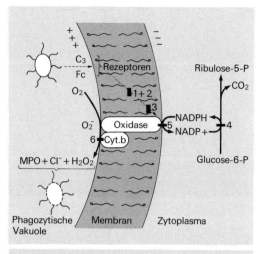

1+2 Trigger-Defekte I + II;
3 Anomalie des Membranpotentials;
4 Glucose-6-Phosphat-Dehydrogenase – Mangel;
5 NADPH-Oxidase-Störung (Km-Variante);
6 Cytochrom-b – Mangel;
7 Kx-Mangel (nicht gezeigt).

Abb. 4.1 Septische Granulomatose: molekulare Defekte.

chronischem Verlauf schließlich Dystrophie und Kleinwuchs. Neben den „normalen" entzündlichen Erscheinungen fallen klinisch Infiltrationen auf, die histologisch aus granulamatösen Wucherungen bestehen (s. u.). Sie betreffen vor allem das lymphatische System (Lymphknotenvergrößerungen, Hepatosplenomegalie). Ohne Behandlung sterben die Patienten in den ersten Lebensjahren.

Klinik der septischen Granulomatose

Die ersten Infektionen entstehen an den Körperoberflächen, die normalerweise bakteriell besiedelt sind, d. h. an Haut, Lungen und Gastrointestinaltrakt; überall treten eitrige Entzündungen auf. Da diese Gebiete von Lymphgefäßen drainiert sind, greifen die Infektionen auch auf lymphatische Organe über, nach deren Überwindung es zu Septikämien und Osteomyelitiden und zur Invasion parenchymatöser Organe (Leber, Milz) kommen kann. Die wichtigsten klinischen Manifestationen der septischen Granulomatose sind demnach Pyodermien, Pneumonien, Diarrhoen, Lymphadenitiden, Hepatosplenomegalie, Leberabszesse und Osteomyelitiden, bei

Infektionen an den Eintrittspforten

Die frühesten Infektionen treten meist als periorifizielle, ekzematoide Dermatitis um Augen, Ohren, Nase und Mund auf. Hieraus können Pyodermien, Hautabszesse und Lymphadenitiden entstehen.
Lungeninfiltrate sind regelmäßig zu beobachten. Zu Beginn sind Pneumonien zentral und parahilär lokalisiert, später werden sie häufig lobär. Dichte Infiltrate gehen oft in Lungenabszesse und Pleuraempyeme über, oder sie können sich auch abkapseln (encapsulated pneumonia) (34). Die rezidivierenden Pneumonien münden schließlich in eine diffuse interstitielle Fibrose, progressiv zunehmende respiratorische Insuffizienz, Cor pulmonale und Tod.

Tabelle 4.2 Molekulare Defekte als Ursache der septischen Granulomatose

Molekularer Defekt	Diagnose	Andere Dysfunktionen	Infektanfälligkeit	Vererbung	Literatur
Defekte Auslösung des oxidativen Stoffwechsels					
1. Trigger-Defekt I	O_2^--Test mit OPZ und PMA		schwer	AR	32
2. Trigger-Defekt II		Chemotaxis ↓	schwer	X-chromosomal	19
3. Anomalie des Membranpotentials	Potentialmessung mit Farbstoffen		schwer	X-chromosomal/AR	33
Defekte NADPH-Versorgung					
4. G-6PD-Mangel	G-6PD-Aktivität in Erythrozyten	hämolytische Anämie	mäßig bis schwer	X-chromosomal	9
Defekte Aktivität des oxidativen Stoffwechsels					
5. NADPH-Oxidase-Störung (KM-Variante)	O_2^--Test mit Membranfraktionen		mäßig	X-chromosomal	24
6. Cytochrom-b-Mangel a) ohne O_2^--Produktion	Dithionit-Differenz		schwer	X-chromosomal	27
b) mit O_2^--Produktion	Spektroskopie		mäßig	X-chromosomal	29
Genetische Linkage					
7. Kx-Mangel	Reaktion der Erythrozyten mit anti-Kx	Akanthozytose Hämolytische Anämie	mäßig bis schwer	X-chromosomal	17

AR = autosomal-rezessiv
G-6PD = Glukose-6-Phosphat-Dehydrogenase
OPZ = opsonisiertes Zymosan
PMA = Phorbol-Myristat-Acetat

Neben der Diarrhoe sind lokale Infektionen aller Abschnitte des Gastrointestinaltraktes beschrieben: Ulzera der Mund- und Ösophagusmukosa; Ösophagustraktionsdivertikel als Folge einer granulomatösen Mediastinitis; distale Magenläsionen führen zur Antrumstenose mit rezidivierendem Erbrechen (18). Granulomatöse Ileokolitis, die das Bild eines Morbus Crohn vortäuschte, wurde mehrfach beobachtet. Chronische Proktitis kann mit perianalen Fistelbildungen enden.

Infektionen innerer Organe

Alle Lymphknotenstationen können sich eitrig entzünden, tumorös vergrößern und abszedieren oder fisteln, später auch verkalken. Hepatomegalie und Leberabszesse sind häufig, auch hier kommt Verkalkung vor. Residuen führen selten zu portaler Hypertension, Splenomegalie und Aszites. Osteomyelitiden sind häufig und können fast jeden Knochen betreffen, oft in multiplen Herden. Typische Bilder entstehen bei Befall von Metakarpal- und Metatarsalknochen (Spina ventosa) oder der Wirbelsäule (Spondylitis); sie sind den heute selten gewordenen Knochentuberkulosen täuschend ähnlich (35).

Klinische Manifestationen bei Konduktorinnen

Mütter, die Überträgerinnen der X-chromosomal vererbten CGD sind, können asymptomatisch sein oder mäßige Symptome aufweisen, vor allem Stomatitis aphthosa, Photodermatitis, diskoiden Lupus erythematodes (DLE) oder Infektanfälligkeit (7). Die Intensität der klinischen Symptome ist locker mit dem Granulozyten-O_2-Metabolismus korreliert: klinisch stumm bei $> 80\%$ der normalen O_2-Aufnahme; Stomatitis bei ca. 50% und Lupussymptome bei $< 30\%$.

Pathologie

Bei der histologischen Untersuchung findet man gleichzeitig akute und chronische Entzündungsherde. In akuten Läsionen imponiert die Abszeßbildung durch Neutrophile; subakute und chronische Herde sind durch Granulombildung – im Namen berücksichtigt – gekennzeichnet. Die Granulome bestehen aus Makrophagen, Lymphozyten, Plasmazellen und seltenen Riesenzellen vom Langhans-Typ; sie können zentral verkäsen und erinnern an die Tuberkulose (früher wohl regelmäßig als solche fehldiagnostiziert). Mykobakterien lassen sich jedoch nicht isolieren. Die Heilung erfolgt durch Fibrose, gelegentlich mit Verkalkung. Histiozyten können hellbraunes, granuläres Pigment (Lipofuscin oder Ceroid nach färberischen Eigenschaften) enthalten (23).

Mikrobiologie

Aus den Infektherden wurden verschiedene pathogene und saprophytäre Bakterien sowie Pilze isoliert; dagegen sind keine Parasiteninfestationen bekannt, und Virusinfekte verlaufen normal. – Staphylokokken (45%) und Enterobakterien (25%) überwiegen. Lebensbedrohliche Infektionen sind jedoch meist durch gramnegative Erreger (vor allem Salmonellen) verursacht, die zu 80% der Todesfälle führen. Ferner ist die hohe Frequenz von Saprophyten und relativ harmlosen pathogenen Keimen anzumerken, wie Staphylococcus albus, Serratia marcescens, Nocardia und BCG sowie Candida albicans und Aspergillus. Dagegen sind die sonst im Kindesalter überwiegenden Pathogene (β-hämolysierende Streptokokken, Pneumo-, Meningokokken und Haemophilus influenza) nur für einen kleinen Prozentsatz (5,5 – 11%) der Infekte von CGD-Patienten verantwortlich. Ein Hinweis auf den Stoffwechsel dieser Bakterien ist wichtig: die bei CGD häufigen Keime besitzen Katalase, die den „großen Pathogenen" fehlt; Beseitigung von H_2O_2 durch dieses Enzym schützt gegen Oxidation der Bakterienwand und Selbstzerstörung des H_2O_2-produzierenden Keimes in der Phagozytenvakuole.

Pathophysiologie

Mustergültig einfache Beobachtungen und Überlegungen zeigten den Weg zum Verständnis der septischen Granulomatose: Die Patienten leiden an polytopen entzündlichen Prozessen, die durch wenig pathogene oder sogar durch saprophytäre Erreger hervorgerufen werden. Diese normale Mikroflora der Körperoberflächen hält der Gesunde mit Hilfe der überall anwesenden und stets aktionsfähigen Granulozyten in Schach. Beim CGD-Patienten jedoch sind sie nicht fähig, die aus Abszessen gezüchteten Erreger abzutöten, wie der Bakterienabtötungstest zeigt. Gegen die invasiv vordringenden Keime setzt der Patient nun seine zweite Linie der Verteidigung ein, die Bildung eines Granuloms, in dem die Mikroorganismen eingeschlossen werden sollen. Falls auch dies nicht gelingt, kommt es lokal zur Abszedierung und Organzerstörung, allgemein zu Fieber und anderen entzündlichen Symptomen.

Ein weiterer Faktor bestimmt die Symptomatik: Die eingedrungenen Keime werden von CGD-Neutrophilen normal phagozytiert und abtransportiert; der Mikroorganismus erreicht in diesen Vehikeln Regionen im Inneren des Körpers, in die er sonst kaum gelangen könnte, vor allem die parenchymatösen Organe Leber, Milz und Lunge. Der bald darauf absterbende Phagozyt gibt dort die aufgenommenen, aber nicht abgetöteten Keime frei, die nun die Gewebe der Tiefe schädigen. Auch hier versucht der Körper die Eindämmung durch Granulationsgewebe, auch hier kommt es zur Abszedierung und auch hier findet man am Ende nebeneinander Nekrosen, Eiterungen, Granulome und Narben; das Organ wird dadurch schließlich zerstört.

Metabolische Störungen

Die in Neutrophilen Gesunder schon wenige Sekunden nach Partikelingestion einsetzende Steigerung des oxidativen Stoffwechsels bleibt bei septischer Granulomatose aus, wie mit verschiedenen Techniken gemessen werden kann: O_2-Verbrauch, Superoxid-, H_2O_2- und Protonenproduktion sind defizient, Glucose-1-^{14}C-Oxidation sowie Chemilumineszenz stark herabgesetzt. Der kausale Zusammenhang zwischen Ausbleiben der H_2O_2-Bildung und Defekt der Mikrobizidie kann durch Korrektur der Abtötung nach Phagozytose H_2O_2-produzierender Bakterien (wie Streptokokken, Pneumokokken und Laktobazillen) bewiesen werden: Die Bakterienzelle liefert selber das H_2O_2, durch das sie umkommt („suicide mechanism").

Die normale Transportkette für Elektronen von Glucose auf Sauerstoff (S. 25) muß also bei CGD an einer Stelle unterbrochen sein; die Lokalisierung dieser Brüche ist heute teilweise möglich.

Molekulare Defekte des oxidativen Stoffwechsels

HOHN und LEHRER (20) berichteten erstmals, daß bei CGD-Patienten die Aktivierung der NADPH-Oxidase ausblieb; auch die NADPH-abhängige O_2^--Produktion war stark vermindert (11).

Bis jetzt wurden sieben verschiedene molekulare Defekte als Ursache des CGD-Phänotyps identifiziert (s. Tab. 4.2 u. Abb. 4.1).

– *Trigger-Defekt I.* Ein defekter Auslösemechanismus des oxidativen Stoffwechsels wurde bei einer Familie mit zwei betroffenen Patienten aufgrund mangelnder Steigerung von O_2-Verbrauch und O_2^--Bildung nach Phagozytose von Latexpartikeln entdeckt (32). Da Stimulation mit IgG-beschichteten Latexpartikeln zur Normalisierung führte, schloß man auf abnorme Zellrezeptoren, die nur bei Vermehrung ihrer Quervernetzung ansprechen und das Signal zur Oxidationssteigerung aussenden.

– *Trigger-Defekt II.* Ein ähnlicher Defekt wurde dadurch bewiesen, daß die Neutrophilen nur mit löslichen, jedoch nicht mit partikulären Stimulantien (5 bzw. 4 verschiedene Stimuli) zu Chemilumineszenz veranlaßt werden können (19).

– *Anomalie des Membranpotentials.* Der bei normalen Neutrophilen nach Stimulation meßbare Abfall des Membranpotentials fehlt bei gewissen CGD-Patienten. Da diese Depolarisation schon vor der O_2^--Bildung einsetzt, muß hier eine Störung der gesamten Systemaktivierung vorliegen. – Einige von diesen Patienten folgen dem X-chromosomalen, einer aber dem autosomal-rezessiven Erbgang (33) (Abb. 4.2).

– *Glucose-6-Phosphat-Dehydrogenase-Mangel.* Erst bei G-6PD-Aktivitäten in Neutrophilen von < 5% treten funktionelle Störungen auf: 6 solche Patienten (mit chronischer hämolytischer Anämie) hatten spät, d. h. erst nach dem 8. Jahr, einsetzende rezidivierende Infektionen (9). In vitro war die Abtötung von Staphylokokken und Escherichia coli mäßig gestört, und folgende Teste waren pathologisch bzw. negativ: NBT-Reduktion, Hexosemonophosphat-Shunt und Bakterieniodinierung. NADPH war ausgesprochen, dagegen NADH nur mäßig vermindert; das letztere könnte als Elektronenspender für die Sauerstoffreduktion einspringen und so die relativ milden klinischen Symptome erklären.

- *NADPH-Oxidase-Störung (Km-Variante).* In zwei Familien mit mäßigen klinischen Symptomen wurde eine verminderte Affinität der Oxidase für NADPH nachgewiesen. Km^{app} normal 52 µmol, Patient 2560 µmol. Nach Stimulation produzierten die Neutrophilen viel zu wenig O_2^- (27).
- *Cytochrom-b-Mangel.* Bei Patienten mit schweren klinischen Symptomen der septischen Granulomatose X-chromosomaler Vererbung und mit komplettem Ausfall des oxidativen Stoffwechsels fehlte die Aktivität des Cytochrom b vollständig, und im Dithionit-Differenzspektrum fehlten die typischen Absorptionsgipfel bei 428 und 558 nm (27) (Abb. 4.3). Dieser Defekt wurde bisher bei schwerer CGD am häufigsten gefunden. Ein einzelner Patient mit leichten klinischen Symptomen hatte eine stark verminderte Aktivität (29).
- *Kx-Mangel.* Ein seltenes Allel des Kx-Lokus führt zur Bildung Kx-negativer Erythrozyten mit schwach ausgeprägten Kell-Antigenen (McLeod-Phänotyp), wie auf Grund negativer Reaktion mit anti-Kx und schwacher Reaktion mit anti-K/k, anti-$Kp^a Kp^b$ und anti-Js^a/Js^b-Antiseren zu erkennen ist. Bei Buben mit X-chromosomal vererbter schwerer CGD wurde diese Kell-Anomalie gefunden (17). Der Kliniker muß wissen, daß der McLeod-Phänotyp mit Alterationen der Erythrozytenmorphologie (Akanthozytose und Anisozytose) und hämolytischer Anämie assoziiert ist; und daß Bluttransfusionen nach Möglichkeit unterlassen werden sollten: von 8 transfundierten Patienten bildeten 5 Antikörper (anti-Kx), die schwere hämolytische Transfusionsreaktionen auslösten (8). Kx-negative Blutspender gibt es nicht.

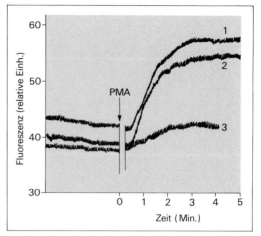

Abb. 4.2 Septische Granulomatose infolge Anomalie des Membranpotentials. Beeinflussung des Neutrophilenmembranpotentials (der di-O-C6(3)-Fluoreszenz) durch Phorbol-Myristat-Acetat (PMA). Abortive Depolarisation bei den Patientenzellen (3), vollständige Depolarisation bei den Zellen des Vaters (1) und der Mutter (2). Zugabe von PMA (1 µg/ml wie angegeben). (Persönliche Beobachtung bei einer Familie mit autosomal-rezessiv vererbter CGD.)

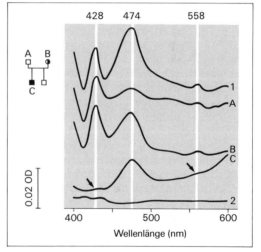

1 Gesunde Kontrollperson;   A Vater des Patienten;
2 Grundlinie des Spektrophoto- B Mutter des Patienten;
  meters vor Dithionitzugabe;   C Patient

Abb. 4.3 Septische Granulomatose infolge Cytochrom-b-Mangels. Dithionitdifferenzspektren intakter Neutrophiler bei der Familie eines CGD-Patienten und bei einer gesunden Kontrollperson. Beachte das Fehlen der Cytochrom-b-Absorptionsbanden bei 428 und 558 nm bei den Patientenzellen (Pfeile) (aus *Seger, R., S. Baumgartner, L. Tiefenauer, F. Gmünder:* Helv. Paed. acta 36 [1981] 579).

Genetik

X-chromosomale Übertragung

Die CGD tritt vorwiegend bei Knaben auf und ist meist X-chromosomal-rezessiv übertragen. Die Konduktorinnen können mit verschiedenen Tests erkannt werden, da sie infolge der Inaktivierung eines X-Chromosoms (Lyonisierung) je eine normale (O_2-aktivierende) und eine pathologische Granulozytenpopulation im Blut aufweisen. Die X-chromosomal vererbte septische Granulomatose ist biochemisch nicht einheitlich, bisher wurden sechs verschiedene molekulare Defekte gefunden (s. Tab. 4.2 und Abb. 4.1).

Autosomal-rezessive Übertragung

Etwa 10% der CGD-Patienten sind weiblichen Geschlechts. Bei 18 Mädchen aus 10 verschiedenen Familien ist der vermutete autosomal-rezessive Erbgang bewiesen, weil Brüder und Schwestern befallen waren; die klinisch gesunden Eltern, die obligate Heterozygote sein müssen, zeigten aber keine meßbare Anomalie der Neutrophilen. Der molekulare Defekt wurde bisher nur bei einer Familie näher untersucht (s. Tab. 4.2).

Wenn ein Mädchen allein in einer Familie an CGD erkrankt, ist eine X-chromosomale Störung nicht ausgeschlossen, da eine testikuläre Feminisierung (mit Geschlechtschromosomensatz XY), ein Turner-Syndrom (XO), eine Translokation (X → tr. Autosom) sowie eine komplette Lyonisierung (xX) vorliegen könnte. Nach diesen Möglichkeiten muß mit gründlichen Chromosomenanalysen und Neutrophilenfunktionstesten bei der Patientin und bei ihren nahen Blutsverwandten gesucht werden.

Diagnose

Die septische Granulomatose muß bei Kindern mit rezidivierenden Infekten in Betracht gezogen werden. Knaben sind vor allem befallen, aber 10% der Patienten sind Mädchen; auch bei Erwachsenen kommt die Krankheit heute in Betracht. Weitere Hinweise sind klinische Charakteristika (Befall von Haut, Schleimhäuten, Lymphknoten und inneren Organen wie Leber, Milz und Lunge), die besonderen Erreger (Staphylokokken, gramnegative Keime und Pilze, viele davon gewöhnlich als harmlos oder saprophytär angesehen) und normale oder überaktive leukozytäre und immunologische Reaktionen.

Radiologische Befunde sind nicht pathognomonisch, aber bei der Lokalisation der multiplen Infektionen und ihrer Residuen nützlich, z. B. das Bild der „eingekapselten Pneumonie". In Biopsien (die nach Möglichkeit unterlassen werden sollten) können Granulome oder lipidspeichernde Histiozyten Verdacht erwecken. – Alle Aspekte der Krankheit weisen Analogien mit der Tuberkulose auf.

Spezifische Teste erlauben heute die Sicherung der Diagnose: Im Vollblut-Screening sollten immer zwei Stimulantien, ein partikuläres (z. B. opsonisiertes Zymosan) und ein lösliches (z. B. Phorbol-Myristat-Acetat = PMA) verwendet werden. Der zytochemische NBT-Test wird heute noch am meisten gebraucht, ist aber nicht ganz zuverlässig. Besser ist die quantitative Messung der O_2^--Bildung oder die Chemilumineszenz unter Einwirkung von mindestens zwei Stimulantien. Dafür genügen 0,1 ml Vollblut; das Ergebnis kann nach 30 Minuten vorliegen.

Die mit einem dieser Teste bestätigte Diagnose einer CGD sollte immer durch zwei definitive Untersuchungen an isolierten Granulozyten gesichert werden; sie sollen sowohl die Störung des Stoffwechsels als auch der Bakterienabtötung prüfen.

Schließlich wird man sich in spezialisierten Laboratorien bemühen, den zugrundeliegenden molekularen Defekt zu identifizieren (s. Tab. 4.2).

Pränatale Diagnose: Neutrophile Granulozyten menschlicher Feten von 16 – 19 Wochen Gestationsdauer besitzen bereits ein NADPH-Oxidase-System, das nach geeigneter Stimulation aktiviert werden kann; dies ermöglicht die pränatale Diagnose der CGD aus 0,5 ml einer fetoskopisch entnommenen Nabelschnurblutprobe (25).

Therapie

Da eine Korrektur des metabolischen Defektes nicht möglich ist, muß sich die Behandlung auf symptomatische Maßnahmen und den Versuch einer Umgehung der metabolischen Schwäche beschränken.

Antimikrobielle Therapie

Prophylaxe: Läsionen der Integumente sollen nach Möglichkeit vermieden werden: schonende Haut- und Zahnhygiene, Verbot rektaler Manipulationen wie Temperaturmessung und Suppositorienmedikation.

Medikamentöse Prophylaxe durch kontinuierliche Gabe von Sulfamethoxazol-Trimethoprim (SMX-TMP, Co-trimoxazol, z. B. als Bactrim) in einer Dosis von 40 mg/kg/die. Die günstige klinische Wirkung wird teils erklärt durch selektive intestinale Dekontamination (Reduktion der Aerobier, z. B. Enterobakterien, ohne Beeinträchtigung der Anaerobierflora) und durch Akkumulation des Medikamentes in infizierten Geweben. Die Anreiche-

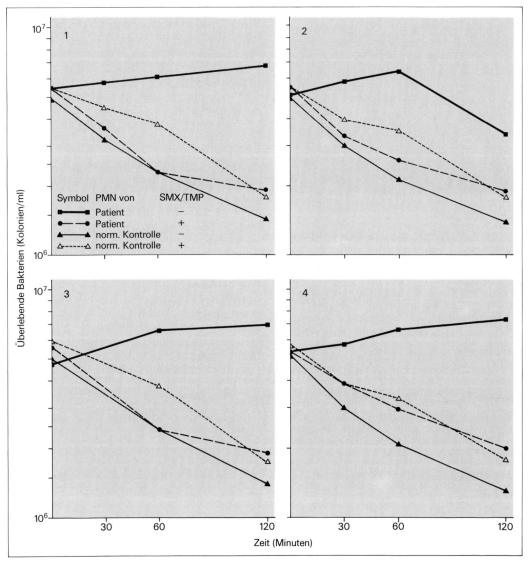

Abb. 4.4 Infektionsprophylaxe durch Sulfamethoxazol (SMX)-Trimethoprim (TMP) bei der septischen Granulomatose (SMX 100 µg/ml, TMP 5 µg/ml). Einfluß auf die intrazelluläre Abtötung von Staphylococcus aureus durch Patienten-PMN im Killingtest. Anzahl überlebender Bakterien in Funktion der Zeit.

rung von SMX-TMP in phagozytischen Vakuolen ermöglicht eine antimikrobielle Wirkung trotz endogen defekter Mikrobizidie (30) (s. Abb. 4.4).

Antibiotische Therapie: Infektionen, die sich unter SMX-TMP-Prophylaxe entwickeln, bedürfen größter Aufmerksamkeit: Isolation des Infektionserregers (Nabelaspirat von Eiter, Blutkultur) und antibiotische Resistenzprüfung. Wahl eines Antibiotikums, das zusätzlich zu einer erhöhten SMX-TMP-Dosis (120 mg/kg/die) gegeben wird; in erster Linie Flucloxacillin und Rifampicin (12), ggf. Moxalactam und Amikazin bzw. bei lebensbedrohlichen Infektionen Chloramphenicol. Nach Pilzinfektionen, die heute die häufigste Todesursache darstellen, muß sorgfältig kulturell und serologisch gesucht werden. Bei bewiesener Pilzinfektion synergistische Kombinationstherapie mit Amphotericin B, 5-Flurocytosin und Rifampicin.

Chirurgische Eingriffe

Als Grundregel gilt größte Zurückhaltung bei Drainagen oder Operationen, da die Wundheilung schlecht und verzögert ist. Der Inzision und Drainage ist, falls ein Eingriff dringend nötig ist, die Exzision umschriebener eitriger und granulomatöser Herde vorzuziehen. Leberabszesse sollen mit Ultraschall lokalisiert, punktiert und aspiriert werden. Osteomyelitis kann unter langdauernder gezielter Therapie mit Antibiotika oder Antimykotika heilen. Auch Antrumstenosen wurden konservativ behandelt.

Leukozytentransfusion

In einzelnen Fällen wurden CGD-Patienten mit lebensbedrohlichen Infektionen Leukozytenkonzentrate transfundiert. Die Erfolge, die allerdings unkontrolliert sind, scheinen ermutigend. Bei Kx-Defekt mit McLeod-Typ ist diese Therapie wenn möglich zu vermeiden (Antikörperbildung!).

Knochenmarkstransplantation

In zwei Fällen wurde eine vorübergehende Besserung gesehen. Ein definitives Angehen des Transplantates ist aber wegen der guten immunologischen Abwehrkapazität der Patienten wahrscheinlich nur nach massiver und eingreifender Konditionierung möglich; dazu wird man sich jedoch nur entschließen können, wenn die kontinuierliche SMX-TMP-Prophylaxe völlig ungenügend erscheint.

Prognose

CGD kann heute nicht mehr als letal verlaufende Erkrankung des Kindesalters betrachtet werden (entsprechend der früheren Bezeichnung als „fatal granulomatous disease of childhood"). Die Patienten erreichen unter guter Prophylaxe heute das Adoleszenten- und Erwachsenenalter; dazu trägt wahrscheinlich oft eine gewisse Restaktivität ihres oxidativen Phagozytenmetabolismus bei. Internisten und Erwachsenenchirurgen müssen die Krankheit heute ebenfalls kennen. Nach vorläufigen Beobachtungen nimmt die Schwere und Häufigkeit der Infektionen nach Erreichung des Erwachsenenalters ab. Die Langzeitprognose dieser Patienten ist jedoch noch ungewiß.

Literatur

1 Anderson, D. C., M. L. Mace, B. R. Brinkley, R. R. Martin, C. W. Smith: Recurrent infection in glycogenosis type Ib: Abnormal neutrophil motility related to impaired redistribution of adhesion sites. J. infect. Dis. 143 (1981) 447
2 Arnaout, M. A., J. Pitt, H. J. Cohen, J. Melamed, F. S. Rosen, H. R. Colten: Deficiency of a granulocyte-membrane glyoprotein (gp 150) in a boy with recurrent bacterial infections. New Engl. J. Med. 306 (1982) 693
3 Berendes, H., R. A. Bridges, R. A. Good: A fatal granulomatosis of childhood. The clinical study of a new syndrome. Minn. Med. 40 (1957) 309
4 Blume, R. S., S. M. Wolff: Chediak-Higashi Syndrome: studies in four patients and a review of the literature. Medicine 51 (1972) 247
5 Boxer, L. A., E. T. Hedley-White, T. P. Stossel: Neutrophil actin dysfunction and abnormal neutrophil behavior. New Engl. J. Med. 291 (1974) 1093
6 Boxer, L. A., T. D. Coates, R. A. Haak, J. B. Wolach, S. Hoffstein, R. L. Baehner: Lactoferrin deficiency associated with altered granulocyte function. New Engl. J. Med. 307 (1982) 404
7 Brandrup, F., C. Koch, M. Petri, M. Schiodt, K. S. Johansen: Discoid lupus erythematosus-like lesions and stomatitis in female carriers of x-linked chronic granulomatous disease. Brit. J. Dermatol. 104 (1981) 495
8 Brzica, S. M., K. H. Rhodes, A. A. Pineda, H. F. Taswell: Chronic granulomatous disease and the McLeod phenotype. Successful treatment of infection with granulocyte transfusion resulting in subsequent hemolytic transfusion reaction. Mayo Clin. Proc. 52 (1977) 153
9 Cooper, M. R., L. R. De Chatelet, C. E. McCall, M. F. La Via, C. L. Spurr, R. L. Baehner: Complete deficiency of leukocyte glucose-6-phosphate dehydrogenase with defective bactericidal activity. J. Clin. Invest. 51 (1972) 769
10 Crowley, C. A., J. T. Curnutte, R. E. Rosin, J. André-Schwartz, J. I. Gallin, M. Klempner, R. Suyderman, F. S. Souttiwick, T. P. Stossel, B. M. Babior: An inherited abnormality of neutrophil adhesion. New Engl. J. Med. 302 (1980) 1163
11 Curnutte, J. T., R. S. Kipnes, B. M. Babior: Defect in pyridine nucleotide – dependent superoxide production by a particulate fraction from the granulocytes of patients with chronic granulomatous disease. New Engl. J. Med. 293 (1975) 628
12 Ezer, G., J. F. Soothil: Intracellular bactericidal effects of rifampicin in both normal and chronic granulomatous disease polymorphs. Arch. Dis. Childh. 49 (1974) 463
13 Gallin, J. I.: Abnormal phagocyte chemotaxis: pathophysiology, clinical manifestations, and management of patients. Rev. Infect. Dis. 3 (1981) 1196
14 Gallin, J. I., R. J. Elin, R. T. Hubert. A, A. S. Fauce, M. A. Kaliner, S. M. Wolff: Efficacy of ascorbic acid in Chediak-Higashi Syndrome (CHS): Studies in humans and mice. Blood 53 (1979) 226
15 Gallin, J. I., M. P. Fletcher, B. E. Seligmann, S. Hoffstein, K. Cehrs, N. Mounessa: Human neutrophil-specific granule deficiency: a model to assess the role of neutrophil-specific granules in the evolution of the inflammatory response. Blood 59 (1982) 1317
16 Gallin, J. I., M. L. Malech, D. G. Wright, J. K. Whisnaut, C. H. Kirkpatrick: Recurrent severe infections in a child with abnormal leukocyte function: possible relationship to increased microtubule assembly. Blood 51 (1978) 919

17 Giblett, E. R., S. J. Klebanoff, S. H. Pincus, J. Swanson, B. H. Park, J. McCullough: Kell phenotypes in chronic granulomatous disease: A potential transfusion hazard. Lancet 1971/I, 1235
18 Griscom, N. T., J. A. Kirkpatrick, B. R. Girdany, W. E. Berdon, R. J. Grand, G. G. Mackie: Gastric antral narrowing in chronic granulations disease of childhood. Pediatrics 54 (1974) 456
19 Harvath, L., B. R. Andersen: Defective initiation of oxidative metabolism in polymorphonuclear leukocytes. New Engl. J. Med. 300 (1979) 1130
20 Hohn, D. C., R. I. Lehrer: NADPH oxidase deficiency in X-linked chronic granulomatous disease. J. Clin. Invest. 55 (1975) 707
21 Holmes, B., P. G. Quie, D. B. Windhorst, R. A. Good: Fatal granulomatous disease of childhood. An inborn abnormality of phagocytic function. Lancet 1966/I, 1225
22 Klebanoff, S. J., R. A. Clark: The neutrophil: function and clinical disorders. North-Holland-Elsevier, Amsterdam 1978
23 Landing, B. H., H. S. Shirkey: A syndrome of recurrent infection and infiltration of viscera by pigmented lipid histiocytes. Pediatrics 20 (1957) 431
24 Lew, P. D., F. S. Southwick, T. P. Stossel, J. C. Whitin, E. Simons, H. J. Cohen: A variant of chronic granulomatous disease: deficient oxidative metabolism due to a low-affinity NADPH oxidase. New Engl. J. Med. 305 (1981) 1329
25 Newburger, P. E., H. J. Cohen, S. B. Rothchild, J. C. Hobbins, S. E. Malawista, M. J. Mahoney: Prenatal diagnosis of chronic granulomatous disease. New. Engl. J. Med. 300 (1979) 178
26 Quie, P. G., J. G. White, B. Holmes, R. A. Good: In vitro bactericidal capacity of human poly-morphe-nuclear leukocytes. Diminished activity in chronic granulomatous disease in childhood. J. clin. Invest. 46 (1967) 668
27 Segal, A. W., O. T. G. Jones, D. Webster, A. C. Allison: Absence of a newly described cytochrome b from neutrophils of patients with chronic granulomatous disease. Lancet 1978/II, 446
28 Seger, R.: Inborn errors of oxygen-dependent microbial killing by neutrophils. Ergebn. inn. Med. Kinderheilk. 51 (1984) 29
29 Seger, R. A., L. Tiefenauer, T. Matsunaga, A. Wildfeuer, P. E. Newburger: Chronic granulomatous disease due to granulocytes with abnormal NADPH oxidase activity and deficient cytochrome b. Blood (in press)
30 Seger, R. A., S. Baumgartner, L. X. Tiefenauer, F. K. Gmünder: Chronic granulomatous disease: effect of sulfamethoxazole/trimethoprim on neutrophil microbicidal function. Helv. paediat. Acta 36 (1981) 579
31 Virelizier, J. L., A. Lagrue, A. Durandy, F. Arenzana, C. Oury, C. Griscelli, P. Reinert: Reversal of natural Killer defect in a patient with Chediak-Higashi Syndrome after bone-marrow transplantation. New Engl. J. Med. 306 (1982) 1055
32 Weening, R. S., D. Roos, C. M. R. Weemaes, J. W. T. Homan-Müller, M. L. J. van Schaik: Defective initation of the metabolic stimulation in phagocytizing granulocytes: a new congenital defect. J. Lab. clin. Med. 88 (1976) 757
33 Within, J. C., C. E. Chapman, E. R. Simons, M. E. Chovaniec, H. J. Cohen: Correlation between membrane potential changes and superoxide production in human granulocytes stimulated by phorbol myristate acetate. Evidence for defective activation in chronic granulomatous disease. J. Biol. Chem. 255 (1980) 1874
34 Wolfson, J. J., P. G. Quie, S. D. Laxdal, R. A. Good: Roentgenologic manifestations in children with a genetic defect of poly-morpho-nuclear leukocyte function. Radiology 91 (1968) 37
35 Wolfson, J. J., W. J. Kane, S. D. Laxdal, R. A. Good, P. G. Quie: Bone findings in chronic granulomatous disease of childhood. J. Bone Jt Surg. 51 (1969) 1573
36 Fischer, A. et al.: Treatment of four patients with erythrophagocytic lymphohistiocytosis by a combination of epipodophyllotoxin, steroids, intrathecal methotrexate, and cranial irradiation. Pediatrics 76 (1985) 263 – 268

Addendum

R. Seger

Kürzlich wurde ein *Adhäsionsproteinmangel* beschrieben, der die Funktion von Neutrophilen, Monozyten, NK-Zellen und Lymphozyten beeinträchtigt. Klinisch imponieren ein verzögerter Nabelschnurabfall, eine extreme Leukozytose (bis zu 100 G/l) sowie nekrotisierende bakterielle Infektionen. Gestört sind Adhärenz, Chemotaxis, Phagozytose und Auslösung des oxidativen Stoffwechsels Neutrophiler, NK- sowie T-Zell-Zytotoxizität. Bei Untersuchung der Zelloberflächenantigene fehlen zwei Membranproteine, LFA-1 (MG 180 kD) und CR-3 (MG 150 kD) (1). Ursächlich scheint dem Defekt eine mangelhafte Synthese der beiden Proteinen gemeinsamen β-Untereinheit (MG 95 kD) zugrunde zu liegen. Der Adhäsionsproteinmangel ist wahrscheinlich mit dem GP-180-Mangel identisch. Unbehandelt führt die Krankheit innerhalb von 1–2 Jahren zum Tode. Heute kann sie jedoch durch Knochenmarkstransplantation geheilt werden (2)

Literatur

1 Seger, R., A. Fischer, A. Durandy, M. C. Bohler, J. L. Virelizier, M. Kazatchkine, B. Descamps, P. H. Trung, B. Grospierre, C. Griscelli: Adhesive protein deficiency resulting in abnormal phagocytic cell functions and impaired cytotoxicities. In: Progress in Immunodeficiency research and therapy I, hrsg. von C. Griscelli, J. Vossen. Elsevier 1984 (S. 83)

2 Fischer, A., B. Descamps-Latscha, I. Gerota, C. Scheinmetzler, J. L. Virelizier, P. H. Trung, B. Lisowska-Grospierre, N. Perez, A. Durandy, C. Griscelli: Bone-marrow transplantation for inborn error of phagocytic cells associated with defective adherence, chemotaxis, and oxidative response during opsonized particle phagocytosis. Lancet 1983/II, 473

Kapitel 5
Kongenitale und erworbene Neutropenien des Neugeborenen und des Säuglings

N. ONETTO, J. CARTRON, N. MORARDET und G. TCHERNIA

Die Neutropenien im Neugeborenen- und Säuglingsalter haben den Hämatologen neue Zugänge zu gewissen Aspekten der Granulozytopoiese eröffnet und unter anderem die Entdeckung der spezifischen Antigengruppen der polymorphkernigen Leukozyten (PMN) ermöglicht. Der Pädiater muß aus der extremen Empfindlichkeit der Granulopoiese in den ersten Lebenswochen gegenüber verschiedenartigen Schädigungen ableiten, daß es in der Pathologie des Neugeborenenalters diagnostisch dringlich ist, eine Neutropenie zu erkennen. Zur richtigen Beurteilung der Neutrophilenzahl in den ersten Lebenswochen müssen die Normwerte und ihre Veränderungen in Funktion des chronologischen Alters berücksichtigt werden. Von den wichtigen ätiologischen Faktoren ist besonders die bakterielle Infektion hervorzuheben, da sie eine notfallmäßige Behandlung erheischt und deswegen vor allen anderen, selteneren Diagnosen in Betracht gezogen werden muß.

Physiologische Schwankungen der Polynukleärenzahl im Neugeborenen- und Säuglingsalter

Normalwerte des am Termin geborenen Neugeborenen

Die absolute „Normalzahl" der polymorphkernigen Leukozyten bewegt sich nach verschiedenen Autoren in weiten Grenzen (Tab. 5.1 und Abb. 5.1) mit Medianwerten zwischen 5,170 und 12,800 x G/l.*
Diese Zahl nimmt im Laufe der ersten 12 – 24 Lebensstunden zu, sinkt während der anschließenden zwei Tage beträchtlich und später bis zum Ende des 2. Monats allmählich ab.

Normalwerte beim Frühgeborenen

Mehrere neuere Arbeiten haben in den ersten Lebenstagen eine Korrelation zwischen Zahl der zirkulierenden PMN und Gestationsalter gezeigt (12, 30). Der Verlauf ist ähnlich wie bei dem zum Termin geborenen Neugeborenen, liegt aber auf niedrigerem Niveau; alle Verlaufskurven konvergieren am 4. Lebenstag (Abb. 5.2).
Man muß also bei der Diagnose einer Neutropenie das Gestationsalter und das chronologische Alter des Neugeborenen berücksichtigen; ferner ist der Verlauf der PMN-Zahlen in den ersten Lebensstunden und -tagen viel aufschlußreicher als ein einzelnes Blutbild, was wiederholte Untersuchungen in 6- bis 12stündigen Intervallen bei Neugeborenen mit Atemnotsyndrom rechtfertigt.

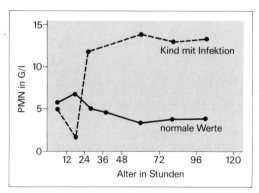

Abb. 5.1 Verlauf der PMN-Konzentrationen in den ersten fünf Lebenstagen: Normalwerte bei infektfreien Neugeborenen gleichen Gestationsalters verglichen mit den Werten eines Frühgeborenen aus der 32. Gestationswoche mit Sepsis durch Listeria monocytogenes. Nur dank der Auszählung in kurzen Intervallen konnte der charakteristische Verlauf richtig erkannt werden (aus *Vial, M., L. Coulombel, G. Tchernia, M. Dehan:* Rev. Prat. 29 [1979] 2033 – 2038).

* G/l = Giga/l = 10^9/l = 10^3/µl.

Tabelle 5.1 Neutrophile-Granulozyten-Normalwerte in G/l bei gesunden, am Termin geborenen Neugeborenen (Median- und Variationsgrenzen*)

Alter / Autor:	Akzenzua (3)		Gregory (18)		Kuchler (24)	
1. Tag						
Median	5,170		7,750		12,800	
Minimum	0,860	(1)	4,120	(2)	7,200	(2)
Maximum	11,440	(1)	14,600	(2)	21,000	(2)
3.–5. Tag						
Median	13,500		4,800		4,700	
Minimum	4,260	(1)	2,550	(2)	2,200	(2)
Maximum	23,560	(1)	9,040	(2)	8,500	(2)
10. Tag						
Median	3,960		3,200		4,700	
Minimum	1,170	(1)	1,700	(2)	2,600	(2)
Maximum	10,580	(1)	6,020	(2)	8,000	(2)

*(1) Perzentilen 2,5–97,5; (2) Perzentilen 5–95.

Normalwerte bei Kindern von 1 bis 3 Monaten

In diesem Alter wirken sich Unterschiede im Gestationsalter nicht mehr aus: die PMN liegen bis zum Ende des 2. Monats normalerweise höher als 2,5 G/l und pendeln sich von Beginn des 3. Monats an um 1,5 G/l ein (53).
Die ethnische Abstammung hat, im Gegensatz zu den Befunden bei Erwachsenen, anscheinend keinen Einfluß auf die PMN-Zahl bei der Geburt, indem keine Unterschiede zwischen den Neugeborenen von Europäern, Asiaten und Afrikanern festgestellt wurden (27). Allerdings gibt es bei Säuglingen keine systematischen Studien über die bei amerikanischen Schwarzen und bei jemenitischen Juden im Erwachsenenalter beschriebene Neutropenie.
Das Auftreten myeloischer Zellen ist beim Neugeborenen physiologisch: sie können am Termin 8 – 10% betragen (54). Ihr Maximum erreichen sie bei Termingeborenen im Alter von 24 Stunden, bei Frühgeborenen von 33 – 36 Gestationswochen nach 48 Stunden und bei Frühgeborenen von weniger als 33 Schwangerschaftswochen am 5. Tag (52).

Spezielle technische Probleme im Neugeborenenalter

Die Auszählung der kernhaltigen Zellen mit Hilfe elektronischer Zählgeräte schließt die zirkulierenden Erythroblasten ein, die bei kranken Neugeborenen häufig sehr hohe Werte erreichen können. Im Gegensatz zum üblichen Vorgehen beim Erwachsenen muß die Leukozytenzählung obligatorisch durch die Differenzierung des Blutbildes ergänzt werden; nur so ist es möglich, die Erythroblasten von der Gesamtzahl der kernhaltigen Zellen zu subtrahieren und dadurch zu vermeiden, daß eine schwere Neutropenie durch Erythroblastämie maskiert und deswegen verpaßt wird.
Die enzymatische Ausstattung der PMN des Neugeborenen unterscheidet sich deutlich von derjenigen des Erwachsenen. Im besonderen besteht ein transitorisches Defizit der Myelo-

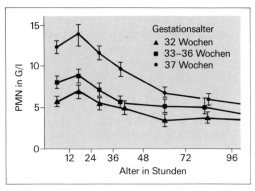

Abb. 5.2 Normalwerte der PMN-Konzentrationen bei Frühgeborenen verschiedenen Gestationsalters (Mittelwert und ±1 Standardabweichung) (aus Vial, M., L. Coulombel, G. Tchernia, M. Dehan: Rev. Prat. 29 [1979] 2033 – 2038).

peroxidase (9), das sich auf die Resultate von gewissen auf enzymatischen Reaktionen basierenden Blutbilddifferenzierungsautomaten auswirken kann.
Bei kapillären Blutentnahmen können Phänomene der lokalen Hämokonzentration die Resultate im Neugeborenenalter verfälschen; infolgedessen findet man für Leukozytenzahlen und für Hämoglobin höhere Werte als bei arterieller oder venöser Blutentnahme.

Kongenitale Neutropenien

In der folgenden Übersicht werden sowohl Neutropenien ausgeschlossen, die mit Störungen anderer hämatopoietischer Zellinien einhergehen, als auch solche, die mit wesentlichen morphologischen oder funktionellen Störungen der PMN kombiniert sind.

Zyklische Neutropenie

Diese sehr seltene Krankheit bildet ein hervorragendes Modell für das Studium der Granulopoiese. Es hat vor allem den Beweis ermöglicht, daß der serumgebundene Stimulationsfaktor für Granulozyten von den Monozyten produziert wird (35). In den meisten beschriebenen Fällen beginnt das Leiden in den ersten Wochen oder Monaten des Lebens und nur ausnahmsweise erst im Erwachsenenalter. Eine autosomal-dominante Vererbung von variabler Expressivität soll vorkommen.
Die Zyklen betragen im allgemeinen 21 Tage, aber auch längere und kürzere Zyklen von 6 - 8 bzw. 2 Wochen Dauer sind beschrieben worden. Mit dem Abfall der PMN gehen 8- bis 10tägige Phasen mit klinischen Symptomen einher, meist bukkopharyngealen (Stomatitis, Gingivitis, Pharyngitis, Zahnabszeß) oder kutanen Erscheinungen (Follikulitis, Abszeßbildung usw.); aber auch schwerere und sogar lebensbedrohende Infekte kommen vor. Vor dem Wiederanstieg der PMN wird ein hoher Gipfel der Monozyten und eine Vermehrung der zirkulierenden CSA beobachtet (CSA = colony stimulating activity). Als Spätkomplikation kann sich eine Amyloidose entwickeln (28).
Die Therapie ist kaum wirksam: Weder Corticosteroide noch Androgene noch Lithium ergeben konstante Besserung.

Die pathophysiologischen Mechanismen bleiben weiterhin im dunkeln. Das Studium eines Hundestamms mit einer dem humanpathologischen Leiden sehr ähnlichen Erkrankung läßt eine wichtige Rolle der Stromazellen des Knochenmarks vermuten, deren abwechselnd positiver und negativer Einfluß auf die Granulopoiese die Grundlage der zeitgebundenen Modulation darstellen könnte (21). Hunde mit zyklischer Neutropenie werden durch Transplantation normalen Knochenmarks geheilt, während ihre auf normale Hunde transplantierten Markzellen die Krankheit auf diese übertragen (22).

Kongenitale Agranulozytose (Kostmann-Syndrom)

Die von KOSTMANN 1956 erstmals beschriebene kongenitale Agranulozytose ist ein seltenes Leiden (60 Fälle publiziert).
Während KOSTMANN in seiner Erstbeschreibung des Syndroms eine genetische Ursache mit autosomal-rezessiver Vererbung annahm, sind neuerdings auch verschiedene sporadische Fälle beobachtet worden.

Klinisches Bild

Wiederholte bakterielle Infektionen dominieren in den ersten Lebenswochen oder -monaten. Anfänglich betreffen sie vor allem Haut und Schleimhäute, besonders am behaarten Kopf und in der Perianalregion. Die entzündeten und indurierten Hautpartien exulzerieren ohne Eiterbildung und werden so zu Eintrittspforten für schwerere Infektionen, die häufig letal verlaufen (Pneumonie, Osteomyelitis, Sepsis). Im Gegensatz dazu scheinen die Patienten gegen Infektionen mit Viren und Pilzen normal resistent zu sein.
In zwei Fällen aus den USA wurden zusätzliche Anomalien beobachtet (Katarakt, geistiger Entwicklungsrückstand), die eine genetische Prädisposition und auch eine gewisse Variabilität des Syndroms vermuten lassen.

Neutropenie

Die Neutropenie ist konstant vorhanden und immer beträchtlich (Werte unter 0,5 G/l), aber im allgemeinen nicht mit Leukopenie kombiniert. Die meisten Autoren nehmen an, daß die

Neutropenie von Geburt an vorhanden ist. Sie scheint lediglich in den ersten Lebenstagen mit PMN-Werten um 1,5 G/l etwas weniger ausgesprochen zu sein. Auf jeden Fall liegt die PMN-Zahl vom Ende der ersten Woche an stets unter 0,5 G/l. Die Neutropenie ist häufig von Monozytose und Eosinophilie begleitet, die entsprechend gewissen Beobachtungen (43) im Laufe der Jahre allmählich zunehmen. KOSTMANN persönlich hat allerdings nie eine Monozytose beobachtet. Schließlich entwickelt sich in den meisten Fällen eine Infektanämie, die durch die wiederholten Infektereignisse bedingt sein dürfte.

Knochenmark

Das Knochenmark ist zellreich mit normal entwickelter Erythroblasten- und Megakaryozytenreihe. Dagegen besteht in der Myelopoiese eine Ausreifungshemmung auf dem Niveau der Promyelozyten-Myelozyten; ausgereifte granulierte Zellen sind nur sehr spärlich vorhanden. Die Promyelozyten weisen häufig morphologische Anomalien auf: Zytoplasmavakuolen, azurophile Granulationen (31) und Kernatypien (23).

Krankheitsverlauf

In den Erstbeschreibungen war der Verlauf gekennzeichnet durch infektiöse Ereignisse, die schon in den ersten Lebensmonaten oder -jahren zum Tode führten. Obschon in neueren Beobachtungen zwar von längeren Überlebenszeiten berichtet wird, fand GILMAN bei der Durchsicht von 36 publizierten Fällen immer noch eine Letalität von 81% vor dem Alter von 3 Jahren. Dabei wurden bei zwei Patienten von 14 Jahren akute monozytäre Leukämien beobachtet, die auf Chemotherapie kaum ansprachen (17, 44). Diese Fälle erinnern an die hohe Leukämiefrequenz bei Patienten mit Fanconi-Anämie, Chédiak-Higashi-Syndrom und Wiskott-Aldrich-Syndrom.

Therapeutisch sind außer frühzeitiger und der Situation angepaßter symptomatischer Behandlung der Infektepisoden durch Antibiotika und Leukozytentransfusionen keine Empfehlungen gegeben worden, welche die Prognose verbessern könnten. Einzig RAPPEPORT u. Mitarb. (40) berichten über eine erfolgreiche Knochenmarkstransplantation nach Konditionierung durch Ganzkörperbestrahlung und Antilymphozytenserum bei einem Kind von 20 Monaten mit einer Nachbeobachtungszeit von einem Jahr.

Pathophysiologie

Verschiedene Forschergruppen haben seit einigen Jahren versucht, die Pathogenese der Erkrankung durch die Methode von In-vitro-Kulturen der Granulozytenvorläufer (CFU-c) zu klären; die vorliegenden Ergebnisse sind zum Teil widersprüchlich, woraus auf eine Heterogenität der Krankheit geschlossen worden ist. Die vorliegenden Daten müssen allerdings mit Vorsicht interpretiert werden, da die Technik der In-vitro-Kultur von einem Laboratorium zum anderen unterschiedlich gehandhabt wird und auch im gleichen Laboratorium im Laufe der Jahre weiterentwickelt wurde. Wir haben in 2 Fällen eine ineffiziente Leukopoiese nachgewiesen (36, 37), wobei in vitro eine über der Norm liegende Anzahl Granulozytenkolonien mit dem Fehlen von Granulozyten im Knochenmark und im Blut in vivo kontrastierte. In einem Fall haben wir in den Kolonien nur eine abortive Entwicklung ohne vollständige Ausreifung gefunden, im anderen dagegen doch die Entwicklung von reifen Granulozyten.

Andere Gruppen berichten über eine normale Ausreifung in einem mit Milzextrakt konditionierten Milieu ohne Vermehrung der CFU-c (4), über einen frühzeitigen Ausreifungsstopp (30) oder über beträchtliche morphologische Anomalien der PMN in der Kultur (55). Dagegen konnte die Hemmung normaler Granulozytenvorläufer durch Patientenserum in flüssigem Milieu, die seinerzeit von KOSTMANN beschrieben worden war, in der Agar- oder Methylcellulosetechnik nicht bestätigt werden. Es scheint deswegen eher eine intrazelluläre Störung der myeloischen Zellen vorzuliegen als eine Erkrankung des Stromas. Schließlich haben zwei Gruppen über Anomalien der Präkursorzellen von Granulozyten der klinisch gesunden und nicht neutropenischen Eltern bei In-vitro-Kultur berichtet (35, 39). Die sehr komplexen therapeutischen Probleme sind vor allem in Beziehung zum Alter des Kindes und zu den ätiologischen Faktoren zu besprechen.

Chronische Neutropenie mit zellreichem Knochenmark („Myelokathexis", Syndrom der Knochenmarkszellretention) (5, 56)

Das seltene (5 Fälle im Jahr 1981 bekannt) als Myelokathexis beschriebene Syndrom einer Zellretention im Knochenmark äußert sich als chronische Neutropenie; es wird wahrscheinlich autosomal-rezessiv vererbt. Die Neutropenie manifestiert sich bereits im ersten Lebensjahr. Infektiöse Episoden scheinen weniger häufig und weniger schwer zu sein als bei der kongenitalen Agranulozytose, obschon die Neutropenie ebenso hochgradig ist (PMN unter 0,5 G/l). Alle vorhandenen PMN sind übersegmentiert (4 - 5 Segmente). Dagegen kann die PMN-Zahl während Infekten ansteigen (auf 1,0 - 1,5 G/l) und sich sogar normalisieren (5). Die dabei ausgeschütteten PMN sind ebenfalls immer übersegmentiert, und trotz der Zellvermehrung erscheinen keine unreifen myeloischen Zellen.

Das Knochenmark ist zellreich mit erhöhtem Quotienten der myeloischen zu den erythropoietischen Zellen (bis 10 : 1). Die granulierten Zellen sind vorwiegend gealterte PMN mit zahlreichen Vakuolen im Zytoplasma und mit übersegmentierten pyknotischen Kernen, deren Teile durch abnorm lange und feine Filamente miteinander verbunden sind. Sie erinnern deswegen an PMN, die längere Zeit in vitro gehalten wurden. Die übrigen Ausreifungsstadien der Granulozytenreihe erscheinen normal, so daß sich die Anomalie offensichtlich auf das letzte Ausreifungsstadium beschränkt.

In Kultur vermehren sich die Granulozytenvorläufer mit normaler oder erhöhter Ausbeute, und die in vitro entwickelten PMN sind normal und nicht hypersegmentiert. Es scheint sich deswegen um eine Störung der Ausschwemmung der PMN aus dem Knochenmark zu handeln. Die morphologischen Anomalien wären dementsprechend durch die Alterung, die ihnen infolge dieser Retention aufgezwungen wird, bedingt. Funktionelle Anomalien, die beschrieben wurden, wie z. B. eine Verminderung der Phagozytose, können ebenfalls dieser Überalterung der Zellen zugeschrieben werden. Die Anomalien der Migration (Rebuck-Fenster) oder der Reaktion auf Pyrogene, die in vivo beobachtet wurden, erlauben keine klare Unterscheidung zwischen einem ursprünglich zellulären und einem medullären Defekt. Die Motilität der in vitro entwickelten PMN ist nicht studiert worden.

Therapeutisch haben sich Splenektomie und Steroidtherapie bei einem Patienten als unwirksam erwiesen. BOHINJEC (5) empfiehlt die Gabe von Lithium, das durch CSA-Vermehrung die Freisetzung der PMN aus dem Knochenmark begünstigen soll. Tatsächlich folgte auf diese Behandlung bei einem Patienten eine kurzdauernde Vermehrung der PMN, aber wegen der auftretenden Nebenwirkungen mußte die Therapie unterbrochen werden. Ein Urteil über die langfristige Wirkung ist deswegen noch nicht möglich.

Schließlich scheint sich bei heterozygoten Genträgern ein klinisches Mischbild mit einigen übersegmentierten PMN zu manifestieren.

Schwachman-Syndrom (2)

Die Neutropenie ist ein praktisch konstantes Symptom neben den multiplen viszeralen Anomalien mit Insuffizienz des exokrinen Pankreas, einem psychosomatischen Entwicklungsrückstand und Skelettanomalien. Die Neutropenie ist aber nicht isoliert, sondern oft mit Thrombozytopenie oder allgemeiner Knochenmarkshypoplasie kombiniert. Auch Anomalien der PMN-Motilität sind bekannt (1), und ebenso scheint die Entwicklung einer malignen Hämopathie gehäuft zu sein.

Chronische Neutropenie

Chronische Neutropenie mäßigen Grades mit geistigem Entwicklungsrückstand und Onychotrichodysplasie ist bei Kindern konsanguiner Eltern beschrieben (19).

Erworbene Neutropenien

Wir unterscheiden zwei große Kategorien:
- Neutropenien bei primär nichthämatologischen Leiden;
- immunologisch bedingte Neutropenien.

Neutropenien bei primär nicht hämatologischen Leiden

Maternofetale bakterielle Infektion

Diese Diagnose muß bei Neutropenien in den ersten 3 - 4 Lebenstagen immer in erster Linie erwogen werden. Die Prognose ist entscheidend beeinflußt vom Intervall zwischen den ersten Symptomen und dem Beginn einer adäquaten Behandlung. Die Neutropenie ist ein wichtiges Alarmzeichen, dessen Bedeutung noch ansteigt, wenn es mit anderen Laborbefunden kombiniert ist, wie Hypofibrinogenämie und Thrombozytopenie (13). Die Neutropenie ist vorübergehend, besteht u. U. nur wenige Stunden und wird dann abgelöst von der Ausschwemmung zunächst unreifer und dann ausgereifter Granulozyten. Diese charakteristische Sequenz (s. Abb. 5.2) kann zeitlich verschieden schnell nach der bakteriellen Infektion ablaufen: erfolgt diese pränatal, ist bei der Geburt bereits das Stadium der PMN-Leukozytose erreicht; ist sie perinatal, findet man im ersten Blutbild oft die Neutropenie mit unreifen myeloischen Elementen; und bei postnataler Infektion erscheint die Neutropenie erst später.

Neben der Neutropenie und der Ausschwemmung ungewöhnlich vieler unreifer granulierter Zellen findet man auch morphologische Anomalien wie Döhle-Körperchen und toxische Granulationen (54). Gelegentlich sind im Blutbild extra- oder intrazelluläre Erreger zu sehen (46). Frequenz und Intensität der Neutropenie sollen darauf beruhen, daß die Knochenmarksreserven ungenügend sind (10, 14) oder nur verzögert mobilisiert werden können (46) und daß außerordentlich viele PMN in der Lunge abgefangen werden. Auch eine Hemmung der Vorläuferzellen (CFU-c) zu Beginn einer Infektion wurde beim Neugeborenen beschrieben (39), während das gesunde Neugeborene viele zirkulierende CFU-c im Nabelschnurblut aufweist (38).

Neutropenien im Säuglingsalter

Sie können bei jeder schweren Infektion (Osteoarthritis, Meningitis, Enterokolitis u. a.) sekundär auftreten; sie sind allerdings weniger schwer und weniger häufig als bei fetomaternellen Infektionen.

Neutropenie bei hypotrophen Neugeborenen

Sie ist nicht selten und beruht vermutlich auf dem gleichen Mechanismus wie die ebenfalls häufige Thrombozytopenie. Wegen der Plazentarinsuffizienz kommt es zur Hypoxie, welche selektiv die Erythropoiese stimuliert, die auf Kosten der übrigen Zellinien zunimmt (34).

Neutropenie bei Ventrikelblutung

Sie kommt vor allem beim Frühgeborenen vor, setzt ganz plötzlich zugleich mit dem Hämorrhagieereignis ein und ist nicht von der Ausschwemmung unreifer Elemente begleitet (33).

Neutropenie bei Kupfermangel

Sie ist von einer Sideroblastenanämie begleitet. Das Myelogramm zeigt einen Ausreifungsstopp im Myelozytenstadium. Orale Kupfergabe führt innerhalb von 72 Stunden zum Wiedererscheinen oder sogar zur Vermehrung der PMN. Man hat Kupfermangel bei Säuglingen, vor allem Frühgeborenen, die mit kupferarmen künstlichen Milchpräparaten (10 – 15 µg/100 ml) ernährt wurden, beobachtet (49). Dagegen wird der Kupferbedarf des Neugeborenen in der Größenordnung von 80 µg/kg/die durch Muttermilchernährung vollauf gedeckt, da diese 48 µg Cu/100 ml enthält. Möglicherweise entwickelt sich jedoch bei vielen Kindern in den ersten Lebensmonaten ein latenter Kupfermangel, und die dazugehörige Neutropenie bleibt beim Fehlen klinischer Erscheinungen unbemerkt, behebt sich aber bald nach der Einführung einer gemischten Ernährung.

Eine Neutropenie infolge Kupfermangels findet sich auch bei unterernährten Kindern und bei Patienten mit ausschließlich parenteraler Ernährung ohne Kupferzusatz (16, 42).

Immunologisch bedingte Neutropenien

Serologische Gruppen der polymorphkernigen Leukozyten

Die PMN besitzen an den Membranoberflächen mehrere Antigene, die sie teils mit anderen Blutzellen gemeinsam haben und die teils für sie spezifisch sind (6, 27). Das erste den PMN eigene Antigen wurde von LALEZARI u. Mitarb. (25) beim Studium einer neonatalen Alloimmunneutropenie durch fetomaternale Inkompatibilität entdeckt und als NA-System bezeichnet. Heute sind mehrere weitere Systeme identifiziert: das NA-System mit den

beiden Allelen NA_1 (Genfrequenz 0,377) und NA_2 (Genfrequenz 0,633) und folgende weitere Systeme, von denen nur je ein Antigen bekannt ist:
- System NB mit dem Antigen NB_1, Genfrequenz 0,719;
- System NC mit dem Antigen NC_1, Genfrequenz 0,805;
- System ND mit dem Antigen ND_1, Genfrequenz 0,878;
- System NE mit dem Antigen NE_1, Genfrequenz 0,122.

ND_1 und NE_1 sind keine Allelen.

Alloimmunneutropenie des Neugeborenen

Diese Erkrankung entsteht durch transplazentaren Übergang von mütterlichen Antikörpern der Klasse IgG, die PMN des Fetus zerstören können. Sie kann schon beim ersten Kind in Erscheinung treten, ist aber bei späteren Kindern von multiparen Müttern häufiger; sie manifestiert sich nicht bei allen Geschwistern. *Klinische Befunde und Laborbefunde.* Die betroffenen Kinder sind schon in den ersten 8 Lebenstagen vermehrt anfällig auf bakterielle Infektionen, welche die Haut, den Respirationstrakt und die Harnwege betreffen; sogar tödliche Verläufe mit schwerer Pneumopathie oder Sepsis sind beschrieben worden. Die Erreger sind vielfältig, vor allem wurden Staphylococcus aureus und Serratia marcescens beobachtet. Die Neutropenie wird zufälligerweise entdeckt; bei vorhandener Infektion ist sie oft von einer Leukopenie begleitet. In den ersten Lebenstagen häufig nur angedeutet, kann sie sich dann aber am 4. bis 5. Tag bis zur Agranulozytose verschlimmern. Oft besteht gleichzeitig eine Monozytose von 10 – 50% oder eine Eosinophilie. Die Erholung dauert 2 – 17 Wochen, im Mittel 7 Wochen (26, 27).
Das Knochenmark ist gewöhnlich zellreich und weist einen Ausreifungsstopp im Myelozyten- oder Metamyelozytenstadium auf; es normalisiert sich mit dem Verschwinden des Antikörpers.
Immunologische Diagnose. Im Serum der Mutter muß ein Alloantikörper nachgewiesen werden, der für die PMN des Vaters spezifisch ist und dessen Spezifität gegen die kindlichen PMN nachträglich, wenn ihre Zahl sich normalisiert hat, ebenfalls bewiesen werden muß. Ergänzende Untersuchungen sind die Identifizierung des Antikörpers anhand eines bekannten Leukozytenpanels sowie die Phänotypenbestimmung aller Familienmitglieder. Die beiden wichtigsten dafür benutzten Techniken sind die Granulozytenagglutination (25) und die Immunfluoreszenz, aber Antikörper können nur mit dem einen oder dem anderen Test erkannt werden (27).

Die verzögerte Manifestation der Neutropenie hängt vielleicht mit der bei der Geburt besonders hohen physiologischen Granulopoiese zusammen, welche das Ausmaß der Destruktion durch den Antikörper übertrifft. Ferner muß betont werden, daß auch die Monozyten wahrscheinlich beim Abbau der durch Antikörper sensibilisierten PMN eine wichtige Rolle spielen; so wurde festgestellt, daß Monozyten gegen Rhesus-positive Erythrozyten, die mit Anti-D sensibilisiert waren, vom 4. bis 5. Lebenstage an eine viel höhere Abbauaktivität entfalteten (7).

Das seltene Vorkommen der Neutropenie im Neugeborenenalter ist wohl teils durch mangelnde Erkennung der weniger schweren Formen, die nicht immunologisch untersucht werden (51), teils durch den seltenen transplazentaren Übertritt von PMN des Fetus in den Kreislauf der Mutter bedingt. Demgegenüber ist die Alloimmunisierung gegen HLA-Antigene viel häufiger, weil sie in allen Zellen vorkommt (in Lymphozyten, Thrombozyten und PMN); sie ist aber auch weniger gefährlich, weil der Anti-HLA-Antikörper von der um vieles größeren Antigenmasse, der er (vor allem auch im Plazentargewebe) begegnet, absorbiert wird, falls sein Titer nicht außerordentlich hoch ist; letzteres trifft bei den PMN-Antikörpern nicht zu.

Autoimmune Neutropenie

Die chronische benigne Neutropenie nach STAHLIE (47) und ZUELZER (57) scheint in der Mehrzahl der Fälle durch Autoimmunmechanismen bedingt zu sein. Sie wird meist im 1. bis 12. Monat bei der Untersuchung wegen wiederholter, meist banaler Infektionen entdeckt. Die Neutropenie ist erheblich (unter 0,5 G/l) und isoliert. Bei Infekten kann jedoch die Neutrophilenzahl ansteigen und sich sogar normalisieren (45). Das Knochenmark ist zellreich und enthält viele Vorstufen, aber wenige reife Granulozyten.

In Klinik und Zytologie gleicht das Bild also der Alloimmunneutropenie, während es sich durch seinen Beginn im späteren Alter und die längere Dauer von bis zu mehreren Monaten unterscheidet. Der Beweis der immunologischen Ursache und des verantwortlichen Antikörpers erfolgt durch die gleichen Techniken wie für die Alloimmunneutropenien. Das mütterliche Serum enthält diesen Antikörper nicht, und das Kind hat das Antigen mit einem oder beiden Elternteilen gemeinsam.

Die Pathogenese ist ungeklärt. Bei den daraufhin untersuchten Fällen konnte keine auslösende virale Infektion nachgewiesen werden, aber es wurde eine transitorische Störung des Gleichgewichts der T-Lymphozyten-Subpopulation angenommen (45, 50). In-vitro-Kulturen zeigten in einem Fall normale CFU-c-Bildung (45).

Besserung durch Corticosteroide konnte beobachtet werden, trat aber nicht regelmäßig ein; ggf. wurde dabei ein Absinken des Antikörpertiters gefunden (25).

Toxische Neutropenien werden in dieser Übersicht nicht behandelt. Alle beim Erwachsenen eine Neutropenie erzeugenden Medikamente können beim Kind ebenso wirken. Bisher hat noch kein Team eine vollständige Liste der beim Neugeborenen zu Neutropenie führenden von der Mutter eingenommenen Medikamente zusammengestellt. So zwingt heute jede bei einem Neugeborenen gefundene Neutropenie zur Blutbilddifferenzierung bei seiner Mutter und – falls sie ebenfalls neutropenisch ist – zur weiteren Suche bei ihr nach toxischen Substanzen oder nach einem Autoimmunmechanismus.

Therapie

Die sehr komplexen therapeutischen Probleme sind vor allem in Beziehung zum Alter des Kindes und zu den ätiologischen Faktoren zu besprechen.

a) Falls man bei einem Neugeborenen mit einer Infektion eine Neutropenie findet, versucht man zugleich mit den üblichen Reanimationsmaßnahmen und der antibiotischen Behandlung auch seine Immunabwehr zu verbessern, indem man eine Hypogammaglobulinämie und den damit einhergehenden Mangel an Opsoninen korrigiert; je nach Arbeitsgruppe wird dies durch Injektion von Gammaglobulinkonzentraten oder durch wiederholte Austauschtransfusionen oder durch Infusion von frischgefrorenem Plasma angestrebt. Das letztere Verfahren scheint uns häufig wirksam und bietet zudem die Vorteile, auf einfache Weise hämodynamische und antibakterielle Wirkungen zu entfalten.

– *Transfusion von Leukozytenkonzentraten* ist offensichtlich indiziert bei kongenitalen Neutropenien mit antibiotikaresistenter Infektion. Wegen der neuerdings auch auf diese Leiden ausgeweiteten Indikation der Knochenmarkstransplantation ist jedoch besondere Vorsicht bei der Wahl der Spender und bei wiederholten Transfusionen geboten; falls man sich für diese Behandlung entscheidet, muß sie täglich während mehrerer Tage bis zum Verschwinden der Infektzeichen angewendet werden.

Vereinzelte Arbeitsgruppen haben auch bei erworbenen Neutropenien aufgrund bakterieller Infekte über gute Resultate mit dieser Behandlung berichtet (11).

– Bei *immunologisch bedingter Neutropenie* muß vor der Transfusion die geeignete PMN-Gruppe eruiert werden. In bewährter Weise wird bei Alloimmunneutropenie die Verwendung von mütterlichem PMN empfohlen, wenn die Gruppenbestimmung schwierig oder unmöglich ist.

b) Zur Behandlung der kongenitalen Neutropenien existiert grundsätzlich keine Behandlungsmöglichkeit; von einigen Teams wurde zwar Lithium vorgeschlagen, aber die Resultate scheinen sehr unzuverlässig zu sein (8). Die einzige wirkliche Hoffnung für eine Dauerheilung liegt in der Knochenmarkstransplantation, ganz besonders für die Kostmannsche Agranulozytose.

Literatur

1 Aggett, P. J., J. T. Harries, B. A. Harveys, J. F. Soothill: An inherited defect of neutrophil mobility in Shwachman syndrome. J. Pediat. 94 (1979) 391 – 394

2 Aggett, P. J., N. P. C. Cavanagh, D. J. Mattew, J. R. Pincott, J. Sutcliffe, J. T. Harries: Shwachman's syndrome. A review of 21 cases. Arch. Dis. Childh. 55 (1980) 331 – 347

3 Akenzua, G. I., Y. T. Hui, R. Milner, A. Zipursky: Neutrophil and band counts in the diagnosis of neonatal infections. Pediatrics 54 (1974) 38 – 42

4 Barak, Y., M. Paran, S. Levin, L. Sachs: In vitro induction of myeloid proliferation and maturation in infantile genetic agranulocytosis. Blood 38 (1971) 74 – 80

5 Bohinjec, J.: Myelokathexis: chronic neutropenia with hyperplastic bone marrow and hypersegmented neutrophils in two siblings. Blut 42 (1981) 191 – 196
6 Boxer, L. A.: Immune neutropenias: clinical and biological implications. Amer. J. Pediat. Hematol. Oncol. 3 (1981) 89 – 96
7 Brossard, Y.: Communication personnelle.
8 Chan, H. S. L., M. H. Freedman, E. F. Saunders: Lithium therapy of children with chronic neutropenia. Amer. J. Med. 70 (1981) 1073 – 1077
9 Corberand, J., J. Pris, C. Regnier: Cytochemical leukocyte reactions in normal newborn infants. Biol. Neonate 22 (1973) 280 – 285
10 Christensen, R. D., G. Rothstein: Exhaustion of mature marrow neutrophils in neonates with sepsis. J. Pediat. 96 (1980) 316 – 318
11 Christensen, R. D., G. Rothstein, H. B. Anstall, B. Bybee: Granulocyte transfusions in neonates with bacterial infection neutropenia and depletion of mature marrow neutrophils. Pediatrics 70 (1982) 1 – 6
12 Coulombel, L., M. Dehan, G. Tchernia, C. Hill, M. Vial: The number of polymorphonuclear leukocytes in relation to gestational age in the newborn. Acta paediat. scand. 68 (1979) 709 – 711
13 Coulombel, L., M. Vial, M. Dehan, C. Hill, G. Tchernia: Intérêt des données hématologiques pour le diagnostic d'infection materno-foetale. Etude prospective chez 240 nouveau-nés. Arch. franç. Pédiat. 37 (1980) 385 – 391
14 Erdman, S. H., R. D. Christensen, P. P. Bradley, G. Rothstein: Supply and release of storage neutrophils. A developmental study. Biol. Neonate 41 (1982) 132 – 137
15 Ezeilo, G. C.: A comparison of the hematological values of cord bloods of African, European and Asian neonates. Afr. J. Med. Sci. 7 (1978) 163 – 169
16 Freycon, F., G. Pouyau: Anémies carentielles nutritionnelles de cause rare: déficit en cuivre, en vitamine E. Ann. Pediat. 29 (1982) 265 – 270
17 Gilman, P., D. P. Jackson, H. G. Guild: Congenital agranulocytosis: prolonged survival and terminal acute leukemia. Blood 36 (1970) 576 – 585
18 Gregory, J., E. Hey: Blood neutrophil response to bacterial infection in the first month of life. Arch. Dis. Childh. 47 (1972) 747 – 753
19 Hernandez, A., F. Olivares, J. M. Cantu: Autosomal recessive onychotrichodysplasia, chronic neutropenia and mild mental retardation. Delineation of the syndrome. Clinical Genetics 15 (1979) 147 – 152
20 Hutter, jr. J. J., W. E. Hathaway, E. R. Wayne: Hematologic abnormalities in severe neonatal necrotizing enterocolitis. J. Pediat. 88 (1976) 1026 – 1031
21 Jones, J. B., J. D. Jolly: Canine cyclic haematopoiesis: bone marrow adherent cell influence of CFU-C formation. Brit. J. Haematol. 50 (1982) 607 – 617
22 Jones, J. B., T. J. Yang, J. B. Dale, R. D. Lange: Canine cyclic haematopoiesis: marrow transplantation between littermates. Brit. J. Haematol. 30 (1975) 215 – 223
23 Kostmann, R.: Infantile genetic agranulocytosis. A review with presentation of ten new cases. Acta paediat. scand. 64 (1975) 362 – 368
24 Kuchler, H., H. Fricker, E. Gugler: La formule sanguine dans le diagnostic précoce de la septicémie du nouveauné. Helv. paediat. Acta 31 (1976) 33 – 46
25 Lalezari, P., A. F. Jiang, L. Yegen, M. Santorineou: Chronic autoimmune neutropenia due to anti-NA$_2$ antibody. New Engl. J. Med. 293 (1975) 744 – 747
26 Lalezari, P., M. Nussbaum, S. Gelman, T. H. Spaet: Neonatal neutropenia due to maternal isoimmunization. Blood 15 (1959) 236 – 243

27 Lalezari, P., E. Radel: Neutrophil-specific antigens: immunology and clinical significance. Sem. Hematol. 11 (1974) 281 – 290
28 Lange, R. D., S. W. Hawkinson, P. Painter, C. G. Crowder, C. B. Lozzio, W. Terry et al.: Cyclic neutropenia. A tale of two brothers and their family. Amer. J. Pediat. Hematol. Oncol. 3 (1981) 127 – 133
29 Lange, R. D., J. B. Jones: Cyclic neutropenia: review of clinical manifestations and management. Amer. J. Pediat. Hematol. Oncol. 3 (1981) 363 – 367
30 L'Esperance, P., R. Brunning, R. A. Good: Congenital neutropenia: in vitro growth of colonies mimicking the disease. Proc. Nat. Acad. Sci. 70 (1973) 669 – 672
31 Lin, C. Y., H. H. Huang: Infantile genetic agranulocytosis in three siblings. Med. J. Osaka University 31 (1981) 111 – 116
32 Lloyd, B. W., A. Oto: Normal values for mature and immature neutrophils in very preterm babies. Arch. Dis. Childh. 57 (1982) 233 – 235
33 Manroe, B. L., A. G. Weinberg, C. R. Rosenfeld, R. Browne: The neonatal blood count in health and disease. 1. Reference values for neutrophilic cells. J. Pediat. 95 (1979) 89 – 98
34 Meberg, A., E. Jakobsen, K. Halvorsen: Humoral regulation of erythropoiesis and thrombopoiesis in appropriate and small for gestational age infants. Acta paediat. scand. 71 (1982) 769 – 773
35 Moore, M. A. S., G. Spitzer, D. Metcalf, D. G. Penington: Monocyte production of colony stimulating factor in familial cyclic neutropenia. Brit. J. Haematol. 27 (1974) 47 – 54
36 Morardet, N.: Résultats non publiés.
37 Parmentier, C., D. Maraninchi, F. Teillet: Granulocytic progenitor cells (CFC) in a child with infantile genetic agranulocytosis (IGA) and in phenotypically normal parents. Nouv. Rev. franç. Hématol. 22 (1980) 217 – 222
38 Prindull, G., B. Prindull, N. V. D. Meulen: Haematopoietic stem cells (CFU-C) in human cord blood. Acta paediat. scand. 67 (1978) 413 – 416
39 Prindull, G., M. Gabriel, B. Prindull: Circulating myelopoietic stem cells (CFU-C): high levels in healthy preterm infants and reduced levels in sick pre-term infants. Blut 43 (1981) 109 – 111
40 Rappeport, J. M., R. Parkman, P. Newburger, B. M. Camitta, M. J. Chusid: Correction of infantile agranulocytosis (Kostmann's syndrome) by allogenic bone marrow transplantation. Amer. J. Med. 68 (1980) 605 – 609
41 Rich, K., K. R. Falk, E. R. Stiehm, S. Feig, D. W. Golde, M. J. Cline: Abnormal in vitro granulopoiesis in phenotypically normal parents of some children with congenital neutropenia. Pediatrics 59 (1977) 396 – 400
42 Rios, E., J. Alvear, S. Llaguno: Copper deficiency. Origin of anemia and neutropenia in man. Pediat. Res. 15 (1981) 177
43 Rodin, A. E., M. E. Haggard, M. M. Nichols, L. P. Gustavson: Infantile genetic agranulocytosis. Two cases occurring in siblings and one in a distant relative. Amer. J. Dis. Child. 126 (1973) 818 – 821
44 Rosen, R., S. J. Kang: Congenital agranulocytosis terminating in acute myelomonocytic leukemia. J. Pediat. 94 (1979) 406 – 408
45 Sabbe, L. J. M., F. H. J. Claas, J. Langerak, G. Claus, L. W. A. Smit, J. H. de Koning, C. H. Schreuder, J. J. van Rood: Group-specific auto-immune antibodies directed to granulocytes as a cause of chronic benign neutropenia in infants. Acta Haematol. 68 (1982) 20 – 27
46 Schuit, K. E., R. E. Krebs, jr.: Indolent neutrophil response to endotoxin in newborn rats. Pediat. Res. 15 (1981) 47 – 49

47 Stahlie, T. D.: Chronic neutropenia in infancy and early childhood: report of a case and review of the literature. J. Pediat. 46 (1956) 710
48 Storm, W.: Early detection of bacteremia by peripheral blood smears in critically ill newborns. Acta paediat. scand. 70 (1981) 415 – 416
49 Tanaka, Y., S. Hatano, Y. Nishi: Nutritional copper deficiency in a Japanese infant on formula. J. Pediat. 96 (1980) 255 – 257
50 Valbonesi, M., A. Campelli, M. G. Marazzi, F. Cottafava, C. Jannuzzi: Chronic autoimmune neutropenia due to anti-NA1 antibody. Vox Sang 36 (1979) 9 – 12
51 Verheugt, F. W. A., J. C. van Noord-Bokhorst, Kr von dem A. E. G. Borne, C. P. Engelfreit: A family with alloimmune neonatal neutropenia: group-specific pathogenicity of maternal antibodies. Vox Sang 36 (1979) 1 – 8
52 Vial, M, L. Coulombel, G. Tchernia, M. Dehan: Apport de l'hématologie au diagnostic d'infection néonatale. Rev Prat. 29 (1979) 2033 – 2038
53 Weetman, R. M., L. A. Boxer: Childhood neutropenia. Pediat. Clin. North Amer. 27 (1980) 361 – 375
54 Xanthou, M.: Leucocyte blood picture in ill newborn babies. Arch. Dis. Childh. 47 (1972) 741 – 746
55 Zucker-Franklin, D., P. L'Esperance, R. A. Good: Congenital neutropenia: an intrinsic cell defect demonstrated by electron microscopy of soft agar colonies. Blood 49 (1977) 425 – 436
56 Zuelzer, W. W.: Myelokathexis: A form of chronic granulopenia. Report of a case. New Engl. J. Med. 270 (1964) 699 – 704
57 Zuelzer, W. W., M. Bajoghli: Chronic granulocytopenia in childhood. Blood 23 (1964) 359

Kapitel 6
Methoden zur Untersuchung der spezifischen Immundefektsyndrome

A. DURANDY

Neuere Entwicklungen der Methodik zur Untersuchung der spezifischen Immunmechanismen erlauben es heute einerseits mit einfachen Testen, das Vorliegen eines Immundefektes zu vermuten und andererseits mit Hilfe komplexer Untersuchungen, die genaue Art der immunologischen Anomalie exakt zu unterscheiden. Wir werden diese beiden Stufen der Diagnostik nacheinander besprechen.

Einfache Untersuchungen zum Nachweis eines Immundefektes

Klinische Befunde

Sie können den Verdacht erwecken, daß ein Immundefektsyndrom (IDS) vorliegt, so z. B. Verdauungsstörungen, die zu körperlichem Entwicklungsrückstand führen, schwere oder rezidivierende Infektionen (durch Bakterien, Pilze, Viren, Pneumocystis carinii oder BCG u. a.) oder Hautveränderungen (z. B. Graft-versus-Host-Reaktion). Einfache Teste können diesen Verdacht erhärten. Bei der klinischen Untersuchung wird man darauf achten, ob Lymphknoten oder Tonsillen besonders klein sind oder fehlen, was schon in ganz frühem Alter auffallen muß. Ferner können Herzmißbildungen, Kleinwuchs, Thrombozytopenie oder Albinismus Hinweissymptome sein, da man ihre Assoziation mit Immundefekten kennt.
- Das Thoraxröntgenbild kann auf Fehlen des Thymus hinweisen (Seitenbild notwendig!), aber die Beurteilung des Thymusdreiecks ist oft schwer, vor allem, wenn gleichzeitig eine Herzmißbildung vorliegt.
- Das Blutbild kann ebenfalls auf die Existenz eines spezifischen Immundefektes hinweisen, wenn eine Lymphozytopenie von weniger als 1,5 G/l besteht; eine Eosinophilie von >0,5 G/l ist ebenfalls zu beachten.
- In der Elektrophorese der Serumproteine hat eine Hypogammaglobulinämie als Hinweissymptom große Bedeutung.
- Hautteste sollten benutzt werden, um auf einfache Art die Überempfindlichkeit vom verzögerten Typ zu prüfen: fehlende Reaktion weist auf einen zellulären Immundefekt hin. Für die intradermalen Reaktionen braucht man spezifische Antigene, gegen die der Patient früher sensibilisiert wurde; die üblichen Antigene sind Tuberkulin bzw. PPD (10 E), Candidin (1:1000), Tetanus-Anatoxin (0,1 ml des dialysierten Impfstoffs). Wenn keine Sensibilisierung vorausgegangen ist, zeigt die Intradermalreaktion mit Phytohämagglutinin (3 µg/ml) eine Reaktion gegen eine unspezifische Stimulation der zellulären Immunreaktion an. Die Hautreaktionen müssen nach 48 Std. und nach 72 Std. abgelesen werden, wobei man den Durchmesser des Infiltrats und des Erythems notiert; wenn nur eine Infiltration besteht, muß sie mindestens 5 mm betragen, um als positive Reaktion bewertet zu werden. Sofortreaktionen (Rötung in der ersten halben Stunde) sind als Hinweis auf eine anaphylaktische Reaktion ebenfalls zu beachten.

Einfache Laboratoriumsteste

Diese Hinweise auf Grund klinischer Beobachtungen oder einfacher Hautteste werden durch folgende relativ einfach durchzuführenden Laboratoriumsteste bestätigt, so daß die Diagnose eines IDS praktisch immer gesichert werden kann:

Immunglobuline

Die 5 Klassen (IgG, IgA, IgM, IgD und IgE) werden mit geeigneten Methoden quantitativ bestimmt und die Resultate mit den altersabhängigen Normalwerten verglichen (Abb. 6.1): Der hohe IgM-Wert beim Neugeborenen beruht auf der mütterlichen Leihimmunität und sinkt bis etwa zum 3. bis 6. Lebensmonat ab; normale Werte im ersten Trimenon sagen also kaum etwas über die immunologischen Funktionen des untersuchten Kindes aus. Diesbezüglich ist der IgM-Wert zuverlässiger, da diese Klasse der „Frühantikörper" schon in den ersten Lebenstagen auf einen Antigenreiz mit wesentlichem Anstieg innerhalb von 5 - 8 Tagen reagieren kann. Auch IgE ist wichtig, da seine Konzentration bei gewissen kongenitalen Immundefekten stark erhöht ist.

T-Lymphozyten

Die klassische Rosettenmethode beruht auf der spontanen Anlagerung von Schafserythrozyten (heute meist mit Neuraminidase sensibilisiert) an gewisse menschliche Lymphozyten (E-Rosetten), deren Anzahl den T-Lymphozyten entspricht; oder Auszählung der mit einem monoklonalen Mausantiserum gegen menschliche T-Lymphozyten in der Immunfluoreszenz angefärbten Zellen (28). Der prozentuale Normwert der T-Lymphozyten ist mit 60 - 80% der Gesamtlymphozyten in verschiedenen Lebensaltern konstant und von der verwendeten Technik kaum abhängig. (Tab. 6.1).

B-Lymphozyten

Die B-Lymphozyten werden durch Immunfluoreszenz auf Grund ihrer membranständigen Immunglobuline nachgewiesen, gewöhnlich durch ein polyklonales und polyvalentes Ziegenantiserum gegen leichte Ketten der menschlichen Immunglobuline (15). Auch hier bleibt die Konzentration, vom Alter unabhängig, um 10% der Lymphozyten, allerdings mit großen individuellen Schwankungen von 3 - 18% (s. Tab. 6.1).
Die prozentuale Bestimmung der T- und B-Lymphozyten oder besser die Bestimmung ihrer absoluten Zahlen auf Grund der Gesamtlymphozytenzahl ist ein äußerst wichtiges diagnostisches Kriterium für einen Immundefekt. Fast immer besteht ein Ungleichgewicht zwischen diesen beiden Populationen bis hin zum Fehlen einer derselben oder der beiden.

Funktion der T-Lymphozyten

Als einfache Untersuchung genügt die Prüfung, ob Lymphozyten durch Zugabe von Phytohämagglutinin (PHA), einem nichtspezifischen Mitogen, stimuliert werden können (24). Die Lymphoblastenvermehrung wird anhand der Inkorporation von tritiummarkiertem Thymidin gemessen, das in die DNS der Zellen, die sich zur Teilung vorbereiten, eingebaut wird; das ^{3}H-Thymidin wird während der letzten 18 Stunden einer drei Tage dauernden Kultur zugegeben. Der Leerwert, d. h. die bei Zellen, welche ohne Mitogenzusatz kultiviert wurden,

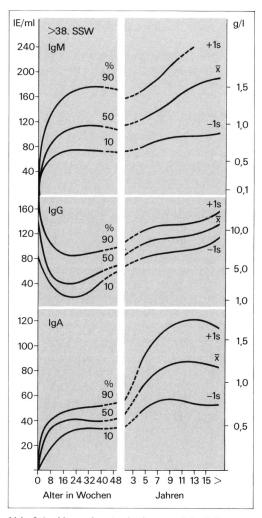

Abb. 6.1 Normalwerte der Immunglobulinkonzentrationen für am Termin geborene Kinder. Angabe in Perzentilen für das 1. Lebensjahr; in Mittelwerten ±1 Standardabweichung für die spätere Zeit. Linke Skala: Internationale Einheiten pro Milliliter (= IE/ml), rechte Skala: g/l.

Tabelle 6.1 Verteilung der isolierten monokulären Zellen des Blutes (in %) von normalen Neugeborenen und Erwachsenen

Lymphozytenmarker		Neugeborene (N = 20)	Erwachsene (N = 20)
T	E+	61,6 ± 8,4	70,1 ± 11,5
	OKT3	68,4 ± 12,9	77,5 ± 9,9
	OKT4	43,7 ± 16,4	49,3 ± 3,2
	OKT8	20,0 ± 11,6	31,4 ± 4,7
	OKT6	≦ 1	≦ 1
B	anti-(κ+λ)	15,3 ± 6,5	10,2 ± 3,7
	anti-μ	16,1 ± 5,0	10,1 ± 1,9
	anti-δ	14,2 ± 2,8	8,2 ± 2,6
	anti-γ	≦ 0,5	≦ 0,5
	anti-α	≦ 0,1	≦ 0,1
DR-Antigen tragende Lymphozyten		18,2 ± 9,6	15,0 ± 5,1
Nullzellen = Leu7 (+)		≦ 1	15,0 ± 7,0
Monozyten = OKM, (+)		18,3 ± 6,4	20,1 ± 10,7

gemessene Inkorporation, wird vom Resultat des Stimulationswertes in Gegenwart von Phytohämagglutinin abgezogen. Das Endresultat wird in CPM des radioaktiven Stoffes ausgedrückt. Dieses je nach den experimentellen Bedingungen recht variable Ergebnis muß mit Kontrollwerten von analog behandelten Lymphozyten normaler Personen verglichen werden, die am gleichen Tag unter gleichen technischen Bedingungen gemessen werden. Auf jeden Fall muß die ^{3}H-Thymidin-Inkorporation in den mitogenstimulierten Zellen 10 000 CPM übersteigen. Die erwähnte Leerwertbestimmung ist wichtig: während sie bei Normalpersonen immer sehr niedrig ist, kann sie bei verschiedenen Erkrankungen sehr hoch sein. – Als ergänzende Untersuchung zu den vorher erwähnten erlaubt der PHA-Stimulationstest sozusagen in allen Fällen, die Diagnose eines IDS zu sichern oder auszuschließen.
Schließlich muß hier die Messung der Lymphozytenproliferation unter der Wirkung eines spezifischen Antigens erwähnt werden (22). Sie ist nur sinnvoll, wenn der Patient mit Sicherheit dagegen sensibilisiert ist. Die Untersuchung bestätigt eigentlich nur das Resultat der entsprechenden Hautreaktion. Sie ist nützlich, wenn kein Kutantest gegen das vermutete sensibilisierende Antigen zur Verfügung steht (z. B. gegen Salmonellen). Die Reaktion der Lymphozyten ist in vitro jedoch schwächer als die Hautreaktion, die ihrerseits nicht selten falsch-negativ oder falsch-positiv ausfällt.

Komplexe Untersuchungen zur Abklärung von Immundefekten

Für die vertiefte Untersuchung der Lymphozyten und ihrer Funktionen braucht man in der Regel die leicht zugänglichen zirkulierenden Zellen. In gleicher Weise können Zellen aus Knochenmark und lymphoiden Organen (Lymphknoten, Tonsillen, Milz oder Darm) untersucht werden.

Zellmarker

T-Lymphozyten

T-Zell-Identifizierung

Auf der Membran der T-Lymphozyten können in vitro zahlreiche Marker nachgewiesen werden. Mit Hilfe monoklonaler Antikörper können diese membranständigen Antigene sowohl zur Erkennung bestimmter Etappen der Zellreifung als auch gewisser Zellfunktionen dienen. Mehrere Laboratorien liefern heute Antikörper von identischer Spezifität. Außer den monoklonalen Antikörpern, die sämtliche reife T-Zellen erkennen (z. B. OKT3, Leu 1, Leu 4) gibt es auch für Subpopulationen der T-Lymphozyten spezifische Antikörper: für die sogenannten Induktor- oder Helferlymphozyten (OKT4, Leu 3a) bzw. die Suppressor- oder zytotoxischen Lymphozyten (OKT8, Leu 2a) (28, 29). Das mit diesen Antikörpern bestimmte Verhältnis von Helfer- zu Suppressorlymphozyten liegt normalerweise zwischen 1,5 und 2

(s. Tab. 6.1). Bei Neugeborenen ist es etwas höher und erreicht die normalen Erwachsenenwerte bereits im Alter von wenigen Monaten. Man muß wissen, daß die T-Helfer-Lymphozyten von Schwarzen nicht von allen gängigen monoklonalen Antikörpern OKT4 und Leu 3a erkannt werden. Dies läßt vermuten, daß das Membranantigen, welches diese Lymphozytensubpopulation charakterisiert, ethnische Unterschiede aufweist. Das durch OKT11 oder Leu 5 nachgewiesene Antigen scheint dem Rezeptor für Schafserythrozyten zu entsprechen; so zeigt die Bestimmung mit Hilfe von Antiseren den gleichen Prozentsatz wie mit der alten E-Rosetten-Technik. Trotzdem scheinen aber bestimmte Zellen nur durch diese Antikörper, nicht aber durch OKT3 oder Leu 1 erkannt zu werden, so daß die Existenz einer Non-T-Leukozytenpopulation vermutet werden muß, welche E-Rosetten bilden kann. Diese Subpopulation ist beim normalen Erwachsenen unbedeutend, kann aber unter pathologischen Bedingungen stark vermehrt sein. Umgekehrt gibt es Immundefekte mit OKT3-positiven Zellen, aber ohne E-Rosetten.

T-Zell-Reifung

Mit Hilfe von Antikörpern der OKT-Serie können auch die verschiedenen Etappen der Reifung von T-Lymphozyten im Thymus studiert werden (28). Die jüngsten Zellen, die Prä-T-Lymphozyten, tragen in ihrer Membran wenige HLA-Antigene, zeigen aber im Zytoplasma Aktivität der terminalen Desoxyribonucleotid-Transferase (TdT) und besitzen zudem membranständige Rezeptoren für ein aus der Erdnuß extrahiertes Agglutinin (peanut agglutinin = PNA). Auch sie werden mit dem Antikörper OKT10 nachgewiesen, der zudem aktivierte reife T-Lymphozyten sowie nichtlymphozytäre unreife Zellen erkennt. Das durch OKT6 dargestellte Antigen erscheint gleichzeitig mit den Antigenen, die durch OKT4 und OKT8 nachgewiesen werden; T-Zellen in diesem Reifungsstadium werden dementsprechend gleichzeitig durch die 3 Antiseren OKT6, OKT4 und OKT8 angefärbt (Abb. 6.2). Das Antigen T6 verschwindet, wenn das Antigen T3 erscheint, und außerdem besitzen die Zellen von nun an nur noch entweder T4 oder T8, aber nie beide Antigene zugleich. Tab. 6.1 zeigt die Normalwerte für Neugeborene und normale Erwachsene mit diesen verschiedenen monoklonalen Antikörpern.

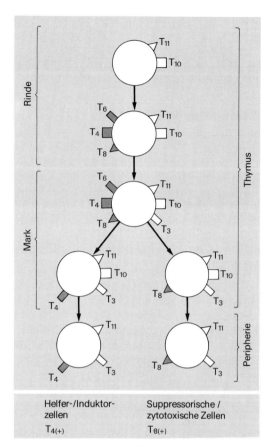

Abb. 6.2 Schema der Differenzierung der T-Lymphozyten (nach *Reinherz* u. *Schlossman*).

Fc-Rezeptoren auf T-Zellen

Schließlich konnte auf T-Zellen ein Rezeptor für den Fc-Teil der Immunglobuline gezeigt werden, und zwar sowohl für IgM (Tµ +) als auch für IgG (Tγ +) (23). Diese Rezeptoren werden mittels empfindlicher Techniken nachgewiesen, wie z. B. durch die Bildung von Rosetten mit Rindererythrozyten, die mit menschlichem IgM bzw. IgG beschichtet sind. Es scheint, daß Fcµ(+)-T-Lymphozyten überwiegen, während die Fcγ(+)-Population sehr heterogen ist, indem sie OKT3+, 4+ oder 8+ -T-Zellen enthält, aber auch Nullzellen und Monozyten.

HLA-DR auf T-Zellen

Aktivierte T-Lymphozyten können das Histokompatibilitätsantigen HLA-DR exprimieren, das an ruhenden T-Lymphozyten nicht festzustellen ist; der Nachweis erfolgt durch Immunfluoreszenz mit polyklonalen oder monoklonalen Antikörpern. Ein weiterer Marker für reife T-Lymphozyten ist das Enzym Esterase, das sich intrazellulär punktförmig anfärbt (16).

Maturation der T-Zellen in vitro

Die Zellreifung unter dem Einfluß von Thymusextrakten (Thymulin, Thymopoietin) (13) oder von Lymphokinen oder Thymusepithel wird in vitro durch das Studium der Membranmarker ermöglicht. Auf diese Weise konnten T-Zellen in Gegenwart eines Lymphokins, das T-Zell-Wachstumsfaktor (T-cell-growthfactor) oder Interleukin 2 (IL 2) genannt wurde, langfristig in kontinuierlicher Zellinie kultiviert werden (11).

T-Zellen in Geweben

Im Knochenmark lassen sich die gleichen Untersuchungen durchführen. Man findet dabei eine kleine Anzahl reifer T-Lymphozyten vom Phänotyp OKT8+. In Lymphknoten und Tonsillen ist der Prozentsatz der T-Lymphozyten niedriger als im Blut (um 50%) bei ähnlicher Verteilung auf die Subpopulationen OKT4+ und OKT8+. Im Darm konnten in Gewebeschnitten intraepitheliale Lymphozyten als OKT3+ und OKT8+ gezeigt werden. Schließlich können in Thymusgewebe, das einige Autoren durch Biopsie gewinnen, neben den zytologischen Markern auch histologische Strukturen studiert werden.

B-Lymphozyten

Immunglobulinmarker

Die reifen B-Lymphozyten tragen membrangebundene Immunglobuline, die man global durch ein polyvalentes Antiserum gegen leichte Ig-Ketten erkennt. In gewissen pathologischen Situationen (selektive Anomalie, Störung der Differenzierung, Vorliegen einer monoklonalen B-Zell-Population) ist das Studium der Ig-Isotypen von Interesse.
Die Mehrzahl der B-Lymphozyten tragen normalerweise membrangebundene IgM und IgD (s. Tab. 6.1), in einem kleinen Prozentsatz nur IgM und auf sehr wenigen Zellen ausschließlich IgD. Zellen mit membrangebundenem IgG oder IgA sind im peripheren Blut sehr selten (0,1 - 0,5%). Die Verteilung zwischen den leichten Kettentypen κ und λ beträgt etwa 2 : 1 (15).

Als technisches Detail ist wichtig, daß der Nachweis membrangebundener Ig durch Fc-Rezeptoren auf den Lymphozyten gestört werden kann; um diese Fehlerquelle zu vermeiden, verwendet man durch Pepsinverdauung gewonnene F(ab)'2-Fragmente, die mit Fluoreszein markiert werden. – Eine weitere Fehlerquelle bilden Lymphozyten oder Monozyten, die in vivo menschliche Immunglobuline an ihre Membran angelagert haben, sei es dank deren Antikörperfunktion, sei es durch Bindung am Fc-Fragment. Diese Möglichkeit spielt besonders beim Neugeborenen, dessen IgG-Antikörper von der Mutter stammen, eine wichtige Rolle und ferner bei Patienten, denen menschliche Immunglobuline injiziert worden sind. Um diesen Fehler zu vermeiden, inkubiert man die Lymphozyten vor Anfärbung mittels Immunfluoreszenz bei 37 °C, um passiv auf der Zellmembran fixierte Immunglobuline abzusprengen. Noch besser ist die Behandlung der Lymphozyten mit Trypsin, das sämtliche membranständigen Proteine verdaut, worauf während einer 6- bis 8stündigen Inkubation in einem mit Aminosäuren angereicherten serumfreien Milieu die Neusynthese der eigenen Membran-Ig erfolgt, die nur den B-Lymphozyten möglich ist (27). Diese Technik ist zwar langwierig, hat aber den Vorteil, daß alle Fehlerquellen zuverlässig eliminiert sind. Schließlich wurden vor kurzem in Mäusen monoklonale Antikörper erzeugt, die spezifisch gegen B-Lymphozyten gerichtet sind; ihre Anwendung ist aber noch wenig verbreitet.

Die prozentuale Verteilung der B-Lymphozyten und der verschiedenen Ig-Isotypen auf ihren Membranen weist keine signifikanten altersabhängigen Unterschiede auf, d. h. man findet die gleichen Werte beim Neugeborenen wie beim Erwachsenen (s. Tab. 6.1).

Weitere Membranmarker der B-Zellen

Außer Ig sind folgende weitere Membranmarker auf B-Lymphozyten bekannt: ein *Rezeptor für das Fc-Fragment* des IgG (Nachweis der Fixation von hitzeaggregiertem IgG in der Immunfluoreszenz), ein *Rezeptor für C3* (Rosettentechnik mit Schafserythrozyten, die mit C3b-fixierenden Antikörpern bedeckt sind). Das *Antigen DR* kann auf der Membran der B-Lymphozyten mit polyklonalen oder monoklonalen Antiseren nachgewiesen werden.

Maturation der B-Zellen

Vorläuferzellen der B-Lymphozyten tragen keine Membranimmunglobuline. Dagegen enthalten sie im Zytoplasma isolierte µ-Ketten (ohne leichte Ketten), die durch intrazytoplasmatische Immunfluoreszenz nachweisbar sind; dieser Test wird vor allem auf Knochenmarkszellen angewendet (Abb. 6.3).

Plasmazellen

Plasmazellen sind ebenfalls durch intrazytoplasmatische Immunfluoreszenz nachweisbar: sie enthalten große Mengen kompletter Ig, und zwar immer nur von einer einzigen Ig-Klasse, die mit Hilfe spezifischer fluoreszierender Antiseren nachgewiesen werden. Plasmazellen aller Klassen (IgG, IgA oder IgM) kommen im Knochenmark, in den Lymphknoten und in der Milz vor, während sie in der Darmschleimhaut nur IgG und IgA enthalten. Das Transportstück (secretory component = SC) kann mit Hilfe eines spezifischen Antiserums in Epithelzellen nachgewiesen werden.

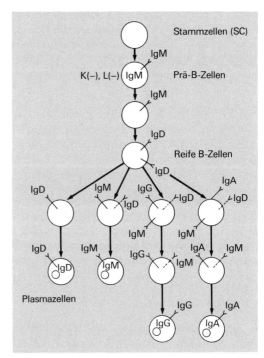

Abb. 6.3 Schema der Differenzierung der B-Lymphozyten (nach *Preud'homme, Brunet* u. *Seligmann*).

Langzeitkulturen

B-Zellen können nach Infektion mit Epstein-Barr-Virus kontinuierlich kultiviert werden. Derartige polyklonale reine B-Zell-Kulturen können auch von Individuen mit sehr wenigen zirkulierenden B-Lymphozyten im Blut etabliert werden.

Nullzellen

Die Nullzellen – so benannt, weil ihnen alle T- und B-Zell-Marker fehlen – werden zum größten Teil durch das monoklonale spezifische Antiserum Leu 7 erkannt. Leu-7+-Zellen sind beim Neugeborenen sehr selten, nehmen dann ständig zu und erreichen im Alter von etwa 15 Jahren die Erwachsenenwerte von etwa 15% der Gesamtlymphozyten (1) (s. Tab. 6.1). Die Leu-7+-Zellen tragen nie das spezifische Antigen der reifen T-Zellen (OKT3 oder Leu 1); in wechselndem Maß exprimieren sie das Anti-

gen OKT8 oder Leu 2a, und sie besitzen auch den Rezeptor für das Fc-Fragment des IgG. Teilweise können sie Spontanrosetten mit Schafserythrozyten bilden. In der konventionellen Morphologie mit May-Grünwald-Giemsa-Färbung werden sie als große, granulierte mononukleäre Zellen beschrieben.

Monozyten

Die monozytären Zellen sind in der einfachen Lichtmikroskopie und durch zytochemische Methoden erkennbar; ferner kann man sie leicht an ihrer intrazellulären Enzymaktivität, z. B. von Esterasen und Peroxidasen nachweisen. Die durch Latexpartikel ausgelöste Phagozytose ermöglicht ihre zuverlässige Auszählung. Auch Immunfluoreszenztechniken für Membranmarker wurden ausgearbeitet. Sie lassen den Fc-Rezeptor für IgG und für C3b sowie das HLA-Antigen DR nachweisen (wie bei B-Zellen beschrieben). Diese Membranantigene sind auch auf B-Lymphozyten vorhanden, aber können bei Monozyten z. T. fehlen. Ein für Monozyten spezifisches Antigen wird durch den monoklonalen Antikörper OKM in der Immunfluoreszenz aufgezeigt (s. Tab. 6.1) (4). Dieses steht den Langerhans-Zellen nahe, die aber neben ihren morphologischen Besonderheiten durch den Antikörper OKT6 spezifisch angefärbt werden.

Weitere Marker

Die Histokompatibilitätsantigene HLA-A und -B sowie das damit assoziierte β_2-Mikroglobulin sind ohne weiteres auf der Oberfläche von kernhaltigen Zellen nachweisbar. Auch dafür braucht man markierte polyklonale oder monoklonale spezifische Antiseren. Das Antigen HLA-DR dagegen ist, wie erwähnt, nur auf aktivierten T-Lymphozyten, auf B-Lymphozyten und auf Monozyten nachweisbar. Bei gewissen Immundefekten kann die Expression dieser Antigene schwach sein. Andererseits ist es möglich, daß zwei Lymphozytenpopulationen mit verschiedenem HLA-Typ als Ausdruck eines Chimärismus oder einer Graft-versus-Host-Reaktion vorliegen, was bei allen IDS häufig vorkommt. Man sieht daraus, daß die Mehrzahl der Untersuchungen zum Studium der spezifischen Membranantigene von Leukozyten und Subpopulationen auf Immunfluoreszenztechniken beruhen, die man entweder im Fluoreszenzmikroskop sichtbar machen oder im Zytofluorographen als Verteilungsdiagramm der positiven Zellen registrieren kann. Der letztere Apparat ist allerdings technisch delikat und ermöglicht keine doppelte Markierung; seine Vorteile liegen darin, daß nur kleine Zellzahlen benötigt werden und daß er schnell arbeitet und ein Verteilungsdiagramm für die Intensität der Fluoreszenz liefert. Umgekehrt kann man im Fluoreszenzmikroskop, das mit selektiven Filtern ausgestattet ist, mit Hilfe doppelter Markierung verschiedene Membranmarker gleichzeitig untersuchen; dazu braucht man je ein mit Fluoreszein bzw. mit Rhodamin markiertes Antiserum; zudem kann man die gleichen Zellen im Phasenkontrastmikroskop morphologisch besser identifizieren und durch Artefakte (z. B. abgestorbene Zellen) bedingte Fehler vermeiden, während der Zytofluorograph Zellen nicht nach ihrer Größe und Dichte unterscheidet. Für alle diese Membranmarkertechniken isoliert man die mononukleären Zellen über einen Dichtegradienten mit Ficoll oder Hypaque (d = 1,077), mit dem die Erythrozyten und PMN abgetrennt werden. Die angereicherte Fraktion enthält ca. 60% Lymphozyten und 30% Monozyten, der Rest besteht aus kontaminierenden PMN. Die dank dieser eleganten Methode angereicherten mononukleären Zellen sind viel leichter zu untersuchen als Vollblut. Eine mögliche Fehlerquelle liegt bei zu starker Anreicherung von Monozyten.

Zellfunktionen

Funktionen der T-Lymphozyten

In vivo beruhen die erwähnten Hautreaktionen der verzögerten Überempfindlichkeit auf den T-Lymphozyten, die in Intrakutanreaktionen auf Phytohämagglutinin (PHA) und Antigene (Tuberkulin, Candidin, Tetanus-Anatoxin) geprüft wird. Noch intensiver ist die perkutane Sensibilisierung des Probanden mit Dinitrochlorobenzin (DNCB), deren Auswirkung sich 3 Wochen später, nach Applikation einer kleinen Menge dieses Stoffes, an irgendeiner Hautstelle in einer verzögerten Reaktion zeigt. Allerdings ist die Durchführung dieses Tests etwas heikel, weil DNCB bei Sensibilisierten zu lokalen Nekrosen, die Verbrennungen gleichen, führen kann.

In vitro stehen verschiedene Techniken zur Verfügung, um die zellulären Immunfunktionen zu testen. Proliferationsteste benutzen Mitogene, wie Phytohämagglutinin, Concanavalin A oder pokeweed mitogen, mit denen die Lymphozyten 3 Tage lang in Kultur inkubiert werden; die anschließend gemessene ^{3}H-Thymidin-Inkorporation weist die ausgelöste Lymphoblastenproliferation nach. Die physiologischen Verhältnisse werden besser mit der spezifischen Reaktion auf ein Antigen, gegen das der Proband sensibilisiert ist, beurteilt; als Antigene werden vor allem Tuberkulin, Candidin und Tetanus-Anatoxin benutzt; allerdings soll gereinigtes Tuberkulin an sich eine unspezifische Mitogenwirkung ausüben. Als weitere Antigene werden Viren (Zytomegalie-, Röteln-, Influenzavirus u. a.) sowie bestrahlte allogene Zellen gebraucht. In der „gemischten Lymphozytenkultur" (mixed leukocyte culture = MLC) reagieren die co-kultivierten Testzellen, wenn die HLA-DR-Antigene der stimulierenden (durch Bestrahlung gelähmten) Zellen nicht mit ihren eigenen identisch sind; sie wandeln sich dabei in zytotoxische T-Zellen um; die lytische Aktivität derselben kann auch direkt anhand der Zerstörung von chrommarkierten Blasten der gleichen HLA-A- und -B-Gruppe geprüft werden, da ^{51}Cr proportional dazu freigesetzt wird (9). Auch andere Typen der Zytotoxizität können untersucht werden, z. B. durch Lymphokine, wie T-cell-growth-Factor = Interleukin 2, oder „Migration-inhibiting-Factor", deren Aktivität sich gegen HLA-A- und -B-identische Zellen richtet, die durch dasselbe Virus infiziert wurden (2). Schließlich kann die Proliferation auch in gemischten autologen Kulturen gemessen werden. T- und non-T-Zellen des gleichen Individuums werden separiert, dann wieder zusammengegeben und co-kultiviert (18). T-Lymphozyten produzieren auch lösliche Faktoren, deren Aktivität gemessen werden kann: dazu gehören Lymphokine, wie der T-cell-growth-Factor oder Interleukin 1 und 2; der Migration-inhibiting-Factor; der für PMN chemotaktische Faktor und gewisse Interferone (Interferon γ) (30). Unspezifische Helferfaktoren konnten durch Antigene wie Influenzavirus, Schafserythrozyten oder Albumin induziert und dann isoliert und hinsichtlich ihrer biologischen Effekte in vitro getestet werden.

Funktionen der B-Lymphozyten

Immunglobulinsubklassen

Quantitative Bestimmung der Immunglobulinsubklassen (IgG1-4 und IgA1 und IgA2) ist in bestimmten Fällen sehr wichtig. Ein partieller oder totaler Defekt einer Subklasse kann in der Tat mit schweren klinischen Symptomen einhergehen, wobei der IgG- oder IgA-Gehalt global normal oder sogar erhöht sein kann. Die einzelnen Subklassen der Gammaglobuline enthalten je spezifische Antikörper gegen bestimmte Antigene, und ihr Defizit führt dementsprechend zu einer erhöhten Empfänglichkeit für diese infektiösen Agenzien. Die Untersuchung des sekretorischen IgA in Speichel, Duodenalsekret, Galle oder Tränenflüssigkeit ist von besonderem Interesse bei IgA-Mangel im Serum; allerdings weisen die Ergebnisse große individuelle Schwankungen auf.

Antikörpersynthese

Bei gewissen Immundefekten sind die Immunglobulinspiegel zwar normal, aber trotzdem fehlen spezifische Antikörper vollständig (normoglobulinämisches Antikörpermangelsyndrom). Bei anderen Defekten kontrastiert das Fehlen gewisser Antikörper mit der normalen Produktion anderer Antikörper innerhalb anderer Antigensysteme. Die Bestimmung sogenannter „natürlicher" Antikörper der Klasse IgM, wie die Isohämagglutinine Anti-A und Anti-B, können hier nützlich sein, außer bei der Blutgruppe AB. Bei der Geburt fehlen diese Antikörper, ihr Titer steigt allmählich und erreicht etwa im 5. Lebensjahr die Werte des Erwachsenen. Andere Antikörper der Klassen IgM und IgG2 sind spezifisch gegen Polysaccharide; sie müssen ebenfalls berücksichtigt werden, falls der Proband mit Sicherheit dagegen sensibilisiert worden ist, z. B. durch PneumoVaximpfung, die allerdings vor dem 2. Lebensjahr wenig effizient ist und deswegen nicht empfohlen werden kann. Die durch andere Impfungen stimulierten Antikörper gegen Tetanus, Diphterie, Poliomyelitis oder Pertussis sind leichter zu interpretieren, weil man das Datum und die Dosis der Impfungen kennt. Nach der 2. oder 3. Impfung gehören sie der Klasse IgG an („Spätantikörper"). Ferner kann es nützlich sein, auch Antikörpertiter gegen verschiedene andere infektiöse Agenzien (Viren, Bakterien oder Parasiten) zu bestimmen, die einerseits für die spezifische Infektionsdiagnose nützlich sein können, andererseits die humorale Immunantwort des Patienten gegen diese Antigene anzeigen (33). Auch hier ist die früher genannte Fehlerquelle einer passiven Immunisierung zu berücksichtigen, falls ein kleiner Säugling noch transplazentare IgG-Antikörper seiner Mutter besitzt, oder falls dem Probanden jeden Alters vorher Blut, Plasma oder Gammaglobulin injiziert wurde.

Schließlich sucht man nach Autoantikörpern, da Autoimmunkrankheiten im Laufe von Immundefekten gehäuft vorkommen.

Funktionelle Prüfung der B-Lymphozyten in vitro

Dafür stehen z. Z. keine einfachen Teste zur Verfügung, weil außer dem Epstein-Barr-Virus kein thymusunabhängiges Mitogen oder Antigen bekannt ist. Die wichtigsten heute gebrauchten Teste untersuchen die zelluläre Kooperation zwischen T- und B-Lymphozyten, bei der jedoch auch die Monozyten mitbeteiligt sind. Gereinigte B-Lymphozyten können auch in Co-Kultur mit reinen T-Lymphozyten

oder Monozyten von Kontrollpersonen untersucht werden.
Z. Z. benutzt man zwei In-vitro-Systeme zum Studium der Synthese von Immunglobulinen oder Antikörpern durch B-Lymphozyten, bei denen als stimulierende Mitogene einerseits pokeweed mitogen (PMW), andererseits ein Extrakt aus Nocardia, das Staphylokokkenprotein, oder Dextransulfat (3) benutzt werden. Die letzteren Stimuli lösen eine bedeutend geringere Ig-Synthese aus als PWM; sie wurden empfohlen, weil sie einen thymusunabhängigen Reiz auslösen sollten, was aber tatsächlich bei keinem dieser Stoffe zutrifft. – Am wichtigsten ist das unspezifische polyklonale PWM-System (35): Die Lymphozyten werden während längerer Zeit (7 – 10 Tage) kultiviert und bilden, ständig von PWM stimuliert, nach dieser Zeit Ig der Klassen G, A und M, selten auch E, die man sowohl im Zellinnern der transformierten Zellen (intrazytoplasmatische Immunfluoreszenz) oder im Überstand der Kultur oder nach Zellyse im Gesamtmedium messen kann (RIA oder ELISA). Bei diesem System müssen T- und B-Lymphozyten sowie Monozyten vorhanden sein. Es ist keiner genetischen Restriktion unterworfen. Es ist reproduzierbar und leicht zu handhaben.
Bei Normalpersonen kann die Suppression durch T-Lymphozyten vermehrt sein, so daß ihre Helferfunktionen überdeckt werden und die Ausreifung sowohl von autologen als auch von Kontroll-B-Lymphozyten verhindert wird. Dieser Befund kommt im Säuglingsalter (vor der Geburt bis zum 6. Monat oder sogar bis zum Ende des 1. Jahres) und am Ende der Schwangerschaft vor (letzte Monate bis 3 Wochen post partum) (7). Auch gewisse Behandlungen können die B-Zell-Reaktion auf PWM modifizieren, vor allem die intramuskuläre Injektion von Gammaglobulin (8). Alle diese Faktoren muß man bei der Interpretation der Resultate berücksichtigen.
Das PWM-System eignet sich zur Untersuchung der Helferfunktion der T-Lymphozyten. Die Funktion der Suppressor-T-Lymphozyten ist dagegen mit Hilfe des Mitogens Concanavalin A besser zu beurteilen: dabei gibt man die während 48stündiger Kultur mit ConA in Suppressorlymphozyten umgewandelten Patientenzellen einer Kultur von Normallymphozyten einer Kontrollperson bei, die mit PWM stimuliert werden; die normalerweise durch ConA generierte Suppressoraktivität verhindert nun die durch PWM erwartete Proliferation der B-Zellen und unterdrückt ihre Ausreifung.
Als wichtige Ergänzung sind die allerdings schwierigeren In-vitro-Untersuchungen zur Antikörperbildung gegen spezifische Antigene zu nennen. Man unterscheidet die primäre Reaktion auf Ovalbumin, Schafserythrozyten (16), TNP-PAA (2, 6) von der Sekundärantwort (geprüft mit Hämozyanin [19], Tetanus-Anatoxin [9], Influenzavirus [5]). Auch bei diesen Testen bildet die Kooperation von T- und B-Lymphozyten mit Monozyten eine unerläßliche Voraussetzung zur Produktion spezifischer Antikörper; diese ist im allgemeinen einer genetischen Restriktion unterworfen.

Funktionen der Monozyten

In den soeben besprochenen Testen ist der Monozyt immer mitbeteiligt, so daß seine Funktion gleichzeitig beurteilt wird. Tatsächlich sind Monozyten für die Proliferation von T-Lymphozyten in Gegenwart von Mitogenen und von Antigenen unerläßlich, indem sie das Antigen präsentieren; ebenso sind sie es bei der Reifung von B-Lymphozyten in allen diesen Systemen. Ferner kann der Monozyt eine Suppressorrolle spielen, teils wenn er im Überschuß vorhanden ist, teils wenn er durch verschiedene Agenzien (Immunkomplexe, aggregierte Gammaglobuline, Concanavalin A) aktiviert wird. Die Aktivierung geht mit erhöhter Ausscheidung von Prostaglandin E_2 einher, wodurch auch in vitro T-Suppressorlymphozyten generiert werden (14). Bei gewissen Patienten wird der Monozyt in vivo aktiviert, was sich als Suppressoreffekt in Laboratoriumstesten äußert. Unter gewissen physiologischen Umständen (Neugeborenen- und Postpartalperiode) hingegen wirken Monozyten kaum suppressiv, selbst wenn sie im Überschuß zugegeben werden. Dieses Versagen scheint teilweise mit einer Verminderung der Prostaglandin-E_2-Sekretion zusammenzuhängen (7).

Andere Funktionen mononukleärer Zellen

Weitere Funktionen, die im allgemeinen den Nullzellen zugeschrieben werden, können ebenfalls untersucht werden. Es handelt sich dabei um zwei Typen der Zytotoxizität: die Aktivität der natürlichen Killerzellen (NK) wird durch Inkubation der Leukozyten mit einer chrommarkierten (^{51}Cr) Tumorzielzelle (gewöhnlich K562) untersucht. Die NK-Aktivität scheint an das Vorkommen von Zellen, die das Antigen Leu 7 tragen, gebunden zu sein. Sie wird normalerweise durch Inkubation in vitro mit Interferon α oder γ vermehrt (20). Ferner wird die „antikörperabhängige zellvermittelte Zytotoxizität" (= antibody dependent cellular cytotoxicity = ADCC) gemessen, d. h. die Fähigkeit von Nullzellen oder von Monozyten, spezifische, mit Antikörpern der Klasse IgG bedeckte Zielzellen zu lysieren; dabei erkennt die abtötende Zelle die Zielzelle durch Vermittlung ihrer Membranrezeptoren für das Fc-Fragment des IgG (25).

Schlußfolgerung

Zahlreiche Teste stehen zum Studium von Immundefekten zur Verfügung. Sie sind teils statisch (Marker), teils dynamisch (Funktion in vivo oder in vitro). Die Verfeinerung der diagnostischen Unterscheidungskriterien erlaubt ständig neue Varianten der IDS zu erkennen. Indessen können heute mit einfachen und leicht durchzuführenden Untersuchungen in äußerst geringen Blutmengen fast alle Fälle sicher und schnell diagnostiziert werden. Raffiniertere Untersuchungen, die vor allem ins Gebiet der Forschung gehören, erlauben es, in einem weiteren Schritt die Diagose zu bestätigen und die immunologische Anomalie einzugrenzen, woraus die am besten geeignete Therapie abzuleiten ist.

Literatur

1 Abo, T., M. D. Cooper, C. M. Balch: Postnatal expansion of the natural killer and killer cell population in humans identified by the monoclonal HNK-1 antibody. J. exp. Med. 155 (1982) 321 – 326

2 Berke, G.: Interaction of cytotoxic T lymphocytes and target cells. Prog. Allergy 27 (1980) 69

3 Bona, C., S. Broder, A. Dimitriu, T. A. Waldmann: Polyclonal activation of human B lymphocyte by Nocardia Water Soluble Mitogen (NWSM). Immunological Rev. 45 (1979) 69 – 92

4 Breard, J., E. L. Reinherz, P. C. Kung, G. Goldstein, S. F. Schlossman: A monoclonal antibody reactive with human peripheral blood monocytes. J. Immunol. 124 (1980) 1943 – 1948

5 Callard, R. E.: Specific in vitro antibody response to influenza virus by human blood lymphocytes. Nature 282 (1979) 734

6 Delfraissy, J. F., P. Galanaud, J. Dormont, C. Wallon: Primary in vitro antibody response from hyman peripheral blood lymphocytes. J. Immunol. 118 (1977) 630 – 635

7 Durandy, A., A. Fischer, S. Mamas, F. Dray, C. Griscelli: Respective roles and interactions of T lymphocytes and PGE2 mediated monocyte suppressive activities in human newborns and mothers at the time of delivery. Amer. J. Reprod. Immunol. 2 (1982) 127 – 134

8 Durandy, A., A. Fischer, C. Griscelli: Dysfunctions of pokeweed mitogen-stimulated T and B lymphocyte responses induced by gammaglobulin therapy. J. clin. Invest. 67, (1981) 867 – 877

9 Geha, R. S., E. Schneeberger, F. Rosen, E. Merler: Interaction of human thymus-derived and non-thymus-derived lymphocytes in vitro: induction of proliferation and antibody synthesis in B lymphocytes by a soluble factor released from antigen-stimulated T lymphocytes. J. exp. Med. 138 (1973) 1230 – 1247

10 Giblett, E. R., J. E. Anderson, F. Cohen, B. Pollara, H. J. Meuwissen: Adenosine-deaminase deficiency in two patients with severely impaired cellular immunity. Lancet 1972/II, 1067

11 Gillis, S., P. E. Baker, F. W. Ruscetti, K. A. Smith: Longterm culture of human antigen-specific cytotoxic T-cell lines. J. exp. Med. 148 (1978) 1093 – 1098

12 Girot, R., M. Hamet, J. L. Perignon, M. Guesnu, R. Fox, P. Cartier, A. Durandy, C. Griscelli: Cellular immune deficiency in two siblings with hereditary orotic aciduria. New. Eng. J. Med. 308 (1983) 700 – 704

13 Goldstein, A. L., A. Guha, M. A. Zatz, A. White: Purification and biological activity of thymosin, a hormone of the thymus gland. PNAS 69 (1972) 1800

14 Goodwin, J. S., R. P. Messne, G. T. Peaks: Prostaglandin suppression of mitogen-stimulated lymphocytes in vitro: changes with mitogen doses and preincubation. J. clin. Invest. 62 (1978) 753 – 760

15 Grey, H. M., E. Rabellino, B. Pirofsky: Immunoglobulins on the surface of lymphocyte. IV. Distribution in hypogammaglobulinemia cellular immune deficiency and chronic lymphatic leukemia. J. clin. Immunol. 50 (1971) 2368

16 Heiznen, C. J., F. Uytdehaag, I. Dollekamp, R. E. Ballieux: In Fauci et Ballieux: Antibody Production in Man. Academic Press, New York 1979 (p. 231)

17 Horwitz, D. A., A. C. Allison, P. Ward, N. Knight: Identification of human mononuclear leucocyte populations by esterase staining. Clin. exp. Immunol. 30 (1977) 289

18 Kuntz, M. M., J. B. Innes, M. E. Weksler: Lymphocyte transformation induced by autologous cells. IV. Human T-lymphocyte proliferation induced by autologous or allogeneic non T-lymphocytes. J. exp. Med. 143 (1976) 1042 – 1054

19 Lane, H. C., D. J. Volkman, G. Whalen, A. S. Fauci: In vitro antigen-induced, antigen-specific antibody production in man: specific and polyclonal components, kinetics and cellular requirements. J. exp. Med. 154 (1981) 1043 – 1157

20 Lipinski, M., J. L. Virelizier, F. Tursz, C. Griscelli: Natural killer and killer cell activities in patients with primary immuno-deficiencies or defects in immune interferon production. Eur. J. Immunol. 10 (1980) 246 – 249

21 Miggiano, V. C., D. Bernodo, J. Lightboy, G. Trinchieri, R. Ceppelini: Cell mediated lympholysis in vitro with normal lymphocytes as target: specificity and cross-reactivity of the test. Transpl. Proc. 4 (1972) 2

22 Möller, G.: Induction of DNA synthesis in human lymphocytes: interaction between non-specific mitogens and antigens. Immunology 19 (1970) 583

23 Moretta, L., S. Webb, C. Grossi, P. M Lydyard, M. D. Cooper: Functional analysis of two human T-cell subpopulations help and suppression of B-cell responses by T cells bearing receptors for IgM or IgG. J. exp. Med. 146 (1977) 184
24 Nowell, P.: Phytohemagglutinin: an initiator of mitosis in cultures of normal human lymphocytes. Cancer Res. 20 (1960) 462
25 Omenn, G. S.: Familial reticuloendotheliosis with eosinophilia. New Engl. J. Med. 273 (1965) 427 – 432
26 Perlmann, P., G. Holm: Cytotoxic effects of lymphoid cells in vitro. Adv. Immunol. 11 (1969) 117 – 183
27 Preud'homme, J. L.: Étude des immunoglobulines de surface des cellules lymphoides humaines. Thèse pour le doctorat en biologie humaine 1972
28 Reinherz, E. L., P. C. Kung, G. Goldstein, R. H. Levey, S. F. Schlossman: La determinants on human T-cells subsets defined by monoclonal antibody: activation stimuli required for expression. PNAS 77 (1980) 1588
29 Reinherz, E. L., P. C. Kung, J. B. Pesando, J. Ritz, G. Goldstein, S. F. Schlossman: Discrete stages of human intrathymic differentiation: analysis of normal thymocytes and leukemic lymphoblasts of T-cell lineage. J. exp. Med. 150 (1979) 1472
30 Remold, H. G.: Purification and characterization of lymphocyte mediators in cellular immunity: comparative studies on migration inhibitory factor (MIF), chemotactic factor for macrophages and lymphotoxin. Transplant. Rev. 10 (1972) 152
31 Von Vauwe, J. P., J. C. de Mey, J. G. Goossens: OKT3 a monoclonal anti human T lymphocytes antibody with patient mitogene properties. J. Immunol. 124 (1980) 2708
32 Verbi, W., K. Greaves, K. Koubek, C. Schneider, G. Garossy, H. Stein, P. Kung, G. Goldstein: Monoclonal antibodies on TII and OKT IIA have pan T reactivity and black sheep erythrocyte receptors. Ev; J. Immunol. 126 (1982) 81 – 85
33 Virelizier, J. L.: Testing immunity to viral infections. Clinics in immunology and allergy. 1 (1981) 669 – 680
34 Weiss, M., J. F. Daley, J. C. Hidgdon, El Reinherz: Calcium dependency of antigen specific (T-Ti) and alternative (TII) pathways of human T cell activation; Proc. nat. Acad. Sci.
35 Wu, L. Y. F., A. R. Lawton, M. D. Cooper: Differentiation capacity of cultured B lymphocytes from immunodeficient patients. J. clin. Invest. 52 (1973) 3180 – 3189

Kapitel 7
Kombinierte Immundefizienzsyndrome

W. H. Hitzig

Die kombinierten Immundefizienzsyndrome (CID) sind Erkrankungen infolge mangelhafter humoraler und zellulärer Immunreaktionen. Klinisch wichtige Untergruppen sind einerseits die kongenitalen gegenüber den erworbenen CID, andererseits die schweren, mit dem Leben nicht zu vereinbarenden gegenüber den milderen Formen (s. Tab. 7.1).

Als Synonyme wurden früher folgende Ausdrücke vorgeschlagen, die in Zukunft nicht mehr verwendet werden sollten: Lymphozytophthise (41), familiäre Lymphopenie mit Agammaglobulinämie (101), Agammaglobulinämie und Alymphozytose mit Schwund des lymphatischen Gewebes (53), hereditäre lymphoplasmozytäre Dysgenesie (57), „aplasie lymphocytaire" (31), „thymic dysplasia" (71), „Swiss type agammaglobulinemia" (41, 71).

Historischer Überblick

Die klinische Beschreibung der Agammaglobulinämie (11, 42, 60) wird häufig als Beginn der modernen klinischen Immunologie bezeichnet: erstmals wurde hier ein angeborener Mangelzustand als Ursache wiederholter Infektionen erkannt. Bald darauf wurden Fälle beobachtet, deren Gammaglobulinspiegel zwar normal war, die aber das gleiche klinische Bild zeigten; da sie ebenfalls keine spezifischen Antikörper bilden konnten, wurde dieser Defekt als „Antikörpermangelsyndrom" besonders herausgehoben (7). – Zelluläre Immunreaktionen waren zwar an sich schon lange bekannt (Pirquet 1907), und sie wurden auch in der diagnostischen Praxis der Allergologie in breitem Umfang eingesetzt. Zelluläres IDS als angeborener Defektzustand wurde jedoch erst im Zusammenhang mit ungünstig verlaufenden Fällen von Agammaglobulinämie erkannt, die trotz korrekter Substitutionsbehandlung schwere Infektionen erlitten und daran starben (53, 57, 101). Die differenzierte morphologische Untersuchung des Immunsystems ließ eine Anlagestörung (Dysplasie) der Lymphknoten, der Milz und des Thymus vermuten (19, 52). Aus derartigen klinischen Beobachtungen und damals durchgeführten Tierversuchen, die immunologische Ausfälle nach frühzeitiger Zerstörung des Thymus bzw. der Bursa Fabricii bei Vögeln nachwiesen, wurde die Theorie eines hierarchischen Aufbaus des lymphatischen Systems aus zentralen und peripheren Organen und seiner Zweiteilung in das zelluläre T- und das humorale B-Lymphozyten-System abgeleitet (18, 43). Sie hat die weitere Forschung in ungewöhnlichem Ausmaß stimuliert und ist bis heute – mit geringen Modifikationen – die Grundlage unseres Denkens in der klinischen und theoretischen Immunologie geblieben.

Der reine T-Lymphozytendefekt war zwar von

Tabelle 7.1 Klinische Merkmale der kombinierten Immundefizienz

Oft familiär
Eltern häufig blutsverwandt
Normale Gravidität und Perinatalperiode
Infekte:
– frühzeitig (erste Lebenswochen)
– rezidivierend
– polytop:
    Haut: Eiterungen. Morbilliforme Exantheme
    Respirationstrakt: Husten „pertussoid"
    Verdauungstrakt: Diarrhoe,
        unbeherrschbar
        Dystrophie
    generalisiert: Sepsis, Meningitis
Immunreaktionen: humorale und zelluläre
        IR fehlen
Verlauf: – schwere Formen = SCID: ungünstig,
    Exitus im 1. Lebensjahr
    – leichtere Formen: unterschiedlich

56 Kombinierte Immundefizienzsyndrome

Pathologen als Mißbildung (Thymusaplasie) schon früher in Einzelfällen beschrieben worden, als klinisch-immunologische Einheit wurde er jedoch erst 1968 erkannt (22).

Die schweren kombinierten Mangelzustände (severe combined immunodeficiency = SCID) wurden zunächst als ein einheitliches Krankheitsbild aufgefaßt (57); weitere Beobachtungen zeigten jedoch, daß die klinischen Erscheinungen und die Ursachen heterogen sind: zunächst wurden genetische Unterschiede erkannt, später neben Störungen der Zellentwicklung auch metabolische Defekte sowie erworbene, vor allem infektiöse Faktoren, die im folgenden ausführlich besprochen werden.

Allgemeine Charakteristika der CID-Syndrome

In neueren Publikationen der Spezialisten wird die Heterogenität des Krankheitsbildes in den Vordergrund gestellt. Dies ist zwar notwendig, um immunologische oder pathologische Einzelheiten hervorzuheben, für den Pädiater aber verwirrend. Hier wollen wir deswegen zuerst die gemeinsamen Merkmale zusammenfassen, die zur korrekten Einordnung der CID-Syndrome und zur Abgrenzung gegenüber banalen Infektionskrankheiten wichtig sind. Anschließend werden die Besonderheiten der heute bekannten Unterformen im Detail geschildert.

Klinisches Erscheinungsbild (52, Tab. 7.1)

Anamnese

Die Eltern der befallenen Patienten sind gesund, oft blutsverwandt. Geschwister sind häufig gleichartig erkrankt. Unklare Todesfälle im Kindesalter sind bei entfernteren Blutsverwandten gehäuft, gelegentlich ist die Diagnose SCID gesichert (Abb. 7.1).

Verlauf

Schwangerschaft und Geburt unauffällig, das Neugeborene scheint normal zu sein und gedeiht zunächst gut. Schon in den ersten Lebenswochen treten Infekte auf. Sie sind schwierig zu behandeln, rezidivieren häufig und führen bei den schweren Formen (= SCID) ohne adäquate Therapie schon im ersten Lebensjahr zum Tode. Typischerweise sind diese Infekte polytop, d. h. sie befallen alle drei Kontaktflächen des Körpers mit der Umwelt (Haut, respiratorische und intestinale Schleimhaut) und führen zudem zu septischen Invasionen. Die ersten Infekte können wie eine banale Infektionskrankheit mit Brechdurchfall oder wie eine Pertussis erscheinen. Wenn das Kind

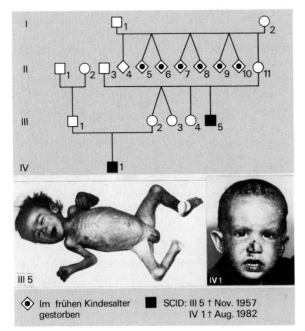

Abb. 7.1 Stammbaum der Familien S und G. SCID mit X-chromosomalem Erbgang. Patient III 5 aus der Erstbeobachtung der „Agammaglobulinämie vom Schweiz. Typ" (53) mit extremer Dystrophie. Sein Neffe (IV 1) wies neben den typischen Symptomen des SCID die Anzeichen einer chronischen GvHR auf (Dermatitis, Enteritis, Splenomegalie, im Blut 30% Lymphozyten mit Chromosomensatz XX).

daran stirbt und nicht autopsiert wird, bleibt die Diagnose unerkannt; ein nachgeborenes Geschwister kann bei hereditärer Grundlage das gleiche Schicksal erleiden. Alle Pädiater sollten deswegen Infektionskrankheiten bei Säuglingen besondere Aufmerksamkeit zuwenden, bei schwerem Verlauf an Immundefizienz denken und bei Todesfällen immer eine Autopsie anordnen.

Infektionen

Hautinfekte

Hautinfekte zeigen verschiedenste Lokalisation und Ätiologie. Schon die ersten Autoren waren vom ausgedehnten Befall der Schleimhäute und der Haut mit Candida albicans beeindruckt (41, 52, 53). Torpide, nekrotisierende Hautprozesse ohne entzündliche Reaktion sind ein alarmierendes Hinweissymptom. Rasch fortschreitende Veränderungen erinnern an die maligne Retikulose Abt-Letterer-Siwe (13, 57, 80, 92). Fast immer werden flüchtige und rasch wechselnde morbilliforme Effloreszenzen beobachtet (57). Selten löste eine iatrogene Infektion durch Impfung mit lebenden Erregern (Vakzinia, BCG) die ersten Symptome aus (52): An der Impfstelle traten progressive Nekrosen auf, die allmählich große Hautbezirke zerstörten; außerdem konnten die Impferreger im Blut nachgewiesen werden, und schließlich erzeugten sie an anderen Körperstellen metastatische entzündliche Veränderungen (Vaccinia gangraenosa oder generalisata bzw. generalisierte BCGitis); unbehandelte Kinder starben an der Intoxikation oder an einer Superinfektion. Auch ein Fall von Poliomyelitis nach Impfung wurde beschrieben (91).

Luftwegsinfekte

Die häufig beobachtete Tracheobronchitis und Bronchopneumonie äußert sich in unstillbarem „pertussoidem" Husten (52, 63). Bronchopneumonische Infekte beeinflussen den weiteren Verlauf oft entscheidend und tragen meist zum Exitus letalis bei. Otitis media ist dagegen selten.

Infekte des Magen-Darm-Kanals

Sie äußern sich zuerst als scheinbar banaler Durchfall. Trotz sorgfältiger Behandlung treten aber immer wieder Rückfälle auf. Die differentialdiagnostisch in Frage kommende Mukoviszidose kann aufgrund des Schweißtestes ausgeschlossen werden. Die Patienten mit SCID sind therapieresistent und zeigen weder bei Verabreichung von Pankreasenzymen noch bei Gabe verschiedener Eliminationsdiäten eine Besserung. Als Folge der chronischen Verdauungs- und Resorptionsstörung magern die Säuglinge bis zur hochgradigen Dystrophie ab.

Septische Invasionen

Septische Invasionen können als Begleitsymptom oder als erste Manifestation auftreten. Sie führen zu intermittierenden Fieberschüben und Meningitis. Im terminalen Krankheitsstadium ist hämatogene Bakterienstreuung häufig. Pyurie wird dagegen fast nie gefunden.

Prognose

Fast alle Patienten sterben ohne spezifische Behandlung im Laufe der ersten Lebensjahre, meist wenige Wochen nach Beginn der ersten Symptome. Nur in seltenen speziellen Situa-

Tabelle 7.2 Klinische Differentialdiagnose der SCID

Hautkrankheiten
　Candidiasis, besonders mukokutane
　Dermatitis seborrhoides
　Windeldermatitis
　Maligne Retikulose Abt-Letterer-Siwe
　Impfkomplikation (Vakzinia, BCG)

Atemwegsleiden
　Pertussis
　Pneumonie – Broncho- oder Pleuropneumonie
　　　　　　 – Aspirationspneumonie
　　　　　　 – interstitielle Pneumonie
　Zystische Fibrose
　Ziliendyskinesiesyndrom

Darmerkrankungen
　mit Diarrhoe und Resorptionsstörung einhergehende Syndrome
　– durch Infektion
　– durch Infestation (Giardia lamblia)
　– durch Intoleranz (Lactose)
　– durch Allergie (Kuhmilch)
　– durch Enzymmangel (Pankreas, Darm)
　– zystische Fibrose

Septikämien

tionen (s. u.) sind klinische Krankheitszeichen gering trotz deutlich pathologischer Laborbefunde (CID); offensichtlich können wir noch nicht alle relevanten Faktoren messen.

Differentialdiagnose der SCID (Tab. 7.2)

Die klinischen Symptome der SCID erinnern an einige infektiöse oder konstitutionelle Erkrankungen. In der Praxis ist es nützlich, sie nach den befallenen Körperoberflächen zu gruppieren und dementsprechend Erkrankungen der Haut, der Atem- oder der Verdauungswege sowie schließlich septische Invasionen in Betracht zu ziehen. Der Pädiater wird insbesondere an mehr oder weniger ernsthafte Hauterkrankungen, ferner an Keuchhusten und schließlich an die zystische Fibrose denken. In zweiter Linie sind auch Intoleranzen und Allergien der Bronchien und des Darmes zu berücksichtigen.

Laboratoriumsbefunde

Unspezifische Befunde

Die schweren Infekte der Patienten mit CID wirken sich auf viele physiologische Konstanten aus. Die daraus resultierenden unspezifischen Befunde sind Folgen der entzündlichen Reaktion oder der infektiös-toxischen Organschädigung (Tab. 7.3). Die mit den üblichen klinischen Beobachtungen und Untersuchungen festgestellten Abweichungen von der Homöostase sind wichtig zur Beurteilung des augenblicklichen Zustandes eines Patienten und zur therapeutischen Korrektur. Bei langdauernden Störungen bleibt die somatische Entwicklung unter den Normwerten zurück (Länge, Gewicht u. a.).

Spezifische Befunde

Zur Sicherung der Diagnose notwendige Befunde sind vielschichtig und ineinandergreifend. Schematisch können morphologische, immunologische, enzymologische und mikrobiologische Befunde unterschieden werden (Tabellen 7.4 – 7.7). Der Kliniker versucht, aus den beobachteten Krankheitssymptomen auf das Verhältnis zwischen Invasion durch Mikroorganismen und Reaktion des Makroorganismus zurückzuschließen. Folgende Befunde sind hervorzuheben:

Tabelle 7.3 Unspezifische Laboratoriumsbefunde bei CID-Syndromen

Folgen *entzündlicher Reaktion*
erhöht: Temperatur, Senkungsreaktion, Proteine der akuten Phase, Leukozyten mit Linksverschiebung
vermindert: Hämoglobin, Eisen (Infektanämie), gelegentlich Thrombozyten

Folgen *infektiös-toxischer Organschädigung*
Störungen im Flüssigkeitsgleichgewicht
Elektrolytgleichgewicht
Säure-Basen-Gleichgewicht
Gasaustauschgleichgewicht

Rückstand in der somatischen Entwicklung
Länge, Gewicht, andere Körpermaße

Tabelle 7.4 Spezifische Laboratoriumsbefunde bei CID. Morphologie der lymphatischen Organe (52)

Klinik: Lymphknoten spärlich und klein
Lymphome: selten
Tonsillen kaum sichtbar
Milz nicht palpabel/selten Splenomegalie
radiologisch „leeres" vorderes Mediastinum (Thoraxbild seitlich)
Blutbild: Lymphopenie

Biopsie und Autopsie:
Lymphknoten spärlich und klein, schwer aufzufinden
Thymus klein (oft < 1 g), unvollständig deszendiert
Milz klein/selten vergrößert
lymphatisches Gewebe des Darms (Peyersche Plaques) spärlich, oft nekrotisch

Histologie: in Thymus, Lymphknoten, Milz und Peyerschen Plaques
gestörte/fehlende Architektur = „Dysplasie"
schwere Lymphopenie
Retikulumzellvermehrung
keine Hassal-Körperchen im Thymus

Morphologisch steht die geringe Entwicklung des gesamten lymphatischen Systems im Vordergrund (Tab. 7.4). Sie kann klinisch vermutet und durch Biopsie (ggf. Autopsie) eindeutig bestätigt werden. Invasive Untersuchungen (Lymphknotenbiopsie, Punktionen) konnten weitgehend durch funktionelle Teste (Tab. 7.5 u. 7.6) ersetzt werden.

Immunologische Befunde (s. Tab. 7.1 u. 7.5): Bei

Tabelle 7.5 Immunologische Befunde

Einfache Tests	Diagnostischer Hinweis	Art des Immundefekts
Blutbild	Neutropenie < 1,0 G/l	Neutropenie
	Lymphopenie < 1,0 G/l	T- und B-Zell-Defekt
Intradermale Reaktionen mit PHA oder spezif. Antigenen	negativ	T-Zell-Defekt
Elektrophorese	Hypogammaglobulinämie	B-Zell-Defekt
Natürl. Antikörper, Isoagglutinine	fehlend	B-Zell-Defekt
Spezialisierte Tests		
Marker der T- und B-Zellen	fehlend	T- und B-Zell-Defekt
Immunoglobuline -klassen und -subklassen	vermindert	B-Zell-Defekt
Spezif. Antikörper nach Impfung	fehlend	B-Zell-Defekt
E-Rosetten-bildende Lymphozyten	vermindert	T-Zell-Defekt
Lymphozytenstimulation in vitro	fehlend oder vermindert	T-Zell-Defekt

jedem Patienten mit polytopen rezidivierenden Infektionen muß man nach einer möglichen Anomalie der Immunfunktionen fahnden. Wenn der klinische Verdacht nur vage ist, genügt die Einleitung der als „einfache Tests" in Tab. 7.5 angegebenen Untersuchungen; diese können in vielen Laboratorien mit geringen Kosten ausgeführt werden. Falls die Resultate pathologisch sind, oder falls der klinische Verdacht auf CID dringend ist, werden die „speziellen Tests" (s. Tab. 7.5 u. 7.6) eingeleitet. Sie sind kompliziert und bezüglich Personal und Kosten aufwendig, und sie können nur in spezialisierten Laboratorien korrekt durchgeführt werden (Einzelheiten s. Kap. 6 und bei 8, 29, 72, 102).

Als pathologische Resultate *einfacher Bestimmungen* sind anzusehen: erhebliche Gammaglobulinverminderung in der Elektrophorese (weniger als ein Drittel der Erwachsenennorm), Fehlen natürlicher oder durch Impfung stimulierter Antikörper sowie negative Intrakutanreaktionen nach entsprechender Stimulation (z. B. negative Tuberkulinprobe nach korrekter BCG-Impfung). Im Blutbild können die Gesamtleukozyten stark schwanken; die absolute Lymphozytenzahl liegt jedoch meistens unter 1,0 G/l, oft sogar unter 0,1 G/l. Normale oder erhöhte Lymphozytenzahlen können vorkommen und schließen die Diagnose CID nicht aus. Verlaufsbeobachtungen einzelner Fälle zeigen immer zumindest episodisch schwere Lymphopenie (52).

Spezielle Tests: Die quantitativen Bestimmungen der Lymphozytenpopulationen zeigen starke absolute Verminderungen der T- und teilweise auch der B-Zellen. Nach Stimulation der Zellen durch Mitogene oder spezifische Antigene bleibt die erwartete Reaktion aus. Diese Befunde können graduell unterschiedlich ausgeprägt sein und damit zur Umschreibung des Schweregrades der Erkrankung beitragen.

Tabelle 7.6 Enzyme von Bedeutung bei Immunreaktionen und bei CID (20, 36, 37)

Enzyme des Purinstoffwechsels
- Adenosin-Desaminase (ADA)
- Purin-Nucleotid-Phosphorylase (PNP)

Zinkabhängige Enzyme
- Alkohol-Dehydrogenase
- Aldolase, Karboanhydrase
- RNA- und DNA-Polymerase
- alkalische Phosphatase
- Karboxypeptidase A und B
- Dipeptidase
- Superoxid-Dismutase

Biotinabhängige Enzyme
- Pyruvat-Karboxylase (PC)
- Propionyl-CoA-Karboxylase (PCC)
- β-Methyl-Crotonyl-CoA-Karboxylase (MCC)
- Acetyl-CoA-Karboxylase (ACC)

Die Bestimmung der Histokompatibilitätsantigene (HLA und Ia-Antigene) (26, 27) dient vor allem der Vorbereitung auf eine Transplantation; sie ist auch diagnostisch wertvoll, da der Patient in der gemischten Leukozytenkultur (MLC) nicht auf fremde (allogeneische) Zellen reagiert (26) (s. Kap. 10).

Enzymbestimmungen (s. Tab. 7.**6** und Abb. 7.**3**).
Drei Enzyme des Purinstoffwechsels haben in der Pathogenese von Immundefekten größere Bedeutung (38, 39, 106): die Adenosin-Desaminase (ADA), die Inosin- oder Purin-Nucleotid-Phosphorylase (PNP) und die 5'-Nukleotidase. Prinzipiell werden zwei Bestimmungsmethoden angewendet (102): enzymologische Messung des Umsatzes von angebotenen Substraten (z. B. Umwandlung von zugesetztem Adenosin in Inosin durch ADA) oder radioimmunologische Messung des Enzymproteins. In Erythrozyten ist die ADA-Konzentration etwa 20mal höher als in Lymphozyten (1); da sie zudem leichter zu handhaben sind, wird gewöhnlich zuerst die ADA-Aktivität im Hämolysat bestimmt und nur bei negativem Ausfall in einem zweiten Schritt auch in den Lymphozyten.

Messung spezieller Proteine. α-Fetoprotein kann radioimmunologisch exakt bestimmt werden. Sein Blutspiegel ist bei Ataxia teleangiectatica stark erhöht (105). Transcobalamin 2 (TC 2) muß gemessen werden bei Säuglingen mit makrozytärer Anämie und normaler Konzentration von Vitamin B_{12} im Serum (RIA). Zudem können Isoproteine in der SDS-Elektrophorese nach Neuraminidasebehandlung des Serums zur genetischen Identifizierung beitragen (30).

Mikrobiologische Befunde (Tab. 7.**7**). Das Erregerspektrum bei CID-Patienten ist außerordentlich breit: sowohl bekapselte Bakterien („große Pathogene") als auch saprophytäre Erreger sowie Pilze, Protozoen und Viren sind als Krankheitserreger nachgewiesen worden.
Große Pathogene (Pneumokokken, Meningokokken, Staphylokokken, Haemophilus influenzae) sind Ursache von Sepsis, Meningitis, Weichteil- und Hautabszessen; sie werden normalerweise nach Opsonisierung durch spezifische Antikörper und Komplement phagozytiert und abgebaut. Gramnegative Erreger erzeugen Sepsis und torpide nekrotisierende Haut- und Schleimhautulzera. Staphylokokken können wie Sarzinen und andere Saprophyten der Mund- und Darmflora zu invasiven Erkrankungen führen. BCG kann lokal nekrotisierende Entzündung oder septische Invasion erzeugen.
Pilzinfektionen: Soor (Candida albicans) geht sehr häufig von der Mundhöhle aus und kann alle Schleimhäute, Haut und innere Organe mitbetreffen.
Protozoen: Pneumocystis carinii ist oft bei den terminal selten fehlenden Pneumopathien beteiligt.
Virusinfekte: vor allem Zytomegalie, Herpes und Varizellen, früher auch das Vakziniavirus (Vaccinia generalisata).

Genetik

Autosomal-rezessiver und X-chromosomal-rezessiver Erbgang sind nachgewiesen, wie jeweils bei den einzelnen Krankheiten erwähnt wird.
Die heterozygoten Genträger bzw. die hemizygoten Konduktorinnen sind klinisch gesund. Sie können nur ausnahmsweise identifiziert werden, nämlich bei Enzymmangel (1, 50, 98, 100) und beim Wiskott-Aldrich-Syndrom (94). Die Ausarbeitung weiterer Heterozygotentests ist ein dringendes Postulat der Klinik, da eine genetische Beratung der Familien nur auf dieser Basis möglich ist.

Tabelle 7.**7** Mikrobiologische Befunde bei CID

Bakterien
- „große Pathogene": Pneumo-, Meningo-, Staphylokokken
  Haemophilus influenzae
- Strepto-, Staphylokokken (albus)
- gramnegative: E. coli, Pseudomonas aeruginosa
- Anaerobier
- Saprophyten: Sarcinia
- BCG

Pilze
- Candida albicans
- Aspergillus

Protozoen
- Pneumocystis carinii

Viren
- Herpes
- Varizella
- Zytomegalie (Vakzinia)

Die pränatale Diagnostik ist ebenfalls erst bei einzelnen Formen des CID möglich: beim ADA-Mangel kann in Fibroblasten aus Amniozellkulturen nach Konfluenz der Zellen die Enzymaktivität bestimmt werden (50); homozygot erkrankte Feten werden auf Grund der fehlenden ADA-Aktivität mit Sicherheit nachgewiesen. Bei den geschlechtsgebundenen vererbten Formen mußte man sich bis jetzt auf die pränatale Geschlechtsdiagnose und Abortierung sämtlicher männlicher Feten beschränken. Neuerdings kann eine exakte Diagnose bei jedem individuellen Fetus von der 18. Schwangerschaftswoche an gestellt werden, indem mehrere Lymphozytenparameter bestimmt werden (24, 67). Dazu ist allerdings fetales Blut notwendig, das durch Nabelvenenpunktion unter Sicht (Fetoskopie) gewonnen werden muß. Dieser Eingriff kann nur in wenigen spezialisierten Zentren mit der nötigen Sicherheit und Kompetenz durchgeführt werden. In fetalem Blut ($\geqq$ 18 Wochen Gestation) ist auch der Nachweis pathologischer Thrombozytenfunktionen bei Wiskott-Aldrich-Syndrom (94) sowie erhöhter Chromosomenfragilität bei Ataxia teleangiectatica (49) beschrieben worden.

In allen Fällen, wo diese diagnostischen Mittel fehlen, muß sich die genetische Beratung auf die üblichen statistischen Angaben und menschlichen Ratschläge, die der jeweiligen Familie angepaßt sind, beschränken.

Therapie der CID-Syndrome (54, 102)
(Tab. 7.8)

Da die schweren kongenitalen Erkrankungen im natürlichen Verlauf immer früh zum Tode führen, können therapeutische Maßnahmen aufgrund der erreichten Überlebenszeit bewertet werden. Ferner können wir Nebenwirkungen wie die Graft-versus-Host-Reaktion besonders klar beurteilen, weil die Reaktion des Patienten aufgrund seiner Krankheit völlig fehlt.

Konventionelle Therapie

Jede Infektion wird intensiv und frühzeitig antibiotisch behandelt. Identifizierung des Erregers und Prüfung seines Resistenzspektrums sind für die Wahl der antimikrobiellen Mittel unerläßlich. Zur Beherrschung der häufigen Diarrhoe ist zusätzlich eine geeignete Diät notwendig. Die häufig vorkommende Pneumocystis-carinii-Infektion kann durch prophylaktische Gaben von Sulfonamiden allein oder in Kombination (z. B. als Bactrim) wirksam verhindert werden.

Impfungen mit Totimpfstoffen sind ungefährlich und können diagnostisch wertvoll sein; dagegen sind Lebendimpfungen zu unterlassen (BCG und Vakzinia [52], Poliomyelitis nach Sabin [91]).

Bei Bluttransfusionen besteht die Gefahr der Graft-versus-Host-Reaktion und der Virusinfektion. Prinzipiell soll deswegen nur zytomegaliefreies Blut, das mit 3000 r bestrahlt wurde, verwendet werden (54).

Infektionsprophylaxe durch hygienische Maßnahmen bietet nur Schutz, wenn sie lückenlos und von Geburt an als Pflege in einem sterilen Raum durchgeführt wird. Meistens wird die Diagnose CID erst gestellt, nachdem das Kind während und nach der Geburt kontaminiert oder infiziert wurde; zu Beginn der Sterilpflege ist dann eine umfassende Dekontamination notwendig. Viele Patienten wurden über kürzere Zeit steril gepflegt; ein Kind überlebt in keimarmer Umgebung seit 12 Jahren (69). Eine

Tabelle 7.8 Therapie der CID (29)

Konventionelle Therapie

– allgemeine Pflege
– antimikrobielle Behandlung jeder einzelnen Infektion
  Sulfonamid-Dauermedikation zur Pneumocystis-carinii-Prophylaxe
– Bluttransfusionen: frei von Viren und lebenden Lymphozyten
– Lebendimpfungen (BCG, Viren) sind kontraindiziert!

Sterilpflege zur Infektionsprophylaxe

Immunologische Ersatztherapie

– Immunglobuline
– Enzyme: ADA-Zufuhr durch Erythrozyten
  Biotin/Vitamin B_{12} in pharmakologischen Dosen

Transplantation immunkompetenter Organe

– Knochenmark:
  kompatibles (HLA- und MLC-dentisch) von Blutsverwandten oder Nichtverwandten
  semikompatibles nach Entfernung der Lymphozyten von Blutsverwandten

allgemeine Anwendung der Sterilpflege ist aber wegen der außerordentlich hohen finanziellen und pflegerischen Anforderungen unmöglich.

Immunologische Ersatztherapie (54)

Der Versuch, die fehlenden immunologischen Faktoren zu ersetzen, ist bei humoralen Stoffen teilweise erfolgreich, in bezug auf die zellulären Immunreaktionen jedoch erfolglos.
Immunglobuline und Antikörper können mit den heute zur Verfügung stehenden Präparaten gut und wirksam zugeführt werden (optimal auf intravenösem Wege). Dafür dürfen nur Präparate verwendet werden, die keine Immunglobulinaggregate enthalten (s. Kap. 19).
Enzymersatz. Der Ersatz der intrazellulär fehlenden Enzyme ist zwar nicht möglich, aber dennoch hat die Praxis (z. B. durch Transfusion von bestrahlten Erythrozyten bei Patienten mit ADA-Mangel) (86, 87) bei ausgesuchten Patienten Erfolge aufzuweisen.
Zellextrakte und -faktoren. Mehrere Arbeitsgruppen haben durch Fraktionierung von Thymusextrakten zunehmend aktive Präparate gewonnen. Aus einigen davon wurden Reinsubstanzen isoliert, deren Aminosäurensequenz bekannt ist, und die z. T. synthetisiert werden können (6). Sie erweisen sich in vitro als aktiv, d. h. sie vermitteln Lymphozyten von SCID-Patienten eine normale Reaktionsfähigkeit gegenüber Mitogenen. Auch bei der Behandlung von Patienten in vivo sind mit solchen reinen Thymusfaktoren bedeutende Erfolge mitgeteilt worden. Diese Extrakte müssen jedoch täglich injiziert werden.
Die sehr zahlreichen Berichte über Erfolge mit Transferfaktor halten einer kritischen Beurteilung nicht stand; die großen Hoffnungen, die nach den ersten Berichten in dieses Produkt gesetzt worden waren, haben sich nicht erfüllt (55).

Transplantation immunkompetenter Organe

Durch die Einpflanzung immunkompetenter Organe oder Zellen normaler Spender, die beim Patienten aktiv werden und proliferieren, kann eine vollständige und permanente Heilung erzielt werden. Bei einigen Patienten ist aufgrund genetischer Marker die Schaffung eines echten Chimärismus bewiesen.

Transplantierte Gewebe:
– *Knochenmark* (s. Kap. 20). Vollkommen kompatibles (HLA- und MLC-identisches) Knochenmark hat bei ca. 60% der so behandelten Patienten zur vollständigen Heilung geführt (54). In der Regel waren Geschwister des Patienten die Knochenmarkspender. Die Gefahr einer immunologischen Reaktion des immunkompetenten Implantats gegen den Empfänger (Graft-versus-Host-Reaction = GvHR) ist bei diesen völlig resistenzlosen Kindern besonders groß. Sie ist auch bei kompatiblen Familienspendern nicht immer vermeidbar. Bei nichtkompatiblen Spendern ist die GvHR häufig sehr intensiv und meist letal. Auch durch eine Bluttransfusion kann eine zur tödlichen GvHR genügende Lymphozytenzahl zugeführt werden; deswegen sollen Blutprodukte bestrahlt werden (3000 R).
Viele Versuche, die immunkompetenten reifen T-Lymphozyten aus dem transplantierten Mark zu entfernen, blieben erfolglos. Neuerdings ist dies aber durch Vorbehandlung mit einem Lectin (soy bean lectin) doch möglich geworden (85), so daß in Zukunft vielleicht jeder Patient transplantiert werden kann.
– *Fetale Organe* (s. Kap. 21). Leberzellen von Feten aus der 8. bis 12. Gestationswoche haben in einigen SCID-Fällen zur Heilung geführt (103). Der Aufbau der immunologischen Funktionen dauert jedoch sehr lang (6 bis 18 Monate); in dieser Zeit sollten die Patienten in steriler Umgebung gepflegt werden, was einen erheblichen Aufwand bedingt. Die Beschaffung des Materials ist an vielen Orten aus ethischen und konventionellen Gründen schwierig. Häufig wird gleichzeitig mit den fetalen Leberzellen fetaler Thymus transplantiert. Beim DiGeorge-Syndrom genügt dieses Material allein zur vollständigen immunologischen Rekonstitution.
– *Postnataler Thymus.* Bei Herzoperationen müssen oft Anteile des Thymus reseziert werden, um freien Zugang zum Herzen zu schaffen; von Kleinkindern kann dabei aktives Thymusgewebe gewonnnen werden. Fragmente davon (Volumen ca. 1 μ^3) werden in Gewebskulturbedingungen nach 10 bis 14 Tagen durch Lymphozytenauswanderung weitgehend lymphozytenfrei; der zurückbleibende vitale epitheliale Thymus ist weiterhin zur Produktion von Thymusfaktoren fähig. Durch intramuskuläre Implantation dieses Materials konnte bei SCID-Patienten vollkommene oder partielle

immunologische Rekonstitution erreicht werden (9, 54, 61). In der Regel erschöpft sich der erzielte Effekt nach einigen Monaten, so daß eine erneute Thymusimplantation nötig wird. Diese Therapie ist auch bei Patienten anwendbar, für die trotz intensiver Suche kein kompatibler Knochenmarksspender gefunden werden kann.

In Anbetracht der Indikationserweiterung für die Knochenmarkstransplantation dank Lectinbehandlung (85) sind alle anderen Möglichkeiten (Implantation fetaler Organe oder epithelialen Thymus) heute eher als Überbrückungsmaßnahmen bis zur Transplantation anzusehen.

Spezielle Formen des CID-Syndroms

Neue Beobachtungen ließen im Laufe des letzten Jahrzehnts eine beträchtliche Variabilität der oben im allgemeinen geschilderten Befunde erkennen: Teilweise konnte die unterschiedliche Pathogenese, die zu ähnlichen klinischen Bildern führt, erkannt werden, teilweise muß man sich heute noch auf die Beschreibung der unterschiedlichen Symptomatik beschränken. Die z. Z. abgrenzbaren Formen des CID werden im folgenden in klinischer, biochemischer, genetischer und therapeutischer Hinsicht charakterisiert.

Kongenitale CID-Syndrome

Dies sind vorwiegend genetisch bedingte Erkrankungen, aber in diese Gruppe gehören auch in utero durch infektbedingte Zerstörung des lymphatischen Systems entstandene Leiden, welche den hereditären Störungen weitgehend ähnlich sind.

Primäre SCID

Dieser Gruppe liegt eine Störung in der Differenzierung der lymphatischen Stammzellen zugrunde; sie kann durch Analyse der zytologischen Zellmarker genau definiert werden.

Tabelle 7.9 Klinische Formen des schweren kombinierten Immundefekts (= SCID)

Form des SCID	Gesamt-leukozyten	Gesamt-lymphozyten	Lymphozyten T	B	Ig	HLA
1. Primäre SCID						
a) Retikuläre Dysgenesie	↓	↓	↓	↓	↓	?
b) Alymphozytose mit Agammaglobulinämie	normal/↓	↓	↓	↓	↓	normal
c) Selektiver Mangel der T-Zell-Vorläufer	normal/↓	↓/normal	↓	normal/↑	↓	normal
d) Defekt der HLA-Expression	normal	normal	↓/normal	normal/↑	normal/↓	normal
e) Hyperaktivität der T-Supressor-Lymphozyten	normal	normal/↓	↓/normal	↓	↓	normal
2. SCID infolge metabolischer Störungen						
Enzymopathien: ADA-Mangel	normal	normal/↓	↓	normal/↓	normal/↓	normal
PNP-Mangel	normal/↓	normal/↓	normal/↓	normal/↓	normal/↓	normal
3. SCID infolge intrauteriner Ereignisse						
a) Fetomaternelle Infektion	normal/↓	normal/↓	normal/↓	normal/↑	normal/↑	normal
b) Maternofetale GvHR	normal/↓	normal/↓	normal/↓	↓	↓	normal

Retikuläre Dysgenesie (52, 102)

Bei der schwersten Form des SCID überlebten die wenigen beobachteten Patienten nur wenige Tage oder Wochen, alle starben an nicht beherrschbaren Infektionen. Die Diagnose kann leicht gestellt werden, da neben den Lymphozyten auch sämtliche phagozytären Zellen des Blutes fehlen. Durch den Ausfall der unspezifischen Phagozytenfunktionen können Mikroorganismen überhaupt nicht mehr aus dem Körper entfernt werden, was den ungünstigen Verlauf von Infekten erklärt. Als einzige Ausnahme ist uns ein Patient bekannt, den wir unter keimarmen, jedoch keineswegs sterilen Kautelen pflegten, der von schweren Infektionen verschont blieb und darauf im Laufe einiger Wochen alle defekten zellulären und humoralen Funktionen ausbildete, so daß er mit 4 Monaten geheilt war.

Die Störung wird aus einem totalen Differenzierungsstopp der Stammzelle sämtlicher Phagozyten und Immunozyten erklärt.

„Klassisches" SCID-Syndrom: Alymphozytose mit Agammaglobulinämie

Ein Defekt in der Differenzierung der lymphopoietischen Stammzelle drückt sich in einer fast totalen Lymphopenie bei sonst normalen Blutzellen aus. Der Thymus zeigt ein embryonales oder dysplastisches Stadium, da seine Besiedlung durch lymphoide Zellen nicht erfolgt ist. Nach Transplantation normaler lymphoider Stammzellen normalisiert er sich aber rasch: diese kolonisieren das „leere" Organ, werden durch seine Epithelzellen instruiert und entwickeln sich darauf zu funktionsfähigen T-Lymphozyten.

Die klinischen, immunologischen und morphologischen Befunde, wie sie im allgemeinen Teil als „typisch" geschildert wurden, sind voll ausgeprägt vorhanden.

Genetik: Außer sporadischen Fällen sind Familien mit X-chromosomaler und andere mit autosomal-rezessiver Vererbung beschrieben. Ihre Bezeichnung als „Gitlin type" bzw. „Swiss type" hat sich als nicht reproduzierbar erwiesen und sollte deswegen eliminiert werden (59); auch klinische oder histologische Unterschiede, die beschrieben wurden, konnten nicht bestätigt werden. Die Unterscheidung ist nur aufgrund familiärer Angaben möglich, und im Einzelfall bleibt die Diagnose deswegen häufig offen; eindeutig können nur autosomal-rezessive Formen diagnostiziert werden (Knaben und Mädchen befallen). Die heterozygoten Genträger können bei beiden Vererbungstypen nicht identifiziert werden.

SCID mit selektivem Mangel der T-Lymphozyten-Vorläufer (28, 47)

Bei diesen Patienten findet man kaum T-, aber normale B-Lymphozyten. Die absolute Lymphozytenzahl im Blut ist normal oder mäßig vermindert (1,0 – 2,5 G/l). Die Untersuchung der Zellmembranmarker zeigt ein Fehlen der E-Rosetten bildenden Zellen oder der durch Anti-T-Antiseren identifizierten Zellen sowie einen hohen Prozentsatz (90 – 100%) von Lymphozyten mit B-Zell-Markern, so daß auch die absolute Zahl der B-Zellen stark erhöht ist. Die meisten davon tragen sowohl IgM als auch IgD, aber ein erheblicher Teil (20 – 30%) besitzt nur IgD als membranständigen Immunglobulinmarker. Trotzdem sind die Patienten hypogammaglobulinämisch, selten ist das IgM normal oder erhöht. Sie können auf Antigenstimuli nicht reagieren, nicht einmal auf Polysaccharidantigene. Das Fehlen einer proliferativen Reaktion auf Mitogene beruht auf dem vollkommenen Fehlen der T-Lymphozyten. Dagegen können die B-Lymphozyten der Patienten in vitro zu Plasmazellen ausreifen, wenn sie in einer gemischten Lymphozytenkultur (MLC) oder in Co-Kultur mit normalen Lymphozyten zusammen mit Pokeweed mitogen (PWM) gehalten werden. Der Erbgang ist autosomal-rezessiv oder X-chromosomal. Durch Knochenmarkstransplantation können diese Kranken innerhalb von 2 – 3 Monaten vollständig geheilt werden. Diese immunologische Rekonstitution ist nur vom Angehen der T-Zell-Präkursoren des Spenders abhängig, welche in den Thymus des Empfängers einwandern und dort unter dem Einfluß der hormonalen Faktoren des Thymusepithels weiter ausreifen können. Die Blutkonzentration des Thymusfators (facteur thymique sérique = FTS) ist bei den Patienten in den ersten Lebensmonaten normal. Im Gegensatz dazu erfolgt die Normalisierung der humoralen Immunfunktionen durch Weiterentwicklung der eigenen B-Zellen des Patienten, wie aus Untersuchungen der Chromosomen und der Antikörper hervorgeht, bei denen man Marker und Gm-Allotypen des Empfängers nachweisen konnte. Damit ist erwiesen, daß der humo-

rale Defekt dieser Patienten auf fehlender T-B-Zell-Kooperation infolge der selektiven T-Zell-Anomalie beruht.
Ein theoretisches Gegenstück zu dieser Anomalie wurde als primärer Defekt des Thymusepithels einmal beschrieben (82), aber bisher nicht bestätigt.

SCID-Syndrom mit mangelnder Expression der HLA-Antigene (s. Kap. 11)

Ein unterschiedlich schweres besonderes SCID-Syndrom wurde bei 10 Patienten beobachtet, von denen 6 im Alter von 9 1/12 bis 2 9/12 ad exitum kamen, während 4 im Alter von 6/12, 3, 3 und 10 Jahren leben (48, 68).
Man findet normale Leukozytenzahlen, und ebenso sind die T-Zellen normal oder leicht vermindert und die B-Zellen normal bis erhöht (26, 44 und 80%). Dagegen versagen die T-Zellen funktionell in vivo, während sie in vitro mit Mitogenen und allogeneischen Zellen stimuliert werden können. Das Versagen der B-Zellen äußert sich in wechselnder Hypogammaglobulinämie und mangelnder Antikörperbildung nach Immunisierung. Die Antigene HLA-DR auf der Lymphozytenmembran fehlen oder sind vermindert („nackte Lymphozyten" = „bare lymphocytes"); diese Zellen können normale Lymphozyten in einer Mischkultur nicht stimulieren (93, 103). Weil sie aber β_2-Mikroglobulin und andere HLA-Antigene synthetisieren können, schließt man auf einen exzessiven Verlust dieser Proteine an der Zelloberfläche. Die derart „entblößten" Lymphozyten sind deswegen unfähig zur Bildung von Kontakten mit anderen Lymphozyten, welche eine Grundvoraussetzung für jede zelluläre Kooperation und für jede immunologische Reaktion bilden. Interferon kann die Synthese von β_2-Mikroglobulin und HLA-A und -B-Antigen aktivieren.

SCID-Syndrome infolge von Überaktivität der T-Suppressorzellen

Am entgegengesetzten Ende der Differenzierungsstörungen lymphoider Zellen findet man ein IDS wechselnder Intensität mit erhöhter Aktivität der T-Suppressorzellen. Diese führt zu einer Depression sowohl des T- als auch des B-Zell-Systems (s. Kap. 9).

SCID-Syndrome infolge metabolischer Störungen

Nach Entdeckung des ADA-Mangels (1, 37, 39) fand man aufgrund systematischer Suche bei mehreren metabolischen Erkrankungen auch Symptome von Immunmangel. Eine Zusammenfassung derartiger Erkrankungen ist wegen der ähnlichen Pathogenese gerechtfertigt, wenn auch die Ätiologie ganz verschiedenartig ist (s. Tab. 7.6).

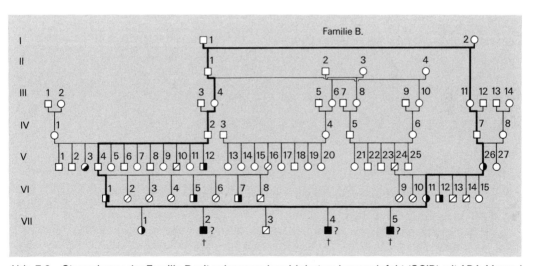

Abb. 7.2 Stammbaum der Familie B mit schwerem kombiniertem Immundefekt (SCID) mit ADA-Mangel. ◨ Heterozygote Genträger: ■ homozygote Genträger (aus 56).

Inaktivität von Enzymen des Purinstoffwechsels

– *Adenosin-Desaminase-Mangel* (ADA-Mangel). Die Entdeckung einer bedeutenden Rolle der ADA, eines längst bekannten und ubiquitär vorkommenden Enzyms, ist ein spannendes Kapitel der Medizingeschichte (37, 39). Schon vorher waren klinisch ungewöhnliche Familien aufgefallen (Abb. 7.2), die aufgrund des ADA-Mangels nun eine Erklärung fanden (56). Später stellte man in prospektiven Studien bei unmittelbar nach der Geburt diagnostizierten Kindern fest, daß der Thymusschatten radiologisch normal groß erscheint, daß die Thymushistologie keine Dysplasie zeigt und Hassalsche Körperchen vorhanden sind, und daß auch Immunfunktionen wenig gestört sind (9). Erst im Laufe der ersten Lebenswochen und -monate werden die normalen Funktionen allmählich geschädigt und abgebaut, was heute aufgrund biochemischer Untersuchungen zu verstehen ist (Abb. 7.3).

Als besonderes Merkmal des ADA-Mangels wurden Dysostosen beschrieben, die bei genügend langem Überleben des Patienten zu mikromelem Zwergwuchs führen („short limbed dwarfism") (12, 33). Die Haare dieser Patienten sind spärlich, schütter, sehr fein und brüchig. Das früher als „cartilage hair hypoplasia" (CHH) beschriebene Syndrom (70) ist aber nicht obligat mit IDS oder ADA-Mangel gekoppelt; folgende Kombinationen sind beobachtet worden (3, 29, 107): CHH mit normalem Immunsystem, CHH mit rein humoraler, CHH mit nur zellulärer Immundefizienz, CHH mit CID und normaler ADA und CHH mit Inaktivität der ADA und begleitendem SCID. Patienten ohne schweren Immunmangel können bis ins Erwachsenenalter überleben (89). Von verschiedenen weiteren Kombinationen von IDS und Haaranomalien sei lediglich das von GRISCELLI beobachtete Syndrom von partiellem Albinismus und Infektanfälligkeit erwähnt (46).

Ausführliche biochemische Studien haben gezeigt, daß nur ADA das Adenosin in Inosin überführen kann (s. Abb. 7.3) (37, 78). Wenn ADA inaktiv ist, bleibt dieser Weg versperrt und Adenosin und seine Metaboliten häufen sich an, vor allem das Desoxyadenosin (dAd), das in den T-Lymphozyten phosphoryliert wird; die dabei entstehenden Metaboliten (dAMP, dADP, dATP) können nicht durch die Zellmembran austreten und häufen sich im Inneren der Zelle an. Das dADP führt in hoher Konzentration zu einer sterischen Hemmung der Ribonucleotid-Reduktase, welche für die DNS-Synthese unentbehrlich ist. Auf diese Weise erzeugt der ADA-Mangel eine Störung der intrazellulären Synthese von DNS, welche als Vorbereitung zur Mitose nötig ist (65, 78). Von der resultierenden Zellteilungsstörung sind in erster Linie die T-Lymphozyten betroffen, was mit der klinischen Beobachtung eines

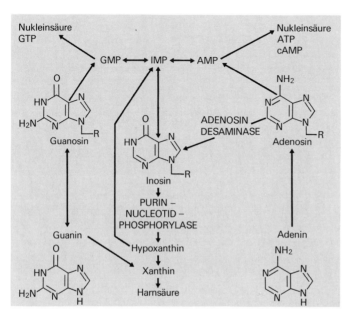

Abb. 7.3 Schema des Purinstoffwechsels.

vorwiegend zellulären Immundefektes gut korreliert. Erst nach längerer Zeit kommt es auch zur Hypogammaglobulinämie oder seltener zur Bildung monoklonaler Immunglobuline (56) in teilweise sehr hohen Konzentrationen (fehlendes Gleichgewicht zwischen T-Helfer- und T-Suppressorzellen).
Als Therapie können ein- oder zweimal gefrorene und bestrahlte Erythrozyten transfundiert werden, deren ADA-Aktivität ca. 20mal so hoch ist wie die von Lymphozyten; das Enzym kann extrazellulär angehäufte Stoffwechselprodukte metabolisieren und so die toxische intrazelluläre Auswirkung auf die Lymphozyten aufheben (86, 87, 107). Einige Patienten sind mit dieser einmal pro Monat wiederholten Behandlung seit Jahren immunologisch suffizient. Bei einem Patienten konnte erst nach zusätzlichen Injektionen von Thymosin eine Remission erreicht werden. Es ist nicht bekannt, warum die Therapie bei anderen Kranken mit dem gleichen Defekt erfolglos geblieben ist.
Mehrere Patienten wurden durch Knochenmarkstransplantation geheilt (33, 54). Bei einigen von ihnen ist die ADA-Aktivität in Lymphozyten normalisiert, in Erythrozyten jedoch weiterhin sehr niedrig, bei anderen Fällen in allen Blutzellen normal. Als mögliche Fehlerquelle bei der Histokompatibilitätstestung wurde die Expression des Ia-Antigens (= HLA-DR-Antigen) auf Monozyten hervorgehoben; unbemerkt im HLA-Testserum vorhandene Anti-Ia-Antikörper täuschten bei zwei Kindern mit ADA-Mangel-SCID eine falsche HLA-Gruppe vor (27).
Die genetische Beratung ist gut möglich, da die heterozygoten Genträger aufgrund ihrer verminderten ADA-Aktivität identifiziert werden können (Vertrauensgrenze > 95%). Ferner ist die pränatale Diagnose durch ADA-Bestimmung in Amnionfibrozyten zuverlässig möglich (50). Isoenzymbestimmung bei Homo- und Heterozygoten zeigte bisher nur stumme Allele, jedoch nie aberrierende Proteine. Das Strukturgen für die ADA konnte auf dem Chromosom 20 lokalisiert werden (100).
– *Purin-Nucleotid-Phosphorylase-Mangel* (PNP) (s. Abb. 7.3). Die klinische Erscheinungsform des selten beobachteten Defektes ist farbiger als die des ADA-Mangels: Bei der in den USA zuerst beschriebenen Form stehen Kleinwuchs und hypoplastische Anämie im Vordergrund (38), während die in Holland beobachtete maligne Form sich bereits im ersten Lebensjahr mit progressivem Entwicklungsrückstand und schwerer Infektanfälligkeit manifestiert und frühzeitig zum Tode führt (90, 97, 98, 104).
NÉZELOF meint heute, daß seine Beschreibung eines unvollständigen IDS mit normalen Immunglobulinen (76) dem Bild des PNP-Mangels entsprechen könnte. Diese Feststellung könnte die langen Diskussionen zum Abschluß bringen, die schließlich dazu geführt hatten, das unklare „Nézelof-Syndrom" aus der internationalen Klassifikation auszuschließen (102), obschon es in zahlreichen Publikationen immer wieder erwähnt wird.
Biochemisch ist der PNP-Mangel durch massiven Purinverlust (purine wasting) gekennzeichnet, nicht durch Anhäufung toxischer Stoffwechselprodukte wie beim ADA-Mangel (37). Die Verarmung an Purinbasen kann durch orale oder intravenöse Therapie nicht korrigiert werden. Der Mechanismus der zellulären Anomalie ist unbekannt. Das Strukturgen für PNP ist auf dem Chromosom 14 lokalisiert (35).
– *5'-Nukleotidase-Mangel* (5'Nu). Verminderte Aktivität dieses Enzyms wurde inkonstant bei Fällen von „variablem Immunmangel" beschrieben; die klinischen Symptome sind jedoch uncharakteristisch. Die angenommene pathogenetische Bedeutung der Enzym-Verminderung wurde in Frage gestellt (5, 106), weil sie fast nur bei Patienten mit humoralen Defekten vorkommt. Die Aktivität der 5'-Nu ist in B-Lymphozyten ca. 5mal so hoch wie in T-Lymphozyten, woraus geschlossen wurde, daß verminderte Enzymaktivität im Blut möglicherweise lediglich die geringe Anzahl von B-Lymphozyten widerspiegle.

Acrodermatitis enteropathica oder Zinkmangelsyndrom

Bei dieser oft familiären Erkrankung steht kaum zu beherrschender Durchfall im Vordergrund, der meist in den ersten Lebenswochen beginnt, oft beim Abstillen (10); zusätzliche kutane Symptome sind Dermatitis vor allem an den Akren, mukokutane Entzündungen und Haarausfall bis zur totalen Alopezie. Bei protrahiertem Verlauf kommt es zu CID wechselnden Schweregrades und zur Malnutrition. Iodoquin kann zu Remission führen (23). Verminderung des Serumzinkspiegels (74) und dramatische klinische Besserung nach Gabe von Zinksalzen erwiesen sich als ätiologisch wichtige Hinweise (25, 79). Zink ist ein unerläßlicher Co-Faktor für über 70 Enzyme, von denen einige wichtige Schritte im Nucleinsäuremetabolismus katalysieren (s. Tab. 7.6); die bei Dermatitis, Diarrhoe und IDS inaktiven Enzyme sind aber noch nicht identifiziert, und die Pathogenese ist dementsprechend noch nicht klar.

Biotinabhängige CID

In seltenen familiären Fällen von CID mit schwerer mukokutaner Candidiasis, die schon in den ersten Lebensmonaten beginnt, wurde eine dramatische Besserung nach Gabe von Biotin festgestellt (20). Während bei einer Familie kleine Mengen von Biotin genügten, waren in einem anderen Fall pharmakologische Dosen notwendig (15). Biotin ist als Co-Enzym verschiedener Karboxylasen bekannt (36, 99), die u. a. im Aminosäurenstoffwechsel wichtig sind (s. Tab. 7.6); das für normale Immunfunktionen entscheidende Enzym ist aber nicht bekannt.

CID bei Transcobalamin-2-Mangel

Der Transport von Vitamin B_{12} in die Körperzellen wird durch das Plasmaprotein Transcobalamin 2 (TC2) gesichert. Kongenitaler Defekt von TC2 führt neben perniziosiformer Anämie und anderen Systemstörungen auch zu Agammaglobulinämie, die mit pharmakologischen Dosen von Vitamin B_{12} behoben werden können (30).

SCID infolge Zellmembranstörung

In einigen Fällen von SCID konnte in vitro nachgewiesen werden, daß die nicht durch PHA stimulierbaren Lymphozyten sich nach Zusatz eines Calciumionophoren (A 23 187) normal verhalten. Man schließt daraus, daß ein Calciumtransportmechanismus in der Membran nicht funktionsfähig sei (63, 109). Leider ergeben sich daraus keine therapeutischen Konsequenzen.

CID bei Ataxia teleangiectatica

Die charakteristische Trias von mukokutanen Teleangiektasien, zerebellärer Ataxie und Infektanfälligkeit (102) tritt im Laufe der ersten Lebensjahre auf und verschlechtert sich bis zum Adoleszentenalter rapid. Chronische und rezidivierende Sinubronchitis kann schon im 2. oder 3. Lebensjahrzehnt zu Lungenfibrose und -insuffizienz führen. Die Resistenzverminderung beruht wohl teilweise auf dem bei 80% der Patienten vorhandenen humoralen IDS (Fehlen von IgA, IgG2 und IgG4) (81), teilweise aber auch auf einem zellulären ID (progressive Verminderung und wechselnde funktionelle Insuffizienz der T-Lymphozyten). Die extrem hohe Frequenz maligner Tumoren (bei 10 – 15% aller Patienten) erklärt man aus mangelnder DNS-Reparation und gehäuften Chromosomenaberrationen (2, 4, 49). Damit hängen vermutlich auch die schon bald nach der Pubertät auftretenden Anzeichen frühzeitiger Alterung bis zur Progerie zusammen.

CID bei Wiskott-Aldrich-Syndrom

Dieses geschlechtsgebundene vererbte Syndrom ist durch die Trias Thrombozytopenie, Atopie und Infektanfälligkeit charakterisiert (66, 102). Blutungen in die Haut und in Schleimhäute (Nasenbluten!) sowie in innere Organe stellen eine frühe Lebensbedrohung dar. Die Infektanfälligkeit kann sich ebenfalls schon im ersten Lebensjahr manifestieren, tritt aber oft erst im späteren Lebensalter in den Vordergrund und führt zum Tode im Kleinkindes- oder Schulalter. Die humoralen und zellulären Immunmechanismen sind unterschiedlich, oft nur wenig gestört. Neuerdings wurde ein Membrandefekt mit Fehlen eines Glykoproteins (gp 115) beschrieben (83); falls diese molekulare Anomalie bei anderen Patienten bestätigt wird, dürfte hier die Ätiologie des bisher noch rätselvollen Leidens zu suchen sein. Diese biochemische Anomalie könnte auch eine zuverlässige Erkennung der heterozygoten Konduktorinnen und eine pränatale Diagnose ermöglichen. Ein früher angegebener Test, der auf einem „metabolischen Streß" der Thrombozyten beruht (94), ist nicht zuverlässig reproduzierbar.

SCID nach intrauteriner Erkrankung

Mütterliche Einflüsse können mit der Entwicklung des Immunsystems des Fetus interferieren. Als Ursachen sind pränatale Infektionen und maternofetale Transfusionen identifiziert.

Das klinische Erscheinungsbild ist dementsprechend verschieden: nach pränataler Infektion, insbesondere mit Rubeolenvirus (32), steht das Gregg-Syndrom im Vordergrund (fetale Hypotrophie, Mißbildungen der Augen, des Herzens und des Gehirns), während die selten assoziierte Erkrankung des Immunsystems erst später erkannt wird.

Dagegen geht die Ansiedlung mütterlicher Lymphozyten im Kreislauf des Kindes nicht mit äußerlich sichtbaren Symptomen oder Mißbildungen einher. Die im Fetus proliferierenden mütterlichen Lymphozyten erzeugen eine Graft-versus-Host-Reaktion (GvHr) (29, 52, 102), welche das kindliche Immunsystem zerstört und an der weiteren Entwicklung hindert. Das klinische Erscheinungsbild ist durch Minderwuchs, schuppende Dermatitis, Enantheme verschiedener Lokalisation, wechselnde Diarrhoe und Splenomegalie mit schwerer Infektanfälligkeit charakterisiert. Beweisend ist jedoch nur der Nachweis mütterlicher Lymphozyten im Kreislauf und in den Organen des Kindes (weiblicher Karyotyp bei Knaben, Banding- und y-Fluoreszenzmuster). Diese GvHR kann auch mit hereditärem SCID kombiniert vorkommen.

Erworbene CID-Syndrome

Malnutrition

Unter den zahlreichen Ursachen, die sekundär zu CID führen können, stehen im Kindesalter Ernährungsstörungen quantitativ im Vordergrund: Unterernährung ist in Entwicklungsländern in der Kinderpopulation weit verbreitet; zu Immunmangel trägt Mangelernährung mit ungenügender Proteinzufuhr bei. Sehr häufig wird die Nahrungsresorption durch Parasitenbefall des Darmes, vor allem durch Giardia lamblia, zusätzlich beeinträchtigt. Bei einer kleinen Zahl der Kinder mit Malnutrition ($< 5\%$) tritt eine erworbene Inaktivität der ADA hinzu. Bei diesen Patienten ist die Prognose sehr schlecht, und therapeutische Anstrengungen sind meistens fruchtlos; lebensrettend können Bluttransfusionen wirken, da sie ADA zur Verfügung stellen (86, 110).

Andere Erkrankungen

- *Im Laufe maligner Erkrankungen des lymphatischen Systems* können sämtliche Immunreaktionen so schwer geschädigt werden, daß das Bild des CID auftritt. Im Kindesalter ist die akute lymphatische Leukämie am häufigsten; sie zeigt fast immer eine rasche Progression. Dabei wird vor allem das myeloische System verdrängt, und daraus resultiert die selten fehlende Neutropenie. Bei den chronisch verlaufenden lymphoproliferativen Erkrankungen, die vorwiegend im Erwachsenenalter beobachtet werden, tritt dagegen die Depression des lymphatischen Systems in den Vordergrund. Morbus Hodgkin geht mit ausgeprägter Insuffizienz des T-Zell-Systems einher (102).

- *Zytostatische Therapie* hat einen ähnlichen Effekt: akute Schädigung des myeloischen Systems mit Leukopenie und Neutropenie, seltener langfristig eine Beeinträchtigung sämtlicher immunologischen Funktionen (s. Kap. 18).

- Durch *Virusinfektionen* kann das lymphatische System passager oder bleibend geschädigt werden: nach Masern wird die Tuberkulinprobe für einige Monate negativ, und eine zur Ruhe gekommene Tuberkuloseerkrankung kann reaktiviert werden. Als Basis dieser klinischen Beobachtung findet man die T-Zellen in vitro gelähmt, d. h. sie können auch auf intensive Stimuli nicht reagieren. Eine analoge T-Zell-Parese kann auch nach anderen, „banalen", Viruserkrankungen oft monatelang persistieren.

Besonders eingreifend ist die Auswirkung des Epstein-Barr-Virus: Es löst im Makroorganismus sehr unterschiedliche Reaktionen aus; das Spektrum reicht von der inapperzepten Infektion mit rascher Elimination des Virus und intensiver Antikörperbildung („stille Feiung") über die Mononucleosis infectiosa mit kurzem oder langem Verlauf (oft im Adoleszentenalter) bis zur chronischen oder gar letalen Erkrankung bei Viruspersistenz infolge mangelhafter oder versagender Abwehr. Zentrales Ereignis ist die Virusinfektion der B-Lymphozyten, die dadurch zur Proliferation angeregt werden. Die dabei entstehenden körpereigenen aber doch veränderten Zellen werden durch T-Lymphozyten (Suppressor- oder Killerzellen) angegriffen und eliminiert, was in der Regel gelingt.

In seltenen Fällen proliferiert jedoch eine B-Zelle ungehemmt und bildet einen Klon. Als daraus resultierende klinische Korrelate sind beobachtet worden: Tumorbildung als Burkitt-Sarkom und als „lymphoproliferatives Syn-

Kombinierte Immundefizienzsyndrome

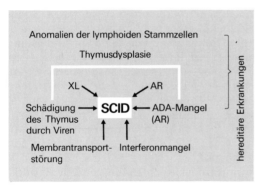

Abb. 7.4 Vielfältige Pathogenese der SCID-Syndrome. XL geschlechtsgebunden, AR autosomalrezessiv vererbt.

drom" sehr unterschiedlicher Malignität; akute lymphatische Leukämie; Hypergammaglobulinämie, z. T. mit monoklonalen Immunglobulinen hoher Konzentration; umgekehrt auch Agammaglobulinämie. Beim gleichen Patienten können in verschiedenen Krankheitsphasen mehrere oder alle Aspekte dieses Spektrums manifest werden. Eine besondere Form wurde als „Duncan-Syndrom" beschrieben: In der Sippe dieses Namens erkrankten und starben zahlreiche Knaben; die besondere Empfindlichkeit gegenüber Epstein-Barr-Virus ist hier also X-chromosomal vererbt (88).

– *Acquired immunodeficiency syndrome „AIDS".* Siehe ausführliche Beschreibung im Kap. 14.

Pathogenese der CID-Syndrome

Aus den vielfältigen Erscheinungsformen der CID-Syndrome und ihrer verschiedenartigen Pathogenese ergibt sich eine neue Sicht (Abb. 7.4): verschiedenartige Störungen resultieren in einer Dysregulation des komplizierten Gleichgewichts im normalen Immunsystem mit ähnlichem Endresultat. Die zentrale Rolle kommt den T-Lymphozyten zu, die überall regulierend (fördernd und hemmend) eingreifen. Das phänomenologische Endresultat ist einförmig und läßt die Ursache nicht mehr erkennen.

Literatur

1. Ackeret, C., H. J. Plüss, W. H. Hitzig: Hereditary severe combined immunodeficiency and adenosine desaminase deficiency. Pediat. Res. 10 (1976) 67 – 70
2. Ahmed, F. E., R. B. Setlow: Excision repair in ataxia teleangiectasia, Fanconi's anemia, Cockayne syndrome and Bloom's syndrome after treatment with ultraviolet radiation and N-acetoxy-2-acetylaminofluorene. Biochim. biophys. acta 521 (1978) 805 – 817
3. Ammann, A. J., W. Sutlift, E. Millinchick: Antibody-mediated immunodeficiency in short-limbed dwarfism. Pediatrics 84 (1974) 200 – 203
4. Arlett, C. F., A. R. Lehmann: Human disorders showing increased sensitivity to the induction of genetic damage. Ann. Res. Genet. 12 (1978) 59 – 115
5. Asherson, G. L., A. D. B. Webster: Diagnosis and Treatment of Immunodeficiency Diseases. Blackwell, Oxford 1980
6. Bach, J.-F., M.-A. Bach, D. Blanot, E. Bricas, J. Charreire, C. Dardenne, M. Fournier, J.-M. Pléau: Thymic serum factor (FTS). Bull. Inst. Pasteur 76 (1978) 325 – 398
7. Barandun, S., H. Büchler, A. Hässig: Das Antikörpermangelsyndrom (Agammaglobulinämie). Schweiz. med. Wschr. 86 (1956) 33
8. Bloom, B. R., J. R. David: In vitro methods in cell-mediated and tumor immunity. Acad. Press, New York 1976
9. Borzy, M. S., H. Schulte-Wissermann, E. Gilbert, S. D. Horowitz, J. Pellett, R. Hong: Thymic morphology in immunodeficiency diseases: results of thymic biopsies. Clin. Immun. Immunopath. 12 (1979) 31 – 51
10. Brandt, T.: Dermatitis in children with disturbances of the general condition and the absorption of food elements. Acta Derm-venereol. (Stockh.) 18 (1936) 513 – 546
11. Bruton, A. C.: Agammaglobulinemia. Pediatrics 9 (1952) 722
12. Cederbaum, S. D., I. Kaitila, D. L. Rimoin, E. R. Stiehm: The chondro-osseous dysplasia of adenosine desaminase deficiency with severe combined immunodeficiency. J. Pediatrics 89 (1976) 737 – 742
13. Cederbaum, S. D., G. Niwayama, E. R. Stiehm, R. C. Neerhout, A. J. Ammann, W. Berman: Combined immunodeficiency presenting as the Letterer-Siwe syndrome. J. Pediat. 85 (1974) 466 – 471
14. Chandra, R. K., S. Joglekar, Z. Antonio: Deficiency of humoral immunity and hypoparathyreoidism associated with the Hallerman-Streiff syndrome. J. Pediat. 93 (1978) 892 – 893
15. Charles, B. M., G. Hosking, A. Green, R. Pollitt, K. Bartlett, L. S. Taitz: Biotin-responsive alopecia and developmental regression. Lancet 1979/II, 118 – 120
16. Ciccimara, F., F. S. Rosen, E. Schneeberger, E. Merler: Failure of heavy chain glycosylation of IgG in some patients with common variable agammaglobulinemia. J. clin. Invest. 57 (1976) 1386 – 1399
17. Cooper, M. D., P. D. Burrows, A. R. Lawton: Molecular and cellular aspects of clonal diversification. In Gelfand, E. W., H.-M. Dosch: Biological Basis of Immunodeficiency. Raven, New York 1980 (p. 57 – 69)
18. Cooper, M., R. D. A. Peterson, R. A. Good: A new concept of the cellular basis of immunity. J. Pediat. 67 (1965) 907
19. Cottier, H.: Zur Histopathologie des Antikörpermangelsyndroms. Trans 6th Congr. Europ. Soc. Haemat. Copenhagen 1957. Karger, Basel 1958
20. Cowan, M. J., D. W. Wara, S. Packman, A. J. Ammann: Multiple biotindependent carboxylase deficiencies associated with defects in T-cell and B-cell immunity. Lancet 1979/II, 115 – 118

21 Desnick, R. J., H. L. Sharp, G. A. Grabowski, R. D. Brunning, P. G. Quie, J. H. Sung, R. J. Gorlin, J. U. Ikonne: Mannosidosis: clinical, morphologic, immunologic and biochemical studies. Pediat. Res. 10 (1976) 985 – 996

22 Di George, A. M.: Congenital absence of the thymus and its immunologic consequences: concurrence with congenital hypoparathyreoidism. Birth Defects 4 (1968) 116

23 Dillaha, C. J., A. L. Lorincz, O. R. Aavik: Acrodermatitis enteropathica. Review of the literature and report of a case successfully treated with Diodoquin. J. Amer. med. Ass. 152 (1953) 509 – 572

24 Durandy, A., C. Griscelli, Y. Dumez, J. F. Oury, R. Henrion, M. L. Briard, J. Frezal: Antenatal diagnosis of severe combined immunodeficiency from fetal cord blood. Lancet 1982/I, 852 – 853

25 Endre, L., Z. Katona, K. Gyurkovits: Zinc deficiency and cellular immune deficiency in acrodermatitis enteropathica. Lancet 1975/I, 1196

26 Evers, K. G., J. Krüger, R. Hägele: Extraneous HLA antigens in severe combined immunodeficiency disease (SCID). Survey of the Literature and Report of one new case. Eur. J. Pediat. 125 (1977) 39 – 43

27 Falk, J. A., E. Gelfand, I. M. Dosch, R. E. Falk: Expression of Ia antigens in severe combined immunodeficiency disease (SCID). Transpl. Proc. 11 (1979) 767 – 769

28 Fischer, A., A. Durandy, J. L. Virelizier, G. de Saint-Basile, A. Lagrue, E. Reinherz, S. Schlossmann: Severe combined immunodeficiency with quantitatively normal but abnormally differentiated T lymphocytes. J. Pediat. 99 (1981) 261 – 264

29 Fudenberg, H. H., D. P. Stites, J. L. Caldwell, J. V. Wells: Basic and Clinical Immunology, 3rd ed Lange, Los Altos (Calif.) 1980

30 Frater-Schröder, M.: Genetic patterns of Transcobalamin II and the relationships with congenital defects. Molecular and cellular biochemistry 56 (1983) 5 – 31

31 Freycon, F., M. Jeune, F. Larbre, D. Germain: La lymphocytophtisie essentielle: Aplasie lymphoplasmocytaire du nourrisson avec alymphocytose et hypogammaglobulinemie. Rev. franç et clin. biol. 6 (1961) 817

32 Garcia, A. G. P., F. Olinto, T. G. O. Fortes: Thymic hypoplasia due to congenital rubella. Arch. Dis. Childh. 49 (1974) 181 – 185

33 Gatti, R. A., N. Platt, H. H. Pomerance, R. Hong, L. O. Langer, H. E. M. Kay, R. A. Good: Hereditary lymphopenic agammaglobulinemia associated with a distinctive form of shortlimbed dwarfism and ectodermal dysplasia. J. Pediat. 75 (1969) 675 – 684

34 Geha, R. S.: Regulation of the immune response by idiotypic-anti-idiotypic interactions. New Engl. J. Med. 305 (1980) 25 – 28

35 George, D. L., U. Francke: Gene Dose Effect: Regional mapping of human nucleoside phosphorylase on chromosome 14. Science 194 (1976) 851 – 852

36 Ghneim, H. K., K. Bartlett: Mechanism of biotin-responsive combined carboxylase deficiency. Lancet 1982/I, 1187 – 1188

37 Giblett, E. R.: Immune cell function and recycling of purines. New Engl. J. Med. 295 (1976) 1375 – 1376

38 Giblett, E. R., A. J. Ammann, R. Sandman, D. W. Wara, L. K. Diamond: Nucleoside-Phosphorylase deficiency in a child with severely defective T-Cell immunity and normal B-Cell immunity. Lancet 1975/I, 1010 – 1013

39 Giblett, E. R., J. E. Anderson, F. Cohen, B. Pollara, H. J. Meuwissen: Adenosine-Desaminase deficiency in two patients with severly impaired cellular immunity. Lancet 1972/II, 1067 – 1069

40 Gitlin, D., J. M. Craig: The thymus and other lymphoid tissues in congenital agammaglobulinemia. 1. Thymic alymphoplasia and lymphocytic hypoplasia and their relation to infection. Pediatrics 32 (1963) 517

41 Glanzmann, E., P. Riniker: Essentielle Lymphocytophthise. Ein neues Krankheitsbild aus der Säuglingspathologie. Ann. Paediat. 175 (1950) 1

42 Good, R. A.: Agammaglobulinemia: An experimental study. Amer. J. Dis. Child. 88 (1954) 625

43 Good, R. A., A. E. Gabrielsen, R. D. A. Peterson, J. Finstad, M. D. Cooper: The development of the central and peripheral lymphoid tissue - ontogenetic and phylogenetic considerations. In Wolstenholme, G. E. W., R. Porter: Thymus. Experimental and Clinical Studies. A Ciba Symp. Churchill, London 1966 (pp. 181 – 213)

44 Good, R. A., R. D. A. Peterson, D. Y. Perey, J. Finstad, M. D. Cooper: The immunological deficiency disease of man: Consideration of some questions asked by these patients with an attempt at classification. In Bergsma, D., R. A. Good: Immunologic Deficiency Diseases in Man. Birth Defects 4 (1968) 1, 17

45 Gottlieb, M. S., R. Schroff, H. M. Schanker, J. D. Weisman, P. T. Fan, R. A. Wolf, A. Saxon: Pneumocystis carinii pneumonia and mucosal candidiasis in previously healthy homosexual men. New Engl. J. Med. 305 (1981) 1425 – 1431; 1465 – 1467

46 Griscelli, C., A. Durandy, D. Guy-Grand, F. Daguillard, C. Herzog, M. Prunieras: A syndrome associating partial albinism and immunodeficiency. Amer. J. Med. 65 (1978) 691 – 702

47 Griscelli, C., A. Durandy, J. L. Virelizier, J. J. Ballet, F. Daguillard: Selective defect of precursor T cells associated with apparently normal B lymphocytes in severe combined immunodeficiency disease. J. Pediat. 93 (1978) 404 – 411

48 Griscelli, C., A. Durandy, J. L. Virelizier, B. Grospierre, C. Bury, G. de Saint-Basile, P. Couillin, P. Niaudet, H. Bétuel, J. Hors, V. Lepage, J. Colombani: Impaired cell to cell interaction in partial combined immunodeficiency with defective synthesis and membrane expression of HLA antigens. In Bone Marrow Transpl. in Europe 1981/II, 194 – 200

49 Hecht, F., R. D. Koler, D. A. Rigas, G. S. Dahnke, M. Case, V. Tisdale: Leukaemia and lymphocytes in ataxia teleangiectasia. Lancet 1966/II, 1193

50 Hirschhorn, R., N. Beratis, F. S. Rosen, R. Parkman, R. Stern, S. Polmar: Adenosine-Desaminase deficiency in a child diagnosed prenatally. Lancet 1975/I, 73 – 75

51 Hitzig, W. H.: Syndromes and inborn errors of metabolic pathways leading to IDS. Birth Defects 19,3 (1983) 307 – 312

52 Hitzig, W. H., S. Barandun, H. Cottier: Die schweizerische Form der Agammaglobulinämie. Springer, Berlin. Ergeb. inn. Med. Kinderheilk. 27 (1968) 79 – 154

53 Hitzig, W. H., Z. Biro, H. Bosch, H. J. Huser: Agammaglobulinämie und Alymphozytose mit Schwund des lymphatischen Gewebes. Helv. paediat. Acta 13 (1958) 551

54 Hitzig, W. H., L. J. Dooren, J. M. Vossen: Severe combined immunodeficiency disease. Springer seminars in immunopathol. 1 (1978) 283 – 298

55 Hitzig, W. H., P. J. Grob: Therapeutic uses of transfer factor. Progr. clin. Immunol. 2 (1974) 69 – 100

56 Hitzig, W. H., R. Landolt, G. Müller, P. Bodmer: Heterogeneity of phenotypic expression in a family with swiss-type agammaglobulinemia: Observations on the acquisition of agammaglobulinemia. Pediat. 78 (1971) 968 – 980

57 Hitzig, W. H., H. Willi: Hereditäre lympho-plasmocytäre Dysgenesie (Alymphocytose mit Agammaglobulinämie). Schweiz. med. Wschr. 91 (1961) 1625

58 Hong, R., M. Santosham, H. Schulte-Wissermann, S. Horowitz, S. H. Hsu, J. A. Winkelstein: Reconstitution of B and T lymphocyte function in severe combined immunodeficiency disease after transplantation with thymic epithelium. Lancet 1976/II, 1270 – 1272

59 Hoyer, J. R., M. D. Cooper, A. E. Gabrielsen, R. A. Good: Lymphopenic forms of congenital immunologic deficiency: clinical and pathologic patterns. Birth Defects 4 (1968) 91

60 Janeway, Ch. A., L. Apt, D. Gitlin: Agammaglobulinemia. Trans. Ass. Amer. Phys. 66 (1953) 200

61 Joller, P. W., W. H. Hitzig: Transplantation von kultiviertem epithelialen Thymus bei schwerem kombiniertem Immundefekt. Schweiz. med. Wschr. 112 (1982) 1430 – 1432

62 Kaitila, I., K. R. Tanaka, D. L. Rimoin: Normal red cell adenosine desaminase activity in cartilage-hair hypoplasia. J. Pediat. 87 (1975) 153

63 Kersey, J. H., L. A. Fish, S. T. Cox, C. S. August: Severe combined immunodeficiency with response to calcium ionophore: a possible membrane defect. Clin. Immunol. Immunopath. 7 (1977) 62

64 Kohl, S., L. K. Pickering, E. Dupree: Child abuse presenting as immunodeficiency disease. J. Pediat. 93 (1978) 466 – 468

65 Kredich, N. M.: The methylation hypothesis of adenosine toxicity. Ciba Found. Symp. Excerpta Med. Amsterdam 68 (1979) 153

66 Krivit, W., R. A. Good: Aldrich's syndrome (Thrombocytopenia eczema and infection in infants). Amer. J. Dis. Child. 97 (1959) 137 – 153

67 Linch, D., P. Beverley, R. Levinsky, C. Rodeck: Prenatal diagnosis of severe combined immunodeficiency. Lancet 1982/I, 1130

68 Lisowska-Grospierre, B., A. Durandy, J. L. Virelizier, A. Fischer, C. Griscelli: Combined immunodeficiency with defective expression of HLA: modulation of an abnormal HLA synthesis and functional studies. Birth Defects 19 (1983) 79

69 Mackler, B. F., P. A. O'Neill: T-lymphocyte induction of non-T-cell-mediated nonspecific cytotoxicity. II. A clinical study of a severe combined immunodeficiency patient maintained in a gnotobiotic environment. Clin. Immunol. Immunopath. 12 (1979) 358 – 366

70 McKusick, V., R. A. Eldridge, J. A. Hostetler, U. Ruangwit, J. A. Egeland: Dwarfism in the Amish. II. Cartilage-Hair Hypoplasia. Bull. Johns Hopkins Hosp. 116 (1965) 285 – 326

71 Miller, M. E., K. Hummeier: Morphologic and functional observations on a case of thymic dysplasia („Swiss agammaglobulinemia"). J. Pediat. 70 (1967) 737

72 Mishell, B. B., S. M. Shiigi: Selected Methods in Cellular Immunology. Freeman, San Francisco 1980

73 Mollica, F., A. Messina, F. Stivala, L. Pavone: Immuno-deficiency in Schwartz-Jampel syndrome. Acta Paediat. scand. 68 (1979) 133 – 135

74 Moynahan, E. J.: Acrodermatitis enteropathica: a lethal inherited human zinc-deficient disorder. Lancet 1974/II: 399 – 440

75 Nelson, P., A. Santamaria, R. L. Olson, N. C. Nayak: Generalized lymphohistiocytic infiltration. A familial disease not previously described and different from Letterer'Siwe disease and Chediak-Higashi syndrome. Pediatrics 27 (1961) 931 – 950

76 Nézelof, C., M.-L. Jammet, P. Lortholary, B. Labrune, M. Lamy: L-hypoplasie héréditaire du thymus. Sa place et sa responsabilité dans une observation d'aplasie lymphocytaire, normoplasmocytaire et normoglobulinémique du nourrisson. Arch. franç. Pédiat. 21 (1964) 897

77 Nurmi, T., M. Uhari, S.-L. Linna, R. Herva, A. Tillikainen, K. Kouvalainen: Immunodeficiency associated with a deletion in the short arm of the X-chromosome. Clin. exp. Immunol. 45 (1981) 107 – 112

78 Ochs, U. H., S.-H. Chen, H. D. Ochs, W. R. A. Osborne, C. R. Scott: Deoxyribonucleoside toxicity on adenosine desaminase and purine nucleoside phosphorylase positive and negative cultured lymphoblastoid cells. In Pollara, Pickering, Meuwissen, Porter: Inborn Errors of Specific Immunity. Acad. Press, New York 1979 (pp. 191 – 207)

79 Oleske, J. M., M. L. Westphal, St. Shore, D. Gordon, J. D. Bogden, A. Nahmias: Zinc therapy of depressed cellular immunity in acrodermatitis enteropathica. Amer. J. Dis. Child. 133 (1979) 915 – 918

80 Omenn, G. S.: Familial reticuloendotheliosis with eosinophilia. New Engl. J. Med. 273 (1965) 427 – 432

81 Oxelius, V.-A., A. I. Berkel, L. A. Hanson: IgG$_2$- deficiency in ataxiatelangiectasia. New Engl. J. Med. 306 (1982) 515 – 517

82 Pahwa, R. N., S. G. Pahwa, R. A. Good: T-lymphocyte differentiation in severe combined immunodeficiency. Defects of the thymus. Clin. Immunol. Immunopath. 11 (1978) 437 – 444

83 Parkman, R., E. Remold-O'Donnell, D. M. Kenney, S. Perrine, F. S. Rosen: Surface protein abnormalities in lymphocytes and platelets from patients with Wiskott-Aldrich-Syndrome. Lancet 1981/II: 1387 – 1389

84 Pirquet, C.: Allergie. Münch. med. Wschr. 30 (1906) 1457

85 O'Reilly, R. J., N. Kapoor, D. Kirkpatrick, S. Cunningham-Rundes, M. S. Pollack, B. Dupont, M. Z. Hodes, R. A. Good, Y. Reisner: Transplantation for severe combined immunodeficiency using histoin-compatible parental marrow fractionated by soybean agglutinin and sheep red blood cells: Experience in six consecutive cases. Transplant Proc. 15 (1983) 1431 – 1435

86 Polmar, St. H.: Red cell therapy: its clinical and immunological efficacy in ADA deficiency. In Pollara, Pickering, Meuwissen, Porter: Inborn Errors of Specific immunity. Acad. Press, New York 1979 (pp. 343 – 351)

87 Polmar, S. H., R. C. Stern, A. L. Schwartz, E. M. Wetzler, P. A. Chase, R. Hirschhorn: Enzyme replacement therapy for adenosine deaminase deficiency and severe combined immunodeficiency. New Engl. J. Med. 295 (1976) 1337 – 1343

88 Purtilo, D. T., D. De Florio, L. M. Hutt, J. Bhawan, J. P. S. Yang, R. Otto, W. Edwards: Variable phenotypic expression of an X-linked recessive lymphoproliferative syndrome. New Engl. J. Med. 297 (1977) 1077 – 1080

89 Ranki, A., J. Perheentupa, L. C. Andersson, P. Hayri: In vitro T- and B-cell reactivity in cartilage hair hypoplasia. Clin. exp. Immunol. 32 (1978) 352 – 360

90 Rich, K. C., E. Mejias, I. H. Fox: Purine nucleoside phosphorylase deficiency: improved metabolic and immunologic function with erythrocyte transfusions. New Engl. J. Med. 303 (1980) 973 – 977

91 Riker, J. B., C. D. Brandt, R. Chandra, J. O. Arrobio, J. H. Nakano: Vaccine-associated poliomyelitis in a child with thymic abnormality. Pediatrics 48 (1971) 923

92 Schoeck, V. W., R. D. A. Peterson, R. A. Good: Familial occurence of Letterer-Siwe disease. Pediatrics 32 (1963) 1055 – 1063

93 Schuurman, R. K. B., E. W. Gelfand, J. L. Touraine, J. J. van Rood: Lymphocyte-membrane abnormalities associated with primary immunodeficiency disease. INSERM Symp. 16. Seligmann, M., W. Hitzig (1980) 87
94 Shapiro, R. S., G. S. Perry III, W. Krivit, J. J. Gerrard, J. G. White, J. H. Kersey: Wiskott-Aldrich syndrome: Detection of carrier state by metabolic stress of platelets. Lancet 1978/I, 121 – 123
95 Shokeir, M. H. K.: Short stature, absent thumbs, flat facies, anosmia and combined immune deficiency (CID). Birth Defects. OAS 14 (1978) 103 – 116
96 Siccardi, A. G., E. Bianchi, A. Calligari, A. Clivio, A. Fortunato, U. Magrini, F. Sacchi: A new familial defect in neutrophil bactericidal activity. Helv. paediat. Acta 33 (1978) 401 – 412
97 Siegenbeek van Heukelom, L. H., J. W. N. Akkerman, G. E. J. Staal, C. H. M. M. De Bruyn, J. W. Stoop, B. J. M. Zegers, P. K. De Bree, S. K. Wadman: A patient with purine nucleoside phosphorylase deficiency: enzymological and metabolic aspects. Clin. chim. Acta 74 (1977) 271 – 279
98 Stoop, J. W., B. J. M. Zegers, G. F. M. Hendrickx, L. H. S. van Heukelom, G. E. J. Staal, P. K. De Bree, S. K. Wadman, R. E. Ballieux: Purine nucleoside phosphorylase deficiency associated with selective cellular immunodeficiency. New Engl. J. Med. 296 (1977) 651 – 655
99 Thoene, J., H. Baker, M. Yoshino, L. Sweetman: Biotin-responsive carboxylase deficiency associated with subnormal plasma and urinary biotin. New Engl. J. Med. 304 (1981) 817 – 820
100 Tischfeld, J. A., R. P. Creagan, E. A. Nichols, F. Ruddle: Assignment of a gene for adenosine-desaminase to human chromosome 20. Human Heredity 24 (1974) 1 – 11
101 Tobler, R., H. Cottier: Familiäre Lymphopenie mit Agammaglobulinämie und schwerer Moniliasis. Die „essentielle Lymphocytophthise" als besondere Form der frühkindlichen Agammaglobulinämie. Helv. paediat. Acta 13 (1958) 313
102 Torrigiani, C.: Classification of immunodeficiency syndromes. WHO technical report series 630 (1978)
103 Touraine, J.-L.: The bare lymphocyte syndrome, a combined immunodeficiency associated with the lack of expression of HLA antigens and beta$_2$ microglobulin on lymphocytes. In: Bone Marrow Transplantation in Europe. Vol. II. Excerpta med. Amsterdam 1981 (pp. 190 – 193)
104 Virelizier, J.-L., M. Hamet, J.-J. Ballet, P. Reinert, C. Griscelli: Impaired defense against vaccinia in a child with T-lymphocyte deficiency associated with inosine phosphorylase defect. J. Pediat. 92 (1978) 358 – 362
105 Waldmann, T. A., K. R. McIntire: Serum-alpha-fetoprotein levels in patients with ataxia-teleangiectasia. Lancet 1972/II, 1112 – 1115
106 Webster, A. D. B., M. Rowe, S. M. Johnson, G. L. Asherson, A. Harkness: Ecto 5'-nucleotidase deficiency in primary hypogammaglobulinaemia. In: Enzyme Defects and Immune Dysfunction. Ciba Found. Symp. 68. Excerpta med. Amsterdam 1979 (pp. 135 – 151)
107 Wilson, W. G., A. S. Aylsworth, J. D. Folds, J. K. Whisnant: Cartilage-Hair hypoplasia (Metaphyseal chondrodysplasia type McKusick) with combined immune deficiency: variable expression and development of immunologic functions in sibs. Birth Defects. OAS 14 (1978) 117 – 129
108 Wolf, B., L. E. Rosenberg: Stimulation of Propionyl CoA and beta-methylcrotonyl CoA carboxylase activities in human leukocytes and cultured fibroblasts by biotin. Pediat. Res. 13 (1979) 1275 – 1279
109 Yount, W. J., D. Utsinger, J. Whisnant, J. D. Folds: Lymphocyte subpopulations in X-linked severe combined immunodeficiency (SCID). Evidence against stem cell defect. Transformation response to calcium ionophore A23 187. Amer. J. Med. 65 (1978) 847 – 854
110 Chandra, R.: Primary and Secondary Immunity Disorders. Churchill-Livingstone, London, Edinburh 1983
111 Gottlieb, M. S.: The acquired immunodeficiency syndrome UCLA conference. Ann. intern. Med. 99 (1983) 208 – 220

Kapitel 8
Aplasie und Hypoplasie des Thymus (DiGeorge-Syndrom)

A. Lagrue und C. Griscelli

Als DiGeorge-Syndrom wird ein besonderes Immundefektsyndrom abgegrenzt, das durch Hypokalzämie und Tetanie, Fehlbildungen des Herzens und der großen Gefäße, eine charakteristische Gesichtsdysmorphie und erhöhte Infektanfälligkeit charakterisiert ist. Es resultiert aus einer Embryopathie mit Störung der Entwicklung des 3. und 4. Kiemenbogens, aus denen sich normalerweise Thymus, Nebenschilddrüsen und Anteile des Aortenbogens entwickeln. Die zellulären Immunmechanismen sind völlig oder teilweise defekt, während die humoralen Reaktionen weitgehend intakt sind.

Historischer Rückblick

Der erste derartige Fall wurde 1829 beschrieben: Bei diesem mit 8 Tagen an Krämpfen verstorbenen Kind konnte bei der Autopsie kein Thymus gefunden werden. Ähnliche Fälle finden sich vereinzelt in der pathologisch-anatomischen Literatur. Indessen erfaßt erst Angelo DiGeorge (13) im Jahre 1965 bei 4 Kindern mit rezidivierenden Infekten das ganze Spektrum mit hypokalzämischen Krämpfen und Hypoparathyreoidismus, und er erkennt als erster die Bedeutung der Thymusagenesie. Eines dieser Kinder wird auch immunologisch untersucht; es zeigt ein schweres zelluläres IDS und mäßige Antikörperbildung bei quantitativ normalen Immunglobulinen. Ergänzende Beobachtungen von Tiatz (36) und Kretschmer (21) heben als weitere Merkmale die erwähnten Dysmorphien und die selten fehlenden Herzgefäßmißbildungen hervor. Erste Versuche einer Ersatztherapie für den fehlenden Thymus bestehen seit 1968 in der Implantation von frischem fetalem Thymusgewebe (2, 11) und von Thymusstückchen in Milliporekammern im Bestreben einer Verminderung des GvH-Risikos (32). Im Jahre 1972 wird von Steele u. Mitarb. (32) erstmals familiäres Vorkommen mitgeteilt. Später wird das Spektrum mit Beobachtungen partieller Formen erweitert, die nur geringe immunologische Ausfälle aufweisen (25, 27) und bei denen genaue autoptische Untersuchungen doch hypoplastisches oder ektopisches Thymusgewebe erkennen lassen.

Pathophysiologie

Embryologie

Das DiGeorge-Syndrom ist die Folge einer embryonalen Entwicklungsstörung der Kiemenbögen: aus einer Ausstülpung im Boden des 3. und 4. Bogens entwickelt sich normalerweise in der 6. – 8. Gestationswoche die Thymusanlage. In den folgenden Wochen deszendiert diese in das vordere Mediastinum. Noch in der 10. Woche besteht sie lediglich aus einer Epitheltasche ganz ohne Differenzierung in Rinde und Mark; diese wird erst in der 12. Woche deutlich, zugleich mit der Unterteilung in Läppchen und dem Beginn der Ausbildung von Hassalschen Körperchen.
Die weiteren zum Syndrom gehörenden Elemente stammen nicht nur aus dem 3. und 4. Kiemenbogen wie die Nebenschilddrüse, sondern zudem auch aus dem 1. und 2. Bogen (Lippen, Ohren) und dem 6. Bogen (Pulmonalarterien). Die zum DiGeorge-Syndrom führende Embryopathie ist Folge einer Störung, die zwischen der 6. und 10. embryonalen Woche wirksam ist und dementsprechend alle Organe betrifft, die sich während dieser Periode entwickeln; sie braucht nicht auf den 3. und 4. Kiemenbogen beschränkt zu bleiben.
Die Ätiologie ist unbekannt; bisher konnte kein Toxin und keine Infektion für die Störung

verantwortlich gemacht werden. Das Alter der Mütter ist bei den betroffenen Patienten gleich wie das in der gesamten Bevölkerung.
Die Kinder zeigen keine Zeichen der Frühgeburtlichkeit oder der Dysmaturität. In einer Beobachtungsserie (11) wird hervorgehoben, daß eine bedeutende Anzahl von Konzeptionen in der Zeit zwischen November und Mai stattgefunden habe, was an eine virale Ursache denken lassen könnte.

Anatomische Befunde

Die Thymusanomalie ist wechselnd; sie reicht von einer mäßigen Hypoplasie mit erhaltener Architektur über eine schwere Hypoplasie mit Ektopie bis zur völligen Aplasie, bei der auch in systematischen Serienschnitten der ganzen Hals- und oberen Thoraxregion keine Spur von Thymusgewebe auffindbar ist.
Dagegen ist die Beziehung zwischen dem Schweregrad der Hypoplasie und dem Ausmaß des Immundefektes nicht offensichtlich. Einerseits werden Patienten beschrieben, bei denen die Immunfunktionen normal sind, während im Laufe von herzchirurgischen Eingriffen keinerlei orthotopes Thymusgewebe gefunden werden konnte, während andererseits bei Patienten mit schweren Immundefekten mehr oder weniger beträchtliche Thymusanteile gefunden wurden. Zudem kommen sowohl Spontanheilungen (33) als auch sekundäre Verschlechterungen vor (persönliche Beobachtung). Bei den letzteren ist die Einwirkung von Infektionen, vor allem viralen, und von Unterernährung zu erwägen.

Immunologische Befunde

Der Immundefekt ist im wesentlichen die Folge fehlender Sekretion der Thymushormone, wie man aus folgenden Beobachtungen nach Transplantationen schließt.
- Die Rekonstitution erfolgt sehr schnell, oft sind erste Zeichen einer Besserung schon 6 Stunden nach dem Eingriff zu beobachten.
- Chimärismus ist auf Grund der Karyotypebestimmung mit Geschlechtschromosomenmarkern ausgeschlossen.
- Die Zeichen einer GvH-Reaktion fehlen.
- Immunologische Rekonstitution gelingt auch nach Transplantation von fetalem Thymusgewebe in Milliporekammern (32).

Auch verschiedene Erfahrungen bei der Gabe von Thymusextrakten in vivo oder in vitro bestätigen dieses Konzept: WARA (40) und BARRET (6) finden eine Zunahme der T-Lymphozyten im Blut nach Inkubation in vitro mit Thymosin (Fraktion V von Goldstein), die mit dem Erfolg dieser Behandlung in vivo übereinstimmt. TOURAINE (34) kann in Knochenmarkszellen mit dem gleichen Thymosinpräparat neue Marker nachweisen. Diese Befunde deuten darauf hin, daß bei diesen Kindern eine Population von präthymischen Lymphozyten existiert, die sich unter der Wirkung des Thymosins zu reifen T-Zellen differenzieren; diese Ausreifung wird allerdings nicht regelmäßig beobachtet, oder sie erfolgt dissoziiert, indem die T-Zellen zwar proliferieren können, aber an Zahl nicht zunehmen (6).
Der Immundefekt ist von einem Patienten zum anderen und im zeitlichen Ablauf variabel, wofür verschiedene Erklärungen versucht wurden:
- Die Schädigung des Thymus während der Embryogenese könnte unterschiedlich schwer sein.
- Durch transplazentaren Übergang von mütterlichem Thymosin könnte eine partielle Rekonstitution stattfinden.
- Die lymphoiden Zellen könnten in den ektopischen Thymusrelikten oder unter dem Einfluß von gewissen Substanzen, wie Endotoxin, zyklischem AMP und anderem verschieden wirksam „nacherzogen" werden.

Klinische Befunde

Das typische klinische Bild vereinigt Dysmorphien, Herzgefäßmißbildungen, Hypokalzämie mit ihren Auswirkungen und in späterem Alter erhöhte Infektanfälligkeit.

Dysmorphien

Neben antimongoloider Augenstellung und Hypertelorismus fallen schlecht modellierte und tief angesetzte Ohren, Mikro- und Retrognathie, Verkürzung des Philtrum der Oberlippe und bombierte Stirne auf. Diese Zeichen sind inkonstant und bei einem Drittel der Fälle auf die Mikrognathie und die Anomalien der Ohren beschränkt.
- *Assoziierte Mißbildungen* sind häufig (Tab.

8.1); sie betreffen den Magen-Darm-Kanal mit Ösophagusatresie und Zwerchfellanomalien (12), die Niere mit Hydronephrose bei 13% der Fälle sowie orthopädische Anomalien.

Tabelle 8.1 DiGeorge-Syndrom: Bei 98 Patienten beobachtete Mißbildungen (ohne Herz-Gefäß-Anomalien)

Extremitäten	
Finger/Füße	10
Magen-Darm-Kanal	
Nabelanomalien	4
Ösophagusatresie	4
Meckelsches Divertikel	2
Zwerchfellanomalien	6
Malrotation des Bauchsitus	2
Analatresie	1
Magendivertikel	1
Leistenhernie	1
Jejunumdiaphragma	1
Nieren und Harnwege	
Hydronephrose, Zyste	12
Agenesie der Blase	1
Mikropenis	1
Gesicht, Kopf	
Dysmorphie	52
Ohrmuschelanomalien	12
Spalte in Gaumen oder Uvula	19
Zentralnervensystem	
Mikrozephalie	3
Arhinenzephalie	3
Lissenzephalie	1
Hirnatrophie	3
Psychomotorischer Entwicklungsrückstand	14
Sprachentwicklungsrückstand	2
Totale oder partielle Fazialisparese	3
Augen	
Katarakt, Kolobom, Mikrophthalmie	6
Lunge	
Anomalie der Lappung, Sequestration	3

Tabelle 8.2 Bei DiGeorge-Syndrom beobachtete kardiovaskuläre Fehlbildungen

- Rechtsdeszendierende Aorta oder Aortenschlinge: 26%
- Anomalie der Arteria subclavia mit retroösophagealem Verlauf: 24%
- Truncus arteriosus communis: 20%
- Unterbrechung des Aortenverlaufs: 17%
- Fallotsche Tetralogie: 13%
- Pulmonalstenose: 9,5%
- Persistierender Ductus Botalli: 8,5%

– *Zentralnervensystem:* Mikrozephalie, Arhinenzephalie, Anomalien der Gyrusbildung, Hirnatrophie, die anatomisch oder neuroradiologisch festgestellt werden, sind in Bezug auf die Pathogenese von großem Interesse. Geistiger Entwicklungsrückstand wurde bei 14 von 20 Kindern, die mehrere Monate überlebten, beobachtet (9, 11, 14, 21).
– *Weitere Fehlbildungen:* Kiefer- und Gaumenspalte (16% der Fälle); Gehirnnervenlähmungen, vor allem des N. facialis und des N. glossopharyngicus, wobei oft eine nasale Stimme hervorgehoben wird; Augenbefall mit Katarakt, Kolobom, Mikrophthalmie (11, 35). Im Röntgenbild des Thorax wird das Fehlen eines Thymusschattens nur in einem Drittel der Fälle erwähnt; dies erklärt sich wahrscheinlich aus den daneben bestehenden Mißbildungen der großen Gefäße, die den radiologischen Aspekt anderweitig beeinflussen.

Herzbeteiligung

Sie bestimmt in der Regel die Prognose quoad vitam.
Anomalien des Aortenbogens (Tab. 8.2), wie Truncus arteriosus communis, Koarktatio, Arcus aortae dexter findet man bei 30 – 50% der Patienten (12), während andere Mißbildungen seltener beobachtet werden, z. B. isolierter Ventrikelseptumdefekt, Anomalien der Lungenvenen, Canalis atroventricularis, Vorhofseptumdefekt, Anomalien des Abgangs der Koronararterien. Bei 12% der Fälle fehlen kardiovaskuläre Anomalien.

Hypoparathyreoidismus

Hypoparathyreoidismus ist ein wesentliches Element des Syndroms, das bei einem Drittel der befallenen Kinder zur ersten Hospitalisation veranlaßt.
– *Klinik.* Reizbarkeit, Tremor, Krampfbereitschaft bis zu Konvulsionen sind bei 47% der Fälle schon in den ersten Lebenstagen erwähnt. Für einige Todesfälle wird Hypokalzämie vermutet, durch die während Katheterisierung des Herzens Rhythmusstörungen ausgelöst worden sein sollen. Dagegen ist eine Beziehung zum psychomotorischen Entwicklungsrückstand weniger augenfällig, da hypokalzämische Krämpfe nach heutiger Meinung nicht zu Hirnschädigungen führen sollen.

- *Laboratoriumsbefunde.* Eindeutige Hypokalzämie bei 94% mit Erhöhung der Phosphatämie bei 80%. Bei einigen Patienten wurde das Parathormon gemessen (6, 7, 9, 12, 33, 34, 35) und 6mal unterhalb der Nachweisgrenze, 4mal sehr niedrig und 5mal im Normalbereich gefunden.
- *Autopsiebefunde.* Die Nebenschilddrüsen können vollständig fehlen (30 Fälle), ektopisch nachweisbar (6 Fälle) oder in verminderter Anzahl vorhanden sein (4 Fälle).
- *Behandlung.* Notfallmäßig gibt man Calcium und Vitamin D oder dessen Derivate (25-Hydroxy-D-3 oder 1,25-Dihydroxyd-D3) sowie zusätzlich in akuten lebensbedrohlichen Situationen Parathormon, das langfristig aber schwer zu dosieren ist und nur gelegentlich notwendig zu sein scheint. Die Dauer der Behandlung variiert von wenigen Tagen bis zu mehreren Jahren. Verschiedene Autoren (1, 2, 21) berichten über spontane Besserung der Stoffwechselstörung im Alter von 12 bis 24 Monaten. Auf jeden Fall muß die Behandlung sorgfältig überwacht werden, um die Nephrokalzinose, die bei Urincalciumwerten von ≥ 4 mg/kg/die droht, zu vermeiden.

Infektanfälligkeit

Diese bildet gewöhnlich ein Spätsymptom, d. h. sie wird erst nach glücklichem Überstehen der Perinatalperiode von Bedeutung. Als Infekterreger werden Bakterien, Pilze, Parasiten und Viren beobachtet. Insbesondere ist hervorzuheben:
- Sepsis mit gramnegativen Erregern ist häufig (Proteus, Klebsiella, Pyocyaneus, Serratia). Intravenöse Verweilkatheter (z. B. zur parenteralen Zufuhr von Calcium) begünstigen diese Infektionen.
- Soorbefall der Haut und der Schleimhäute des Magen-Darm-Kanals ist ein fast konstantes Zeichen. Oft wird die Bedeutung einer chronischen Diarrhoe, die zu somatischem Entwicklungsrückstand führt, hervorgehoben (1, 7, 9, 11, 12, 13, 21, 23, 27, 39).
- Interstitielle Pneumonie durch Pneumocystis carinii (7, 13, 32) stellt ein hohes Risiko dar, welches die prophylaktische Gabe von Bactrim rechtfertigt. Auch Viruserkrankungen sind gehäuft, besonders die Zytomegalie, die gelegentlich durch Transfusionen übertragen wurde (4, 8, 12).

Obschon Infektionen häufig vorkommen, bilden sie nur bei etwa 15% der Fälle die unmittelbare Todesursache.

Immundefekt

Laborbefunde

im allgemeinen sehr variabel.

Lymphozytenzahl. Die absolute Zahl der zirkulierenden Lymphozyten ist in der Regel normal; Lymphopenie ($< 1,5$ G/l), wie sie bei 18 Fällen nachgewiesen wurde, ist als Anzeichen einer schweren Erkrankung zu werten. Die T-Lymphozyten (gewöhnlich als E-Rosetten ausgezählt, gelegentlich mit Anti-T-Antiserum) (34, 35) sind, mit seltenen Ausnahmen, immer stark vermindert (10, 39). Die Zugabe von Thymushormon in vitro führt in der Regel zu einer signifikanten Vermehrung (1, 7, 40 sowie eigene Beobachtungen). Bei Bestimmung der Subpopulationen mit monoklonalen Antikörpern findet man die OKT3-Zellen vermindert und Zellen mit doppelten Markern (OKT4+8 oder sogar +6) vermehrt (31).

Die zellulären Funktionen sind verschiedenartig gestört: Hautreaktion vom verzögerten Typ bei 2/3 der Fälle negativ gegen Mitogene wie PHA oder spezifische Antigene wie Candidin. Lymphozytenproliferation in vitro gegen Mitogene vermindert bei 17 Fällen oder sogar Null bei 7 Fällen, jedoch normal bei 23 Fällen; in der Mischkultur gegen allogeneische Zellen bei etwa der Hälfte der untersuchten Fälle vermindert (7, 17, 34, 39, 40).

Humorale Immunreaktionen

- *B-Lymphozyten* (Ig-Marker in der Immunfluoreszenz) meist absolut vermehrt (13 Fälle) ohne plausible Erklärung (16).
- *Immunglobuline.* Quantitativ bestimmt meist normal (11 Fälle), gelegentlich allgemein vermindert (2 Fälle) (7, 17); IgA 3mal isoliert vermindert (13 und eigene Beobachtung), IgM einmal vermindert (40), IgG 3mal vermehrt (9, 11, 28), IgM 13mal vermehrt (13, 38) sowie IgE häufig vermehrt (7, 17). Diese Veränderungen scheinen mit steigendem Alter zunehmende Tendenz zu haben.
- *Antikörperfunktionen* sind anscheinend normal, allerdings wurden nur wenige Kinder genau untersucht: bei ihnen fand man in 5 Fäl-

len keine Antikörper (13, 17, 33, 34 und eine eigene Beobachtung), in einem Fall dissoziierte Titer (32) und bei 14 Fällen normale Befunde (9, 11, 25, 27, 28, 34 sowie eine eigene Beobachtung).

Familiäres DiGeorge-Syndrom

Neben der überwiegenden Mehrzahl sporadischer Fälle wurde selten auch über familiäres DiGeorge-Syndrom berichtet. STEELE (32) beschreibt ein in typischer Weise befallenes Mädchen, bei dem eine Transplantation versucht wurde, und seinen 5 Jahre vorher mit ähnlichen Symptomen verstorbenen Halbbruder; bei beiden Kindern wurde die Diagnose durch Autopsie bestätigt. Die Mutter hatte im Alter von 24 Jahren hypokalzämische Krämpfe und wies eine Lymphopenie und einen zellulären Immundefekt auf.

Unter unseren eigenen 20 Fällen beobachteten wir 2 analoge Familien: ein Bruder-Schwester-Paar mit Krämpfen in der Neugeborenenperiode und fehlendem Thymusschatten im Thoraxröntgenbild sowie 2 Schwestern mit sicherem DiGeorge-Syndrom. Die Mutter der letzteren Kinder hatte eine Gaumenspalte und eine Mikro- und Retrognathie. Ferner beobachtete RAATIKA (29) 3 Fälle in einer Familie: die ersten beiden starben an einem Truncus arteriosus communis, und bei ihnen wurde die Diagnose des fehlenden Thymus autoptisch gesichert; das 3. Kind lebt, nachdem im Alter von einem Jahr ein Truncus arteriosus communis korrigiert werden konnte; während dieser Operation wurde ein hypoplastischer Thymus nachgewiesen. KELLEY (20) berichtet über 2 befallene Kinder in der gleichen Familie. Ihre Mutter, die angeblich intellektuell behindert war, zeigte eine Verminderung der T-Zellen. Ferner fand DE LA CHAPELLE (22) bei 4 Kindern einer Sippe (3 Geschwister und ihr Onkel väterlicherseits) ein DiGeorge-Syndrom und eine Chromosomenanomalie. Schließlich sind Fehlbildungen anderer Art bei Familienangehörigen zu erwähnen. Sie betreffen das Herz (20, 27) oder das Gehirn mit Anenzephalie (21) sowie Laparoschisis (persönliche Beobachtung) oder multiple Mißbildungen (27).

Zytogenetische Untersuchungen

Die Zielsetzung der bisher durchgeführten zytogenetischen Untersuchungen war einerseits die Suche nach Zeichen einer GvHR in Folge fetomaternaller Transfusionen, andererseits die Abklärung auf chromosomale Aberrationen.

Anzeichen von GvHR. DIGEORGE fand bei einem seiner ersten Patienten ein Mosaik von XY- und XX-Zellen, aber keine klinischen Zeichen einer GvHR (13). CONLEY (12) diagnostizierte bei seinem 4. Fall eine GvHR mit Exanthemen, Adenopathie, histiozytärer Infiltration der Lymphknoten und der Milz sowie Hämophagozytose. Ähnlich vermuteten BARRET (6) und AMMAN (3) eine GvHR mit Ausschlag, Eosinophilie, Hepatosplenomegalie, jedoch fehlt in allen diesen Fällen die Bestätigung durch Karyotypen- oder HLA-Marker-Bestimmung. Wegen dieser Möglichkeit (Vorkommen eines schweren DiGeorge-Syndroms) darf man die üblichen Vorsichtsmaßnahmen bei der Transfusion von Blut und Blutprodukten und bei der Transplantation von fetalem Thymus nicht außer acht lassen.

Auf der anderen Seite wurden Karyotypenbestimmungen unabhängig vom Problem der GvHR bei mehreren Patienten durchgeführt. Normale Befunde wurden bei 18 von 28 untersuchten Fällen erhoben, davon 8 eigenen (7, 11, 12, 14, 17, 21, 23, 34, 35, 39). Bei den übrigen 10 Fällen war das Ergebnis dagegen nicht normal. In unserer Serie konnten wir folgende Anomalien feststellen: identische Deletion des kurzen Arms von Chromosom 13 (46 XX, 13 p-) bei einem Patienten und bei seiner Mutter sowie eine Robertsonsche Translokation zwischen den Chromosomen 13 und 14 bei einem anderen Fall, dessen normal aussehende Mutter und ein weiteres Familienmitglied die gleichen Chromosomenstörungen aufwiesen. KELLEY (20) beschrieb 4 nicht verwandte Patienten mit Deletion des Chromosoms 22, dessen langer Arm in jedem Fall auf ein anderes Autosom disloziert war (2, 21, 33, 39). DE LA CHAPELLE (22) berichtete bei 4 verwandten Kindern über die gleiche Verdoppelung des Chromosoms 20 (pter → q 11) mit Deletion des Chromosoms 22, und er nahm an, daß die Anomalie dieser Patienten auf einer Deletion des Gensegments beruhe, das auf dem 22 q 11 oder nahe dabei liegt. Schließlich wurde Thymusaplasie beschrieben bei Trisomie 18 (24), in einem Fall von Monosomie 22 (30) und bei einer partiellen Trisomie 8 (37). Dabei handelt es sich aber nur um eine von zahlreichen Fehlbildungen, die im gesamten nicht wie das DiGeorge-Syndrom aussehen und deswegen nicht dazu gezählt werden dürfen.

Krankheitsverlauf

- *Frühphase.* Zu Beginn steht die Bedeutung der Kardiopathie im Vordergrund. Von 123 Fällen in der Literatur sind 94 Patienten früh an vorwiegend kardialen Ursachen verstorben. Demgegenüber sind Infektionen viel seltener (14 Fälle), wobei allerdings viele an Herzinsuffizienz verstorbene Patienten auch Infektzeichen aufwiesen. Ösophagusmißbildungen mit Schluckstörungen führten in 4 Fällen zu tödlichen Pneumopathien (15, 19, 32, 39).
- *Hypokalzämie.* Die damit verbundenen Folgen, wie Laryngospasmus oder Herzstillstand, sind nur in 2 Fällen mit Sicherheit für den tödlichen Ausgang verantwortlich (13, 21); eine Mitbeteiligung dieses Faktors muß aber bei Zwischenfällen im Laufe der Herzkatheterisierung in Betracht gezogen werden.
- *Verschiedene Ursachen.* Unter den weiteren Todesfällen ist ein Fall von zerebralem Gliom bemerkenswert, weil es sich hier um das erste beim DiGeorge-Syndrom beobachtete Malignom handelt (4).
- *Spätphase.* Bei den Kindern, welche die Neonatalperiode überleben und entweder keine schwere Kardiopathie aufweisen oder operativ geheilt oder gebessert werden konnten, scheint die Prognose gut, mit einem gewissen Vorbehalt bezüglich Immundefekt, der später gelegentlich eine spezifische Behandlung nötig macht. In der Regel entwickeln sich die immunologischen Befunde jedoch günstig im Sinne einer spontanen Normalisierung der zellulären Reaktionen. Gelegentlich wurde eine polyklonale Hypergammaglobulinämie (persönliche Beobachtung) und Autoimmunphänomene (31) beobachtet.
- *Psychomotorischer Entwicklungsrückstand.* Bei überlebenden Kindern (9, 11, 13 und 5 eigene Fälle) und bei (nach genügend langer Beobachtungszeit) verstorbenen Patienten macht sich ein Rückstand in der psychomotorischen Entwicklung bemerkbar (20, 28, 39). Ätiologisch sind dabei Mißbildungen oder Atrophie des Gehirns zu erwägen, die neuerdings computertomographisch nachgewiesen wurden. Neben diesen somatischen Befunden treten die früher vermuteten Folgen hypokalzämischer Krämpfe, deren Prognose gewöhnlich gut ist, oder der angeschuldigte psychische Hospitalismus in den Hintergrund.

Diagnose

- *Vollbild.* Die Diagnose ist oft leicht zu stellen, wenn die beiden Hauptsymptome Kardiopathie und Hypokalzämie vorhanden sind. Sie ist schwieriger bei Vorliegen eines einzigen Zeichens, jedoch muß man im Hinblick auf die Inzidenz (in 0,7% der Autopsie in der Seattle-Serie, in 3% der Kardiopathien) recht häufig daran denken. Die Diagnose DiGeorge-Syndrom ist jedoch nur bei nachgewiesenem Fehlen des Thymus gesichert, was durch Thorakotomie während Herzoperationen oder durch Autopsie mit Serienschnitten der ganzen Hals-Thorax-Region möglich ist. Diese Bedingungen sind bei 45 mitgeteilten Fällen erfüllt. Ferner kann der Thymus auch ektopisch sein (27 Fälle) mit häufiger Lokalisation vor der Vena innominata, die einem seiner Lappen entspricht, oder orthotopisch und hypoplastisch (19 Fälle). In allen diesen Fällen ist das Thymusgewebe histologisch normal, und insbesondere werden oft eindeutige Hassalsche Körperchen beschrieben.
- *Unvollständige Fälle.* Gewöhnlich wird die Entscheidung vom Vorliegen von Thymusanteilen abhängig gemacht (26). Dementsprechend kann man in allen Fällen, wo die anatomische Sicherung nicht möglich ist, nur im Zusammenhang mit den übrigen Symptomen von wahrscheinlichem oder sehr wahrscheinlichem DiGeorge-Syndrom sprechen.
- *Differentialdiagnose.* Fetopathien kommen in Anbetracht der multiplen Mißbildungen sowie des Vorkommens von Immundefekten bei diesen Erkrankungen in Frage. Auch der schwere kombinierte Immundefekt ist bei ausgeprägten Fällen von DiGeorge-Syndrom in Betracht zu ziehen.

Therapie

- *Kardiovaskuläre Operationen* können in zunehmendem Maße schon bei sehr kleinen Kindern mit Erfolg durchgeführt werden.
- *Tetanie* als Folge des Hypoparathyreoidismus kann spezifisch behandelt werden.
- *Der Immundefekt* kann symptomatisch oder

Tabelle 8.3 DiGeorge-Syndrom: Behandlungsversuch mit Thymusimplantaten

Autor	Anzahl	Material	Ort	T-Lymphozyten	TTL	HSR	Alter	Beobachtungszeit	Resultat
August (2)	1	fet. Thymus 16 Wo.	RA	nicht bestimmt	normalisiert	+	4 Tage	13 Monate	+
Steele (32)	1	fet. Thymus 13 Wo.	RA	nicht bestimmt	normalisiert	ND	6 Std.	Exitus 9. Tag	+
Cleveland (11)	1	fet. Thymus 13 Wo.	RA	↑ aber < normal	normalisiert	+	24 Std.	11 Jahre	+
Touraine (35)	1	fet. Thymus 12 Wo.	RA	normal	± tief bleibend	ND	1 Mo.	6 Monate	+
Gatti (17)	1	fet. Thymus 10 Wo.	RA	nicht bestimmt	normalisiert	ND	1 Mo.	6 Monate	+
Thong (38)	1	Thymusepithel von Fetus 20 Wo.	IP	unverändert	normalisiert	ND	1 Wo.	3½ Jahre	
Pahwa (28)	2*	fet. Thymus 12 Wo. fet. Thymus 14 Wo.	IP	unverändert	unverändert	ND		2 Jahre. Exitus (Kardiopathie)	–
Griscelli u. Mitarb. (nicht publ.)	4**	fet. Thymus 12–20 Wo.	IP	unverändert	unverändert	unverändert	unverändert	2 Exitus: 8 Mo. und 14 Mo. 2, 3 bzw. 4 J. Überleben	–

*2mal derselbe Patient; **4 verschiedene Patienten
IP = intraperitoneal; RA = in Rektusaponeurose; ND = nicht bestimmt.

Tabelle 8.4 DiGeorge-Syndrom: Behandlungsversuch mit Thymus-„Hormonen"

Autor	Anzahl	Material	Therapiedauer	T-Lymphozyten	TTL	HSR	Beobachtungszeit	Resultat
Bamzai (7)	1	Thymosin (Fraktion V) 50–100 mg/m²	55 Tage	↑ aber < normal	unverändert	unverändert	Exitus	–
Barrett (6)	4	Thymosin (Fraktion V) 1 mg/kg	2 Wochen 10 Wochen 1 Woche 2 Wochen	normalisiert normalisiert normalisiert unverändert	x2 (N1avt) x2 (N1avt) x2 (LN) unverändert	nicht bestimmt	3 Exitus (Herzversagen)	2 + 1 ± 1 –
Aiuti (1)	1	TP 5 1 mg/kg	1 Monat	normalisiert	normalisiert		Exitus m. 4 Mon. (Herzversagen)	+
Griscelli u. Mitarb. (nicht publ.)	4	3 Thymosin (Fraktion V) 1–2 mg/kg 1 FTS 100 γ/kg	8 Tage bis 1 Monat	1↑E-Rosette*, dann Rezidiv, resistent 3 unverändert	normalisiert, dann Rezidiv 3 unverändert	+ unverändert	1 Exitus (kardial) 2 überleben 4 J. (davon 1 geheilt) 1 überlebt 18 Mon.	1 +
Griscelli u. Mitarb. (nicht publ.)	2	TP 5	3 Monate 1 Monat	↑T-Ly in 1 Fall	unverändert	unverändert	überleben 15 und und 18 Monate	1 + 1 –

FTS = facteur thymique sérique; * unter Thymosin.

ätiologisch behandelt werden. Transplantation von fetalem Thymus wurde 13mal bei 12 Patienten durchgeführt (Tab. 8.**3**) (2, 11, 17, 28, 32, 35, 38 sowie 4 eigene Fälle). Bei 7 Patienten war das Resultat gut, und aus dem frühzeitigen Erscheinen laboratoriumsmäßiger Zeichen einer Rekonstitution kann man auf einen hormonalen Wirkungsmechanismus schließen. Ferner ist zu betonen, daß zytogenetisch bewiesener Chimärismus oder GvH-Krankheit nach diesen Transplantationen nie beobachtet wurden (2, 11, 32, 35).

Da früher eine GvHR befürchtet wurde, zogen verschiedene Autoren die Behandlung mit Thymushormonen (12 Fälle der Literatur, d. h. 1, 6, 7, 18 sowie 5 eigene Fälle) vor (Tab. 8.**4**). Das Resultat ist bei 6 Patienten auswertbar. Sie erhielten verschiedene Produkte, wie Thymosin oder Fraktion V, facteur thymique sérique oder Thymulin V, TP5.

– *Symptomatische Behandlung.* Die bei Immundefekten jeder Art üblichen Vorkehrungen sind auch bei Patienten mit DiGeorge-Syndrom zu beachten, d. h. Vermeidung von Lebendimpfungen, von Infusion unbehandelter Blutprodukte sowie kurative oder präventive antiinfektiöse Behandlung (z. B. Bactrim). Isolationsmaßnahmen bis zum sterilen Raum sind in jedem Fall zu diskutieren, wobei einerseits die Schwere des Immundefektes, andererseits die zusätzlichen Symptome zu berücksichtigen sind, wie dies auch für die übrige Behandlung dieser Patienten grundsätzlich zutrifft.

Literatur

1 Aiuti, F., L. Businco, P. Rossi, I. Quinti: Response to thymopoietin pentapeptide in patient with Di George syndrome. Lancet 1980/I, 91
2 August, C. S., R. H. Levely, A. I. Berkel, F. S. Rosen: Establishment of immunological competence in a child with congenital thymic aplasia by a graft of fetal thymus. Lancet 1970/I, 1080
3 Ammann, A. J., R. Hong: Thymic hypoplasie (DiGeorge syndrome, cellular immunodeficiency with hypoparathyroidism pharyngeal pouch syndrome). In Stiehm and Fulginiti: Immunologic disorders in infants and children. 2nd ed. Saunders, Philadelphia 1980 (p. 287)
4 Asamoto, H., M. Furuta: DiGeorge syndrome associated with glioma and two kinds of viral infection. New Engl. J. Med. 296 (1977) 1235
5 Bach, J. F., M. Papiernik, P. Levasseur, M. Dardenne, A. Barois, H. Le Brigand: Evidence for a serum-factor secreted by the human thymus. Lancet 1972/II, 1056
6 Barrett, D. J., D. W. Wara, A. J. Ammann, M. J. Cowan: Thymosin therarpy in the DiGeorge syndrome. J. Pediat. 97 (1980) 66 – 71
7 Bamzai, A. K., R. R. Kretschmer, R. M. Rothberg, S. P. Gotoff: Thymosininduced leukocyte histamine release reaction in an infant with DiGeorge syndrome. Clin. Immunol. Immunopath. 14 (1979) 70 – 76
8 Beard, L. J., E. F. Robertson, Y. H. Thong: Parainfluenza pneumonia in DiGeorge syndrome two years after thymic epithelial transplantation. Acta paediat. scand. 69 (1980) 403 – 406
9 Bernard, R., F. Elbaze, J. B. Fieschi, M. El Youssef, P. Attal: Le syndrome de DiGeorge. A propos de deux observations. Pédiatrie 35 (1980) 611 – 617
10 Cameron, A. H.: Malformations of the thymus and cardiovascular system. Arch. Dis. Childh. 40 (1965) 334
11 Cleveland, W. W., B. J. Fogel, W. T. Brown, H. E. M. Kay: Fetal thymic transplant in a case of DiGeorge's syndrome. Lancet 1968/II, 1211
12 Conley, M. E., J. B. Beckwith, J. F. K. Mancer, L. Tenchkoff: The spectrum of the DiGeorge syndrome. J. Pediat. 94 (1979) 883 – 890
13 DiGeorge, A.: Congenital absence of the thymus and its immunologic consequences: concurrence with congenital hypoparathyroidism. Birth Defects 4 (1968) 116 – 123
14 Dodson, W. E., D. Alexander, M. Al Aish, F. de la Cruz: The DiGeorge syndrome. Lancet 1969/I, 574
15 Finley, J. P., G. F. Collins, J. P. de Chadarevian, R. L. Williams: DiGeorge syndrome presenting as severe congenital heart disease in the newborn. CMA Journal 116 (1977) 635
16 Gajl-Peczalska, K., W. D. Biggar, B. H. Park, R. A. Good: B lymphocytes in DiGeorge syndrome. Lancet 1972/I, 1344
17 Gatti, R. A., J. J. Gershanik, A. H. Levkoff, W. Wetelecki, R. A. Good: DiGeorge syndrome associated with combined immunodeficiency. J. Pediat. 81 (1972) 920 – 926
18 Griscelli, C., N. Diebold: Le syndrome de DiGeorge. A propos de quatre nouvelles observations. J. par. pédiat. 1976
19 Harvey, J. C., W. T. Dungan, M. J. Elders, E. R. Hughes: Third and fourth pharyngeal Pouch syndrome, associated vascular anomalies and hypocalcemic seizures. Clin. Pediat. 9 (1970) 496 – 499
20 Kelley, R. I., E. H. Zackai, B. S. Emanuel, M. Kistenmacher, F. Greenberg, H. H. Punnett: The association of the DiGeorge anomalad with partial monosomy of chromosome 22. J. Pediat. 101 (1982) 197 – 200
21 Kretschmer, R., B. Say, D. Brown, F. S. Rosen: Congenital aplasia of the thymus gland (DiGeorge's syndrome). New Engl. J. Med. 279 (1968) 1295 – 1301
22 De la Chapelle, A., R. Herva, M. Kolvisto, P. Aula: Hum. Genetics 57 (1981) 253
23 Lewis, V., J. J. Twomey, G. Goldstein, R. O'Reilly, E. Smithwick, R. Pahwa, S. Pahwa, R. A. Good, H. Schulte-Wisserman, S. Horowitz, R. Hong, J. Jones, O. Sieber, C. Kirkpatrick, S. Polmar, P. Bealmear: Circulating thymic-hormone activity in congenital immunodeficiency. Lancet 1977/II, 471 – 474
24 Lewis, A. J.: The pathology of 18 trisomy. J. Pediat. 65 (1964) 92 – 101

25 Lischner, H. W., D. S. Huff: T-cell deficiency in DiGeorge syndrome. Birth Defects 11 (1975) 16 – 21
26 Miller, M. J., B. Frame, H. F. Pabst, E. R. Stiehm: Partial DiGeorge syndrome or branchial dysembryogenesis. Amer. J. Dis. Child. 130 (1976) 1376
27 Pabst, H. F., W. C. Wright, J. Le Riche, E. R. Stiehm: Partial DiGeorge syndrome with substantial cell-mediated immunity. Amer. J. Dis. Child. 130 (1976) 316 – 319
28 Pahwa, S., R. Pahwa, G. Incefy, E. Reece, E. Smithwick, R. O'Reilly, R. A. Good: Failure of immunologic reconstitution in a patient with DiGeorge syndrome after fetal thymus transplantation. Clin. Immunol. Immunopath. 14 (1979) 96 – 106
29 Raatikka, M., J. Rapola, L. Tuuteri, I. Louhimo, E. Savilahti: Familial third and fourth pharyngeal Pouch syndrome with truncus arteriosus: DiGeorge syndrome. Pediatrics 67 (1981) 173 – 175
30 Rosenthal, I. M., M. Bocian, E. Krmpotic: Multiple anomalies including thymic aplasia associated with monosomy 22. Pediat. Res. 6 (1972) 358
31 Reinherz, E. L., S. F. Schlossman, F. S. Rosen: Human immunodeficiency states resulting from disorders of T cell maturation and regulation. In Seligmann, M., W. Hitzig: Primary Immunodeficiencies. Elsevier, North Holland, Amsterdam 1980 (pp. 109 – 117)
32 Steele, R. W., C. Limas, G. B. Thurman, M. Schuelein, H. Bauer, J. A. Bellanti: Familial thymic aplasia. Attempted reconstitution with fetal thymus in a Millipore diffusion chamber. New Engl. J. Med. 287 (1972) 787 – 790
33 Sieber, O. F., B. G. Durie, B. G. Hattler, S. E. Salmon, V. A. Fulginiti: Spontaneous evolution of immune competence in DiGeorge syndrome. Pediat. Res. 8 (1974) 418
34 Touraine, L. J., F. Touraine, J. Dutruge, J. Gilly, S. Colon, R. Gilly: Immunodeficiency diseases. 1. T-lymphocyte precursors and T-lymphocyte differentiation in partial DiGeorge syndrome. Clin. exp. Immunol. 21 (1975) 39 – 46
35 Touraine, J. L., P. Richard, S. D. Lawler, F. Larbre: Différenciation des lymphocytes T dans le syndrome de DiGeorge après greffe de thymus foetal. Transpl. Immunol. clin. Lyon 1975 (pp. 222 – 227)
36 Taitz, L. S., C. Zarate-Salvador, E. Schwartz: Congenital absence of the parathyroid and thymus glands in an infant. Pediatrics 38 (1966) 412 – 418
37 Townes, P. L., M. R. White: Inherited partial trisomy 8q (22 -qter). Amer. J. Dis. Child. 132 (1978) 498 – 501
38 Thong, Y. H., E. F. Robertson, H. G. Rischbieth, G. J. Smith, G. F. Binns, K. Cheney, A. C. Pollard: Successful restoration of immunity in the DiGeorge syndrome with fetal thymic epithelial transplant. Arch. Dis. Childh. (1978) 580 – 584
39 Vesterhus, P., J. Eide, S. S. Froland, B. Haneberg, K. B. Jacobsen: Maldescent of the thymus in a hypoparathyroid infant with pharyngeal Pouch syndrome. Acta paediat. scand. 64 (1975) 555
40 Wara, D. W., A. L. Goldstein, N. E. Doyle, A. J. Ammann: Thymosin activity in patients with cellular immunodeficiency. New Engl. J. Med. 292 (1975) 70 – 74

Kapitel 9
Primäre Defekte der humoralen Immunität = Antikörpermangelsyndrome

J.-J. BALLET

Unter dieser Bezeichnung werden die Immundefekte (ID) mit primärer und vorwiegender Anomalie der Antikörperproduktion zusammengefaßt (Tab. 9.1). Obschon die Unterscheidung zwischen zellulären, humoralen und gemischten ID etwas künstlich ist, zeigt die Gruppe der „humoralen ID" charakteristischerweise eine Verminderung oder Unmöglichkeit der Antikörperbildung gegen infektiöse oder gegen Impfantigene und entspricht damit dem „Antikörpermangelsyndrom" = AMS der Schweizer Autoren, bei dem die zellulären Immunfunktionen definitionsgemäß normal sind.

Klinik

Rezidivierende Infekte

Häufige Infektionen bilden die wichtigste Manifestation des AMS. Als Rhinopharyngitis, Otitis, Sinusitis, Bronchopneumopathie, Pyodermie oder Meningitis unterscheiden sie sich nicht wesentlich von ähnlichen Infektionen bei normalen Individuen des gleichen Alters. Zudem sprechen diese Infektionen auf Antibiotikatherapie gut an. Sie treten jedoch abnorm häufig auf und verlaufen oft unerwartet schwer. Die häufigsten Erreger gehören zu den „großen Pathogenen" (Haemophilus influenzae, Diplococcus pneumoniae und Staphylococcus aureus).

Schwerer Verlauf

Besonders hervorzuheben sind Infektionen der Atem- und der Verdauungswege, die wesentliche Residuen hinterlassen können: Im Bereich der Luftwege kommt es infolge der für AMS typischen Kombination von Sinusitis mit chronischer Bronchopneumonie zur Bildung von Bronchiektasen, Emphysem und Lungenfibrose. Auswirkungen der respiratorischen Erkrankung auf das kardiovaskuläre System bestimmen Verlauf und Prognose entscheidend.

Gastrointestinale Manifestationen können sich auf mäßige funktionelle Störungen beschränken oder aber zu wesentlichen Störungen führen: Malabsorption, Steatorrhoe, exsudative Enteropathie, Infestation durch Lamblien (Giardia lamblia). Atrophie der Magenschleimhaut und Resorptionsstörungen des Vitamin B_{12} können zu hämatologischen Symptomen führen.

Diese schweren Verlaufsformen lassen eine aktive Therapie und frühzeitige Prophylaxe als wünschbar erscheinen.

Leichter Verlauf

Umgekehrt ist festzuhalten, daß eine erhebliche Anzahl der Patienten mit AMS nur geringe oder gar keine infektiösen Erscheinungen aufweist. Beim selektiven IgA-Mangel ist der Fächer der klinischen Manifestationen besonders breit, und oft steht er nicht in direkter Beziehung zu den Laboratoriumsbefunden: teils haben die Patienten ausgesprochene Verdauungsstörungen, teils wird ihre Anomalie zufällig oder bei einer systematischen Untersuchung entdeckt, teils stellt sich das typische klinische Bild erst spät ein (spätmanifeste Hypogammaglobulinämie des Erwachsenen), und gelegentlich ist es transitorisch (transitorische Hypogammaglobulinämie des Säuglings).

Autoimmunphänomene

Sie kommen beim AMS außerordentlich häufig vor, sowohl als klinische Symptome (rheu-

Tabelle 9.1 Klassifikation der humoralen Immundefektsyndrome

Bezeichnung	Phänotypische Expression			Vermutliches Niveau des Reifungsstopps	Vermutete B-Zell-Störung	Vermutete Pathogenese anomale T-Zell-Kontrolle	andere	Ursache der primären Anomalie	Vererbungstyp	Assoziierte Anomalien
	Serum-Ig	spez. Antikörper im Serum	B-Lymphozyten im Blut							
Agammaglobulinämie der Knaben = XLA	alle Klassen ↓↓	↓↓	meist 0	Prä-B-Zellen	–	0	–	unbekannt	XL	–
Ig-Mangel mit Hyper-IgM	IgG und IgA ↓↓ IgM und IgD ↑	IgG und IgA ↓	normal sIgM und sIgD sIgD und sIgA ↓↓ Plasmazell. IgM	„switch" IgM→ IgG anormal	–	0?	–	unbekannt	XL oder AR	–
Selektiver IgA-Mangel	1) IgA ↓↓ 2) IgA ↓ mit IgG2 (und IgG4)	IgA ↓↓ IgA und IgG2 ↓	sIgA normal + sIgM + sIgD	„unreife" Lymphozyten B α	+?	IgA-Suppression ↑ IgA-Hilfe ↓	–	unbekannt	? oder AR oder AD	–
Selektiver Mangel anderer Klassen oder Subklassen	IgM ↓ IgM ↓ (Subklassen)		? normal	terminale Differenzierung unbekannt	–?	? Suppression ↑	·	unbekannt	? oder AR	·
Mangel der „secretory component"	sekret. IgA ↓↓	sekret. IgA ↓↓						unbekannt	?	–
Mangel der K-Ketten	K ↓↓	↓	z.T. ↓ BK	unbekannt	+?	0	–	unbekannt	?	–
Normo-/hypergammaglobulinämisches AMS	normal oder ↑	↓ der meisten Antigene	± normal	unbekannt	0?	+? Hilfe ↓	?	unbekannt	? oder AR	·

Tabelle 9.1 Fortsetzung

Bezeichnung	Phänotypische Expression			Vermutliches Niveau des Reifungsstopps	Vermutete Pathogenese			Ursache der primären Anomalie	Vererbungstyp	Assoziierte Anomalien
	Serum-Ig	spez. Antikörper im Serum	B-Lymphozyten im Blut		B-Zell-Störung	anomale T-Zell-Kontrolle	andere			
Transistorische Hypogammaglobulinämie des Säuglings	IgG ↓	↓	± normal	terminale Differenzierung	0?	+ Hilfe ↓	?	unbekannt	?	–
Mangel des Transcobalamin II	IgG ↓	↓	normal	terminale Differenzierung	0?	0?	–	?	AR	Neutropenie Killingdefekt Zottenatrophie
IDS mit Thymom	alle Klassen ↓	↓	0 oder ↓↓	Prä-prä-B	+?	Suppression ↑	–	unbekannt	?	KM-Aplasie
XL-Hypogammaglobulinämie mit Wuchshormonmangel	alle Klassen ↓↓	↓	0 oder ↓↓	Prä-β-Zellen?	+	0	–	unbekannt	XL	Kleinwuchs
Common-variable-IDS mit vorwiegendem Ig-Mangel	↓	↓	1) ↓ 2) ↓↓ 3) ↓ oder ↑ 4) ↓, IgG ↑ 5) ↓	1) Ly. unreif 2) Prä-B-Diff. ↓ 3) terminale Diff. ↓ 4) Ig-Sekretion ↓ 5) keine Anomalie	teilweise	a) Suppression ↑ b) Hilfe ↓ c) Auto-AK gegen Th.-Ly.	Auto-AK gegen B-Ly.	? 4) anomale H-Ketten	? oder AR oder AD	–

matoide Arthritis, endokrine Störungen, Sjögren-Syndrom) oder in Form pathologischer Laboratoriumsbefunde, die sogar dem Auftreten der Infektionen vorangehen können. Dabei bleibt unbekannt, welchen Einfluß Infektionen für ihre Entwicklung haben oder – allgemeiner gesagt – wie der Mechanismus dieser Störung ist. Besonders häufig werden sie beim selektiven IgA-Mangel beobachtet. Ferner findet man sie auch bei Verwandten ohne AMS und man nimmt Zusammenhänge mit ebenfalls häufig beobachteten atopischen Phänomenen an.

Maligne Erkrankungen

Eine Häufung von Malignomen ist bei Patienten mit AMS gesichert. Besonders zahlreich sind lymphoproliferative Erkrankungen, aber auch für andere Malignome findet man eine höhere Inzidenz als in der Normalbevölkerung. Die Beziehungen zum AMS sind komplex; in einem konkreten Fall kann es fraglich sein, ob das AMS primär oder sekundär ist.

Genetik

Nach familiären Fällen und nach dem Erbmodus muß sehr sorgfältig gesucht werden, da diese Angaben die AMS-Diagnose präzisieren helfen. Verschiedene Arten des AMS sind geschlechtsgebunden vererbt, woraus man auf einen – noch schlecht definierten – Einfluß des X-Chromosoms auf die Expression der Immunfunktionen schließt. In anderen Fällen zeigt das Auftreten verschiedener AMS-Typen in derselben Familie, z. B. von IgA-Mangel und von Common-variable-IDS (CVIDS), daß eine vererbte Grundstörung unterschiedliche Phänomene auslösen kann (38). Tatsächlich besteht bei vielen Typen des CVIDS eine genetische Fixierung, auch wenn die exakte Übertragungsart meistens noch nicht klar definiert werden kann. Aus diesem Grunde ist die Untersuchung der Familienmitglieder eines Patienten notwendig, um einen Übertragungsmodus zu sichern oder wahrscheinlich zu machen und um die Grundlagen für eine genetische Beratung zu gewinnen.

Mit AMS kombinierte Syndrome

Im Gegensatz zu anderen Formen des IDS, gibt es beim AMS kaum ein regelmäßiges Zusammentreffen mit anderen klinischen Erscheinungen; Ausnahmen sind das Syndrom von Agammaglobulinämie und Thymom und die kürzlich beschriebene Kombination von X-chromosomaler Hypogammaglobulinämie und isoliertem Wachstumshormonmangel (10). Unter Umständen kommt dem Nachweis von zusätzlichen pathologischen Laborbefunden, wie z. B. dem Mangel an C1q, pathogenetische Bedeutung zu.

Diagnostisch wichtige Laboratoriumsbefunde

Immunglobuline

Die schwere Verminderung der Immunglobuline im Serum stellt den wichtigsten Laboratoriumsbefund beim AMS dar. Der Nachweis ist eindeutig, wenn alle Hauptklassen der Ig vermindert sind. In vielen Fällen besteht aber nur ein selektiver Mangel einer einzelnen Klasse, und die wirkliche Bedeutung dieses Befundes kann fraglich erscheinen. So wurde beim selektiven IgA-Mangel, den man noch vor kurzem als das beste Beispiel einer auf eine einzige Klasse der Ig beschränkten Anomalie ansah, letzthin nachgewiesen, daß die Subklassen IgG2 und gelegentlich IgG4 bei gewissen Patienten stark vermindert sind oder gar fehlen (17). Dieser Feststellung kommt großes theoretisches Interesse zu; sie hat aber auch praktische Konsequenzen, da in Fällen mit assoziiertem IgG-Mangel eine Ersatztherapie mit Gammaglobulin sinnvoll erscheint, während diese Behandlung bei reinem IgA-Mangel unlogisch und möglicherweise sogar gefährlich ist. Ein selektiver IgG-Subklassendefekt kann, obschon er klinische Erscheinungen bietet, unterschätzt werden oder unbemerkt bleiben, wenn die quantitativ bedeutendste Subklasse IgG1 nicht mitbetroffen ist und der Gehalt des gesamten IgG innerhalb der normalen Grenzen liegt. Voraussichtlich wird bei weiterverbreitetem diagnostischem Einsatz spezifischer monoklonaler Antiseren gegen jede IgG-Subklasse eine größere Anzahl von Patienten mit derartigen Defiziten erkannt werden.

Anomalien der Verteilung der leichten Ketten und der γ-Isotypen wurden bei einzelnen Patienten beschrieben (40). Schließlich bestehen beim sekretorischen IgA immer noch erhebliche, in der Praxis ungelöste Meßprobleme.

Konstanz der Ig-Messungen

Im Verlauf mancher Formen von AMS sind beträchtliche spontane Schwankungen der Immunglobulinkonzentrationen im Serum zu beobachten, hinter denen man noch unbekannte Anomalien der Regulationsmechanismen vermutet. In diesen Fällen und beim AMS im allgemeinen kann die Messung der Antikörperbildung in vivo gegen mehrere Antigene einschließlich Polysaccharide unumgänglich sein, will man das Vorliegen eines funktionellen Defizits beweisen. Besonders beim „normogammaglobulinämischen AMS" sowie beim „hypergammaglobulinämischen AMS" besteht ein Defekt in der Bildung spezifischer Antikörper, aber nicht in der Ig-Synthese (2). Selbstverständlich darf die Immunisierung nur mit abgetöteten Impfstoffen oder Antigenen erfolgen.

Pathogenetische Mechanismen

Ontogenese der B-Zellen

Diese wurde in letzter Zeit auch beim Menschen ausführlich untersucht (6), so daß man heute die wichtigsten Zellen charakterisieren und auszählen kann, vor allem die Prä-B-Zellen, die T- und die B-Lymphozyten sowie die Subpopulationen der T-Helfer- und der T-Suppressorzellen (s. Kap. 6). Seltener konnte man bei einzelnen AMS-Fällen auch Befunde über die Plasmozyten oder über die Architektur der lymphoiden Organe erheben. Trotz diesen Erkenntnissen bleiben die Mechanismen des Defektes in der Antikörpersynthese bei zahlreichen Patienten noch unbekannt. Theoretisch kann der Defekt in der Antikörperproduktion von folgenden Faktoren abhängen:
– von einer Anomalie der B-Zellen selber;
– von einem Mangel an gewissen von anderen Zellen produzierten Faktoren. Diese können ihrerseits dem Immunsystem angehören, wie die T-Zellen, oder zu anderen Zellfamilien gehören;
– von Hemmsubstanzen, die an sich normale Zellen unterdrücken.

Lokalisierung des Differenzierungsblocks

Bei einzelnen Patienten kann der Block in der Differenzierung der B-Zellen, der zum AMS führt, durch die früher erwähnten In-vivo- und In-vitro-Untersuchungen lokalisiert werden; so ist es heute möglich,
– den Phänotyp der B-Zellen zu charakterisieren, da sie zytoplasmatische und membranständige Ig und andere Marker, wie Rezeptoren für Komplement, Epstein-Barr-Virus u. a., tragen und
– die Auswirkung von Reizen, die B-Zellen zur Differenzierung in antikörperproduzierende Zellen veranlassen, zu prüfen.

Praktisches Vorgehen

Im folgenden werden die Möglichkeiten zur Beurteilung der B-Zell-Funktionen und ihrer Störungen besprochen.

Phänotyp der B-Zellen in vivo

Gewöhnlich werden die B-Zellen des peripheren Blutes untersucht, die jedoch nicht die gesamte B-Zell-Familie repräsentieren. Die deskriptive Schilderung ihrer Eigenschaften sagt ferner nichts über den Einfluß der Mikroumgebung auf ihre Differenzierung in Ig-sezernierende Zellen aus. Eine nur vom Phänotyp der zirkulierenden B-Zellen abgeleitete Klassifikation ist beim AMS offensichtlich ungenügend, weil sie bei manchen Patienten mit Ig-Mangel reichlich vorhanden sind.
Bei der *X-gebundenen Agammaglobulinämie* (X-linked agammaglobulinaemia = *XLA*) fehlen die B-Zellen im Blut. Beim selektiven IgA-Mangel findet man im Gegensatz dazu zirkulierende B-Zellen, einschließlich IgA-tragende, in normaler Zahl; sie sind allerdings zum Teil unreif, da sie außer IgA auch membranständiges IgM und IgD exprimieren (5). Beim AMS mit Hyper-IgM fehlen die IgG-tragenden Zellen, aber man findet Vorläufer mit verschiedenen Ig-Kombinationen auf den Membranen: D+M+, D-M+ wurden nachgewiesen (24). Bei Agammaglobulinämie mit Thymom sind die zirkulierenden B-Zellen gewöhnlich stark vermindert. Bei der transitorischen Hypogammaglobulinämie des Säuglingsalters ist die Anzahl der zirkulierenden B-Zellen und die Diversifikation der membranständigen Ig-Isotypen normal.
Unter den Patienten mit CVIDS haben einige nur wenige oder keine B-Zellen, andere dagegen normale oder erhöhte Zahlen. Ferner sind

beträchtliche Fluktuationen in der Anzahl der zirkulierenden B-Zellen beobachtet worden, die teilweise mit Infektionen zusammenhängen dürften (28).
Der Nachweis von Prä-B-Zellen im Knochenmark ist besonders wichtig, da ein Mangel derselben auf frühe Störungen der Stammzelldifferenzierung hinweist: bei XLA ist ihre Anzahl normal, aber bei Agammaglobulinämie mit Thymom fehlen sie.
Plasmazellen sind im allgemeinen vermindert oder fehlen, was lediglich die Anomalie der B-Zell-Differenzierung bestätigt.

Differenzierung der B-Zellen in vitro

Verschiedene Kulturmethoden erlauben heute das Studium der Differenzierung menschlicher B-Zellen: sie können durch nicht-immunologische Stimulantien (Epstein-Barr-Virus, Nocardia opaca) oder durch solche, die von funktionellen T-Zellen abhängen (poke weed mitogen, Lymphokine) zur Proliferation veranlaßt werden. Die Transformation von B-Zellen in lymphoblastoide Zellen mit erhaltenem B-Zell-Charakter wird durch Epstein-Barr-Virus erreicht. Diese „Immortalisierung" eröffnet, wie die modernen Zellfusionsmethoden, durch die abundante Produktion von Zellmaterial neue Möglichkeiten zu biochemischen und genetischen Untersuchung der Immunozyten. Obige Methoden haben zusätzliche Informationen über Differenzierungsstörungen und deren Mechanismen geliefert. Sie erlauben auch das Studium der Helfer- oder der Suppressorwirkung von T-Zellen oder Monozyten auf die B-Zell-Differenzierung. Im gesamten wurde bei der überwiegenden Zahl der Patienten mit AMS eine inhärente Anomalie der B-Zellen beobachtet, während die anderen Mechanismen nur selten eine wesentliche Rolle spielen. Da die B-Zellen bei der XLA fehlen, ist die Untersuchung ihrer Differenzierung unmöglich. Bei den seltenen Ausnahmen von Patienten, die noch zirkulierende B-Zellen besitzen, gelang eine Hybridisierung mit Mausmyelomzellen; da nun einzelne Hybride menschliche Ig sezernierten, kann geschlossen werden, daß die strukturellen Ig-Gene vorhanden sind, und daß die Anomalie auf einer Regulationsstörung der Ig-Synthese beruht (25). Bei der XLA ohne zirkulierende B-Zellen erhielt man durch Transformation von Prä-B-Zellen aus dem Knochenmark unter der Wirkung von EBV lymphoblastoide B-Linien, die vereinzelt Ig produzieren konnten, während andere den Phänotyp einer Prä-B-Zelle besaßen und wieder andere, noch unreifere Stammzellen, gar keine Ig produzierten (1).

Bei Patienten mit selektivem IgA-Mangel konnten sich PWM-stimulierte B-Zellen des Blutes zum Teil zu IgA-bildenden Plasmozyten differenzieren, ein Befund, der auf eine Anomalie der terminalen Differenzierung der Plasmozyten in vivo schließen läßt (39).

Bei AMS mit Hyper-IgM schließlich, ist die IgG-Synthese nach In-vitro-Stimulation durch Mitogene und EBV unmöglich, was für einen inhärenten Defekt auf dem Niveau des Umschaltmechanismus von IgM zu IgG (IgM → IgG-switch) spricht (26).

Die Heterogenität der CVIDS wird durch diese Studien bestätigt; sie erlauben die Definition verschiedener Kategorien (8, 12, 18, 24): bei einigen Patienten können die B-Zellen auf gar keine Stimulation mit Ig-Produktion reagieren, bei anderen können sie Ig zwar synthetisieren, aber diese Moleküle nicht sezernieren; diesem Defekt liegt wahrscheinlich eine Anomalie der Glykosylierung der schweren Ketten zugrunde (4). Bei einer weiteren Kategorie differenzieren sich die durch Mitogene, einschließlich der Interleukine normaler T-Zellen stimulierten B-Zellen nicht, während sie durch EBV in Ig-produzierende Zellinien transformiert werden können. Schließlich sind unstimulierte B-Zellen bestimmter Patienten fähig, in vitro spontan zu normalen Plasmozyten auszureifen.

Beim Defizit der K-Ketten-Bildung scheinen bei den wenigen daraufhin untersuchten Fällen die Lymphozyten fähig zu sein, sich in K-Ketten-bildende Zellen zu differenzieren, woraus auf einen terminalen Differenzierungsdefekt in vivo geschlossen wurde (1).

Gestörte Differenzierung der B-Zellen infolge von Anomalien der regulatorischen T-Zellen

Überaktivität der T-Suppressorzellen

In vitro hat man bei gewissen Patienten mit AMS eine abnorme Vermehrung der Aktivität von T-Zellen, welche die Differenzierung der B-Zellen unterdrücken, beobachtet. Diese Anomalie wurde als der hauptsächliche, wenn nicht der ausschließliche Mechanismus des humoralen Defektes angesehen (32). Seit die-

ser ersten Beobachtung wurde die Extrapolation der Anomalien von in vitro überlebenden Zellen auf den vermutlich in vivo wirksamen Mechanismus oft in Frage gestellt. Die Signifikanz dieser Beobachtungen muß sorgfältig abgewogen werden, wobei folgende T-Zell-Anomalien möglich erscheinen:
– primäre Anomalie, welche den B-Zell-Defekt nach sich zieht;
– sekundäre oder einfach assoziierte Veränderung neben einer primären B-Zell-Anomalie.
Die Beurteilung ist dadurch erschwert, daß bei In-vitro-Co-Kulturen zwecks B-Zell-Differenzierung zahlreiche Faktoren zu berücksichtigen sind: das zugeführte Serum, das zahlenmäßige Verhältnis von T- zu B-Zellen, die Auslösung allogeneischer oder syngeneischer Reaktionen zwischen den Zellen, die Art des polyklonalen Aktivators, der mögliche Einfluß einer Gabe von Gammaglobulin usw.
Eine Hyperaktivität der T-Suppressorzellen wurde regelmäßig beobachtet bei ID mit Thymom (35). Dabei scheint ein löslicher Faktor mitzuspielen (14). Bei solchen Patienten mit Aplasie der Erythropoiese konnte eine hemmende Wirkung der T-Zellen sowohl auf die Ig-Produktion als auch auf die Erythroblastendifferenzierung nachgewiesen werden (15). Bei der XLA wurde über eine exzessive Aktivität der T-Suppressorzellen berichtet (29). Beim selektiven IgA-Defekt wurde eine selektive Suppression der IgA-Produktion beobachtet (33), aber dieser Befund konnte nicht regelmäßig erhoben werden (3). Bei CVIDS erscheint die Heterogenität auch in der gleichen, unter identischen experimentellen Bedingungen untersuchten Patientengruppe. Zusammenfassend kann man sagen, daß nur bei einer Minderheit der AMS-Patienten eine vermehrte Suppressoraktivität für die Differenzierungsstörung der B-Zellen, die als potentiell normal anzusehen wären, verantwortlich gemacht werden kann.
Bei einigen Patienten mit CVIDS hat man über die Existenz von T-Zellen berichtet, die sich in vitro als corticosteroidempfindlich erwiesen (34) und beim normogammaglobulinämischen AMS gegen Bestrahlung empfindlich waren (15). Die praktische Bedeutung derartiger Beobachtungen scheint in vivo jedoch begrenzt, da im allgemeinen mit wenigen Ausnahmen keinerlei Effekt durch Therapie mit Corticosteroiden oder zytotoxischen Substanzen beobachtet wurde (33).

Dank dem Zusammenhang zwischen Membranmarkern der T-Zellen und ihren Funktionen konnten neuerdings Abweichungen der relativen und der absoluten Anzahl von T-Suppressorzellen bei bestimmten Formen des AMS nachgewiesen werden. Selten ist die Zahl der Zellen mit Fc-Rezeptoren für IgG oder IgM verändert (16). Häufiger sind Patienten mit absolut oder relativ vermehrten T-Suppressorzellen, bei denen zellständige Ia-Moleküle auf ihre Aktivierung schließen lassen.
Exzessive Suppressoraktivität von Makrophagen wurde bei bestimmten Fällen von CVIDS gefunden (9).

Anomalien der T-Helferaktivität

Die oben beschriebenen Methoden erlauben bei Patienten mit CVIDS eine bessere Charakterisierung von Anomalien der T-Helferzellen: neben dem Fehlen von Zellen mit diesem Phänotyp konnten auch in vitro funktionell unwirksame Zellen erkannt werden (21). Ferner wurde ein Mangel an T-Helferzellen bei Kindern mit transitorischem AMS beschrieben; da sich die B-Zellen dieser Kinder differenzieren konnten, muß man eine Unreife der T-Zellen als Hauptfaktor annehmen (30). Bei einigen CVIDS-Fällen wurde ferner vermutet, daß lösliche zirkulierende Hemmfaktoren gegen T-Helferzellen eine Rolle spielen. So bildete ein Patient progressiv Autoantikörper gegen seine T-Helferzellsubpopulation und nach deren Auswaschung durch Plasmapherese erschienen wieder funktionierende T-Helferzellen (23).

Elimination von B-Lymphozyten durch Autoantikörper

Dieser Mechanismus einer B-Zell-Zerstörung ist ebenfalls nachgewiesen. Bei einem Patienten konnte die Natur des Autoantikörpers gegen B-Zellen und seine pathogenetische Rolle beim AMS ebenfalls durch Plasmapheresen gezeigt werden, nach denen eine wesentliche, jedoch transitorische Zunahme der B-Zellen eintrat (3).

Ätiologie der humoralen Immundefekte

Die primäre Anomalie bleibt bei den meisten

AMS unbekannt; seltene Ausnahmen sind Patienten mit CVIDS, bei denen eine Anomalie der Ig-Sekretion mit Synthese einer anomalen Gammakette bewiesen werden konnte, sowie das AMS bei Transcobalamin-II-Defekt (27), bei dem der Mangel an Vitamin B_{12} eine Synthesestörung der DNS bedingt. Die Anwendung der neuesten Befunde über die Genetik der menschlichen Immunglobuline (Lokalisation der Strukturgene auf den Chromosomen 2, 14 und 22, molekularbiologische Methoden usw.) auf das Studium der AMS wird wahrscheinlich in naher Zukunft Früchte tragen. Allerdings ist bis jetzt die Untersuchung der Ig-Gene enttäuschend ausgefallen, sogar beim Immundefekt mit Hyper-IgM oder beim K-Ketten-Defizit, wo derartige Anomalien vermutet werden konnten.

Enzymatische Defekte wurden bei bestimmten Formen des kombinierten oder des rein zellulären Immundefektes nachgewiesen; umgekehrt ist wahrscheinlich, daß die Verminderung gewisser Enzyme in den Lymphozyten, wie z. B. der 5'Nukleotidase oder der Enzyme des Zytosols, die bei gewissen AMS beschrieben wurden, viel eher eine Unreife der B-Zellen widerspiegeln als einen für das IDS verantwortlichen Stoffwechseldefekt (37). Ferner wurden bei Kindern mit biotinabhängigen Karboxylasedefekten eingeschränkte humorale und zelluläre Immunreaktionen beobachtet (7).

Schließlich muß noch einmal auf die komplexen Beziehungen zwischen Virusinfektionen und bestimmten Immundefekten hingewiesen werden. Der sekundäre Immundefekt nach intrauteriner Rubeoleninfektion ist sicher bewiesen, und auch für das Virus der Zytomegalie mehren sich Hinweise, die ihm eine Rolle bei der Entstehung eines Immundefektes zuschreiben. Ferner weiß man, daß EBV die suppressorischen zytotoxischen T-Zellen aktiviert (22). In diesem Zusammenhang ist der Nachweis einer erhöhten familiären Empfänglichkeit für Komplikationen nach EBV-Infektion von großem Interesse; sie wird X-chromosomal als primärer Immundefekt übertragen und manifestiert sich als transitorische oder permanente Hypogammaglobulinämie, als schwere Mononucleosis infectiosa, als Knochenmarkaplasie oder als lymphoproliferatives Syndrom (19).

Therapie

Eine ätiologische Behandlung ist nur im Fall des Transcobalamin-II-Defizits möglich, da pharmakologische Dosen von Vitamin B_{12} die immunologischen Anomalien auskorrigieren können. Bei allen andern AMS muß man sich auf die Verhütung von Infektionen oder auf die Behandlung ihrer Komplikationen beschränken.

Schwere bakterielle Infektionen müssen frühzeitig und intensiv mit Antibiotika in bakteriziden Dosen behandelt werden. Für subakute chronische Infektionen wurde eine teils kontinuierliche, teils alternierende Antibiotikatherapie vorgeschlagen. Sie wird jedoch tunlichst vermieden (Selektion pathogener Stämme). Respiratorische Komplikationen und ihre kardiovaskulären Folgeerscheinungen müssen durch konsequente Atemgymnastik verhütet oder zumindest verzögert werden.

Lamblieninfestation des Darms muß oft mit wiederholten Kuren behandelt werden. Durch Parasiten oder Infekte ausgelöste Diarrhoen können den Ursprung von Malabsorptions- oder Malnutritionssyndromen bilden, die zu Mangelerscheinungen (an Eisen, Vitaminen usw.) führen, welche korrigiert werden müssen.

Die Substitutionstherapie mit menschlichem Gammaglobulin bildet die Basis der Infektprophylaxe. Wir verfügen heute über Präparationen, die intramuskulär oder intravenös verabreicht werden können. Bei Immundefekten beträgt die minimale wirksame Dosis, unabhängig vom Applikationsweg, 25 mg/kg Körpergewicht/Woche. Zu Beginn der Behandlung wird eine Auffülldosis von 200 – 500 mg/kg empfohlen, um den Serumspiegel des IgG auf mindestens 2 g/l anzuheben; die nachfolgenden Dosen sollen in regelmäßigen Intervallen von 1 bis maximal 4 Wochen gegeben und so angepaßt werden, daß der obengenannte Minimalwert nicht mehr unterschritten wird. Bei diesen Empfehlungen sind nur Minimaldosen angegeben, jedoch nicht die optimale Dosis, die für jeden Patienten unterschiedlich ist.

Die Gammaglobulintherapie ist strikt indiziert bei AMS mit wesentlicher Verminderung aller Ig, wie bei der XLA, bei CVIDS, bei ID mit Hyper-IgM und bei ID mit Thymom. Bei anderen Mangelzuständen, wie bei den selektiven Defekten einer oder mehrerer Ig-Klassen oder

beim normo- oder hypergammaglobulinämischen AMS, beim transitorischen Ig-Mangel des Säuglings mit schweren wiederholten Infektionen muß die Indikation für jeden einzelnen Fall abgewogen werden.
Eine prinzipielle Kontraindikation gegen die Gammaglobulintherapie besteht beim selektiven IgA-Defekt, weil hier das Risiko einer Antikörperbildung gegen IgA besteht. Bei den mit IgG-Subklassendefekten (IgG2, evtl. IgG4) kombinierten Fällen von IgA-Mangel ist die Gabe von IgG-Präparationen, die sehr geringe Mengen von IgA enthalten, vorgeschlagen worden.
Die Nebenwirkungen der Gammaglobulintherapie bestehen in Sofort- oder Spätreaktionen, die bei Patienten mit AMS nicht selten vorkommen. Sie können lokal am Ort der intramuskulären Injektion oder generalisiert auftreten (s. Kap. 19).

Literatur

1 Barandun, S., A. Morell, F. Skvaril, A. Oberdorfer: Deficiency of k or λ type immunoglobulins. Blood 47 (1976) 79 – 89
2 Blecher, T. E., J. F. Soothill, M. A. Voyce, W. H. C. Walker: Antibody deficiency syndrome. A case with normal immunoglobulin levels. Clin. exp. Immunol. 3 (1968) 47 – 51
3 Cassidy, J. T., G. Oldham, T. A. E. Platts-Mills: Functional assessment of B-cell defect in patients with selective IgA deficiency. Clin. exp. Immunol. 35 (1979) 296 – 305
4 Ciccimara, F., F. Rosen, E. Schneeberger, E. Merler: Failure of heavy chain glycosylation of IgG in some patients with common variable agammaglobulinemia. J. clin. Invest. 57 (1976) 1386 – 1390
5 Conley, M. E., M. D. Cooper: Immature IgA B cells in IgA deficient patients. New Engl. J. Med. 305 (1981) 495 – 497
6 Cooper, M. D.: Pre-B cells: normal and abnormal development. J. clin. Immunol. 1 (1981) 81 – 89
7 Cowan, M. J., D. Wara, S. Packman, A. J. Amman, M. Yoshino, L. Sweetman, W. Hyhan: Multiple biotindependent carboxylase deficiencies associated with defects in T-cell and B-cell immunity. Lancet 1979/II, 115 – 118
8 De Gast, G. C., S. R. Wilkins, A. D. B. Webster, A. Rikkinson, T. A. E. Platts-Mills: Functional "immaturity" of isolated B cells from patients with hypogammaglobulinemia. Clin. exp. Immunol. 42 (1980) 535 – 544
9 Eibl, M. M., J. W. Mannhalter, C. C. Zielinski, R. Ahmad: Defective macrophage-T-cell interaction in common varied immunodeficiency. Clin. Immunol. Immunopath. 22 (1982) 316 – 322
10 Fleisher, T. A., R. M. White, S. Broder, S. Peter Nissley, R. M. Blaese, J. J. Mulvihill, George Olive, T. A. Waldmann: X-linked hypogammaglobulinemia and isolated growth hormone deficiency. New Engl. J. Med. 302 (1980) 1429 – 1434
11 Fu, S. M., J. N. Hurley, J. M. McCune, H. G. Kunkel, R. A. Good: Pre-B cells and other possible precursor lympoid cell lines derived from patients with X'linked agammaglobulinemia. J. exp. Med. 152 (1980) 1519 – 1526
12 Geha, R. E., E. Schneeberger, E. Merler, F. S. Rosen: Heterogeneity of "acquired" or common variable agammaglobulinemia. New Engl. J. Med. 291 (1974) 1 – 6
13 Litwin, S. D.: Characteristics of suppressor cell activity appear in cocultures of two individuals with immunodeficiency with thymoma. Scand. J. Immunol. 11 (1980) 15 – 22
14 Litwin, S. D., E. D. Zanjani: Lymphocytes suppressing both immunoglobulin production and erythroid differentiation in hypogammaglobulinemia. Nature 266 (1977) 57 – 58
15 Litwin, S. D., B. Rubinstein, B. Atassi, M. Sicklick: Induction of immunoglobulin synthesis in corticosteroid treated blood lymphocytes of a patient with acquired agammaglobulinemia. J. clin. Immunol. 1 (1981) 2 – 8
16 Moretta, L., M. C. Mingari, S. R. Webb, E. R. Pearl, P. M. Lydyard, C. E. Grossi, A. R. Lawton, M. D. Cooper: Imbalances in T subpopulations associated with immunodeficiency and autoimmune syndromes. Eur. J. Immunol. 7 (1977) 696 – 702
17 Oxelius, V. A., A. B. Laurell, B. Lindquist, H. Golebiowska, U. Axelsson, J. Bjorkander: IgG subclasses in selective IgA deficiency: importance of IgG2-IgA deficiency. New Engl. J. Med. 304 (1981) 1476 – 1477
18 Platts-Mills, T. A. E., G. C. de Gast, A. D. B. Webster, G. L. Asherson, S. R. Wilkins: Two immunologically distinct forms of late onset hypogammaglobulinemia. Clin. exp. Immunol. 44 (1981) 383 – 388
19 Purtilo, D. T.: Pathogenesis and phenotypes of X-linked lymphoproliferative syndrome. Lancet 1976/I, 882 – 884
20 Reinherz, E. L., M. D. Cooper, S. F. Schlossman, F. S. Rosen: Abnormalities of T cell maturation and regulation in human beings with immunodeficiency disorders. J. clin. Invest. 68 (1981) 699 – 705
21 Reinherz, E. L, R. Geha, M. E. Wohl, C. Mordioto, F. S. Rosen, S. F. Schlossman: Immunodeficiency associated with loss of T4 inducer T-cell function. New Engl. J. Med. 304 (1981) 811 – 816
22 Reinherz, E. L., C. O'Brien, P. Rosenthal, S. F. Schlossman: The cellular basis for viral induced immunodeficiency: analysis by monoclonal antibodies. J. Immunol. 125 (1980) 1269 – 1274
23 Rubinstein, A., M. Sicklick, V. Mehra: Antihelper T cell autoantibody in acquired agammaglobulinemia. J. clin. Invest. 67 (1981) 42 – 50
24 Schwaber, J. F., F. S. Rosen: Isotypes of surface immunoglobulin on B lymphocytes from patients with immune deficiency. J. clin. Immunol. 2 (1982) 30 – 34
25 Schwaber, J. F., F. S. Rosen: Induction of human immunoglobulin synthesis and secretion in somatic cell hybrids of mouse myeloma and human B lymphocytes from patients with agammaglobulinemia. J. exp. Med. 148 (1978) 974 – 979
26 Schwaber, J. F., H. Lazarus, F. S. Rosen: IgM-restricted production of immunoglobulin by lymphoid cell lines from patients with immunodeficiency with hyper IgM (dysgammaglobulinemia). Clin. Immunol. Immunopath. 19 (1981) 91 – 97

27 Seger, R., J. Galle, A. Wildfeuer, M. Frater-Schroeder, J. Linnell, W. H. Hitzig: Impaired functions of lymphocytes and granulocytes in transcobalamin II. deficiency, and their response to treatment. In Seligmann, M., W. H. Hitzig: Primary Immunodeficiencies INSERM Symp. 16. Elsevier, Amsterdam 1980 (pp. 353 – 362)
28 Seligmann, M., J. L. Preud'homme, J. C. Brouet: B and T cell markers in human proliferative blood diseases and primary blood diseases and primary immunodeficiencies with special reference to membrane bound immunoglobulins. Transpl. Rev. 16 (1973) 85 – 113
29 Siegal, F. P., M. Siegal, R. A. Good: Suppression of B cell differentiation by leukocytes from hypogammaglobulinemic patients. J. clin. Invest. 58 (1976) 109 – 112
30 Siegel, R. L., T. Issekuts, J. Schwaber, F. S. Rosen, R. S. Geha: Deficiency of T-helper cells in transient hypogammaglobulinemia of infancy. New Engl. J. Med. 305 (1981) 1307 – 1313
31 Tursz, T., J. L. Preud'homme, S. Labaume, C. Matuchansky, M. Seligmann: Autoantibodies to B lymphocytes in a patient with hypo-immunoglobulinemia: characterization and pathogenic role. J. clin. Invest. 60 (1977) 405 – 410
32 Waldmann, T. A., S. Broder, C. K. Goldman, S. Marshall, L. Muul: Suppressor cells in common variable immunodeficiency. In Seligmann, M., W. H. Hitzig: Primary Immunodeficiencies. INSERM Symp. 16. Elsevier, Amsterdam 1980 (p. 119 – 128)
33 Waldmann, T. A., S. Broder, M. Durm, B. Meade, R. Krakauer, M. Blackman, C. Goldman: Defect in IgA secretion and in IgA specific suppressor cells in patients with selective IgA deficiency. Trans. Ass. Amer. Physns 89 (1976) 215 – 224
34 Waldmann, T. A., R. M. Blaese, S. Broder, R. S. Krakauer: Disorders of suppressor immunoregulatory cells in the pathogenesis of immunodeficiency and autoimmunity. Ann. intern. Med. 88 (1978) 226 – 238
35 Waldmann, T. A., S. Broder, M. Durm, M. Blackman, B. Krakauer Meade: Suppressor T-cells in the pathogenesis of hypogammaglobulinemia associated with thymoma. Trans. Ass. Amer. Physns 88 (1975) 120
36 Waldmann, T. A., S. Broder, R. M. Blaese, M. Durm, M. Blackman, W. Strober: Role of suppressor T-cells in pathogenesis common variable hypogammaglobulinemia. Lancet 1974/II, 609 – 610
37 Webster, A. D. B.: Metabolic defects in immunodeficiency diseases. Clin. exp. Immunol. 49 (1982) 1 – 10
38 Wedgwood, R. J., H. D. Ochs: Variability in the expression of X-linked agammaglobulinemia: the coexistence of classic X-LA (Bruton type) and "common variable immunodeficiency" in the same families. In Seligmann, M., W. H. Hitzig: Primary Immunodeficiencies. INSERM Symp. 16. Elsevier, Amsterdam 1980 (pp. 69 – 78)
39 Wu, L. Y. F., A. R. Lawton, M. D. Cooper: Differentiation capacity of cultured B lymphocytes from immunodeficient patients. J. clin. Invest. 52 (1973) 3180 – 3189
40 Yount, W. J., R. Hong, M. Seligmann, R. Good, H. G. Kunkel: Imbalances of gammaglobulin subgroups and gene defects in patients with primary hypogammaglobulinemia. J. clin. Invest. 49 (1970) 1957 – 1966

Kapitel 10
Infektanfälligkeit mit IgE-Erhöhung: Hyper-IgE-Syndrom

K. SCHOPFER

Im Jahre 1966 beschreiben DAVIS u. Mitarb. (11) unter der Bezeichnung „Hiob-Syndrom" zwei rothaarige, hellhäutige Mädchen mit ekzematoider Dermatitis, hyperextensiblen Gelenken und rezidivierenden Staphylokokkeninfektionen („Da fuhr der Satan aus vom Angesicht des Herrn und schlug Hiob mit bösen Schwären von der Fußsohle an bis auf seinen Scheitel", HIOB II,7). Die Autoren vermuten aufgrund der klinisch „kalten Abszesse" bei Staph. aureus Infektionen, daß eine abnorme Entzündungsreaktion pathogenetisch von Bedeutung sei. Diese postulierte Abnormität konnte jedoch nicht weiter charakterisiert werden.

Eine ähnliche Erkrankung wurde 6 Jahre später von BUCKLEY, WRAY und BELMAKER bei zwei Jünglingen beschrieben (5). Diese litten lebenslänglich an schweren rezidivierenden Staphylokokkeninfektionen, die vorwiegend Haut und Lunge befielen. Eingehende immunologische Untersuchungen der beiden Patienten ergaben jedoch keine befriedigende Erklärung für die erhöhte Infektanfälligkeit. Der auffallendste immunopathologische Befund war eine ausgesprochene Hyperimmunoglobulinämie E bei beiden Erkrankten, eine Beobachtung, die in der Folge bei zahlreichen weiteren Patienten mit einem vergleichbaren klinischen Krankheitsbild sowohl von BUCKLEY selbst wie auch von andern Autoren gemacht wurde (1, 6, 7, 8, 9, 10, 15, 18, 19, 20, 22, 23, 28, 38, 47).

Die als „Hyper-IgE-Syndrom" oder „Staphylococcus-aureus-Hyper-IgE-Syndrom" bezeichnete Erkrankung wird heute allgemein als eigenständige Krankheitsentität angesehen. Sie muß von der atopischen Dermatitis mit superinfizierten Läsionen unterschieden werden. Die Abgrenzung wird jedoch nicht durchwegs eingehalten; besonders bei mitigierten Verlaufsformen stößt sie auf erhebliche Schwierigkeiten. Dagegen dürften Hiob-Syndrom und Hyper-IgE-Syndrom – zumindest pathogenetisch – gleichzusetzen sein: zwar wurde bei den beiden Patienten von DAVIS u. Mitarb. (11) später ebenfalls eine Hyperimmunglobulinämie E festgestellt (18), aber die in der Originalbeschreibung des Hiob-Syndroms zusätzlich hervorgehobenen Merkmale der Rothaarigkeit, Hellhäutigkeit und Hyperextensibilität der Gelenke sind keine obligaten Zeichen des Hyper-IgE-Syndroms. Die Inzidenz wird im Einzugsgebiet von Minneapolis auf ca. 1 : 500 000 Einwohner geschätzt (21).

Klinische Befunde beim Hyper-IgE-Syndrom

Anamnese

Die Erkrankung manifestiert sich bei den meisten Patienten bereits in den ersten Lebensmonaten. Eine Pyodermie oder eine mehr oder weniger generalisierte exzematoide Dermatitis können die ersten Symptome sein. 60 – 70% der erkrankten Säuglinge sind männlichen Geschlechts. Da eine leichte familiäre Häufung besteht, kann die Familienanamnese wertvolle diagnostische Hinweise liefern. Männliche und weibliche Angehörige aufeinanderfolgender Generationen können gleichermaßen betroffen sein, was auf einen autosomal-dominanten Erbgang mit variabler Penetranz hinweist. Der Erbmodus ist aber im Einzelfall oft nicht klar.

Klinische Manifestation der Infektionen

Die Lokalisation der Infektionen zeigt ein charakteristisches Verteilungsmuster (Tab. 10.1): es besteht eine ausgesprochene Prädilektion

Klinische Befunde beim Hyper-IgE-Syndrom 95

Tabelle 10.1 Hyper-IgE-Syndrom: Klinische Befunde

1. Obligate Befunde
- Erste Krankheitsmanifestationen in früher Kindheit
- Rezidivierende, abszedierende Infektionen
- Erregerspektrum: S. aureus, H. influenzae, C. albicans
- Lokalisation der Infekte: Haut, Schleimhäute der oberen Luftwege, Lunge
- Chronische Dermatitis

2. Fakultative Befunde
- Vergröberte Gesichtszüge (coarse facies)
- Mukokutane Candidiasis
- „Kalte Abszesse": geringe allgemeine (Fieber) und lokale Entzündungszeichen
- Infekte mit opportunistischen Keimen
- Skelettanomalien (Kraniosynostose, Osteogenesis imperfecta)
- Fehlende Reaktionen vom verzögerten Typ bei Intrakutantestung mit Recall-Antigenen

3. Prognose
- Bei konsequenter antibiotischer Behandlung günstig

4. Spätkomplikationen
- Hodgkin-Lymphom, intrazerebrales histiozytäres Lymphom, systemischer Lupus erythematodes

für die Haut (insbesondere Gesicht, Ohren, behaarte Kopfhaut und Halsregion), für das Subkutangewebe und für die Lungen. Als Endresultat von chronisch rezidivierenden Otitiden (insbesondere auch Entzündungen der Ohrmuscheln), Sinusitiden und Mastoiditiden, chronischen Rhinitiden mit ausgeprägtem Mitbefall der Nasenflügel und Konjunktiviti-

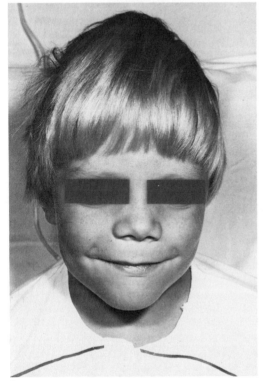
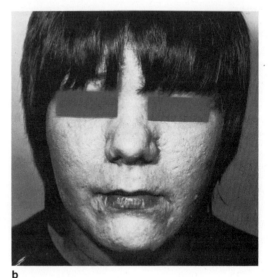

Abb. 10.1 Charakteristische vergröberte Gesichtszüge bei Patienten mit Hyper-IgE-Syndrom, mit zunehmendem Alter fortschreitend.
a) H. Lukas, 6jährig, b) F. Cornelia, 19jährig.

den sowie chronischen Follikulitiden der Gesichtshaut vergröbern sich die Gesichtszüge, so daß die Patienten einander auffallend ähnlich sehen („coarse facies" nach BUCKLEY, 5): verdickte und narbig verunstaltete Nasenflügel geben der Nase einen knollig aufgetriebenen Aspekt; aufgeworfene, verdickte und verzogene Lippen mit vernarbten Spuren zahlreicher perioral abgelaufener Follikulitiden verunstalten die normale Modellierung der Mundregion, und die chronischen Konjunktividiten lassen die Augenlider geschwollen erscheinen (Abb. 10.1).

Die kutanen Infektionen können von urtikariellen Phänomenen begleitet sein, welche im Extremfall systemisch als flushartige Reaktionen mit Schocktendenz in Erscheinung treten können. Die chronische Dermatitis, anfänglich gewöhnlich von Pruritus begleitet, sowie die zahlreichen abgelaufenen Follikulitiden und die Spuren kleinerer und größerer Abszesse führen schließlich beim älteren Kind zu einem stark narbig verunstalteten, ledrigen Integument (Abb. 10.2).

Rezidivierende bakterielle Infektionen der unteren Luftwege, vor allem durch Staphylococcus aureus bedingte bullöse Pneumonien, treten früher oder später bei praktisch allen Patienten auf (Abb. 10.3). Das Gedeihen der erkrankten Kinder wird besonders durch diese Luftwegsinfekte beeinträchtigt.

Viszerale Lokalisationen der Entzündungen (Leberabszesse, Peritonitis) und septische Verläufe sind selten und treten gegenüber den schweren bakteriellen Infektionen der Haut sowie der oberen und unteren Luftwege in den Hintergrund. Bakterielle Meningitiden und insbesondere Osteomyelitiden wurden nicht beobachtet, was ein wichtiges differentialdiagnostisches Kriterium gegenüber humoralen oder granulozytären Defekten darstellt.

Das beschriebene charakteristische Verteilungsmuster der Infektionen deutet darauf hin, daß bestimmte lokale Besonderheiten die Abszedierung begünstigen. Auf eine mögliche Erklärung dieser Beobachtung wird weiter unten noch eingegangen.

Klassische lokale und systemische Entzündungszeichen begleiten im allgemeinen die bakteriellen Infektionen, aber „kalte Abszesse", wie sie ursprünglich beim Hiob-Syndrom beschrieben wurden (11), sind ebenfalls

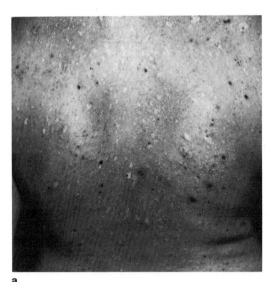

a

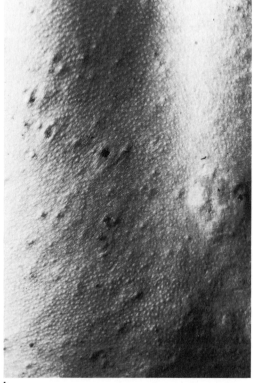

b

Abb. 10.2 Hautveränderungen bei Hyper-IgE-Syndrom (F. Cornelia, 19jährig). a) Zahlreiche teils depigmentierte Narben am Rücken; b) „Orangenschale" („peau d'orange") mit multiplen Follikulitiden, Abszessen und Narben; c) indizierter Abszeß mit schlechter Heilungstendenz; d) Onychomykose.

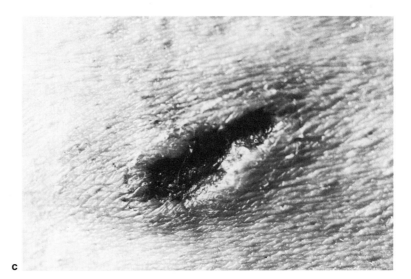

c

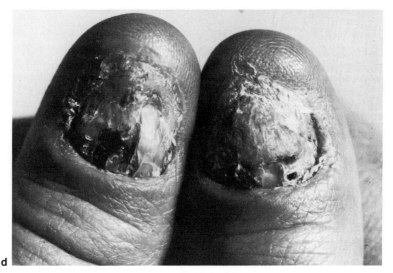

d

häufig; der Patient ist dabei fieberfrei und wird in seinem Allgemeinzustand auch bei ausgedehnter Abszedierung kaum beeinträchtigt. Der Abszeßinhalt besteht aus nekrotischem, blutig tingiertem Material; dieses ist mikroskopisch auffallend reich an eosinophilen Granulozyten, während neutrophile Granulozyten spärlich vorhanden sind, ganz im Gegensatz zum „Neutrophileneiter", der bei bakteriellen Infektionen üblicherweise gefunden wird.

Es gibt verschiedene Beobachtungen von Varianten der klassischen Verlaufsform des Hyper-IgE-Syndroms: Wir betreuen einen z. Z. 8jährigen Knaben, bei dem sich das Vollbild der Erkrankung im Anschluß an eine mit 4 Jahren durchgemachte Maserninfektion entwickelt hat. Gegenüber dieser anscheinend erworbenen Form ergeben sich jedoch aus 3 Beobachtungen von Kraniosynostose (44) und einer Osteogenesis imperfecta (3) bei Patienten mit Hyper-IgE-Syndrom Hinweise auf eine Systemkrankheit. Skelettanomalien sind auch bei anderen Defekten der zellulären Immunität gut dokumentiert (46).

Trotz der Hyperimmunglobulinämie E besteht keine allergische Diathese: Asthma oder atopische Dermatitis gehören nicht zum klassischen Vollbild des Syndroms.

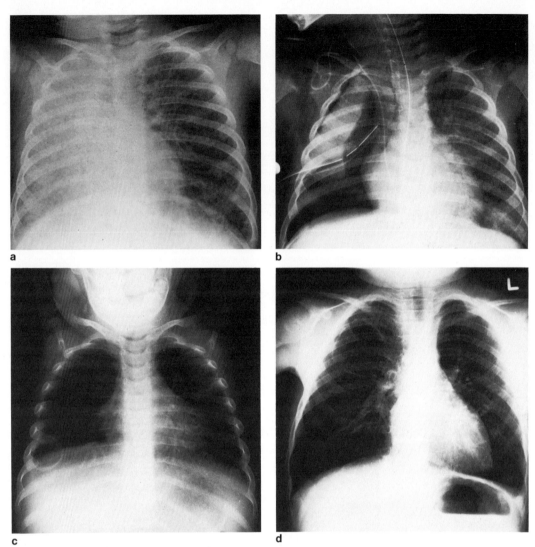

Abb. 10.3 Pneumopathia bullosa bei Hyper-IgE-Syndrom (H. Lukas, 6jährig). a) Pneumonie mit Atelektasen rechts; b) Pyopneumothorax nach Drainage; c) Blasenbildung im rechten Unterfeld; d) Blasenbildung im rechten Oberfeld.

Laboratoriumsbefunde (Tab. 10.2)

Bei der überwiegenden Mehrheit der Patienten findet man die klassischen Laborbefunde der akuten Entzündungsreaktion. Einzelne Patienten weisen jedoch abnorme Reaktionen auf: so stellten wir bei 3 von 7 während akuter Infektionen untersuchten Kindern keine Erhöhung des C-reaktiven Proteins (CRP) fest (Werte unter 1 mg/l) und bei 3 weiteren Patienten nur eine geringgradige Erhöhung (CRP-Werte zwischen 1 und 10 mg/l). Nach der Ursache für diese Beobachtung wurde nicht weiter gesucht.

Sowohl im infektfreien Intervall als auch während der Infektionen fällt im Blutbild eine ausgesprochene Eosinophilie auf, mit Werten bis zu 12 G/l (= 12 000/µl). Meist besteht ferner eine Neutrophilie mit Linksverschiebung und mit toxischer Granulation. Ein obligates Kriterium der Erkrankung ist die exzessive polyklonale Erhöhung des IgE (bis > 50 000 IE/ml). Die Werte können auch beim einzelnen Patienten im Verlauf seiner Erkrankung stark schwanken. Die IgE-Fraktion enthält regelmäßig staphylokokkenspezifische IgE-Antikörper in hohem Titer (39). Auf die Bedeutung dieser

Tabelle 10.2 Hyper-IgE-Syndrom: Laboratoriumsbefunde

1. Obligate Befunde

- Hyperimmunglobulinämie E (bis > 50 000 IE/ml)
- Staphylokokkenspezifische IgE-Antikörper
- Eosinophilie (Blut, Sputum, Eiter, Gewebe)

2. Fakultative Befunde

- T-Lymphozyten: funktioneller Defekt der T-Suppressorzellen
- Geringe entzündliche Reaktion bei akuten Infekten, z. B. kein Anstieg von Proteinen der akuten Phase (CRP u. a.)
- Hypergammaglobulinämie vom IgG-Typ
- Antikörper gegen S.-aureus-Zellwandantigene der Klasse IgM erhöht
- Anamnestische Antikörperantwort auf Tetanus- und Diphtherietoxoid vermindert
- Fehlende Antikörperantwort auf das Neoantigen Keyhole Limpet Haemocyanin
- Verminderte Chemotaxis neutrophiler Granulozyten in vitro

Befunde sowie auf weitere immunologische Untersuchungen wird später noch eingegangen. Die Untersuchung des Komplementes ergab immer normale Werte. Histologisch läßt sich in infizierten Läsionen eine Gewebeeosinophilie nachweisen. Granulomatöse Reaktionen fehlen auch in chronisch infizierten Läsionen, was als wichtiger Hinweis auf eine abnorme zelluläre Immunantwort zu werten ist.

Differentialdiagnose

In bezug auf andere Immundefektsituationen muß bei nicht voll ausgeprägtem Bild differentialdiagnostisch vor allem eine Phagozytendysfunktion, ein Immunglobulin- oder allenfalls ein Komplementdefekt erwogen werden. Rezidivierende Abszesse gehören nicht zum Bild der klassischen zellulären Defektsyndrome. Die Abgrenzung gegenüber superinfizierten Läsionen wie atopischer Dermatitis kann unter Umständen schwierig sein. Im übrigen wird ein Zusammenhang zwischen der Kolonisierung der Haut durch Staphylococcus aureus und atopischer Dermatitis diskutiert (27). Für eine eingehendere Beschreibung dieses Krankheitsbildes muß jedoch auf die einschlägige dermatologische Literatur hingewiesen werden.

Prognose und Spätkomplikationen

Die Prognose ist beim Vergleich mit anderen IDS recht günstig. Im Einzelfall hängt sie entscheidend von der rigorosen antibiotischen Therapie und Prophylaxe der Infektionen ab. Über die langfristige Entwicklung gibt es zur Zeit nur sporadische Mitteilungen von bemerkenswerten Komplikationen: Ein histiozytäres Lymphom des Gehirns wurde bei einem 10jährigen Mädchen mit Hyper-IgE-Syndrom beschrieben (1). Bei einem weiteren Patienten entwickelte sich im Alter von 19 Jahren ein Hodgkin-Lymphom (6). Bei einem von uns über 10 Jahre lang betreuten Jüngling trat im Alter von 20 Jahren ein systemischer Lupus erythematodes auf (42). Ähnliche Komplikationen wurden auch bei anderen Patienten mit verschiedenen Formen von Immundefektsyndromen beobachtet (46).

Mikrobiologische Befunde

Das Spektrum der bei Patienten mit Hyper-IgE-Syndrom Infektionen verursachenden Erreger ist recht charakteristisch; es wird in Tab. 10.3 mit demjenigen der chronischen Granulomatose verglichen, da dieses Leiden differentialdiagnostisch zu erwägen ist. Infektionen mit koagulasepositiven Staphylococcus-aureus-Stämmen sind ein obligates Kriterium des Hyper-IgE-Syndroms, Haemophilus influenzae und Pneumokokken kommen häufig, dagegen verschiedene gramnegative Erreger selten vor. Dagegen werden H.-influenzae-und Pneumokokkeninfektionen bei chronischer Granulomatose nicht gefunden. Chronische Onychomykosen und Moniliasis des Cavum oris werden bei den meisten Patienten mit Hyper-IgE-Syndrom beobachtet. Nebst Can-

Tabelle 10.3 Lokalisation der Infektionen bei 21 Patienten mit Hyper-IgE-Syndrom (6)

Lokalisation	Frequenz
Haut (Abszesse)	21/21
Ohren	14/21
Nebenhöhlen	9/21
Orale Mukosa	8/21
Augen	10/21
Lunge	21/21
– bullöse Pneumonie	20/21
– Resektion eines Lungenlappens	4/21
– totale Pneumonektomie	2/21
Gelenke	4/21
Andere (viszerale Manifestationen, Bakteriämie)	3/21

dida albicans muß man auch an Aspergillusinfektionen (Haut und Lungen) denken sowie an oberflächliche Pilzaffektionen der Haut. Ferner wurden vereinzelt durch C. neoformans bedingte Meningoenzephalitiden beobachtet (31, 38). Infektionen durch Mykobakterien und andere obligat intrazelluläre Mikroorganismen sind nicht bekannt. Die üblichen viralen Infektionen des Kindesalters verlaufen unkompliziert.

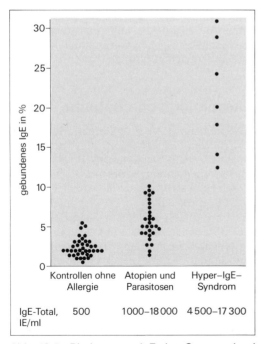

Abb. 10.4 Bindung von IgE des Serums durch Staphylococcus aureus.

Immunologische Untersuchungen beim Hyper-IgE-Syndrom

Der eigentliche Mechanismus der erhöhten Infektanfälligkeit dieser Patienten ist z. Z. nicht bekannt. Im Verlauf der 10 Jahre seit der Charakterisierung durch BUCKLEY u. Mitarb. (5) wurden Argumente für eine Granulozytendysfunktion, für humoral-immunologische Störungen und für einen zellulären Defekt vorgebracht, die in den folgenden Abschnitten besprochen werden. Einzig die Untersuchung der Komplementfunktion zeigte nie pathologische Befunde.

Granulozytenfunktion

Mit den heute gebräuchlichen Methoden können nach übereinstimmender Meinung der Untersucher keine Störungen der metabolischen Aktivität oder der mikrobiziden Funktion neutrophiler Granulozyten (insbesondere gegenüber Staph. aureus) nachgewiesen werden. Dagegen gibt es widersprüchliche Befunde zur Chemotaxis: CLARK u. Mitarb. (9) sowie HILL u. Mitarb. (19) fanden herabgesetzte chemotaktische Aktivität der Patientengranulozyten in vitro. Zahlreiche spätere Untersucher fanden aber in vitro sehr variable Ergebnisse, sowohl bei ein und demselben Patienten zu verschiedenen Zeitpunkten als auch bei vergleichenden Untersuchungen verschiedener Patienten. Eine primäre Chemotaxisstörung liegt also nicht vor. Verminderung der Granulozytenmotilität in vitro ist ebenfalls nicht konstant.

Humorale Immunität

Die Hyperimmunglobulinämie E ist pathognomonisch für das Hyper-IgE-Syndrom. Die IgE-Werte im Serum sind sehr variabel und schwanken zwischen 1000 und > 50 000 IE/ml, wobei einzelne Patienten im Verlauf der Erkrankung starke Schwankungen zeigen können. Die IgE-Fraktion enthält unverhältnismäßig hohe Anteile spezifischer Antikörper gegen Staphylococcus-aureus-Zellwandantigene und gegen Candida albicans (2, 39, 40), wie wir bei allen von uns untersuchten Patienten nachweisen konnten. Sie sind allerdings nicht pathognomonisch und können gelegentlich in geringerer Konzentration auch bei Atopikern gefunden werden. Die humorale Immunität insgesamt und insbesondere der Ablauf der humoralen Immunantwort auf den einen aktuellen Infekt verursachenden Mikroorganismus ist bei Patienten mit Hyper-IgE-Syndrom nur ungenügend untersucht. BUCKLEY u. Mitarb. haben eine eingeschränkte anamnestische Antwort auf Boosterinjektionen von Diphtherie- und Tetanustoxoid sowie eine defekte primäre Immunantwort auf das Neoantigen Keyhole limpet haemocyanin (KLH) nachgewiesen (5).

Wir haben kürzlich bei 14 solchen Patienten mittels einer empfindlichen EIA-Technik (Enzyme Immuno Assay) die gegen biochemisch charakterisierte Staphylococcus-aureus-Zellwände gerichteten Antikörper bestimmt und nach Klassen (IgM, G und A) differenziert (41, 49). Die Patienten weisen dabei normale oder erhöhte Antikörperspiegel auf, verglichen mit normalen nichtinfizierten oder mit Staphylococcus aureus infizierten Probanden ohne Hyper-IgE-Syndrom (Abb. 10.**5**). Ein selektiver Antikörperdefekt als Ursache der Infektanfälligkeit ist dadurch ausgeschlossen. Wir fanden ferner, daß die Immunantwort innerhalb der IgG-Subklassen auf S. aureus-Zellwandantigene bei Patienten mit Hyper-IgE-Syndrom schwächer ausfällt als bei entsprechenden Kontrollpersonen. Die immunpathologische Bedeutung dieser Beobachtung ist im Augenblick nicht erklärt.

Zelluläre Immunität

– *In vivo*. Verschiedene klinische Zeichen weisen auf defekte zelluläre Immunreaktionen hin: mukokutane Candidiasis und fehlende Reaktion vom Spättyp nach intradermaler Testung mit Recall-Antigenen, Beobachtung von Candida-neoformans-Infektionen, Entwicklung von Tumoren (Hodgkin-Lymphom, intrazerebrales histiozytäres Lymphom) oder systemischem Lupus erythematodes sowie die Assoziation mit Skelettanomalien. Histologische Befunde, wie das Fehlen einer granulomatösen Reaktion auf chronische Infektionen mit extrazellulären Pathogenen wie S. aureus, deuten in dieselbe Richtung. Im Gegensatz dazu reagieren Patienten mit Phagozytendysfunktion, aber intakter zellulärer Immunantwort wie sie z. B. bei der chronischen Granulo-

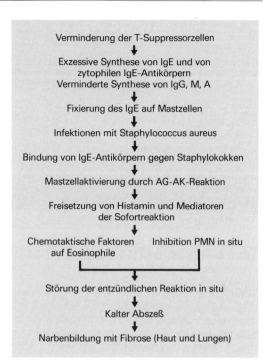

Abb. 10.**5** Vermutete Pathogenese des Hyper-IgE-Syndroms.

matose vorliegt, mit einer charakteristischen Granulombildung auf die Infektion mit pyogenen Keimen (s. Tab. 10.**3**).

– *In vitro*. Die Untersuchung der Lymphozytenfunktion bei Patienten mit Hyper-IgE-Syndrom ergab bisher keine schlüssigen Befunde: Die Antworten auf mitogene und antigene Stimulation sind unterschiedlich und fallen z. T. normal, z. T. pathologisch aus. Aufwendigere Techniken, wie die von BUCKLEY durchgeführten Co-Kultivationsexperimente, weisen auf eine defekte Suppressorfunktion bei der IgE-Synthese in vitro hin (4). Dies ist aber kein spezifischer Befund, sondern er wird auch bei IgE-Erhöhungen anderer Ursachen beobachtet. Neuere Untersuchungen der T-Lymphozyten-Subpopulationen mittels monoklonaler Antikörper und funktioneller Analysen (17) bestätigen im wesentlichen den bereits von BUCKLEY postulierten Defekt der Suppressor-T-Zellfunktion (Tab. 10.**4**). Mit diesen Befunden lassen sich zwar bestimmte Beobachtungen (z. B. Hyperimmunglobulinämie E, fehlende Reaktion vom verzögerten Typ) erklären, ihre Bedeutung für die Infektanfälligkeit und insbesondere für die so charakteristische Abszedierungstendenz bleibt indessen unklar.

Tabelle 10.4 Mikrobiologische Befunde bei Hyper-IgE-Syndrom und bei chronischer Granulomatose (6, 24)

	Hyper-IgE-Syndrom	Chronische Granulomatose
Staphylococcus	+++	++
Candida albicans	++	+
Haemophilus influenzae	++	−
Pneumokokken	++	−
Streptokokken, Gruppe A	+	+
Aspergillus sp.	+	+
Trichophyton sp.	+	−
Candida neoformans	(+)	−
Enterobacteriaceae (insbesondere E. coli, Klebsiellen, Salmonellen, Proteus sp. und Serratia marcescens)	(+)	+++
Staphylococcus albus	−	+++
Pseudomonas sp.	−	+

Therapie

In Anbetracht der ungeklärten Ätiologie des Hyper-IgE-Syndroms ist eine kausale Therapie z. Z. nicht verfügbar. Trotzdem kann den erkrankten Kindern durch konsequente antibiotische Infektprophylaxe gegen Staph. aureus wesentlich geholfen werden. Sehr wichtig ist die Verhütung sinupulmonaler Infekte, welche für jeden einzelnen Patienten ausgearbeitet werden muß. Zur Langzeitprophylaxe haben sich Flucloxacillin oder Trimethoprim/Sulfamethoxanol bewährt. Um die frühzeitige Erfassung und resistenzgerechte rigorose (allenfalls chirurgische) Therapie beginnender Infekte zu ermöglichen, ist eine engmaschige Überwachung notwendig. Dabei ist zu beachten, daß die klassischen klinischen entzündlichen Zeichen bei pyogenen Infekten unzureichend sein können („kalte Abszesse"). Aber auch Infektionen mit ungewöhnlichen Erregern (C. neoformans!) und der Entwicklung resistenter Keime ist gebührende Beachtung zu schenken.

Substanzen wie Transferfaktor, Ascorbinsäure, Cimetidin und Levamisol wurden mit unterschiedlichem Erfolg eingesetzt (7, 12, 16, 18, 28, 30, 35). Insbesondere versprach man sich von den beiden letztgenannten wegen der damit in vitro nachgewiesenen Beeinflussung der Neutrophilen- und Monozytenchemotaxis einigen Erfolg. Eine kürzlich veröffentlichte Doppelblindstudie mit Levamisol hat jedoch keinen therapeutischen Nutzen gezeigt, im Gegensatz zu der in vitro nachgewiesenen Verbesserung der Neutrophilenchemotaxis (13). Diese Diskrepanz stellt die klinische Relevanz der Befunde über Chemotaxisdysfunktion erneut in Frage.

Hypothesen zur Pathogenese

Seit den Untersuchungen von CLARK (9) und HILL (19) wurde immer wieder auf die mögliche pathogenetische Rolle einer herabgesetzten chemotaktischen Aktivität neutrophiler Granulozyten hingewiesen. Aufgrund weiterer Untersuchungen steht aber heute fest, daß eine primäre Störung der Granulozytenchemotaxis bei Patienten mit Hyper-IgE-Syndrom nicht vorliegt. Möglich ist aber, daß die Granulozyten- und Monozytenmotilität sekundär, d. h. nach Interaktion mit verschiedenen, allenfalls labilen Mediatoren verändert wird.

Anhand von In-vitro-Untersuchungen konnte gezeigt werden, daß Leukozyten allergischer Individuen nach Inkubation mit den entsprechenden Allergenen eine verminderte chemotaktische Antwort aufweisen (37, 38). Diese Beobachtungen, zusammen mit den früher von BUCKLEY (5) beschriebenen Reaktionen vom Soforttyp bei Patienten mit Hyper-IgE-Syndrom nach intrakutaner Testung mit bakteriellen Antigenen, ließen vermuten, daß allenfalls die Hemmung der Neutrophilenchemotaxis durch Histamin (oder andere Basophilen- und Mastzellmediatoren) bedingt sein könnte (18). Der experimentelle Befund, daß Burimamid, ein kompetitiver H_2-Histamin-Rezeptorantagonist in vitro, die chemotaktische Migration von Leukozyten verbesserte, stärkte die oben postulierte Annahme einer histaminvermittelten Motilitätshemmung (20). Ob nun Histamin allein oder zusammen mit anderen Mediatoren für die diskutierte Chemotaxisstörung von Neutrophilen und Monozyten verantwortlich ist, kann nicht entschieden werden. Neuerdings gibt es auch Hinweise dafür, daß mononukleäre Zellen von Patienten mit Hyper-IgE-Syndrom Faktoren produzieren, welche die Chemotaxis von Neutrophilen hemmen (14). Dieser Faktor läßt sich aber aus methodischen

Gründen (keine Elimination von Basophilen bei der verwendeten Technik der Lymphozytenisolation) nicht eindeutig den Lymphozyten zuordnen. Die Frage, wie weit eine allenfalls transitorische Hemmung der Neutrophilenmotilität für die rezidivierenden Infektionen verantwortlich gemacht werden kann, bleibt vorderhand offen.

Auf Grund der lokalisatorischen Besonderheiten der bakteriellen Infekte, nämlich die Manifestation in besonders mastzellreichen Geweben, darf angenommen werden, daß gewebespezifischen Faktoren eine Rolle zukommt. Ferner könnten für Staphylokokken spezifische Antikörper der Klasse IgE in diesem Zusammenhang pathogenetische Bedeutung haben (Abb. 10.6).

Viele klinische Beobachtungen (Lokalisation der Infekte, urtikarielle Reaktion, Pruritus, Flush) und einige Laborbefunde (Blut- und Gewebeeosinophilie, exzessives Auftreten von Eosinophilen in den Abszessen, erhöhte Serumkonzentration von Histamin) (45) ließen sich im Rahmen einer solchen durch antimikrobielle IgE vermittelten Reaktionskette erklären.

Es ist im weiteren durchaus denkbar, daß der stark gesteigerten Eosinophilotaxis eine verstärkende Wirkung zukommt für die Gewebezerstörung (und damit Abszeßbildung) auf Grund der im Vergleich zu Neutrophilen unterschiedlichen biochemischen Eigenschaften (gesteigerte metabolische Aktivität und damit vermehrte Produktion toxischer Sauerstoffradikale, anderes Enzymmuster, verminderte mikrobizide Aktivität). Es ist zudem in diesem Zusammenhang von besonderem Interesse, daß von Eosinophilen antiinflammatorische Substanzen freigesetzt werden (Rolle für die Entstehung „kalter" Abszeß?) (51).

Die Tendenz zur überschießenden Abszeßbildung wäre demnach als immunpathologischer Prozeß aufzufassen, bedingt durch die Produktion eines nicht „erwünschten" (antimikrobielle IgE-Antikörper!) Antikörpers mit Verstärkereffekt („enhancing phenomenon") im Rahmen einer dysfunktionellen oder dysregulierten Immunantwort auf bestimmte Erreger.

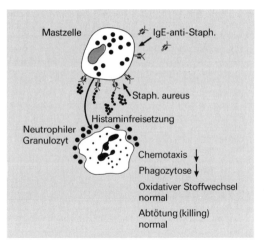

Abb. 10.6 Pathogenetische Mechanismen beim Hyper-IgE-Syndrom. Verhalten der Phagozyten.

Zusammenfassung

Das Hyper-IgE-Syndrom ist klinisch und immunologisch von anderen bekannten Immundefekten gut abgrenzbar.
Trotz intensiver Suche ist die Ursache noch nicht bekannt. Indirekte Hinweise deuten auf eine zelluläre Störung der Immunregulation hin, die sich vor allem als Hyperimmunglobulinämie E äußert. Die in diesem Zusammenhang überschießend gebildeten antimikrobiellen Antikörper der Klasse IgE führen bei Bindung des Antigens zu exzessiver Freisetzung von Mediatoren der Reaktion vom Soforttyp mit entsprechenden klinischen Auswirkungen.

Literatur

1 Bale, J. F. jr., J. F. Wilson, H. R. Hill: Fatal histiocytic lymphoma of the brain associated with hyperimmunoglobulinemia E and recurrent infections. Cancer 39 (1977) 2386 – 2390
2 Berger, M., C. H. Kirkpatrick, P. K. Goldsmith et al.: IgE antibodies to Staphylococcus aureus and Candida albicans in patients with the syndrome of hyperimmunoglobulinemia E and recurrent infections. J. Immunol. 115 (1980) 2437 – 2443
3 Brestel, E. P., G. Klingberg, R. W. Veltri et al.: Osteogenesis imperfecta tarda in a child with hyper IgE syndrome. Amer. J. Dis. Child. 136 (1982) 774 – 776
4 Buckley, R. H., W. G. Becker: Abnormalities in the regulation of human IgE synthesis. Immunol. Rev. 41 (1978) 288 – 314
5 Buckley, R. H., B. B. Wray, E. Z. Belmaker: Extreme hyperimmunoglobulinemia E and undue susceptibility to infection. Pediatrics 49 (1972) 59 – 70

6 Buckley, R. H., H. A. Sampson: The hyperimmunoglobulinemia E syndrome. In Franklin E. C.: Clinical Immunology Update 1981. Churchill-Livingstone, Edinburgh-London 1981 (p. 147 – 167)
7 Businco, L., F. Laurenti, P. Rossi et al.: A child with atopic features, raised serum IgE and recurrent infection treated with Levamisole. Arch. Dis. Childh. 56 (1981) 60 – 63
8 Church, J. A., L. D. Frenkel, D. G. Wright et al.: T lymphocyte dysfunction, hyperimmunoglobulinemia E, recurrent bacterial infections, and defective neutrophil chemotaxis in a Negro child. J. Pediat. 88 (1976) 982 – 986
9 Clark, R. A., R. K. Root, H. R. Kimball et al.: Defective neutrophil chemotaxis and cellular immunity in a child with recurrent infections. Ann. intern. Med. 78 (1973) 515 – 519
10 Dahl, M. V., W. H. Greene, P. G. Quie: Infection, dermatitis, increased IgE, and impaired neutrophil chemotaxis: a possible relationship. Arch. Dermatol. 112 (1976) 1387 – 1390
11 Davis, S. D., J. Schaller, R. J. Wegwood: Job's syndrome: recurrent "cold", staphylococcal abscesses. Lancet 1966/I, 1013 – 1015
12 DeCree, J., L. Emmery, J. Timmermans et al.: Defective neutrophil chemotaxis and raised serum IgE levels in a child with recurrent bacterial infections and eczema: influence of Levamisole. Arch. Dis. Childh. 53 (1978) 144 – 149
13 Donabedian, H., D. W. Elling, J. I. Gallin: Levamisole is inferior to placebo in the hyperimmunoglobulin E recurrent-infection (Job's) syndrome. New Engl. J. Med. 307 (1982) 290 – 292
14 Donabedian, H., J. I. Gallin: Mononuclear cells from patients with the hyperimmunoglobulinemia E – recurrent infection syndrome produce an inhibitor of leukocyte chemotaxis. J. clin. Invest. 69 (1982) 1155 – 1163
15 Fontan, G., F. Lorente, M. C. G. Rodriguez et al.: Defective neutrophil chemotaxis and hyperimmunoglobulinemia E – a reversible defect? Acta paediat. scand. 65 (1976) 509 – 511
16 Friedenberg, W. R., J. J. Marx jr., R. L. Hansen et al.: Hyperimmunoglobulin E syndrome: response to transfer factor and ascorbic acid therapy. Clin. Immunol. Immunopath. 12 (1979) 132 – 142
17 Geha, R. S., E. Reinherz, D. Leung et al.: Deficiency of suppressor T cells in the hyperimmunoglobulin E syndrome. J. clin. Invest. 68 (1981) 783 – 791
18 Hill, H. R., H. D. Ochs, P. G. Quie et al.: Defect in neutrophil granulocyte chemotaxis in Job's syndrome of recurrent „cold" staphylococcal abscesses. Lancet 1974/I, 617 – 619
19 Hill, H. R., P. G. Quie: Raised serum-IgE levels and defective neutrophil chemotaxis in three children with eczema and recurrent bacterial infections. Lancet 1974/I, 183 – 197
20 Hill, H. R., R. D. Estensen, N. A. Hogan et al.: Severe staphylococcal disease associated with allergic manifestations, hyperimmunoglobulinemia E, and defective neutrophil chemotaxis. J. Lab. clin. Med. 88 (1976) 796 – 806
21 Hill, H. R.: The syndrome of hyperimmunoglobulinemia E and recurrent infections. Amer. J. Dis. Childh. 136 (1982) 767 – 771
22 Issekutz, A. C., K. Y. Lee, W. D. Biggar: Neutrophil chemotaxis in two patients with recurrent staphylococcal skin infection and hyperimmunoglobulinemia E. J. Lab. clin. Med. 92 (1978) 640 – 647

23 Jacobs, J. C., M. E. Norman: A familial defect of neutrophil chemotaxis with asthma, eczema, and recurrent skin infections. Pediat. Res. 11 (1977) 732 – 736
24 Johnston, R. B. jr., R. I. Baehner: Chronic granulomatous disease: correlations between pathogenesis and clinical findings. Pediatrics 48 (1971) 731 – 739
25 Kay, A. B., K. F. Austen: The IgE-mediated release of an eosinophil leukocyte chemotactic factor from human lung. J. Immunol. 107 (1971) 899 – 902
26 Klebanoff, S. J., R. A. Clark: The neutrophil: Function and Clinical Disorders. North-Holland, Elsevier, Amsterdam 1978
27 Kraning, K. K., G. F. Odland: Analysis of research needs and priorities in dermatology. J. invest. Dermatol. 73, Suppl. (1979) 395 – 513
28 Matsumoto, T., G. Yoshitaka, H. Narukami: Case report: a hyperimmunoglobulin E syndrome with serum inhibitor against immune functions. Ann. Allergy 46 (1981) 86 – 88
29 Matter, L., K. Schopfer: Monocyte function in infection due to nontuberculous mycobacteria. (Abstract.) Proc. of the 9th Int. Reticulo Endothelial Soc. Davos 1982
30 Mawhinney, H., M. Killen, W. H. Fleming et al.: The hyperimmunoglobulin E syndrom: a neutrophil chemotactic defect reversibel by histamin H_2 receptor blokkade? Clin. Immunol. Immunopath. 17 (1980) 483 – 491
31 Melish, M.: persönliche Mitteilung
32 Ogden, B. E., H. R. Hill: Histamine regulates lymphocyte mitogenic responses through activation of specific H_1 and H_2 histamine receptors. Immunology 41 (1980) 107 – 114
33 Onderdonk, A. B., R. Markham, D. F. Zaleznick et al.: Evidence for T cell dependent immunity to Bacteroides fragilis in an intraabdominal abscess model. J. clin. Invest. 69 (1982) 9 – 16
34 Plaut, M., L. M. Lichtenstein, C. S. Henney: Properties of a subpopulation of T cells bearing histamine receptors. J. clin. Invest. 55 (1975) 856 – 874
35 Rebora, A., F. Dallegri, F. Patrone: Neutrophil dysfunction and repeated infections: influence of levamisole and ascorbic acid. Brit. J. Dermatol. 102 (1980) 49 – 56
36 Rocklin, R. E., D. Greineder, B. H. Littman et al.: Modulation of cellular immune function in vitro by histamine receptor bearing lymphocytes: Mechanisms of action. Cell. Immunol. 37 (1978) 162 – 173
37 Rubin, J. L., R. W. Griffiths, H. R. Hill: Allergen induced depression of neutrophil chemotaxis in allergic individuals. J. Allergy clin. Immunol. 62 (1970) 301 – 308
38 Schopfer, K., K. Baerlocher: Antigen-induced neutrophil dysfunction in a patient with chronic eczema, recurrent "cold" staphylococcal infections and hyperimmunoglobulinemia E. In Guttler, F., J. Seakins, A. R. Harkness: Inborn Errors of Immunity and Phagocytes. MTP Press, Lancaster 1979 (pp. 323 – 330)
39 Schopfer, K., K. Baerlocher, P. Price et al.: Staphylococcal IgE antibodies, hyperimmunoglobulinemia E and Staphylococcus aureus infections. New Engl. J. Med. 300 (1979) 835 – 838
40 Schopfer, K., S. D. Douglas, B. J. Wilkinson: Immunoglobulin E antibodies against Staphylococcus aureus cell walls in the sera of patients with hyperimmunoglobulinemia E and recurrent staphylococcal infections. Infect. Immun. 27 (1980) 563 – 568
41 Schopfer, K., L. Matter, J. A. Wilhelm: Humoral immune response to staphylococcal cell walls in patients with the S. aureus hyper IgE syndrome. Immunobiology 160 (1981) 105

42 Schopfer, K., A. Feldges, K. Baerlocher et al.: Systemic lupus erythematodes in a patient with the hyperimmunoglobulinemia E – recurrent infection syndrome. Brit. Med. J. 287 (1983) 524 – 526
43 Sen, P., D. B. Louria: Higher bacterial and fungal infections. In Grieco, M. H.: Infections in the Abnormal Host. Yorke Medical Books 1980 (pp. 325 – 359)
44 Smithwick, E. M., M. Finelt, S. Pahwa et al.: Cranial synostosis in Job's syndrome. Lancet 1978/I, 826
45 Soderberg-Warner, M., C. A. Rue-Mendozy, G. R. Mendozy et al.: Neutrophil and T lymphocyte characteristics of two patients with hyper IgE syndrome. Pediat. Res. in press
46 Stiehm, E. R., V. A. Fulginiti: Immunologic Disorders in Infants and Children. Saunders, Philadelphia 1980
47 Unanue, E. R.: Cooperation between mononuclear phagocytes and lymphocytes in immunity. New Engl. J. Med. 303 (1980) 977 – 983
48 Van Scoy, R. E., H. R. Hill, R. E. Ritts jr. et al.: Familial neutrophil chemotaxis defect, recurrent bacterial infections, mucocutaneous candidiasis, and hyperimmunoglubolinemia E. Ann. intern. Med. 82 (1975) 766 – 771
49 Wilhelm, J. A., L. Matter, K. Schopfer: IgG, IgA and IgM antibodies to S. aureus purified cell walls (PCW) in normal and S. aureus infected individuals. Experentia 38 (1982) 1375 – 1376
50 Zinkernagel, R. M., P. C. Doherty: MHC-restricted cytotoxic T cells: Studies on the biological role of polymorphic major transplantation antigens determining T-cell restriction-specificity, function, and responsiveness. In Kunkel, H.G., F. J. Dixon: Advances in Immunology. Academic Press, New York 1979
51 Zucker-Franklin, D.: The properties of eosinophils. In Bach, M. K.: Immediate Hypersensitivity, Modern concepts and developments. Marcel Dekker, New York 1978

Kapitel 11
Kombiniertes Immunmangelsyndrom mit fehlender Expression der Histokompatibilitätsantigene

C. BREMARD-OURY und C. GRISCELLI

Seit den ersten Beschreibungen des schweren kombinierten Immundefizitsyndroms (SCID) durch GLANZMANN und RINIKER (3) wurden verschiedene Sonderformen abgegrenzt, so daß es heute ein heterogenes Syndrom darstellt (s. Kap. 7): Mangel an Adenosin-Desaminase (9), Fehlen von Vorläufern der T-Lymphozyten (4). Auch der genetische Hintergrund dieser Syndrome ist nicht einheitlich, indem autosomal-rezessive und X-chromosomale Vererbung vorkommt (10). Neuerdings wurden neben diesen klassischen SCID, die immer im ersten Lebensjahr tödlich enden, andere kombinierte Immundefekte mit weniger bösartigem Verlauf beschrieben. Sie sind charakterisiert durch späteres Auftreten der ersten Symptome und durch unvollständige Defekte der zellulären und humoralen Immunfunktionen. Bei diesen Immundefekten fand man fehlende Aktivität der Nucleosid-Phosphorylase (2) oder funktionellen Mangel der T-Lymphozyten (1).

TOURAINE u. Mitarb. (13) und SCHUURMAN u. Mitarb. (11) beschrieben 1978 als erste die Assoziation eines Immundefektes mit fehlender Expression gewisser Histokompatibilitätsantigene (HLA), nämlich des HLA-A und -B bei normaler Expression des HLA-DR. Die Patienten litten an einem schweren, schon im ersten Lebensjahr manifesten ID, der nach kurzer Zeit zum Tode führte. Seither haben wir 11 weitere Patienten mit diesem besonderen Syndrom beobachtet (5, 6, 7). Ferner haben KUIS u. Mitarb. (7) über weitere durchwegs vergleichbare Fälle berichtet (7). In dieser Gruppe von insgesamt 16 Patienten sind gemeinsame Charakteristika mit einer gewissen Variabilität zu erkennen. Auf Grund der genetischen, klinischen und immunologischen Befunde dieser 16 Fälle (5, 6, 7, 11, 12, 13, 14, 15) ergibt sich das folgende, relativ stereotype Bild des Syndroms (s. Tab. 11.**1** und 11.**2**).

Genetik

Die 16 Patienten gehören 12 Familien an; bei 8 von ihnen läßt die Familienanamnese weitere Fälle vermuten, da andere Kinder mit ähnlichem klinischem Bild verstorben sind; die restlichen 4 sind isolierte Fälle. Das aus der Verteilung auf 4 Mädchen und 12 Knaben vermutete Überwiegen des männlichen Geschlechts verschwindet jedoch bei Berücksichtigung aller Kinder, indem den 11 Mädchen 13 Knaben gegenüberstehen. Blutsverwandtschaft ist bei 8 Familien gesichert und bei 4 weiteren aus ethnischen Gruppen mit gehäufter Konsanguinität ebenfalls wohl möglich. Der Vererbungsmodus ist autosomal-rezessiv. Von den 12 Familien stammen 9 aus dem Magreb. Diese geographische Häufung kann entweder aus einer dort besonders häufig aufgetretenen Mutation oder eher als Folge der Konsanguinität bei niedriger Genfrequenz erklärt werden.

Klinik

Erste Symptome (Tab. 11.**1**)

Schwangerschaft, Neonatalperiode und die ersten Lebenswochen sind anamnestisch unauffällig. Die Krankheit beginnt jedoch immer im ersten Lebenshalbjahr, meist mit 3 – 4 Monaten, zunächst mit wenig charakteristischen Symptomen: Diarrhoe (10 von 16), Candidabefall der Mundhöhle (6 von 16), respiratorische Symptome mit Bronchitis ohne interstitiellen oder alveolären Lungenbefall. Auch wiederholte ORL-Infekte werden von Anfang an beobachtet, selten jedoch schwere bakterielle Infektionen mit Sepsis oder Meningitis.

Klinische Symptome (Tab. 11.1)

Bald nach diesen ersten klinischen Erschei-

Tabelle 11.1 IDS mit mangelhafter HLA-Expression. Klinik

1. Alter bei Krankheitsbeginn 1 – 8 Monate (Mittel 4 Monate)
2. Initialsymptome
   – Diarrhoe (10/16)
   – Candidiasis Mundhöhle (6/16)
   – respiratorische Infekte (4/16)
3. Spätere Symptome
   – Knick in der Wachstums- und Gewichtszunahme (15/16)
   – Diarrhoe (14/16)
   – respiratorische Infekte (15/16)
   – interstitielle Pneumonie (5/16)
   – rezidivierende Infekte (13/16)
   – schwere Infekte (12/16)
   – torpide Virusinfekte (7/13)
   – BCGitis generalisata (0/7)
   – GvHR nach Transfusion (0/2)

nungen werden die Symptome schwerer und damit eher für einen Immundefekt charakteristisch:
– *Chronische Diarrhoe* ist das hervorstechende und fast konstante klinische Zeichen (15 von 16); sie trotzt den üblichen medikamentösen und diätetischen Behandlungen. Weder bakterielle, noch virale, noch mykotische Besiedlung erklärt die schwere Verdauungsstörung ganz. Zeichen eines Malabsorptionssyndroms sind anfänglich gering, jedoch kommt es bald zu einem deutlichen Knick in der Gewichts- und Längenkurve (15 von 16), mit Werten unter –3 Standardabweichungen.
– *Respiratorische Infekte* sind ebenfalls sehr häufig (14 von 16), aber weniger dramatisch. Im Vordergrund steht eine persistierende Bronchitis und gelegentlich eine Bronchopneumonie, die auf die Behandlung recht gut anspricht. Auch interstitielle Pneumonien wurden beobachtet (5 von 13), bei denen Pneumocystis carinii (4 von 5) oder Zytomegalovirus (5 von 15) nachgewiesen wurden, nicht aber andere Mikroorganismen, die ebenfalls zu interstitieller Pneumopathie führen können. Generalisierte BCGitis wurde nie beobachtet, obschon 7 Kinder mit BCG geimpft worden waren.
– *Virusinfektionen* verschiedener Art sind hier viel häufiger als bei den anderen Formen des kombinierten Immundefektes; nachgewiesen sind Polio-Wildvirus, Coxsackie-, Adeno-, Herpes-simplex- und Zytomegalievirus. Persistenz über Monate ohne spezifische Antikörperbildung und trotz verschiedener Therapieversuche ist die Regel. Eine Virusinfektion bildete bei 2 Kindern die unmittelbare Todesursache und führte bei einem weiteren Patienten zu schweren neurologischen Ausfällen.
– *Weitere Infektsymptome* sind weniger wichtig: Candidabefall der Haut und des Magen-Darm-Kanals ist fast konstant, reagiert aber meistens auf Fungizidtherapie. Candidasepsis oder tiefe und schlecht verlaufende Mykose (z. B. Aspergillose) wurde nie beobachtet. Dagegen war Sepsis mit verschiedenen grampositiven oder gramnegativen Erregern in der Terminalphase eine häufige Komplikation, jedoch selten die einzige Todesursache.
– *Das Fehlen von Symptomen,* die bei SCID sonst häufig sind, muß bei dieser Sonderform hervorgehoben werden: GvHR wurde nie beobachtet, obschon 2 Patienten Transfusionen von nichtbestrahltem Blut bekommen hatten, bevor die Diagnose gestellt werden konnte. Auch Impfungen mit lebenden Erregern wurden gut ertragen: 7 Kinder erhielten eine BCG-Impfung, aber nur bei einem einzigen trat eine BCGitis ein, die lokalisiert blieb und unter antituberkulöser Therapie abheilte. Bei einem weiteren Kind blieb eine orale Poliomyelitisimpfung ohne Komplikationen.
Als weitere Unterschiede von den üblichen SCID-Formen erwähnen wir, daß Lymphknoten gewöhnlich palpabel und die Tonsillen vorhanden sind und der Thymusschatten außer in der Terminalphase mit dem streßbedingten Schwund meistens sichtbar ist. Bei 2 Kindern wurde ein „inspissated bile syndrome" mit Hepatomegalie, Symptomen der Gallenstauung und Dilatation der intra- und extrahepatischen Gallenwege beobachtet, das in einem Fall zu mäßiger, im anderen zu schwerer Fibrose führte, wobei die ursächlichen Zusammenhänge unklar sind. Ferner zeigte ein Kind eine autoimmunhämolytische Anämie mit Autoantikörpern ohne Blutgruppenspezifität der Klasse IgG und bei Mitbeteiligung des Komplements sowie mit antinukleären Antikörpern.

Diagnosestellung

Die Vermutung eines Immundefektes drängt sich auch bei unterschiedlichen Initialsymptomen bei positiver Familienanamnese auf; dabei ist auf Blutsverwandtschaft der Eltern und ihre Zugehörigkeit zu einer ethnischen

Gruppe mit gehäufter Inzucht zu achten; ferner ist nachzuforschen, ob Geschwister früher mit ähnlichen Symptomen erkrankt oder gestorben sind, woraus sich Hinweise auf eine autosomal-rezessiv vererbte seltene Anomalie ergeben. Die häufigsten Symptome sind nach einem freien Intervall auftretender Durchfall, der bald chronisch wird und einen Knick in der Gewichts- und Längenkurve bewirkt; ferner ein produktiver Husten, der ebenfalls chronisch wird, und wiederholte weitere Infektionen, die meistens gutartig, gelegentlich aber sehr schwer verlaufen. Verglichen mit Fällen von klassischem SCID treten diese Symptome aber später auf, sie sind weniger schwer, beeinträchtigen die gesamte Entwicklung weniger und lassen längeres Überleben zu. Von den bei SCID regelmäßig beobachteten Symptomen fehlen einige, u. a. die Komplikationen nach Bluttransfusionen oder nach Lebendimpfungen. Deswegen wird die Diagnose eines Immundefektes oft zu Unrecht verworfen, besonders wenn eine beschränkte immunologische Abklärung mit Blutbild, Thoraxröntgenbild zur Darstellung des Thymus, quantitativer Ig-Bestimmung und In-vitro-Stimulation der Lymphozyten mit Mitogenen normal ausfällt, wie es in einem frühen Stadium durchaus möglich ist. In diesem Fall muß man zusätzlich die Hautteste und die Fähigkeit zur Antikörperbildung prüfen, um den ID nachzuweisen, denn nur die vollständige immunologische Untersuchung erlaubt die Erkennung des Syndroms.

Laborbefunde

Nach kurzer Besprechung der üblichen immunologischen Untersuchungen wenden wir uns der speziellen Anomalie der Lymphozytenmembran, d. h. der fehlenden Expression von Histokompatibilitätsantigenen zu, die diesem IDS seine Besonderheit verleiht.

Zelluläre Immunität (Tab. 11.2)

Lymphozytenzahl: meist normal (13 von 16) oder leicht vermindert (0,4 - 1,0 G/l). Die Anzahl T-Lymphozyten bestimmt als E-Rosetten oder mit dem monoklonalen Antikörper OKT3 war mit >1,0 G/l normal (10 von 16) oder leicht vermindert (3 von 16); Inkubation in

Tabelle 11.2 IDS mit mangelhafter HLA-Expression. Immunologische Anomalien

- Keine Lymphopenie! (13/16)
1. Zelluläre Immunreaktionen
    - T-Lymphozyten nicht vermindert (10/16)
    - verzögerte Reaktionen fehlen (16/16)
    - In-vitro-Proliferation nach Antigenstimulation fehlt (16/16)
    - In-vitro-Proliferation normal nach Stimulation durch Mitogene (12/12) und allogene Zellen (12/12)
    - zytotoxische Reaktion in MLC normal
    - Zellen stimulieren nicht in MLC (5/12)
2. Humorale Immunreaktionen
    - B-Lymphozyten normal (13/13)
    - Serumimmunglobuline: fehlen (3/16), sind vermindert (13/16)
    - Antikörperbildung fehlt (16/16)
    - Isoagglutinine vorhanden (9/16), fehlen (7/16)

vitro mit Thymushormon (TP5 oder Thymulin) ändert nichts an diesem Resultat. Bei infizierten Patienten in der Terminalphase der Erkrankung wurde eine schwere Lymphopenie (< 0,3 G/l) festgestellt.
- *Die Funktionen der T-Lymphozyten* sind dissoziiert gestört mit folgendem charakteristischem Bild:
- Reaktionen der verzögerten Überempfindlichkeit gegen wiederholte Antigenstimulation (Recall-Antigene) fehlen regelmäßig, d. h. die Intrakutanreaktionen bei den 16 vorher sensibilisierten Kindern waren immer negativ (mit Tuberkulin bei den BCG-Geimpften, mit Candidin bei candidainfizierten Patienten, mit Tetanusantigen bei den gegen Tetanus Geimpften, mit DNCB bei den dagegen Sensibilisierten).
- Reaktionen der Lymphozyten in vitro nach Stimulation durch die gleichen Antigene sind ebenfalls negativ. Dies kontrastiert mit einer normalen Stimulierbarkeit durch Mitogene (PHA, PWM und Con A) oder durch allogene Zellen in der gemischten Lymphozytenkultur bei den 12 Kindern ohne schwerwiegender Verminderung der T-Lymphozyten. Auch die spezifische zytotoxische Reaktion bei der gemischten Leukozytenkultur war bei 5 auswertbaren Patienten normal und bei 2 abnorm, trotz Proliferation der Zellen in der gemischten Kultur. Umgekehrt stimulieren Patientenleukozyten in der Mischkultur Normalleukozyten

nicht (5 Patienten) oder nur sehr gering (6 Patienten).

Humorale Immunität (Tab. 11.2)

Die absolute Anzahl der B-Lymphozyten, gemessen als Zellen, welche Oberflächenimmunglobuline tragen, war normal. Im Serum waren die Ig-Spiegel immer mäßig bis stark vermindert, von der unteren Normgrenze bis zur Agammaglobulinämie (bei 3 Kindern). Unabhängig von dieser Ig-Konzentration war die T-zell-abhängige Fähigkeit zur Antikörperbildung immer schwer gestört, d. h. die Antikörperbildung nach Impfung war bei allen 16 Patienten immer gleich Null. Andererseits konnten wir aber bei mehreren Patienten während protrahierter Viruserkrankungen (Herpes simplex, Zytomegalievirus) doch einen Antikörperanstieg beobachten. Der Titer der Isoagglutinine ist unterschiedlich: normal bei 9, negativ bei 7 Kindern.

Nichtspezifische Immunität

Verschiedene Untersuchungen haben keine Anomalien des Komplementsystems oder der Phagozytosefunktion von PMN und Monozyten gezeigt.

Expression der membrangebundenen Histokompatibilitätsantigene

Histokompatibilitätsantigene sind normalerweise auf der Oberfläche aller kernhaltigen Zellen nachweisbar; sie werden durch die Gene des Major Histocompatibility Complex (MHC) oder des HLA-Systems kodiert, das auf dem Chromosom 6 lokalisiert ist. Dieses System umfaßt mehrere Genloci, die für 2 Gruppen von verschiedenen Oberflächenantigenen kodieren: einerseits die Loci A und B mit 20 bzw. 30 Allelen sowie den zwischen A und B liegenden, funktionell weniger wichtigen Locus C mit etwa 12 Allelen, andererseits den Locus D, der für die 12 Allele der DR-Antigene kodiert.
Die Produkte der MHC-Gene sind einerseits die Antigene HLA-A, -B, -C oder Antigene der Klasse I, andererseits die Antigene DR oder Antigene der Klasse II. Ihre Struktur und Funk-

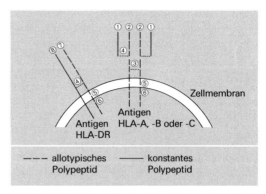

Abb. 11.1 Schematische Darstellung der Histokompatibilitätsantigene an der Zellmembran. 1 leichte Kette oder β-Mikroglobulin, MG = 12 kD; 2 Schwere Kette HLA mit Molekulargewicht (MG) = 43 kD; 3 Disulfidbrücke; 4 nicht konvalente Bindung; 5 hydrophobe Region; 6 hydrophile Region; 7 spezifische DR-Kette, MG = 34 kD; 8 gemeinsame DR-Kette, MG = 29 kD.

tionen sind recht verschieden (Abb. 11.1). Der Bau der Antigene HLA-A, -B, -C ist gut bekannt; sie bestehen aus Glykoproteinen des Molekulargewichts 45 kD und kohlehydratfreien $β_2$-Mikroglobulin (= $β_{2M}$)-Ketten von ca. 12 kD, die nicht kovalent verbunden sind; die beiden schweren Ketten sind durch Disulfidbrücken miteinander verbunden und fest in die Zellmembran eingefügt; die leichten $β_{2M}$-Ketten haften nicht an der Membran.
Die Region HLA-D kodiert für zwei Glykoproteine vom Molekulargewicht 34 kD bzw. 29 kD, die sich zu einem einheitlichen, auf der Zelloberfläche fixierten Molekül vereinigen. Die 34-kD-Kette besitzt eine allotypische Region, und da das entsprechende Gen ein Dutzend Allele umfaßt, wird sie als „privates DR" bezeichnet. Im Gegensatz dazu bildet das 29-kD-Glykoprotein keine Allotypen und wird deswegen als „gemeinsames oder öffentliches DR" bezeichnet oder auch – in Analogie zu den Genprodukten der H2-Region bei der Maus – als Ia-Antigen.
Im Gegensatz zu den Antigenen HLA-A, -B und -C, die auf allen kernhaltigen Zellen vorkommen, sind die DR-Genprodukte auf der Oberfläche von ruhenden, d. h. nicht aktivierten T-Lymphozyten nicht nachweisbar. Man findet sie aber auf der Oberfläche der B-Lymphozyten und der Monozyten. Fibroblasten in Kultur exprimieren nur HLA-A und -B, während man auf der Membran von B-Lymphozy-

Mangelnde Expression der Histokompatibilitätsantigene

Die 16 hier beschriebenen Patienten exprimieren die Histokompatibilitätsantigene HLA-A und -B nur mangelhaft oder gar nicht. Dieser Defekt zeigte sich zunächst darin, daß es schwierig oder gar unmöglich war, die HLA-Gruppe der Patienten mit den klassischen Methoden der Zytotoxizität oder der Komplementfixation auf Thrombozyten zu bestimmen; hingegen war der Nachweis bei den nicht befallenen Familienmitgliedern ohne weiteres möglich. Außerdem wiesen 12 von 16 Patienten eine mangelhafte Expression des HLA-DR und -D auf. Durch Immunfluoreszenzuntersuchungen an Zellmembranen konnte die Anomalie bei einzelnen Patienten noch genauer umschrieben werden. Die Tab. 11.3 zeigt, daß die mangelnde Expression der Antigene HLA-A und -B mit fehlender Expression des β_2-Mikroglobulins auf der Oberfläche von Lymphozyten und von PHA-stimulierten Lymphoblasten einhergeht. Die Inkubation von Lymphozyten in Gegenwart von Interferon verbesserte bei 4 Patienten unserer Serie die Expression der Antigene, ohne sie jedoch zu normalisieren. Diese mangelnde Membranexpression kontrastierte mit dem Vorkommen der Antigene HLA-A, -B und β_2-Mikroglobulin im Serum der Kranken und mit der normalen Membranexpression der HLA-Antigene und des β_2-Mikroglobulins auf ihren EBV-transformierten Zellinien.

Analoge Untersuchungen zeigten, daß die gemeinsamen HLA-DR auf den Oberflächen von B-Lymphozyten auch nach Inkubation in Gegenwart von Interferon fehlen. Auf PHA-stimulierten Blasten und auf EBV-induzierten B-Zell-Linien ist die Expression des HLA-DR in den ersten Wochen nicht vorhanden, normalisiert sich aber in späterer Zeit.

Ferner haben wir zeigen können, daß HLA-A und -B auf Thrombozyten und Monozyten fehlen oder nur schwach exprimiert sind, wobei die letzteren HLA-DR auch normalerweise nicht exprimieren.

Tabelle 11.3 Fehlende Expression der membranständigen Antigene HLA-A, -B, -DR und β_2-Mikroglobulin auf den Lymphozyten (11 Patienten)

	Lymphozyten in Gegenwart von Interferon inkubiert						Blastentransformation durch PHA			Induktion von Zellinien durch EBV		
	HLA A, B	β_2m	HLA DR	HLA A, B	β_2m	HLA DR	HLA A, B	β_2m	HLA DR	HLA A, B	β_2m	HLA DR
Kontrollen	100	100	10	100	100	10	100	100	50	100	100	100
Patienten	40	5	1	92	90	1	20	10	ND			
Griscelli u. Mitarb.	45	2	ND	74	48	0				100	100	ND (2 Wochen) 100 (4 Wochen)
	7	7	1	75	48	1	37	23	ND		100	ND (3 Wochen)
	13	7	ND				23	16	ND			
	80	75	ND		77	0						
Touraine u. Mitarb.	ND	ND	+ +							+	+	+
Schuurman u. Mitarb.	ND	40%	+ +				± (ZT) ± (ZT)					
Kuis u. Mitarb.	ND	ND	ND				ND	5–17	ND-5			

ZT = Zytotoxizität; ND = nicht untersucht

Diskussion. Die Assoziation der fehlenden Expression von Histokompatibilitätsantigenen mit einem besonderen Immundefekt, der durch Funktionsstörungen der T- und B-Lymphozyten charakterisiert ist, wirft eine Reihe von Fragen auf:
– Die primäre Anomalie, welche der fehlenden Membranexpression der Produkte der HLA-A-, -B-, -C- und -D-Gene zugrundeliegt, ist noch nicht bekannt. Die meisten Autoren nehmen eine fehlende Verankerung der Histokompatibilitätsantigene auf der Membran an, wodurch diese verschiedenen, normalerweise membranständigen Moleküle im Übermaß frei werden (12, 14). TOURAINE (14) hat die Hypothese aufgestellt, daß die ursprüngliche Anomalie eine ungenügende Verankerung des β_2-Mikroglobulins sein könnte, welche die mangelnde Expression desselben sowie der assoziierten Antigene HLA-A, -B und -C nach sich ziehe. Diese Theorie gibt jedoch keine Erklärung für die Fälle, bei denen das HLA-DR mangelhaft exprimiert wird (5, 7), da dieses Antigen nicht an das β_2-Mikroglobulin gebunden ist.
KUIS (7) denkt an eine Stoffwechselanomalie, welche die fehlende Expression der gesamten Antigene erklären könnte, und er vermutet gleichzeitig, daß nur Membranstudien das Problem werden lösen können. LISOWSKA u. Mitarb. (8) konnten durch biosynthetische Markierung der von Patientenleukozyten produzierten Proteine zeigen, daß inkonstant zu wenig schwere HLA-Ketten und a-, b- und I-Ketten des D-Gens gebildet werden; dies steht im Gegensatz zu einer subnormalen Produktion des β_2-Mikroglobulins bei 3 von 4 Patienten. Ferner ist die Wirkung von Interferon zu beachten, das die Expression der Membranantigene HLA-A, -B und β_2-Mikroglobulin verbessert. Dies läßt an eine Anomalie der Syntheseregulation denken, die den intrazellulären Transport der Genprodukte HLA-A, -B und β_2-Mikroglobulin oder ihre Verankerung auf der Zellmembran betrifft, wodurch die Hypothese eines fehlerhaften Strukturgens ausgeschlossen würde.
Der zugrundeliegende Mechanismus muß nicht unbedingt bei allen Patienten identisch sein; dies gilt besonders für jene, die einen isolierten Defekt der HLA-A, -B und β_2-Mikroglobulin-Expression haben, und für die anderen, bei welchen eine mangelnde Expression des HLA-DR hinzukommt.

– Die Verbindung zwischen dem Immundefekt und der Membrananomalie ist ebenfalls keineswegs klar: die abnormen Zellen könnten unfähig sein, die Histokompatibilitätsantigene auszudrücken, und gleichzeitig in ihren normalen Funktionen versagen, ohne daß zwangsläufig eine Verbindung zwischen diesen beiden Fehlern bestünde. Umgekehrt könnte die Membrananomalie den Immundefekt bedingen, indem die Kooperation zwischen T- und B-Lymphozyten und Monozyten nicht spielte; dabei würden HLA-Antigene der Klasse I für Phänomene der Zytotoxizität und Antigene der Klasse II für Phänomene der Kooperation benötigt, die in zelluläre und humorale Immunreaktionen ausmündeten.

Krankheitsverlauf

Der Krankheitsverlauf ist schwer: Von den 16 beobachteten Kindern sind 9 im Alter von 7 Monaten bis zu 3 Jahren gestorben. Ihre mittlere Überlebenszeit betrug 23 Monate. Dieser Typ des Immundefektes verläuft jedoch nicht so maligne wie die Fälle von SCID; d. h. die Überlebenszeit ist hier im Mittel deutlich und bei Einzelfällen ganz beträchtlich länger: so lebt ein jetzt 10jähriger Patient unserer Klinik noch heute, wohl weil er bisher noch keine lebensbedrohende Infektion erlitten hat; allerdings ist er in reduziertem Allgemeinzustand mit beträchtlichem Gewichts- und Wachstumsrückstand, und er leidet an chronischem Durchfall und an Bronchiektasen. Umgekehrt war bei 3 Kindern, die vor dem Alter von 1 Jahr starben, der Krankheitsverlauf duchaus ähnlich wie beim klassischen SCID. Aus diesen Beobachtungen geht der variable Charakter der Krankheitsentwicklung bei diesem Typ der Immundefizienz hervor.

Therapie

Die konventionelle Therapie wurde selbstverständlich bei allen diesen Kindern durchgeführt, aber bei keinem von ihnen konnte bisher ihre Wirksamkeit bewiesen werden.

Symptomatische Behandlung

Wegen der häufigen Infektionen wurde die Pflege in einer sterilen Umgebung mit Dekontamination des Magen-Darm-Kanals durch nichtresorbierbare Antibiotika diskutiert. Diese Maßnahmen können die Infektfrequenz zweifellos reduzieren (7), sind aber in Anbetracht des chronischen Verlaufs nur in Verbindung mit dem Versuch einer immunologischen Rekonstitution durch Transplantation gerechtfertigt.

Die Resultate der verschiedenartigen antiinfektiösen Behandlungen sind variabel: Infektionen durch Pilze und Bakterien können durch die üblichen fungiziden und antibiotischen Mittel einigermaßen beherrscht werden. Zur Verhütung wiederholter Infektionen des Respirationstraktes sind alternierende Antibiotikakuren nötig, und kontinuierliche fungistatische Behandlung hat sich im Falle langdauernder Mykosen als nützlich erwiesen. Infektionen durch Pneumocystis carinii reagieren gut auf die kombinierte Behandlung mit Trimethoprim und Sulfamethoxazol, und ihr häufiges Vorkommen ebenso wie ihr schwerer Verlauf rechtfertigen durchaus den präventiven Einsatz dieser Medikamente. Langdauernde Virusinfektionen sind allen Therapieversuchen gegenüber besonders resistent: 4 von unseren Patienten, bei denen eine chronische Virusinfektion nachgewiesen wurde, erhielten massive Injektionen von Gammaglobulin intravenös und bei Infektionen des Zentralnervensystems auch intrathekal, ferner Plasma mit hohem Titer spezifischer Antikörper sowie Injektionen von Interferon; sichere Beweise für die Wirksamkeit dieser Behandlungen konnten aber nicht erbracht werden.

Durchfall, eines der führenden Symptome, wurde mit verschiedenen Mitteln behandelt, jedoch erreichten wir mit diätetischen Maßnahmen, Ausschlußdiät und enteraler Behandlung durch Magentropfsonde höchstens partielle Besserung. Parenterale Ernährung führt zwar zu Gewichtszunahme, aber bei Wiederaufnahme der oralen Ernährung setzt oft der Durchfall von neuem ein. Versuche mit langdauernder Dekontamination des Magen-Darm-Kanals verbessern die Symptome nicht immer signifikant, ebensowenig der Einsatz verschiedener anderer Medikamente wie Corticosteroide.

Spezifische Behandlung

Gammaglobulinsubstitution (vorzugsweise intravenös verabreicht) ist in Anbetracht der meisten hochgradig gestörten Antikörperbildung bei allen Patienten, unabhängig von ihrer Ig-Konzentration, angezeigt. Zahlreiche Versuche einer Behandlung mit Immunstimulantien konnten weder das klinische Bild noch die immunologischen Befunde signifikant beeinflussen. Interferon hat zwar in vitro eine positive Auswirkung im Sinne einer besseren Expression der HLA-Antigene auf den Zellmembranen, aber paradoxerweise klinisch keinen Einfluß auf die Symptome.

Versuche zur immunologischen Rekonstitution durch Transplantation lymphoider Zellen sind in Anbetracht des schweren Verlaufs, des Mangels an anderweitiger wirksamer Behandlung und der Schwere des Immundefektes gerechtfertigt. So wurde einmal fetaler Thymus transplantiert (13) und bei 3 Kindern fünfmal HLA-identisches Knochenmark (15). Bei einem von unseren Patienten führte die Knochenmarkstransplantation zur immunologischen Rekonstitution. Die bei ihm als Empfänger nachgewiesenen Zellen des Spenders exprimieren in normaler Weise die HLA-Antigene A, B und D. Die anderen Transplantationen waren erfolglos. Einer dieser Mißerfolge beruhte auf ungenügendem Angehen (take) des Transplantates, so daß man wohl in Zukunft jedes nicht total lymphopenische oder völlig immundefiziente Kind durch eine immunsuppressive Vorbehandlung konditionieren sollte.

Schlußfolgerungen

Aus dem Studium dieser 16 uns bekannten Patienten mit IDS bei mangelnder Expression der Histokompatibilitätsantigene können die wichtigsten klinischen und laboratoriumsmäßigen Befunde abgeleitet werden. Es zeigt gleichzeitig die variable Expression dieses Leidens.

Klinisch besteht ein autosomal-rezessiv vererbter Immundefekt mit ähnlichem Verlauf wie bei SCID. Hervorzuheben sind die häufigen und schweren Virusinfektionen, die kaum zu beherrschenden Durchfälle, die mangelhafte Längen- und Gewichtszunahme, die häufige Pneumopathie und – paradoxerweise – das mögliche Überleben während vieler Jahre.

Die immunologischen Befunde sind ebenfalls charakteristisch, jedenfalls so lange die Lymphopenie fehlt: T- und B-Lymphozyten sind vorhanden, ihre Funktionen sind aber disoziiert gestört. Im Serum sind Immunglobuline häufig vorhanden, aber die Antikörperfunktionen fehlen ihnen. Die proliferative Antwort ist nach Stimulation durch Mitogene oder allogeneische Zellen häufig normal, versagt jedoch gegen Antigene, und Überempfindlichkeitsreaktionen fehlen.

Der für alle diese Patienten gemeinsame spezifische Befund ist die fehlende Expression der Histokompatibilitätsantigene HLA-A, -B und -β_2-Mikroglobulin. Die genaue Untersuchung der Membrananomalien erlaubt jedoch die Unterscheidung von zwei Formen, die sich durch Vorliegen bzw. Fehlen des HLA-DR auf der Membran der B-Lymphozyten und der Monozyten unterscheiden. Ferner ist das Syndrom in bezug auf seinen Verlauf heterogen: er ist bei einigen Patienten sehr schwer, während andere längere Zeit überleben. Diese Unterschiede können weder aus dem Ausmaß der immunologischen Störung noch aus der Membrananomalie erklärt werden.

In Anbetracht der enttäuschenden Resultate der symptomatischen und der Substitutionsbehandlung bleibt als einzige wirksame therapeutische Möglichkeit die Transplantation von HLA-identischem Knochenmark eines verwandten Spenders.

Auf theoretischem Gebiet trägt dieses Syndrom zum besseren Verständnis der Beziehung zwischen dem Haupt-Histokompatibilitätskomplex und den Immunmechanismen bei. Schlußfolgerungen können allerdings erst gezogen werden, wenn durch neue Studien die Aktivität des in Frage stehenden Gens besser bekannt ist; auch sollte man wissen, ob der Lymphozyt selbst primär abnorm ist (das könnte die beschriebenen funktionellen Anomalien erklären), oder ob alle Störungen auf eine Anomalie der Zellkooperation oder auf eine mit der Anomalie der Membranrezeptoren zusammenhängende mangelhafte Expression der HLA-Antigene zurückgeführt werden können.

Literatur

1 Fischer, A., A. Durandy, J. L. Virelizier, G. de Saint Basile, A. Lagrue, E. Reinherz, S. Schlossmann, C. Griscelli: Severe combined immunodeficiency with quantitatively normal but abnormally differentiated T lymphocytes. J. Pediat. 99 (1981) 261
2 Giblett, E. R., A. J. Ammann, D. W. Wara: Nucleoside phosphorylase deficiency in a child with severely defective T cell immunity and normal B cell immunity. Lancet 1975/I, 1010
3 Glanzmann, E., P. Riniker: Essentielle Lymphocytophthise: Ein neues Krankheitsbild aus der Säuglingspathologie. Ann. Paediat. 175 (1950) 1
4 Griscelli, C., A. Durandy, J. L. Virelizier, J. J. Ballet, F. Daguillard: Selective defect of precursor T cells associated with apparently normal B lymphocytes in severe combined immunodeficiency disease. J. Pediat. 93 (1978) 404
5 Griscelli, C., A. Durandy, J. L. Virelizier, J. Hors, V. Lepage, J. Colombani: Impaired cell to cell interaction in partial combined immunodeficiency with variable expression of HLA antigens. In Seligmann, M., W. H. Hitzig: Primary Immunodeficiencies. Elsevier, Amsterdam 1980 (p. 499)
6 Griscelli, C., A. Durandy, J. L. Virelizier, B. Grospierre, C. Oury, G. de Saint Basile, P. Couillin, P. Niaudet, H. Bétuel, J. Hors, V. Lepage, J. Colombani: Impaired cell to cell interaction in partial combined immunodeficiency with defective synthesis and membrane expression of HLA antigens. In Touraine, J. L., E. Gluckman, C. Griscelli: Bone Marrow Transplantation in Europe. Excerpta med. Amsterdam 1981 (p. 194)
7 Kuis, W., J. Roord, B. J. M. Zegers, R. K. B. Schuurman, C. J. Heijnen, W. M. Baldwin, E. Goulmy, F. Claas, R. J. Van de Grien, G. T. Rijkers, J. J. Van Rood, J. M. Vossen, R. E. Ballieux, J. W. Stoop: Clinical and immunological studies in a patient with the "Bare lymphocyte" syndrome. In Touraine, J. L., E. Gluckman, C. Griscelli: Bone Marrow Transplantation in Europe. Excerpta med. Amsterdam, 1981 (p. 201)
8 Lisowska Grospierre, B., A. Durandy, J. L. Virelizier, A. Fischer, C. Griscelli: Combined immunodeficiency with defective expression of HLA: modulation of an abnormal synthesis and functional studies (in press)
9 Pickering, R., B. Pollara, H. J. Meuwisen: Meeting report: workshop on severe combined immunological deficiency and adenosine deaminase deficiency. Clin. Immunol. Immunopath. 3 (1974) 301
10 Rosen, F.: The immunodeficiency syndromes. In Max Samter: Immunological diseases, 3rd ed. 1978 (pp. 472 – 498)
11 Schuurman, R. K. B., J. J. Van Rood, J. M. Vossen, P. T. Schellekens, T. M. Feltkamp-Vroom, E. Doyer, F. Gmelig-Meyling, H. K. A. Visser: Failure of lymphocyte-membrane HLA-A and B expression in two siblings with combined immunodeficiency. Clin. Immunol. Immunopath. 14 (1979) 418
12 Schuurman, R. K. B., E. W. Gelfand, J. L. Touraine, J. J. Van Rood: Lymphocyte membrane abnormalities associated with primary immunodeficiency disease. In Seligmann, M., W. H. Hitzig: Primary immunodeficiencies. Elsevier, Amsterdam 1980 (p. 87)
13 Touraine, J. L, H. Betuel, G. Souillet, M. Jeune: Combined immunodeficiency disease associated with absence of cell surface HLA-A and B antigens. J. Pediat. 93 (1978) 47
14 Touraine, J. L.: The bare-lymphocyte syndrome: report on the registry. Lancet 1979/I, 319
15 Touraine, J. L., H. Betuel, F. Touraine, N. Philippe, B. Betend, R. François: Role of MHC determinants in immunodeficiency diseases as shown by the "bare lymphocyte syndrome" and by chimeric patients. In Seligmann, M., W. H. Hitzig: Primary Immunodeficiencies. Elsevier, Amsterdam 1980 (p. 79)

# **Kapitel 12**
Immundefekte bei Störungen immunregulatorischer Mediatoren (Interferone und Interleukine)

J.-L. VIRELIZIER

In der klinischen Praxis der pädiatrischen Immunpathologie weisen in der Regel schwere und wiederholte Infektionen auf das Vorliegen eines Immundefektes hin. Oft kann diesem klinischen Verdacht bald der Mangel eines oder mehrerer bekannter immunologischer Abwehrmechanismen zugeordnet werden, wie z. B. eine Agammaglobulinämie (humoraler Defekt) oder ein Defekt der T-Lymphozyten (zellulärer ID und SCID) oder ein Mangel der nichtspezifischen Immunmechanismen (Neutropenie, Neutropathie, Fehlen eines Komplementfaktors). Gelegentlich findet man jedoch trotz gründlicher Abklärung keinen offensichtlichen Immundefekt, der den Schweregrad der beobachteten Infektion erklären würde; d. h. Antikörper werden regelrecht produziert, Reaktionen der verzögerten Überempfindlichkeit verlaufen normal, die Marker der B- und T-Lymphozyten (einschließlich der mit monoklonalen Antikörpern entdeckten Subpopulationen) zeigen normale prozentuale Verteilung, und nach Stimulation der Lymphozyten mit Antigenen oder Mitogenen kann keine mangelhafte Proliferation der Lymphozyten nachgewiesen werden; schließlich sind auch die Funktionen der PMN-Leukozyten und des Komplements erhalten.

Man muß in dieser Situation annehmen, daß ein Fehler in der Regulation des Immunsystems für sein schlechtes Funktionieren verantwortlich ist, und man muß in dieser Richtung weitersuchen. Anders ausgedrückt, muß man nach einem Fehler in der Kooperation zwischen den verschiedenen immunkompetenten Zellen suchen, die zwar vorhanden sind, aber nicht richtig funktionieren. Immunregulatorische Mediatoren stehen im Dienste einer optimalen Zusammenarbeit zwischen den verschiedenen Typen der Immunzellen; Vergleiche mit dem endokrinen System drängen sich auf: Mediatorsubstanzen werden wie Hormone von spezialisierten Zellen produziert und in Serum und physiologischen Körperflüssigkeiten transportiert; sie können sich auf spezifischen Membranrezeptoren fixieren und in der Zielzelle neue Funktionen in Gang setzen. Sie vermitteln also zahlreiche chemische Signale, die spezifische Rezeptoren erreichen und die entsprechenden Leukozyten zur Aktivierung oder Differenzierung veranlassen. Es ist offensichtlich, daß Anomalien in der Produktion dieser Mediatoren oder in der Empfänglichkeit der Zielzellen für ihre biologischen Effekte zu tiefgreifenden Störungen der immunologischen Regulation und in der Folge zu Defekten der antiinfektiösen Abwehr führen können.

Die Identifizierung dieser Mediatoren und die Analyse ihres Wirkungsmechanismus hat in neuerer Zeit große Fortschritte gemacht, so daß es heute besser möglich ist, die Pathogenese immunologischer Regulationsstörungen zu erkennen und zu analysieren. Dieser bisher noch wenig bekannte neue Zugang zur Abklärung eines Immundefektes scheint vielversprechend. Wir konnten in Einzelfällen tiefgreifende Anomalien nachweisen, die den üblichen immunologischen Untersuchungen entgehen und denen ganz besondere klinische Manifestationen eigen sind. In diesem Kapitel wollen wir aus den spärlichen vorliegenden Beobachtungen ein Bild von diesen Störungen der immunregulatorischen Mediatoren entwerfen, das – obschon nur vorläufig gültig – auf deren bisher unbekannte Rolle in der Pathogenese gewisser Immundefekte aufmerksam machen soll.

Die immunregulatorischen Mediatoren

Definitionen

Die Liste der löslichen Mediatoren mit immunregulatorischer Aktivität ist lang, und wir können sie hier nicht erschöpfend durchgehen, sondern müssen den Leser dafür auf die diesbezügliche Spezialliteratur hinweisen (26). Mediatoren sind durch ihre funktionelle Aktivität definiert worden, und dementsprechend hat oft ein und dasselbe Molekül auf Grund verschiedener biologischer Aktivitäten mehrere Namen erhalten. So faßt man heute unter der Bezeichnung Interleukin 1 (IL 1) alle Aktivitäten zusammen, die früher als mitogenes Protein (MP), T-Zellen – ersetzender Faktor (T cell replacing factor = TRF), B-Zellen – aktivierender Faktor (BAF), B-Zellen – differenzierender Faktor (BDF) und Lymphozyten – aktivierender Faktor (LAF) beschrieben worden sind. Sie werden nämlich alle vom gleichen Molekül vermittelt (1). Man kann also hoffen, daß die Nomenklatur vieler derartiger Mediatoren in naher Zukunft vereinfacht wird, wenn die entsprechenden Moleküle dank technischer Fortschritte bei der Reinigung und bei der selektiven Neutralisation besser zu charakterisieren sind. Bei den hier allein in Frage kommenden unspezifischen Mediatoren der Immunität unterscheidet man, ausgehend von der produzierenden Zelle, drei große Gruppen:
- *Lymphokine* werden von sensibilisierten T-Lymphozyten nach Stimulation durch spezifische Antigene oder durch Mitogene produziert.
- *Monokine* werden auf ähnliche Reize hin von Monozyten sezerniert.
- *Zytokine* werden von nicht immunkompetenten Zellen produziert, insbesondere von Fibroblasten.

Es ist wichtig, festzuhalten, daß teilweise oder völlig verschiedene Moleküle vergleichbare biologische Aktivitäten besitzen und von verschiedenen Zellen produziert werden können. So gibt es, wie wir später sehen werden, Interferone, die als Zytokine, als Monokine und als Lymphokine zu bezeichnen sind. Die Situation ist um so komplexer, als sich die Wirkung der immunregulatorischen Mediatoren in einem Netz von vielfältigen Interaktionen abspielt. Einerseits können sie eine Kettenreaktion einleiten, in der ein Mediator die Produktion des

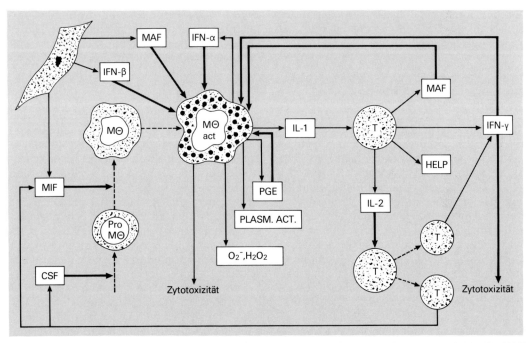

Abb. 12.1 Zellen des Immunsystems und die von ihnen produzierten Mediatoren (nach *North*). MAF Makrophagen-aktivierender Faktor; IL Interleukin; IFN Interferon; PGE Prostaglandin E; MΘ Makrophage; CSF colony stimulating factor.

nächstfolgenden auslöst, so daß z. B. durch die Interleukine 1 und 2 die proliferativen Reaktionen der T-Lymphozyten amplifiziert werden. Andererseits können gewisse Mediatorfaktoren auf andere synergistisch oder antagonistisch wirken.

Man findet also auch im Bereich der unspezifischen Mediatoren die ganze Komplexität des immunologischen Netzwerkes, wie es die Abb. 12.1 in schematischer Vereinfachung zeigt. Man erkennt deren großen Beitrag an die Immunregulation auf Grund ihrer funktionellen Interaktionen mit positiven und negativen Rückkoppelungsphänomenen (feed-back). So steuert der Makrophagen aktivierende Faktor (MAF) Monozyten (14), die in diesem Zustand Interleukin 1 produzieren; dieser zweite Mediator wiederum löst die Produktion von Interleukin 2 (IL 2) in Lymphozyten aus (27). Das IL 2 scheint seinerseits die Produktion von Immuninterferon anzuregen (6). Da wir früher nachgewiesen haben, daß Interferon eine MAF-ähnliche Wirkung hat, indem es die IL-1-Produktion steigert (2), schließt sich auf diese Weise ein Verstärkerkreis. Indessen produzieren aktivierte Makrophagen im Überschuß Prostaglandine der Serie E (PGE), welche die Bildung weiterer Lymphokine drosseln und dadurch ein potentielles Hindernis gegen ein Aufschaukeln des vorher geschilderten Verstärkerkreises darstellen.

Techniken zur Titration der Immunregulatoren

Interferon (IFN) wird anhand eines antiviralen Effektes titriert, indem man diejenige Verdünnung einer gegebenen Lösung sucht, die Fibroblastenkulturen zu 50% gegen den zytopathogenen Effekt eines Virus schützt; gewöhnlich wird das Virus der vesikulären Stomatitis verwendet. Die Identifizierung des im speziellen Fall vorliegenden Interferonmoleküls ist durch Verwendung verschiedener Typen von Fibroblasten möglich, indem bovine Fibroblasten gegen menschliches IFN α und β, nicht aber IFN γ empfindlich sind; auch die spezifische Neutralisation durch Antiseren Anti-IFNα, β oder γ ermöglicht diese Unterscheidung. Interleukin 1 wird an suboptimal mit PHA behandelten Mausthymozyten (C3H/He-Mäusestamm) auf Grund der letzten die Proliferation stimulierenden Verdünnung austitriert. Interleukin 2 wird analog dazu auf Grund seiner Fähigkeit zur Aufrechterhaltung der Proliferation von „IL-2-abhängigen" T-Zellinien titriert. Für die Messung der Prostaglandine der Serie E (PGE 1 und 2) steht ein Radioimmunsystem (RIA) zur Verfügung.

Das Interferonsystem

Definition

Interferone gehören zwar zu den immunregulatorischen Mediatoren, aber ihre gesonderte Besprechung ist gerechtfertigt, weil sie spezielle biologische (antivirale und immunologische) Auswirkungen besitzen, so daß sie zusammen mit ihren Zielzellen ein eigenes Geflecht bilden, das als Interferonsystem bezeichnet wird. Diese Abtrennung ist jedoch willkürlich, da zwischen Interferonen und anderen unspezifischen Mediatoren wiederum enge Beziehungen bestehen.

Als Interferonsystem bezeichnet man die Gesamtheit der Vorgänge, die mit Induktion, mit Produktion durch verschiedene Zelltypen, mit biologischen Wirkungen der verschiedenen Arten von Interferonmolekülen auf ihre Zielzellen (im besonderen auf die immunkompetenten Zellen) zusammenhängen. Dieses weite Gebiet kann hier nur sehr kurz zusammengefaßt werden; der an genaueren Einzelheiten interessierte Leser sei auf das ausgezeichnete Buch von STEWART hingewiesen (18).

Neben den direkten antiviralen Wirkungen der Interferone gibt es Einflüsse auf zahlreiche im Laboratorium meßbare Größen (9): sie verstärken die Membranexpression der Histokompatibilitätsantigene HLA A und B (s. Kap. 10) und der Rezeptoren für das Fc-Fragment des IgG; sie hemmen die normale oder pathologische Zellvermehrung (einschließlich derjenigen der Lymphozyten); sie regulieren die Reaktion der verzögerten Überempfindlichkeit in vivo und die Antikörperbildung in vitro; eine ihrer besonders auffallenden immunregulatorischen Wirkungen besteht in der Aktivierung aller Arten der Zytotoxizität, sowohl der spezifischen, durch T-Lymphozyten vermittelten als auch der unspezifischen, durch Makrophagen, antikörperabhängige Lymphozyten oder Effektor-NK-Zellen ausgedrückten „natürlichen Zytotoxizität" (19).

Interferonklassen

Auf Grund ihrer physikochemischen und antigenetischen Eigenschaften können drei Interferonklassen unterschieden werden:
- Das IFN β (= „Fibroblasten"-IFN) wird vorwiegend von nichtimmunkompetenten virusinfizierten Zellen produziert.
- Das IFN α (= „Leukozyten"-IFN) wird von Nullzellen (= non-B-non-T-Zellen) des peripheren Blutes oder der lymphoiden Organe sowie von Makrophagen produziert. Es besteht aus einer Serie von Molekülen α 1, α 2, α 3 usw., die gewöhnlich gleichzeitig produziert werden; allein bei der gentechnologischen Synthese entsteht nur eine einzige α-Subklasse. Die Induktion von IFN α geschieht teils durch lebende oder inaktivierte Viruspartikel (viral induziertes IFN α), teils durch Co-Kultur mit Tumoren, besonders mit lymphoblastoiden Zellinien (tumorinduziertes IFN α).
- Das IFN γ (= „Immun"-IFN) wird spezifisch durch Antigene oder unspezifisch durch Mitogene induziert und von T-Lymphozyten in Kollaboration mit Makrophagen gebildet. Im Gegensatz zu den anderen Interferonklassen wirkt IFN γ also wie ein Lymphokin, das mit den Immunreaktionen der T-abhängigen Zellen assoziiert ist.

Früher wurde darauf hingewiesen, daß eine frühzeitig einsetzende und intensive Sekretion von IFN γ einen wichtigen Ausdruck des spezifischen immunologischen Gedächtnisses bildet (20). So erscheint IFN γ gleichzeitig als Produkt und als Regulator der Immunreaktion.

Schlußfolgerung

Das Interferon spielt also eine besonders wichtige Rolle im Rahmen der antimikrobiellen Immunität, und zwar sowohl direkt durch Induktion eines Refraktärzustandes der Zellen gegenüber der Virusreplikation als auch indirekt durch Aktivierung von Makrophagen und zytotoxischen Zellen. Daraus erklärt sich das große Interesse für die Analyse der Funktionen des Interferonsystems bei Kranken mit schweren Infektionen neben der früher abgehandelten Untersuchung der klassischen Immunteste (21).

Anomalien bei der Produktion von Leukozyteninterferonen

Normale Entwicklung

Die Produktion von Leukozyteninterferon wird durch zahlreiche auf die Zellen einwirkende exogene Faktoren reguliert (s. Abb. 12.1). Offensichtlich kann aus einer Immundysregulation ein selektiver Defekt der Produktion einer oder mehrerer Klassen von Leukozyteninterferon resultieren. Beim Neugeborenen z. B. konnte gezeigt werden, daß nach Stimulation von Leukozyten durch Phytohämagglutinin (PHA) nur sehr wenig IFN γ gebildet wird (4). Die Produktion dieses Lymphokins ist also eine Fähigkeit, welche die Lymphozyten erst im Laufe der ersten Lebenswochen allmählich erwerben, und zwar entweder weil sich eine Inhibition vermindert, oder weil die Zellen in dieser Zeit ausreifen. So kann man verstehen, daß bei abnorm lang persistierender „selektiver Unreife" der IFN-γ-Produktion des Neugeborenen schließlich ein permanenter, auch im Kindesalter offensichtlicher Defekt entstehen kann.

Anomalien der Interferonsekretion

Aus der Literatur weiß man, daß die Interferonproduktion bei sehr verschiedenen krankhaften Zuständen gestört sein kann (Tab. 12.1): so wurde das virusinduzierte IFN α bei chronisch lymphatischer Leukämie immer vermindert gebildet. Ähnlich kann IFN-α-Bildung bei gewissen Kindern mit rezidivierenden Infektionen der Luftwege nicht induziert werden (11). Allerdings ist dabei nicht sicher, daß dieser Produktionsdefekt konstant ist; analog zur hyperreaktiven Phase nach der hohen Interferonämie, die nach einer Virusinfektion zu beobachten ist, könnte er auch transitorisch sein, wie es aus verschiedenen experimentellen Modellen gut bekannt ist. Dieser Einwand trifft auch auf Situationen zu, wo Interferon nicht in dem virusinfizierten Organ selber beobachtet wurde, wie z. B. bei bestimmten Fällen von tödlicher Grippepneumonie (3) oder bei Patienten, deren Leukozyten während akuter Virusinfektionen keinen antiviralen Zustand zeigen, aber diesen nach Behandlung mit Interferon doch erwerben können (12). Alle diese Beobachtungen beweisen die wichtige Rolle der Interferonproduktion zum Schutz des

Tabelle 12.1 Typen der Interferondefekte von Leukozyten

Klinik	Interferontyp: fehlend und induzierend	
	α	γ
Erworbene Defekte		
– chronische lymphatische Leukämie (CLL)	+ (Sendai)	+ (PHA, PWM)
– virale Bronchiolitis	+ (NDV)	NT
– schwere Virusinfekte	+ (Poly IC)	+ (PHA)
– Nierentransplantation	+ (NDV)	NT
– Knochenmarkstransplantation	NT	+ (PHA, CMV)
– Unterernährung	+ (NDV)	NT
Konstitutionelle Defekte der Lymphozyten		
– SCID	normal (Raji)	+ (PHA, AG)
– PNP-Mangel	NT	+ (PHA)
– qualitative T-Zell-Störungen	normal (Raji)	+ (PHA, AG)
Persistierende intrazelluläre Infektion durch Mikroorganismen	normal (Raji, NDV)	+ (nur korrespondierendes AG)
Selektiver Defekt der Leukozyten-IFN-Sekretion	normal (NDV) + (Raji)	+ (PHA, AG)

Menschen gegen Virusinfekte, so daß auch ein vorübergehender Ausfall klinisch bedeutsam ist. Bei den im folgenden dargestellten Beobachtungen erscheint der Defekt jedoch permanent und selektiv, und der Schweregrad oder die Persistenz der beobachteten Infektionen legen eine Kausalbeziehung zwischen mangelnder Leukozyteninterferonproduktion und dem Defizit der antiinfektiösen Abwehr nahe.

Selektive Defekte der Sekretion der Leukozyteninterferone α und γ

Die folgenden drei Fallbeispiele zeigen die Charakteristika des Defekts der zwei Leukozyteninterferone, von denen das IFN α auch als tumorinduziert und das IFN γ als mitogen- oder antigeninduziert bezeichnet werden kann. Sie unterscheiden sich deutlich von den klassischen Immundefekten (Tab. 12.2).
- *Fall 1.* Ein dreijähriger Knabe (N. S.), Sohn nichtblutsverwandter Eltern mit 3 weiteren gesunden Kindern, war bis zum Alter von 1 6/12 Jahren nicht besonders infektanfällig. In diesem Zeitpunkt jedoch traten mit generalisierter lymphatischer Hyperplasie eine Thrombozytopenie, Coombs-positive autoimmunhämolytische Anämie und wiederholte bronchopneumonische Infekte auf. Histologisch fand man eine polyklonale Proliferation von Immunoblasten; alle bekannten IDS konnten ausgeschlossen werden (s. Tab. 12.1). Eine Epstein-Barr-Virus-Infektion zeigte sehr ungewöhnliche serologische Befunde mit Titerwerten für VCA von > 1280, für EA = 80 und EBNA = 10; die Familienangehörigen waren alle negativ. Die B-Lymphozyten im peripheren Blut waren stark vermehrt (auf 30 – 50%) und, entsprechend ihren Membranmarkern, von polyklonaler Abstammung; sie bildeten keine spontanen Lymphoblastenlinien im Sinne einer „Immortalisierung". Diese eigenartigen Laboratoriumsbefunde waren mit schweren Anomalien des Interferonsystems vergesellschaftet: die natürliche zytotoxische Aktivität (der natural killer = NK-cells) gegenüber der Tumorzellinie K 562 war stark vermindert, konnte aber nach In-vitro-Inkubation mit einem Interferonpräparat aktiviert und normalisiert werden. Die durch Co-Kultur mit blastoiden Zellinien induzierte Bildung von IFN α war ebenso stark vermindert wie die durch Mitogene stimulierte IFN-γ-Synthese. Das erst seit kurzem beobachtete Kind wird z. Z. mit Interferoninjektionen behandelt.
- *Fall 2* (22). S. G., ein fünfjähriges Mädchen mit stummer Familienanamnese entwickelte

Tabelle 12.2 Immunologische Funktionen bei drei Patienten mit selektivem Mangel der Sekretion von Leukozyten-IFN α und γ

Untersuchte Immunreaktion	Patient		
	N.S.	S.G.	D.F.
Serum-Ig	↑	↑	normal
AK-Bildung	↑	↑	normal
Verzögerte Reaktionen	normal	normal	normal
T-Populationen und -Subpopulationen	normal	normal	normal
B-Lymphozyten	↑	↑	↓
Lymphozytenproliferation			
– spontan	↑	↑	normal
– durch Mitogene ausgelöst	normal	normal	normal
– durch Antigene ausgelöst	normal	normal	normal/↓
– durch MLC ausgelöst	normal	normal	normal
Zytotoxizität			
– T-Zell-abhängig	–	normal	normal
– spontane NK	↓	↓	↓↓
– NK + IFN	↓	↓	↓
IFN-Bildung, induziert durch			
– Viren (α)	–	normal	normal
– Tumoren (α)	↓	↓	↓
– Mitogene (γ)	↓	↓	↓

sich in den ersten Jahren normal. Mit 3 6/12 Jahren begann eine langwierige Erkrankung mit beträchtlicher lymphatischer Hyperplasie (Milz, Leber und periphere Lymphknoten) und Thrombozytopenie (50 – 100 G/l) (Tab. 12.3). Eine interstitielle Pneumonie, die sich dazugesellte, konnte durch Steroidtherapie beherrscht werden. Wie bei Fall 1 waren die Serum-Ig erhöht und die EBV-Serologie sehr ausgesprochen und unbalanciert: Anti-VCA = 20 000, EA = 10 000, EBNA = 40. In der über einjährigen Beobachtungszeit fand man das Phänomen der spontanen Immortalisation von Zellen aus Blut und Lymphknoten mit Bildung lymphoblastoider EBV-positiven B-Zell-Linien. Etwa 1% der Lymphozyten aus Blut und Lymphknoten waren EBNA-positiv. NK-Aktivität gegen Raji-Zellen ebenso wie IFN-Bildung bei Co-Kultur mit lymphoblastoiden Raji-Zell-Linien und Antigenstimulation waren kaum nachweisbar. Nach 18 Tagen Behandlung mit menschlichem IFN α (3 x 10^6 IE/die i. m.) stieg der Anti-EBNA-Titer signifikant über die sehr niedrigen Werte der vorhergehenden Monate an, und EBNA verschwand aus den zirkulierenden Lymphozyten. Jedoch erschienen drei Monate nach Beendigung der Interferonbehandlung beim Abbau der Steroidtherapie maligne Blasten mit zytologisch polyklonalen Membranantigenen der B-Lymphozyten im Blut und im Knochenmark, und das Kind starb 1½ Jahre nach Krankheitsbeginn an diesem progressiv-infiltrativen Prozeß.
– *Fall 3* (23). D. F., ein vierjähriger Knabe mit stummer Familienanamnese (2 Brüder und eine Schwester gesund) zeigte von den ersten Lebenswochen an wiederholte schwere Infektionen sowohl bakterieller (Staphylokokken,

Tabelle 12.3 Immunologische Anomalien bei der Patientin S. G.

Serum-Immunglobulin normal/↑ (IgG)
Antikörperbildung ↓
Verzögerte Reaktionen fehlen
Lymphozytenzahl normal
B-Lymphozyten prozentual normal
T-Lymphozyten prozentual normal
T-Lymphozyten-Subpopulation prozentual T4 und T8 normal
Bildung zytotoxischer T-Lymphozyten fehlt
Interleukin-1-Sekretion normal
IFN-Sekretion: α normal
                 γ fehlt
Interleukin-1-Sekretion fehlt
Zugabe von IL 2: Proliferation korrigiert
                  T-Zytotoxizität korrigiert
                  FN-γ-Sekretion korrigiert
Zugabe von IL 1: keine Wirkung
Zugabe von PMA: Proliferation durch PHA korrigiert
                  Sekretion von IFN γ korrigiert

Pneumokokken, Klebsiella, Moraxella) als auch viraler Genese (Adenovirus, Coronavirus). Wie in den vorhergehenden Fällen konnte jedoch kein offensichtlicher Immundefekt nachgewiesen werden. Marker für T-Lymphozyten und für die T-Subpopulationen der Helfer- und Suppressorzellen waren normal, aber die B-Lymphozyten mit 2% relativ niedrig. Antikörperbildung, Lymphozytenproliferation und Bildung zytotoxischer T-Zellen waren normal. Die Expression der Histokompatibilitätsantigene HLA-A und -B auf Thrombozyten wurde vermindert gefunden. Die folgenden Anomalien wurden konstant beobachtet: kaum nachweisbare NK-Aktivität, keine Sekretion von IFN α und γ. Die fehlende NK-Aktivität konnte in vitro durch Zugabe von IFN vollständig korrigiert werden, ebenso in vivo, wenn Leukozyteninterferon injiziert wurde (23). Wöchentliche Injektionen von IFN während eines Jahres koinzidierten mit einer deutlichen Verminderung der Anzahl und des Schweregrades der Infektionen. Das Kind starb jedoch 2 Monate nach Abbruch dieser Behandlung unter dem Bilde einer febrilen Viruskrankheit der Atemwege und des Darmkanals.
– *Beurteilung.* Diese drei Fälle zeigen, daß der kombinierte Mangel an IFN-α- und -γ-Bildung „selektiv" sein kann, nicht mit anderen immunologischen Defekten verbunden sein muß und auffallend schwer verläuft, indem zwei von drei Kindern daran starben. Die Anomalie stellt klinisch und im Laboratorium eine eigenständige Krankheitsentität dar: Klinisch steht die hochgradige Infektneigung im Vordergrund; sie erschien bei einem Patienten als persistierende Mononucleosis infectiosa. Man vermutet primäre Infektionen, die langfristig nicht beherrscht werden können, wie wenn sich das immunologische Gedächtnis in Folge der mangelnden Sekretion von Leukozyten-IFN nicht hätte ausbilden können. Dieses hält normalerweise latente Virusinfektionen unter Kontrolle. Im Fall 3 sind außerdem auch bakterielle Infektionen bemerkenswert; ihr Zusammentreffen mit einem Defekt der IFN-Sekretion ist nicht ganz einleuchtend, könnte aber auf fehlender Aktivierung der Monozyten beruhen, deren Rolle bei der Abwehr von Mikroben sehr wichtig ist. Die drei Fälle sind einander ähnlich: so besteht z. B. bei allen drei Kindern eine chronische Tendenz zur Thrombozytopenie. Einige Unterschiede müssen gleichwohl angemerkt werden: so bestand beim Fall 1 und 2 eine Hypergammaglobulinämie mit vermehrter Antikörperproduktion und lymphatischer Hyperplasie, während diese Anomalien im Fall 3 fehlten. Wahrscheinlich war im Fall 2 (S. G.) die persistierende Mononucleosis infectiosa für die chronische Stimulation der B-Lymphozyten verantwortlich, während diese Symptome beim 3. Patienten fehlten. Bei diesem entwickelte sich aber später eine äußerst schwere Adenovirusinfektion der Luft- und Verdauungswege mit ausgeprägter Hypergammaglobulinämie.

Die drei Fälle zeigen, weshalb eine genaue Analyse der Funktion des Interferonsystems bei schwer infizierten Kranken so wichtig ist. Einerseits können dabei Defekte der antimikrobiellen Immunität erkannt werden, die den klassischen immunologischen Untersuchungen vollkommen entgehen, und andererseits ergeben sich neue therapeutische Möglichkeiten für korrekt diagnostizierte Patienten, denen wir mit der Injektion von IFN helfen können.

Defekt der Interferon-γ-Sekretion

Produktion von IFN γ

Die Produktion von IFN γ als Reaktion auf Mitogen- oder Antigenstimulation kann als Hinweis auf die Kompetenz von T-Lymphozyten dienen. So wurde berichtet, daß bei gewissen Patienten mit selektivem Mangel an Serum-IgA die IFN-γ-Produktion vermindert sei (5). Wir haben auch beobachtet, daß Patienten mit SCID, in deren peripherem Blut T-Lymphozyten weder anhand der Zellmarker noch funktionell nachgewiesen werden konnten, kein IFN γ produzierten, während sie tumor- oder virusinduziertes IFN α normal bilden konnten (22). Dies ist auch zu erwarten, da es die T-Lymphozyten sind, die dieses Lymphokin produzieren, während IFN α durch Nullzellen (non-T-non-B) gebildet wird. Ferner haben wir bei einem Patienten einen absoluten Mangel an Produktion von IFN γ mit rein zellulärem Immundefekt infolge PNP-Mangels gefunden (nicht publizierter Fall). Unerwartet ist dagegen unsere Beobachtung einer Patientin mit qualitativem Defekt der T-Lymphozyten, die kein IFN γ produzieren konnte, während ihre T-Lymphozyten und deren Subpopulationen quantitativ normal waren. Es handelte sich tatsächlich, wie wir sehen werden, um einen sekundären Defekt infolge mangelhafter Bildung des Interleukin 2 und nicht um einen primären Fehler bei der Bildung von IFN γ.

Konstitioneller Mangel an Expression von HLA-A, -B und -D (s. Kap. 11)

Gewisse Patienten mit schweren kombinierten Immundefekten können die HLA-Antigene auf der Leukozytenmembran nicht exprimieren. Bei ihnen haben wir eine normale IFN-α-Produktion gefunden, und auch die IFN-γ- Bildung konnten wir nach Stimulation mit Mitogenen normalisieren. Dagegen fehlte die IFN-γ-Bildung nach Antigenstimulation (Tetanus-Anatoxin bei mehrfach Geimpften, Candidin bei Infizierten) völlig. Diese Anomalie könnte auf einer mangelhaften Kooperation zwischen T-/B-Zellen und Makrophagen beruhen, die ihrerseits wieder die Folge einer fehlenden Präsentation des Antigens HLA-D auf der Leukozytenmembran sein kann. Die Proliferationsantwort der T-Lymphozyten gegenüber Mitogenen ist normal, fehlt aber gegenüber Antigenen (10).

Defekt der spezifischen Induktion von IFN γ

Gewisse Patienten mit diesem Defekt leiden unter Infektionen mit obligatorisch oder fakultativ intrazellulär lebenden Mikroorganismen (Mykobakterien und Bakterien), und man findet bei ihnen paradoxerweise negative Reaktionen der spezifischen verzögerten Überempfindlichkeit und fehlende Proliferationsreaktion gegenüber Antigenen des oder der in Frage stehenden Mikroorganismen (25). Ein Beispiel ist die folgende Fallbeobachtung:

Fall 4. M. E. A., ein Knabe, dessen Eltern unbekannt waren, wurde im Alter von einem Monat BCG geimpft. In der Folge entwickelte sich eine systemische BCG-Infektion, die progressiv auf die Milz, die Leber und die mesenterialen Lymphknoten übergriff. Mit 9/12 Jahren wurde zudem eine systemische und chronische Infektion durch Salmonella typhimurium nachgewiesen (Erregernachweis in Stuhl und Lymphknoten mehrfach positiv, im Blut gelegentlich positiv). Diese beiden persistierenden und konkomitierenden Infektionen waren gegenüber einer optimal angepaßten antibiotischen Therapie resistent. Ausführliche immunologische Untersuchungen im Alter von 2 Jahren zeigten keine Anomalie des Komplements, der bakteriziden Fähigkeiten der PMN und der Monozyten, der Anzahl T- und B-Lymphozyten, der Antikörperproduktion (auch gegen die beiden in Frage stehenden Mikroorganismen) noch der Lymphozytenproliferation nach Mitogenstimulation. Im Gegensatz dazu fehlte die Lymphozytenproliferation nach Stimulation mit Tuberkulin und mit Antigenen, die aus den beim Patienten isolierten Salmonellen extrahiert worden waren, vollständig, und der Überstand dieser Kulturen enthielt keinerlei IFN-γ-Aktivität. Dagegen fehlte die Produktion von IFN α nach Induktion mit Viren und mit Tumorzellen ebenso wie die NK-Aktivität. Dem Kind wurde nun zusätzlich zur antibiotischen Behandlung während 45 Tagen täglich IFN α intramuskulär injiziert. Schon nach 2 Wochen sank das vorher monatelang persistierende Fieber, und in Stuhl und Blut konnten keine Salmonellen mehr isoliert werden. Die enormen intraabdominalen Tumoren, die als mesenteriale Lymphknoten gedeutet worden waren, verschwanden im Laufe der anderthalbmonatigen Behandlung und konnten nun auch echographisch nicht mehr nachgewiesen werden. Ebenso fand man in den peripheren Lymphknoten keine lebenden BCG mehr. Zwei Monate nach Unterbrechung der IFN-Therapie starb der Patient jedoch an einem Rezidiv der Salmonelleninfektion, obschon die antibiotische Therapie weitergeführt worden war.

Die einzige erkennbare immunologische Anomalie bei diesen Kranken war das Versagen der spezifischen Proliferationsantwort gegenüber Antigenen des infizierenden Mikroorganismus. Daraus resultiert eine Pattsituation, wie sie bei verschiedenen chronisch-persistierenden Infektionen, wie Tuberkulose, Candidiasis, Lepra oder Leishmaniose gut bekannt ist. Man weiß, daß die Abwehr gegen diese Art von Mikroorganismen nicht durch die Fähigkeit Antikörper zu bilden bestimmt wird, sondern durch die Möglichkeit der Makrophagenaktivierung: diese schütten Interleukin 1 (IL 1) aus und stimulieren damit die T-Lymphozyten, die anschließend ihrerseits antigenspezifische Mediatoren bilden, u. a. auch Monokine, die weitere Makrophagen aktivieren. Tatsächlich können Interferone die Makrophagen aktivieren (16). Es ist folglich anzunehmen, daß IFN γ eines der entscheidenden Lymphokine in der Abwehr von intrazellulär (d. h. in Makrophagen) lebenden Mikroorganismen ist. Wenn dies zutrifft, müßte das Fehlen der Produktion von IFN γ (und/oder anderer Lymphokine) nach Stimulation durch das spezifische Antigen eine mangelhafte Kontrolle dieses Mikroorganismus nach sich ziehen, unabhängig vom Zustand der anderen immunologischen Effektoren. Therapeutisch könnte die Gabe von Interferon irgendeines Typs die im Bereich der Läsionen fehlende Produktion von IFN γ ersetzen und dadurch die Überwindung der Infektion ermöglichen. Tatsächlich kann aber die endogene IFN-α-Produktion die fehlende lokale Produktion von IFN γ nicht ersetzen, weil die betreffenden Mikroorganismen anscheinend keinen permanenten und angemessenen Anreiz zur IFN-γ-Synthese abgeben. Daraus läßt sich die Indikation zur exogenen IFN-Injektion ableiten, deren immunregulatorische Wirkung die intrazelluläre Vermehrung von Bakterien, Mykobakterien und Parasiten, welche den klassischen Abwehrmechanismen trotzen, verhindern soll.

Defekte der Bildung von Interleukinen

Die beiden Interleukine (IL 1 und IL 2) wirken als Verstärker der Immunreaktionen (27). IL 1 wird durch Monozyten nach direkter Stimulation z. B. durch Endotoxin oder nach indirekter Stimulation durch Vermittlung der Lymphozyten gebildet (15). Seine Rolle besteht darin, die Differenzierung gewisser T-Lymphozyten-Populationen einzuleiten. Letztere können dann ihrerseits IL 2 bilden. Dieses Lymphokin fixiert sich auf den spezifischen Membranrezeptoren weiterer T-Lymphozyten, die dadurch zur Teilung angeregt werden. In dieser Verstärkerkette bilden die durch IL vermittelten Signale eine Conditio sine qua non für die Proliferation von T-Lymphozyten. Eine weitere Voraussetzung dafür, daß T-Lymphozyten neue spezifische Funktionen erwerben können, ist die klonale Zellproliferation selbst. Ein Produktionsausfall von IL oder eine Anomalie in der Wahrnehmung seiner Reizwirkung muß folglich zu einem tiefgehenden immunologischen Defekt führen.

Die Bildung von IL 1 und IL 2 wird beim Menschen durch Titration der mitogenen Aktivität im Überstand von Kulturen stimulierter Leukozyten gemessen. Als Zielzellen werden entweder Thymozyten (für IL 1) oder Zellinien von IL-2-abhängigen T-Lymphozyten benutzt. Die Erforschung von Immundefekten durch diese Techniken hat eben erst begonnen (13). So wurde gezeigt, daß die Zugabe von IL 2 zu Kulturen von Patientenleukozyten mit verminderter Proliferation den Defekt partiell korrigieren kann. Dies bedeutet, daß die Zellempfänglichkeit für IL 2 in solchen Fällen zumindest teilweise intakt ist. Andererseits fand man, daß die Produktion von IL 2 bei Patienten mit kaum reagierenden T-Lymphozyten vermindert ist, dagegen bei unverminderter Lymphozytenproliferation im Normbereich (13). Diese Untersuchung weist die Richtung, in der Studien von verstärkenden Mediatoren bei Immundefekten von Interesse sind. Allerdings konnte bei den untersuchten Patienten (mit X-chromosomal übertragener Agammaglobulinämie, Wiskott-Aldrich-Syndrom und variabler Hypogammaglobulinämie) die Hypothese nicht bestätigt werden, daß eine fehlerhafte Sekretion von IL2 in der Pathogenese des Immundefektes eine zentrale, wenn nicht kausale Rolle spiele. Die folgende Beobachtung scheint dafür aufschlußreich zu sein:

– *Fall 5.* H. G., Tochter nichtblutsverwandter Eltern. Eine ältere Schwester war unter dem Bild eines schweren kombinierten Immundefektes an Infektionen verstorben. Die Patientin wurde unter sterilen Bedingungen entbunden und aufgezogen. Wir fanden einen normal großen Thymusschatten, keine Lymphopenie, normale prozentuale Werte für B- und T-Lymphozyten und für T4 und T8, jedoch gestörte Funktionen der Lymphozyten: keine Antikörperproduktion nach wiederholten Impfungen; keine Proliferation nach Stimulation durch Mitogene oder Antigene; keine spezifische durch T-Lymphozyten vermittelte Zytotoxizität (ausführliche Darstellung siehe 7, Zusammenfassung der immunologischen Anomalien in Tab. 12.2). Diese sehr ungewöhnlichen Befunde entsprechen einem rein qualitativen Defekt. In der gemischten Lymphozytenkultur konnte die primäre Fähigkeit zur Proliferation bewiesen werden, und die Tochterzellen zeigten normale Zytotoxizität. Durch Zugabe von IL-2-angereicherten Präparaten wurde die mangelhafte Proliferation nach Stimulation mit PHA weitgehend korrigiert. Weiter konnten wir zeigen, daß die Sekretion der beiden Lymphokine fehlte.

Die nach PHA-Stimulation negative IFN-γ-Produktion normalisierte sich nach Inkubation der Leukozyten mit IL-2-Präparaten sowie mit IL-2-abhängigen T-Lymphozyten-Linien.

Auch die Bildung von IL 2 nach Stimulation mit PHA war stark vermindert. Im Gegensatz zu diesem doppelten Mangel an Sekretion von IFN γ und von IL 2 war die Produktion von IL 1 nach Endotoxinstimulation der adhärierenden Monozyten normal. Unsere Analyse wies also darauf hin, daß mangelhafte IL-2-Sekretion der Faktor in der Pathogenese dieses Immunmangels war, während die ungenügende Bildung von zytotoxischen Zellen ebenso wie die ungenügende Sekretion von IFN γ daraus folgten, also sekundäre Erscheinungen waren. Gleichwohl war die verminderte Sekretion von IL 2 nicht durch eine primäre Unfähigkeit zur Produktion dieses Mediators bedingt, da die Zugabe von Phorbol-Myristat-Acetat (PMA) zum PHA eine subnormale Proliferationsantwort und die Bildung von IL 2 auslöste. Ferner war die mangelnde Sekretion von IL 2 auch nicht Folge einer quantitativen oder qualitativen Anomalie der Produktion von IL 1, da die Monozyten dieses Monokin in normaler Weise produzierten und da die Zugabe von gereinigtem IL 1 weder den Proliferationsdefekt noch die Produktion von IL 2 korrigieren konnte. Wir ziehen daraus die Schlußfolgerung, daß der Immundefekt dieses Kindes auf einer neuartigen Anomalie beruht, welche die ersten Schritte der Aktivierung von T-Lymphozyten betrifft und im völligen Ausfall der Sekretion von IL 2 endet (F. Arenzana-Seisdedos u. Mitarb., in Vorbereitung).

Diese Beobachtung zeigt, daß insuffiziente IL-2-Produktion die Hauptrolle bei der Entstehung eines Immundefekts spielen kann. Sie zieht vielfältige Folgen nach sich: die Bildung anderer Lymphokine, wie z. B. des IFN γ, ist gestört, so daß keine spezifischen Antikörper gebildet werden können. Daraus resultiert der schwere kombinierte Immundefekt, an dem die Schwester dieses Kindes gestorben ist. Wahrscheinlich handelt es sich um eine autosomal-rezessiv vererbte Störung, deren vermutlich enzymatisches Substrat bisher noch nicht nachgewiesen werden konnte. Dieser ungewöhnliche und z. Z. noch einzigartige Fall bestätigt, daß beim Menschen lösliche Mediatoren eine zentrale Rolle bei der Regulation der Immunfunktionen spielen.

Schlußfolgerungen

Aus diesen Einzelbeobachtungen ersieht man die wichtige Rolle von unspezifischen Mediatoren für die Regulierung der Immunreaktionen. Die Interferone greifen maßgebend in die antimikrobielle Abwehr gegen akute und persistierende Infektionen ein und erfüllen zudem wesentliche regulatorische Funktionen bei der Aufrechterhaltung des permanenten Aktivationsniveaus der zytotoxischen Zellen und der Makrophagen. Die Bedeutung der Interleukine und im besonderen des IL 2 geht aus beobachteten Anomalien in der Sekretion oder aus der Wahrnehmung ihrer Signale als Ursache tiefgreifender Defizite der humoralen und zellulären Immunität hervor. Daraus schließen wir, daß man in der klinischen Immunpathologie großes Gewicht auf die Prüfung der Mediatoren legen muß, und zwar viel stärker auf ihre funktionellen Interaktionen als auf ihre Isolierung. Wie wir gesehen haben, sind Defekte der Sekretion von Mediatoren aber sekundäre Phänomene, die sich aus übergeordneten oder „stromaufwärts" lokalisierten Defekten anderer Mediatoren ergeben. Hier eröffnet sich also ein neues Kapitel der immunologischen Diagnostik, dem sowohl grundsätzliches als auch praktisches Interesse zukommt. Tatsächlich hat der therapeutische Einsatz von immunregulatorischen Mediatoren mit den Interferonen bereits begonnen, und es ist wahrscheinlich, daß weitere Mediatoren – insbesondere die Interleukine – in naher Zukunft zur Verfügung stehen werden. Man beschäftigt sich auch intensiv mit Möglichkeiten, die Immunregulation durch Stimulation oder Suppression zu beeinflussen, wobei auch lösliche Mediatoren eingesetzt werden. Die Fortschritte in der Konzeption derartiger Behandlungen und in der Erforschung ihrer optimalen klinischen Indikationen werden weitgehend davon abhängen, welche Rolle die Forschung den verschiedenen immunregulatorischen Mediatoren in der immunologischen Physiologie und Pathologie zuweist.

Literatur

1 Aarden, L. A. et al.: Revised nomenclature for antigen non specific T cell proliferation and helper factors. J. Immunol. 123 (1979) 2928 – 2929
2 Arenzana-Seisdedos, F., J. L. Virelizier: Interferons as macrophageactivating factors. II. Enhanced secretion of interleukin 1 by lipopolysaccharide-stimulated human monocytes. Eur. J. Immunol. 13 (1983) 437 – 440
3 Baron, S., A. Isaacs: Absence of interferon in lungs from fatal cases of influenza. Brit. med. J. 1962/I, 18 – 20
4 Bryson, Y. J., H. S. Winter, S. E. Gard, T. J. Fischer, E. R. Stiehm: Deficiency of immune interferon production by leukocytes of normal newborns. Cell Immunol. 55 (1980) 191 – 200
5 Epstein, L. B., A. J. Ammann: Evaluation of T lymphocyte effector function in immunodeficiency diseases: abnormality in mitogen-stimulated interferon in patients with selective IgA deficiency. J. Immunol. 112 (1974) 617 – 626
6 Farrar, W. L., H. M. Johnson, J. J. Farrar: Regulation of the production of immune interferon and cytotoxic T lymphocytes by interleukin 2. J. Immunol. 126 (1981) 1120 – 1125
7 Fischer, A., A. Durandy, J. L. Virelizier, G. de Saint Basile, A. Lagrue, S. Schlossman, C. Griscelli: Severe combined immunodeficiency with quantitatively normal but abnormaly differentiated T lymphocytes. J. Pediat. 99 (1981) 261 – 264
8 Gordon, D., M. A. Bray, J. Morley: Control of lymphokine secretion by prostaglandins. Nature 262 (1976) 401 – 402
9 Gresser, I.: On the varied biological effects of interferon. Cell Immunol. 34 (1977) 406 – 500
10 Griscelli, C., A. Durandy, J. L. Virelizier, J. Hors, V. Lepage, J. Colombani: Impaired cell-to-cell interaction in partial combined immunodeficiency with variable expression of HLA-antigens. In Seligmann, M., W. H. Hitzig: Primary Immunodeficiencies. Elsevier, Amsterdam 1980 (pp. 499 – 503)
11 Isaacs, D., J. R. Clarke, D. A. J. Tyrrell, A. D. B. Webster, H. B. Valman: Deficient production of leukocyte interferon (interferon a) in vitro and in vivo in children with recurrent respiratory tract infections. Lancet 1981/II, 950 – 952
12 Levin, S., T. Hahn: Evaluation of the human interferon system in viral disease. Clin. exp. Immunol. 46 (1981) 475 – 483
13 Lopez-Botet, M., G. Fontan, M. C. Garcia Rodriguez, M. Ortiz de Landazuri: Relationship between Il-2-synthesis and the proliferative response to PHA in different primary immunodeficiencies. J. Immunol. 128 (1982) 679 – 683
14 North, R. J.: An introduction to macrophage activation. In Pick, E.: Lymphokines, vol. 3. Academic Press, New York 1981 (pp. 1 – 9)
15 Oppenheim, J. J., I. Gery: Interleukin 1 is more than an interleukin. Immunology today 3 (1982) 113 – 119
16 Schultz, R. M.: Macrophage activation by interferons. In Pick, E.: Lymphokine, vol. 1. Academic Press, New York 1980 (pp. 63 – 97)
17 Strander, H., K. Cantell, J. Leisti, E. Nikkila: Interferon response of lymphocytes in disorders with decreased resistance to infections. Clin. exp. Immunol. 6 (1970) 263 – 272
18 Stewart II, W. F.: In: The Interferon System. Springer, Wien
19 Virelizier, J. L.: Immunological aspects of interferon secretion. In Collier, L. H., J. Oxford: Developments in Antiviral Therapy. Academic Press, London 1980 (pp. 201 – 213)
20 Virelizier, J. L., D. Guy-Grand: Immune interferon as an expression of immunological memory to transplantation antigens: in vivo generation of long-lived, recirculating memory cells. Eur. J. Immunol. 10 (1980) 375 – 379
21 Virelizier, J. L.: Testing immunity to viral infections. In: Clinics in Immunology and Allergy, vol. 1/3. Saunders, London 1981 (pp. 669 – 680)
22 Virelizier, J. L., G. Lenoir, C. Griscelli: Persistent Epstein-Barr virus infection in a child with hypergammaglobulinemia and immunoblastic proliferation associated with a selective defect in immune-interferon secretion. Lancet 1978/II, 231 – 234
23 Virelizier, J. L., C. Griscelli: Défaut sélectif de sécrétion d'interféron associé a un déficit d'activité cytotoxique naturelle. Arch. franç. Pédiat. 38 (1981) 77 – 81
24 Virelizier, J. L., A. Durandy, A. Lagrue, C. Oury, C. Griscelli: Interest of testing natural killer (NK) activity in immunodeficient patients submitted to lymphoid cell transplantation. In: Bone Marrow Transplantation in Europe, vol. 2. Excerpta med. Amsterdam 1981 (pp. 302 – 305)
25 Virelizier, J. L., C. Griscelli: Interferon administration as an immunoregulatory and anti-microbial treatment in children with defective interferon secretion. In Seligmann, M., W. H. Hitzig: Primary Immunodeficiencies. Elsevier, Amsterdam 1980 (pp. 473 – 484)
26 Waksman, B. H., Y. Namba: On soluble mediators of immunologic regulation. Cell Immunol. 21 (1976) 161 – 176
27 Watson, J. D.: Lymphokines and the induction of immune responses. Transplantation 31 (1981) 313 – 316

Kapitel 13
Immundefekte und persistierende Infektionen

A. Fischer

Primäre und sekundäre Ausfälle der Immunabwehr des Wirtes begünstigen Infektionen, deren Schweregrad von verschiedenen Faktoren abhängt.
- Rezidivierende und ausgedehnte akute Infektionen kommen bei gesunden Menschen ebenfalls vor; sie werden meist durch extrazellulär lebende Bakterien oder durch gewisse Viren hervorgerufen.
- Wenn Keime, die immunkompetenten Menschen nicht schaden, pathogen werden, spricht man von opportunistischen Erregern, denen wir in den folgenden Ausführungen in allen Familien von Mikroorganismen begegnen werden. Intrazellulär lebende Bakterien, Pilze, Parasiten und Viren können bei diesen Patienten chronische Infektionen verursachen. Ihre Persistenz resultiert aus dem Zusammentreffen mehrerer Umstände: die Mikroorganismen selbst sind wenig virulent, sie leben meist intrazellulär und gelegentlich können sie während Jahren in latentem Zustand verharren, bevor sie, infolge einer Abwehrstörung, krankmachende Wirkungen entfalten, z. B. Toxoplasmazysten oder Herpes-simplex-Viren. So können Beobachtungen bei immundeprimierten Patienten als Beispiele betrachtet werden, die uns auch über die vielfältigen antibakteriellen Abwehrmechanismen, deren Funktion noch unklar ist, Aufschlüsse vermitteln. Schließlich erheben sich bezüglich Veränderungen des Immunsystems durch Mikroorganismen viele Fragen, welche die Beziehungen zwischen Wirt und Mikroorganismen betreffen. So können intrazelluläre Bakterien, Parasiten, Pilze und vor allem Viren immunsuppressiv wirken und durch Koinzidenz mehrerer Faktoren zu Chronizität oder Aggravation der Infektion führen. Diese Immunsuppression kann, wie z.B. bei akuten Virusinfektionen, transitorisch sein oder dann oft ohne erkennbare Ursache chronisch werden. Im folgenden werden derartige durch Mikroorganismen ausgelöste Zustände von Immunsuppression nacheinander für verschiedenartige infektiöse Agentien besprochen.

Bakterien

Nur durch intrazellulär lebende Bakterien werden persistierende Infektionen hervorgerufen, die bei Immundefekten während längerer Zeit bestehen bleiben. Vor allem die Makrophagen sind vom Erreger befallen und dienen u. a. als obligatorischer Wirt für Mykobakterien oder als fakultative Zielzelle für Salmonellen (45). Wir werden im wesentlichen das Vorkommen dieser beiden Typen persistierender bakterieller Infektionen und ihre verschiedenartigen Begleiterscheinungen besprechen.

Mykobakterien

Bei Kindern mit erheblichen Defekten der zellulären Immunität verursachen alle Typen der Mykobakterien disseminierte Infektionen. Im besonderen sind über 30 Fälle von disseminierter und tödlich endender BCG-Infektion bei schweren kombinierten Immundefekten bekannt geworden (10). Auch bei der chronischen septischen Granulomatose wurden einige seltene Fälle von diffuser BCGitis beschrieben (19). Wir konnten einen 12 Monate alten Patienten mit progressiv verlaufender BCG-Infektion der Lungen, der Haut, der Leber und der Milz beobachten, der nach 8 Monaten trotz intensiver tuberkulostatischer Therapie mit 4 Medikamenten ad exitum kam. Der infektiöse Prozeß war durch enorme intrazelluläre Proliferation der BCG-Keime gekennzeichnet; in den befallenen Organen stand ihnen eine verhältnismäßig geringe

Anzahl von Makrophagen, die zudem nicht aktiviert erschienen, gegenüber. Der Fall ist von Interesse, weil er selektive Anomalien der monozytären Linie aufwies, die sich sowohl in einer mangelhaften Chemotaxis als auch in ungenügender Fähigkeit zur Abtötung von Candida- und BCG-Organismen bemerkbar machte, jedoch keine Anomalie der PMN oder der zellulären und humoralen Immunmechanismen aufwies (20). Seither wurden noch zwei ähnliche Fälle mitgeteilt, so daß hier ein reines Funktionsdefizit anzunehmen ist, das eine Prädisposition für die Infektion mit BCG oder atypischen Mykobakterien darstellt (35). Diese Anomalien könnten auch Fälle von disseminierter BCGitis ohne nachweisbaren Defekt der spezifischen Immunität erklären (49). Andere Patienten leiden an diffuser BCGitis, insbesondere mit ausgedehntem Lymphknotenbefall, und gleichzeitig an anderen Infektionen durch fakultative Parasiten der Makrophagen, wie Salmonellen. Wir haben einen solchen Patienten beobachtet, der im Alter von 2 Jahren, nach progressiver Ausdehnung dieser beiden Infektionen während eines Jahres, schließlich starb. Als Immundefekt konnten wir lediglich eine fehlende zelluläre Reaktion auf die beiden Erreger (verzögerte kutane Überempfindlichkeitsreaktion und spezifische Lymphozytenproliferation in vitro), jedoch keinen humoralen Defekt und keine pathologischen Veränderungen der Monozyten oder der PMN nachweisen (73). Man ist versucht, diese seltenen, aber beunruhigenden Patienten mit den Fällen von schwerer Tuberkulose mit Anergie zu vergleichen (17); sie zeigen auch Ähnlichkeit mit den viel häufigeren persistierenden Infektionen durch Mycobacterium leprae in der lepromatösen Verlaufsart, bei der die spezifische zelluläre Immunantwort fehlt (27). Auch hier ist es wahrscheinlich, daß der Mikroorganismus die Ursache des selektiven zellulären Defektes ist. Man nimmt mindestens zwei Typen derartiger Mechanismen an: 1. direkte Hemmung des Monozyten, so daß er den Lymphozyten das Antigen nicht regulär präsentieren kann (die blockierende Wirkung üben die Arabino-Galactane der Mykobakterien aus) (18); und 2. Aktivierung einer immunsuppressiven Wirkung der Monozyten (36), der wahrscheinlich eine Freisetzung von Prostaglandin E zugrundeliegt (28), einer Substanz, die auch immunsuppressiv ist und Suppressor-T-Lymphozyten aktiviert (21, 28).

Salmonellen

Chronische Salmonelleninfektionen sind in Form der gefürchteten Osteomyelitiden bei homozygoter Sichelzellanämie allgemein bekannt (26). Wir möchten aber auch darauf hinweisen, daß sie bei Patienten mit selektiven ID ebenfalls vorkommen und folgende besonderen Verlaufsformen zeigen können:
- *Rezidivierende Durchfälle* können eine hämorrhagische Rektokolitis mit charakteristischen histologischen Veränderungen simulieren. Wir haben dieses klinische Bild bei einem 4jährigen Kind beobachtet, das gleichzeitig eine Anomalie der Chemotaxis und eine Erhöhung des Serum-IgA mit Verminderung des IgM und IgG aufwies. In einem anderen Fall zwang die dramatisch verlaufende Kolitis zur subtotalen Kolektomie; dieser folgte eine multifokale, entstellende, antibiotikaresistente Osteomyelitis. Bei diesem Patienten konnten wir weder eine Antikörperbildung noch eine zelluläre Reaktion gegen seine Salmonellen nachweisen (was vielleicht auf „Antigenüberlastung" beruhte), aber auch keinen bekannten Immundefekt.
Durch Verabreichung des Antibiotikums Fosfomycin, dessen Diffusion viszeral und intrazellulär ausgezeichnet ist, konnte die Infektion schließlich beherrscht werden. Vielleicht trug die gleichzeitige Behandlung mit Interferon durch Aktivierung der Makrophagen zur Vernichtung der Salmonellen bei.
- Bei einem 4jährigen Mädchen sahen wir eine *multifokale chronische Osteitis* mit vaskulärer Purpura, wobei wir Immunkomplexe mit zirkulierenden Salmonellenantigenen fanden; auch hier war kein Immundefekt nachweisbar, obschon das Kind vorher an einer abdominalen BCGitis gelitten hatte.
- Transitorischer Defekt der spezifischen zellulären Immunität und transitorische *Anomalie der Monozyten* im Verlauf einer Salmonellenosteomyelitis: Bei einem 3jährigen Mädchen konnten wir konkomitierend mit der persistierenden Infektion im Serum einen Stoff nachweisen, welcher die Lymphozytenproliferation nach Antigenstimulation in fremdem und in homologem Serum hemmte, sowie einen Defekt der Candidaabtötung durch Monozyten. Diese Anomalien bildeten sich nach Abheilung der Infektion ohne Rezidiv vollständig zurück. Diese Beobachtung zeigt, daß bei Wucherung und Persistenz von fakultativ in

Makrophagen lebenden Infektionserregern die Abwehrmechanismen vorübergehend versagen können.

Andere Infektionen

Schließlich seien noch schwere persistierende Infektionen erwähnt, die durch andere intrazelluläre Bakterien hervorgerufen werden; dazu gehören Listeria monocytogenes oder neuerdings Legionella, die bei Patienten mit schwerem kombiniertem Immunmangel beobachtet worden ist (10, 14).

Parasiten

Einige parasitäre Erkrankungen, die beim Gesunden wenig oder nicht pathogen sind, können bei Patienten mit Immundefekten schwere torpide Infektionen hervorrufen. Die beiden wichtigsten Erreger sind Pneumocystis carinii und Toxoplasma gondii.

Pneumocystis carinii

Die durch Pneumocystis carinii erzeugte interstitielle Pneumonie zeigt oft längere Zeit wenige Symptome, verläuft aber bei Patienten mit schweren primären oder sekundären Defekten der zellulären Immunmechanismen immer sehr schwer (37). Oft kommen andere Infektionen, insbesondere virale wie die Zytomegalie hinzu. Als Komplikation sind diese Infekte bei Kindern mit Fetopathien, die zu Defekten der zellulären Immunität mit Lungenerkrankungen führen (z. B. Rubeolen), sehr häufig zu beobachten. Durch systematische prophylaktische Verabreichung von Sulfomethoxazol-Trimethoprim können Risikopatienten wirksam geschützt werden. Dies gilt auch für einzelne Fälle mit Störungen der Granulozytenfunktionen (wahrscheinlich verbunden mit Befall der Makrophagen) oder mit Defekten der humoralen Immunität oder ohne erkennbare Störungen der Immunmechanismen (10).

Toxoplasmose

Diese Parasitose kann bei immundeprimierten Patienten einen gefürchteten Aspekt annehmen, wie vor allem im Verlauf einer zytostatischen Chemotherapie oder einer immunsuppressiven Behandlung von Autoimmunkrankheiten oder nach Nierentransplantationen gut bekannt ist (55). Es handelt sich teils um eine Neuinfestation, teils um eine Reaktivierung von Zysten, die z. B. in den Eingeweiden viele Jahre überleben können. Die folgenden Gesichtspunkte sind hervorzuheben: Außer Befall der Lungen, des Herzens und der Leber ist die neurologische Lokalisation mit Meningoenzephalitis mit besonders schwerem Verlauf sehr häufig. Oft kommen Infektionen mit Herpesviren hinzu, welche den Verlauf der Toxoplasmose noch aggravieren (55). Die Diagnose ist wegen der vieldeutigen klinischen Symptome, wie Fieber, Adenopathie, Hautausschläge und Hepatosplenomegalie oft schwierig; die Serologie kann bei schweren Immundefekten versagen; der direkte Nachweis der Erreger, d. h. der Trophozoiten, ist in der Histologie schwierig und bei Inokulation u. U. irreführend, wenn Zysten auskeimen und so zu falsch-positivem Ergebnis führen. Eine Frühdiagnose ist aber bedeutungsvoll, weil es eine wirksame Chemotherapie gibt (Sulfonamide und Pyrimethamin), die sogar durch Überwindung der Blut-Liquor-Schranke eine Besserung oder Heilung ermöglicht (z. B. bei 8 von 10 Fällen nach [55]).

Darmparasiten

Immundefekte im Bereich des Gastrointestinaltraktes können für persistierende und oft schwer verlaufende Infestationen mit Darmparasiten verantwortlich sein. Weitaus am häufigsten kommt die Infestation durch Lamblien (Giardia lamblia) vor; sie erzeugt oft ein chronisches und schweres Malabsorptionssyndrom, vor allem bei IgA-Mangel (79). Die Behandlung mit Metronidazol per os während einiger Tage ist einfach und wirksam, aber das Rezidivrisiko ist hoch, so daß jeden Monat wiederholte Kuren von 5 Tagen gerechtfertigt sind.

Kryptosporidien

Die Infektion des Darmkanals durch diesen Erreger wurde kürzlich beschrieben; sie illustriert den potentiellen Schweregrad einer chronischen Parasiteninfestation beim immunsupprimierten Kind: Ein zweijähriger Knabe mit schwerer Hypogammaglobulinämie litt an schwerem chronischwerdendem Durchfall, der zu Malnutrition führte. Die symptomatische Behandlung durch parenterale Ernährung verbesserte zwar sein Gewicht, aber in der Darmschleimhaut waren ständig zahlreiche Kryptosporidien (bei Nutztieren häufig vorkommende Parasiten) nachzuweisen. Sie riefen schwere Läsionen der Mukosa mit anhaltendem chronischem Durchfall hervor, trotz Behandlung mit vielen antiinfektiösen Produkten (3).

Andere Parasiten

Auch bei immunkompetenten Kindern können gewisse Parasiten aufgrund verschiedener Mechanismen chronische Krankheiten erzeugen, wie Leishmanien und Filarien. Wenn das lymphatische System befallen ist, können immunsuppressive Mechanismen wirksam werden, die einerseits auf T-Lymphozyten und Monozyten, andererseits auf Serumfaktoren in spezifischer oder unspezifischer Weise einwirken (50, 68).

Mykosen

Alle Pilzarten können bei immundefizienten Individuen die Ursache von gefürchteten therapieresistenten und rezidivierenden Infektionen sein. Wir erwähnen den sozusagen konstanten Candidabefall der Haut und der Schleimhäute bei schweren Defekten der zellulären Immunität (16), die häufigen und schweren Lungeninfektionen mit Aspergillen bei Granulozytenerkrankungen und sekundärem Immundefizit nach Chemotherapie, die Kryptokokkose, die Kokzidiomukose und die Nokardiose (12, 16). Bei den letzteren Patienten findet man auch generalisierte Pilzerkrankungen (16), die jedoch den Rahmen der persistierenden Infektionen sprengen. Auf Pilzerkrankungen muß man daher bei den erwähnten Immundefekten ständig gefaßt sein, und dies rechtfertigt heute den Gebrauch von prophylaktischen Maßnahmen, wie die tägliche Gabe von Ketokonazol (mit Kontrolle der intestinalen Resorption), die einen großen Teil der Infektionen verhüten kann.
Von diesen chronischen Pilzinfektionen bei bekannten Defekten der Immunabwehr des Wirtes muß die chronische mukokutane Candidiasis (CMC) unterschieden werden; sie stellt in manchen Fällen ein Originalmodell der Interaktion zwischen Wirt und Mikroorganismus dar. Sie ist gekennzeichnet durch den torpiden, rezidivierenden und therapieresistenten Candidabefall der Haut und Schleimhäute vor allem des Verdauungstraktes, der ohne Behandlung progredient ist (16). Die Bildung von Granulomen ist charakteristisch. Superinfektionen mit bakteriellen Erregern und anderen Pilzen können hinzukommen. Bei jedem zweiten Fall entwickeln sich nach längerem Verlauf endokrine Störungen, wie Hypoparathyreoidismus, Nebenniereninsuffizienz u. a., die vermutlich eine autoimmune Genese haben (16). Als wichtigstes Zeichen dieses Syndroms ist bei 4 von 5 Fällen das selektive Fehlen einer zellulären Immunantwort gegenüber Candida hervorzuheben, das sowohl in vivo (negative Hautreaktion vom verzögerten Typ) als auch in vitro (Lymphozytenproliferation und Produktion spezifischer Lymphokine nach Stimulation mit Candidin) nachgewiesen werden kann. Dagegen ist die Bildung humoraler Antikörper gegen Candida in der Regel intakt und oft sogar sehr intensiv (16). Dieser spezifische zelluläre Defekt scheint bei mehr als der Hälfte der Fälle reversibel zu sein, wenn die Infektion durch entsprechende fungistatische Therapie beherrscht werden kann; aber er wird wieder manifest, wenn die Infektion, wie es leider häufig der Fall ist, rezidiviert. Der Immundefekt ist dementsprechend gewöhnlich nicht primär. Bei etwa einem auf fünf Patienten mit CMC im evolutiven infektiösen Stadium kann man im Serum eine Hemmaktivität gegen die durch Candidin stimulierte Lymphozytenproliferation nachweisen. Diese ist, wie wir bei 6 Patienten nachweisen konnten, auf zirkulierende Polysaccharidantigene von Candida zurückzuführen, wahrscheinlich auf Mannan, ein essentielles Polysaccharid der Zellwand des Pilzes (22). Die Akkumulation dieses Polysaccharids in den Monozyten kann dazu führen, daß sie die Candidaantigene nicht mehr in geeignete Form bringen können, um sie den Lymphozyten anzubieten (23). Interessanterweise wurde das gleiche Phänomen mit einem ähnlichen Zucker des Mycobacterium tuberculosis, dem Arabinomannan, ebenfalls beschrieben (18); man kann daraus schließen, daß gewisse Polysaccharide von Mikroorganis-

men immunsuppressiv wirken und dadurch zur Persistenz der betreffenden Infektion beitragen können. Ebenso aktivieren sie Suppressionssysteme, möglicherweise durch Vermittlung von Monozyten, von denen sie phagozytiert wurden, oder über die Freisetzung von Prostaglandin E2 durch Aktivierung von Suppressor-T-Lymphozyten, die bei chronischen Pilzinfektionen beschrieben worden sind (63, 64). Das erklärt aber nicht die Persistenz der Candidiasis bei diesen Patienten: Bei zwei von ihnen konnten wir in Monozyten einen verzögerten Abbau von tritiummarkiertem Mannan, jedoch nicht von markierten Pneumokokkenpolysacchariden (SSS) beobachten, und zwar auch in einem ruhigen Stadium ohne offensichtliche Pilzinfektion (23). Diese Beobachtungen deuten darauf hin, daß bei chronischer Candidiasis eine primäre Anomalie der Monozyten besteht, die zur Anhäufung von Mannan und infolgedessen zu einer reversiblen Hemmung der spezifischen T-Lymphozyten-Reaktion führt. Man ist versucht, einen ähnlichen Mechanismus als Grundlage anderer persistierender Infektionen mit Pilzen oder Mykobakterien anzunehmen, worauf auch ELLNER u. Mitarb. (18, 36) hingewiesen haben.

Virusinfektionen
(Tab. 13.1 und 13.2)

Viruserkrankungen erzeugen bei immundeprimierten Kindern häufig persistierende Infektionen. Man kennt heute zahlreiche Effektormechanismen der antiviralen Immunantwort; jeder von ihnen kann versagen und dadurch für eine persistierende Virusinfektion verantwortlich werden. Die Rolle dieser Mechanismen in der antiviralen Resistenz variiert von einem

Tabelle 13.1 Virusinfektionen und Immundefekte

1. *IDS führt zu persistierender Virusinfektion*

    Humoraler Immundefekt

Enteroviren	Poliomyelitisviren	→ Myelitis
	Echoviren	→ Meningoenzephalitis
		Dermatomyositissyndrom
	Coxsackievirus	
Hepatitisvirus		
Adenovirus		→ Meningoenzephalitis
		→ Pneumopathie

    Zellulärer Immundefekt

T-Ly.	primärer durch Irradiation nach Transplatation nach Chemotherapie bei Unterernährung	Herpesvirusgruppe Rötelnvirus (Vakziniavirus)	HSV simplex I und II Kryptomegalovirus Epstein-Barr-Virus Varizellenvirus

2. *Virusinfektion führt zu (transitorischem oder persistierendem) IDS*

transitorisches IDS	Influenzavirus Rötelnvirus Masernvirus Zytomegalovirus Epstein-Barr-Virus	Superinfektionsgefahr
persistierendes IDS	Fetopathie Rötelnvirus Epstein-Barr-Virus	IgG und IgA chron. Mononukleosisinfektion, lymphoproliferative Syndrome, Agammaglobulinämie (X-L oder nicht)

Virus zum anderen und ist von seinen charakteristischen Eigenschaften geprägt, wie die infizierte Zellart, die Expression der viralen Membranantigene, und die mögliche Reaktivierung. Daraus erklärt sich, daß einem bestimmten Immundefekt jeweils bestimmte Virusinfektionen zugeordnet sind (73, 74), wie es Tab. 13.1 nach dem heutigen Wissensstand schematisch darstellt.

Auf der anderen Seite können Virusinfektionen die Immunantwort beträchtlich modifizieren und so verschiedenartige Immundefekte hervorrufen, oft mit schwerwiegenden Folgen, z. B. wenn eine derartige Immundepression, die sogar nur transitorisch sein kann, eine Superinfektion mit Bakterien oder anderen Viren begünstigt. Gelegentlich kann aber auch eine chronische Immundepression daraus entstehen (s. Tab. 13.1). Es ist im einzelnen Fall oft nicht leicht, zwischen einer vorbestehenden immunologischen Anomalie und der erworbenen immundepressiven Rolle der Virusinfektion zu unterscheiden. Dies wird im folgenden für die wichtigsten persistierenden Virusinfektionen ausführlich besprochen.

Viren der Herpesgruppe

Die vier Viren dieser Gruppe, d. h. Herpes-simplex-Virus (HSV), Zytomegalievirus (CMV), Varizellen-zoster-Virus (VZV) und Epstein-Barr-Virus (EBV), lösen oft persistierende Infektionen aus. Sie können nach der Primärinfektion intrazellulär latent persistieren. Die vorzugsweise infizierten Zellen sind beim HSV Neuronen mit Nervenzellen der sensorischen und autonomen Ganglien; beim CMV Epithelzellen der Speicheldrüsen und des Urogenitaltraktes, B-Lymphozyten und PMN-Leukozyten; beim VZV Nervenzellen der sensiblen Ganglien; und beim EBV die B-Lymphozyten. Beim Immundeprimierten wird also das Risiko der Primärinfektion durch die mit der unkontrollierten Reaktivierung eines latenten Virus verknüpften Risiken potenziert (48).

Herpes-simplex-Virus (HSV)

Es ist gut bekannt, daß bei erheblichen zellulären ID, vor allem bei SCID (30, 46) und beim Wiskott-Aldrich-Syndrom (72), schubweise und rezidivierend Infektionen der Haut und der Schleimhäute auftreten, die besonders im Bereich der Augen und der Lungen sehr ausgedehnt sein können. Die wichtigste Komplikation ist der Befall des Zentralnervensystems durch Fortleitung oder Reaktivierung in situ, was zu äußerst schwerer und in der Regel wochenlang progressiver Enzephalitis führt. Die Diagnose wird oft verkannt, weil die Lokalisation des Infektes (Lunge, Ösophagus) als ungewöhnlich betrachtet wird oder weil Haut- und Schleimhautläsionen fehlen oder weil eine diffuse und progressive Enzephalitis als atypisch angesehen wird (48).

So haben wir bei einem vierjährigen Knaben ohne Infektanamnese in über einjährigem Verlauf nur chronische Bronchopneumopathie und chronischen Durchfall beobachtet, wobei der wiederholte Nachweis von HSV Typ 1 in den Aspiraten die Diagnose ermöglichte. Trotz normaler T-Lymphozyten-Zahl und Nachweis von Anti-HSV-Antikörpern im Serum und trotz Behandlung mit Adenin-Arabinosid trat zusätzlich eine Meningoenzephalitis auf, die nach neunwöchigem progressivem Verlauf ad exitum führte. Wir machten dafür vor allem das völlige Versagen der zellulären Immunreaktionen (gemessen als Hautreaktionen, In-vitro-Proliferation von Lymphozyten und Zytotoxizität) verantwortlich, in erster Linie wohl die versagende spezifische Effektorfunktion der zytotoxischen T-Lymphozyten gegen das Virus. Auch beim Wiskott-Aldrich-Syndrom ist diese schwer gestört, während die anderen T-abhängigen Funktionen wenigstens teilweise verschont sind (46). Es scheint, daß bei gewissen Patienten mit rezidivierenden mukokutanen HSV-Infektionen ein transitorischer Defekt der Lymphokinproduktion vorkommt, dessen Bedeutung unbekannt ist (47).

Die Behandlung der schweren HSV-Infektionen stützt sich ausschließlich auf die spezifische antivirale Chemotherapie: Adenin-Arabinosid (Ara-A) oder Ara-A-Monophosphat (Ara-MP) und Acyclovir sind bei Immundeprimierten therapeutisch und prophylaktisch nachgewiesenermaßen wirksam (77). Dennoch erlauben diese Medikamente keine Eradikation des latenten Virus, so daß seine Reaktivation und Freisetzung mit unterschiedlicher Latenzzeit nach Abschluß der Behandlung wieder einsetzt. Ferner sind bereits einige Fälle von erworbener Resistenz gegen Acyclovir bei mehrmals behandelten immundeprimierten Patienten beobachtet worden. Diese Resistenz entwickelte sich aufgrund einer Selektion von Viren mit Thymidinkinasedefekt (13).

Varizellen-Zoster-Virus (VZV)

Die Primärinfektion, welche klinisch als Varizellen erscheint, und die Reaktivationen des VZV als Herpes zoster verlaufen bei Immundeprimierten und besonders Patienten mit primären oder erworbenen zellulären ID besonders schwer, ähnlich wie es für das HSV geschildert wurde: Klinisch sind die Effloreszenzen sehr zahlreich, groß, weitverbreitet und oft hämorrhagisch; sie reifen und heilen langsamer als beim immunologisch Gesunden. Trotzdem sind schwere Komplikationen bei erworbenen Immunstörungen, besonders den nach Chemotherapie beobachteten, relativ selten (15). Dagegen sind bei primären zellulären ID mehrere Todesfälle beschrieben worden ("cartilage hair hypoplasia" und PNP-Defekt) (2, 38). Therapeutisch sind ebenfalls analog zum HSV, Ara-A und Acyclovir wirksam, da sie die Virusreplikation prompt unterbrechen.

Zytomegalievirus (CMV)

Schwere primäre oder reaktivierte CMV-Infektionen findet man vor allem bei folgenden drei Konstellationen: bei primären schweren zellulären ID, bei sekundären ID (besonders nach Organtransplantation), sowie bei Fetopathie oder perinatal als Primoinfektion. Eine Reaktivierung des CMV beobachtet man nur beim Immundeprimierten. Klinische Symptome bei den ersten zwei Gruppen sind: interstitielle Pneumonie (oft mit einem anderen opportunistischen Erreger, wie dem Pneumocystis carinii gekoppelt), Hepatitis, Arthralgie, Chorioretinitis, gelegentlich aplastische Anämie oder Menigoenzephalitis, die von Mononukleosesymptomen begleitet sein können. Der Lungenbefall ist gefürchtet, weil er die wichtigste Todesursache nach Knochenmarkstransplantation darstellt (30). Transfusionen von Blutprodukten früher einmal infizierter Spender (60 – 80% unserer Bevölkerung) bergen für den immundeprimierten Empfänger das Risiko einer Primärinfektion, wenn bei ihm latentes Virus aus den Spenderleukozyten reaktiviert wird.

CMV ist ferner die wichtigste Ursache einer kongenitalen Viruserkrankung, wie sie bei einem Kind auf hundert Geburten vorkommt (62). Nur 5 – 10% dieser Kinder entwickeln jedoch eine schwere Infektion, die bei der Geburt manchmal noch inapparent ist, aber monate- oder jahrelang persistieren und mit Virusausscheidung einhergehen kann. Komplikationen, die zu Störungen der Sinnesorgane und des Nervensystems führen, sind schwerwiegend; sie können auch noch sehr viel später auftreten.

Die Behandlung der CMV-Infektionen bei Immundeprimierten ist enttäuschend. Immunglobulinpräparate mit hohem Antikörpertiter gegen CMV sollen prophylaktisch wirksam sein. Acyclovir ist dagegen, ebenso wie Ara-A oder Ara-NP, nutzlos. Interferon soll, prophylaktisch gegeben, die Häufigkeit der CMV-Ausscheidung nach Nierentransplantationen reduzieren (11).

Die Untersuchung der Immunreaktionen im Ablauf einer CMV-Infektion ist aufschlußreich: Nach Knochenmarkstransplantationen ergibt sich eine klare Korrelation zwischen Heilung einer CMV-Infektion und Wiedererscheinen zytotoxischer Reaktionen der T-Lymphozyten mit HLA-Restriktion (52). Daraus kann man schließen, daß diesen bei der Abwehr gegen CMV eine wesentliche Rolle zukommt, was auch experimentell bestätigt wurde. Auch unspezifische zytotoxische Reaktionen scheinen eine wichtige Rolle zu spielen (4).

Ein neugeborenes Kind mit kongenitaler CMV-Infektion und seine Mutter ermöglichten zwei wichtige Beobachtungen: Die spezifische zytotoxische Reaktion fehlte nach Stimulation durch CMV (54) ebenso wie die Interferonproduktion (62) und die später erwartete spezifische Lymphozytenproliferation (62). Alle diese Anomalien sind transitorisch, aber man weiß nicht, ob sie bei der Mutter nur dann auftreten, wenn das Kind befallen ist, oder ob sie auch bei Müttern gesunder Kinder vorkommen. Den Mechanismus dieser Anomalien versteht man noch nicht, man weiß lediglich, daß CMV-Infektion eine Immunsuppression mit Überwiegen der T-Suppressorzellen hervorrufen kann (53), was auch bei einem Fall von chronischer CMV-Infektion gefunden wurde; ferner ist unspezifische Suppression der T-Zell-abhängigen Funktionen nachgewiesen, die vielleicht mit der Aktivierung von adhärenten Suppressorzellen verbunden ist (53).

Die Fülle von experimentellen Hinweisen auf eine immunsuppressive Wirkung des CMV legt die Vermutung nahe, daß der pränatalen Infektion mit diesem Virus eine auslösende Rolle für angeborene schwere kombinierte ID zukommt

(30), ebenso wie vermutlich für die zellulären ID mit opportunistischen Infektionen bei Homosexuellen (29) (s. Kap. 14). Die zwar unbestätigte Hypothese kann doch zusammen mit dem Beispiel des AIDS zu besserem Verständnis helfen. Man findet dabei persistierende Infektionen mit verschiedenen Erregern wie Mykobakterien, Candida, Pneumozystis, Toxoplasma, Klebsiella, HSV und immer wieder CMV. Es ist möglich, daß der Schweregrad des Syndroms durch aufeinanderfolgende Invasionen von infektiösem Material bestimmt wird, die bei der bestehenden sekundären Immunsuppression infolge von massiven und wiederholten viralen Infektionen venerischen Ursprungs begünstigt werden. Der Defekt dieser früher gesunden Patienten beruht auf einer Lymphopenie, die vor allem die T-Helferzellen betrifft, mit kutaner Anergie, reduzierter Lymphozytenproliferation und mangelhaften zytotoxischen Reaktionen der T-Lymphozyten und der NK-Zellen (s. Kap. 14).

Epstein-Barr Virus

Das Epstein-Barr-Virus (EBV) nimmt mit seinem fast selektiven Tropismus zu B-Lymphozyten eine Sonderstellung ein. Es ist der Erreger der Mononucleosis infectiosa beim immunologisch Gesunden. Obschon bei Immundeprimierten eine Reaktivierung vorkommen kann, zeigt diese gewöhnlich überhaupt keine Korrelation mit einer klinischen Manifestation (51).

So wurde EBV mit der Methode der DNA-Hybridisierung und Immunfluoreszenz in B-Lymphozyten von Patienten mit ID, die ein lymphoproliferatives polyklonales Syndrom entwickelten, nachgewiesen. Der Verlauf dieses Syndroms ist klinisch durch septische Fieberschübe, Lymphknotenvergrößerung, Hepatosplenomegalie und oft auch abdominale Tumoren mit rascher Progression gekennzeichnet. Es wurde mehrfach durch Transplantation von Thymusepithel ausgelöst, aber auch unabhängig von derartigen Eingriffen beobachtet. Ferner sind auch nach Nierentransplantation ähnliche lymphoproliferative Syndrome beschrieben worden, die anfänglich polyklonal waren und dann monoklonal wurden, und die z. T. auf Acyclovir ansprachen (31). B-Zell-Proliferation kommt auch bei Ataxia teleangiectatica vor. Bei Patienten mit diesem Syndrom, welches wie das Wiskott-Aldrich-Syndrom und das Chédiak-Higashi-Syndrom mit einem zellulären ID mit Ausfall der NK-Aktivität einhergeht, kann eine spezifische Antikörperreaktion besonderer Art nachgewiesen werden: sie ist gegen Antigene der Viruskapsel (VCA) und gegen das früh exprimierte Antigen EA gerichtet und persistiert mit hohem Titer, während Antikörper gegen das Kernantigen (EBNA) fehlen. Dieses Profil widerspiegelt die schlechte Kontrolle der EBV-Replikation durch Effektorzellen, indem diese nur gegen die äußeren Antigene VCA und EA reagieren, aber nicht gegen das EBNA, das wegen der insuffizienten Zytolyse der infizierten B-Lymphozyten nicht zugänglich ist (34, 71). Der Ausfall eines einzelnen Abwehrsystems kann jedoch anscheinend kompensiert werden (71). Neben dieser klar umschriebenen Situation einer EBV-Infektion bei primärem Immundefekt gibt es unterschiedliche Beobachtungen von äußerst schwer verlaufender oder persistierender infektiöser Mononukleose. Das von PURTILO u. Mitarb. (51) beschriebene hereditäre Syndrom befällt nur Knaben, die fast immer daran sterben; die Krankheit verläuft jedoch sehr unterschiedlich, und zwar als chronische Mononukleose, als malignes Lymphom, als Knochenmarksaplasie oder im Endstadium auch als Agammaglobulinämie (51). Alle diese Patienten sind vor der EBV-Infektion gesund; als mögliche Risikofaktoren findet man bei ihnen höchstens geringe Anomalien der zellulären Immunität wie eine leichte Verminderung des Verhältnisses T-Helfer/T-Suppressorzellen (40, 60). Das EBV kann bei ihnen durch Immunfluoreszenz und DNA-Hybridisierung identifiziert werden. Nach Ausbruch der Infektion stellt man eigenartige Anomalien der Immunreaktion fest, deren Zusammenhänge unklar sind: geringe oder fehlende Antikörperbildung gegen EBV, keine Lymphokinbildung in vitro nach Stimulation mit EBV, keine natürliche Zytotoxizität. Man nimmt an, daß EBV die Ursache dieser sekundären Anomalien ist, da seine unspezifische immunsuppressive Wirkung auf T-Lymphozyten bekannt ist (69); der Mechanismus dieser hochgradigen Empfänglichkeit gewisser Individuen für schwere EBV-Infektionen bleibt jedoch unbekannt.

Die Diagnose wird durch folgende Elemente gestützt: a) Familienanamnese; b) Nachweis des EBV im Rachen (durch Infektion von B-Lymphozyten aus Nabelschnurblut); c) spon-

tane Transformation der B-Lymphozyten des peripheren Blutes in vitro; d) Nachweis des Antigens EBNA in Ausstrichen bzw. Tupfpräparaten aus Blut oder Lymphknoten; e) Karyotyp und f) Nachweis der EBV-DNA durch Hybridisierung.
In diesem Zusammenhang ist eine ähnliche Gruppe von Erkrankungen zu erwähnen, die ebenfalls durch ein chronisches lymphoproliferatives Syndrom charakterisiert ist, das im ersten Lebensdezennium auftritt und nach leukämischer Transformation fatal verläuft (72). Die klinischen, laboratoriumsmäßigen und histologischen Befunde gleichen mehr oder weniger der angioimmunoblastischen Adenopathie. Die Patienten sind kaum imstande, Interferon α und γ zu bilden. Familiäre Fälle sind nicht bekannt und man weiß deshalb nicht, ob die mangelhafte Interferonproduktion, wie man annehmen möchte, die Ursache des Syndroms darstellt.
Es gibt ferner Fälle von chronischer infektiöser Mononukleose, die manchmal familiär auftritt und dann auch Mädchen befällt. Das Spektrum der Infektion reicht von persistierender Splenomegalie mit Fieberschüben bis zu monoklonaler B-Zell-Proliferation (1). Auch hier ist die begleitende Immundepression unterschiedlich schwer, und man weiß noch kaum etwas über die Zusammenhänge zwischen der ungenügenden Kontrolle des EBV und dem späteren Entgleisen der B-Zell-Klone. Klärende Einsichten erwartet man von der Aufhellung der Effektormechanismen für die Kontrolle der EBV-Infektion.

Masern

Eine schwere interstitielle Masernpneumonie mit tödlichem Verlauf kann einen humoralen ID komplizieren, wie z. B. die X-gebundene Agammaglobulinämie, aber die meisten schweren Masernfälle werden bei Patienten mit zellulären ID beobachtet. In der Dritten Welt bedingen die unzähligen Kinder mit sekundärem zellulärem ID infolge Unterernährung die hohe Masernletalität. Dabei handelt es sich nicht um persistierende Infektionen im engeren Sinne, sondern um eine komplexe Immunsuppression, indem das Masernvirus mehrere Abwehrfaktoren beeinflußt. Es hemmt die Chemotaxis der PMN-Leukozyten, erzeugt eine Lymphopenie besonders der T-Zellen, und es führt zur Bildung eines Hemmfaktors der Lymphozytenproliferation im Serum. Oft bestimmt erst eine durch diese sekundäre Immunsuppression begünstigte Superinfektion den schweren Verlauf der Maserninfektion eines derart vorgeschädigten Individuums (59, 76).

Rubeolen

Das Rubeolenvirus ist als Verursacher persistierender Infektionen bei Immunsupprimierten nicht bekannt. Dagegen kann es einen vorübergehenden oder bleibenden zellulären oder humoralen ID hervorrufen, wenn die Infektion während des Fetallebens abläuft. Alle Kinder mit Rubeolen-Embryo- oder -Fetopathie können die Virusinfektion nicht unter Kontrolle halten. Oft scheiden sie monate- oder jahrelang Virus aus, obschon sie z. T. spezifische Antikörper produzieren; die persistierende Infektion erzeugt ebensolange klinische Symptome, die auch verzögert auftreten können, wie die Chorioretinitis, die Enzephalitis oder die seltene Thyreoiditis (61). Gelegentlich werden die klinischen Erscheinungen erst nach einer Latenzphase von 3 – 6 Monaten erkannt; sie beruhen z. T. auf Vaskulitiden durch zirkulierende Immunkomplexe, welche Rubeolenantigen enthalten und vor allem pulmonale und neurologische Symptome auslösen (67). Zu diesem verzögerten Beginn gesellen sich oft Superinfektionen mit opportunistischen Erregern, wie Pneumozystis oder Bakterien.
Zum Verständnis der immunologischen Mechanismen können histologische Untersuchungen beitragen. Bei einigen verstorbenen Patienten fand man z. T. eine erhebliche Hypoplasie des Thymus und der lymphoiden Organe (7), parallel dazu fand man bei 20 – 25% der Fälle von kongenitalen Rubeolen, vor allem bei denen mit später Manifestation, ein schweres Defizit von IgA und IgG, das oft mit einer massiven Vermehrung des IgM verbunden ist (über 10 G/l). Zugleich besteht eine schwere Störung der Antikörperbildung nach Impfungen, die vorübergehend oder bleibend sein kann. Bei einem Mädchen konnten wir im Laufe von 3 Jahren die Entstehung einer bleibenden Hypogammaglobulinämie beobachten (75). Ferner findet man bei kongenitalen Rubeolen mit später Manifestation vorübergehend eine ausgeprägte Lymphopenie, die vor allem die T-Zellen betrifft, sowie eine Aktivierung der Sup-

pressormonozyten mit Prostaglandin-E2-abhängigem Mechanismus (24, 44). Die zirkulierenden Immunkomplexe könnten die Immunsuppression in ähnlicher Weise verursachen, wie man sie bei der CMV-Fetopathie vermutet. Schließlich ist die direkte Rolle des Virus hervorzuheben, das die Mitose infizierter Zellen beträchtlich verzögert und in der Ontogenese des Immunsystems während der Embryonalzeit vermutlich Schäden erzeugt.

Enterovirus

Die Enteroviren dringen bei einer Infektion in Zellen des Gastrointestinaltraktes ein, die normalerweise durch IgA geschützt sind. Das Virus vermehrt sich dann ohne Expression seiner Proteine auf der Zellmembran des Wirtes, wodurch dessen Abwehrmechanismen keine Möglichkeit zum Einsatz zytotoxischer Zellen geboten wird; vielmehr muß sich der Wirt lediglich auf die Neutralisation des zirkulierenden Enterovirus durch spezifische Antikörper beschränken.

Dies erklärt, daß Poliomyelitis-Wildvirus oder -Impfvirus nach oraler Impfung bei primären humoralen ID ausgeschieden werden kann. Die Infektion ist hartnäckig; sie kann limitiert bleiben oder sich ausbreiten und durch Befall von Hirnnervenkernen zum Tode führen (57). Auch persistierende Meningoenzephalitis durch verschiedene Echovirustypen ist bei schwerer Hypogammaglobulinämie beschrieben worden (78). Gelegentlich wird bei der Echovirusenzephalitis ein besonderes klinisches Bild beobachtet, das der Dermatomyositis gleicht (5), wobei Ödem der Haut, Muskelschwäche und -induration und Hautausschläge auf der Streckseite der Gelenke im Vordergrund stehen. Die Grundlage ist eine Vaskulitis.

Die Behandlung dieser Enterovirusinfektionen bei Patienten mit Hypogammaglobulinämie beruht logischerweise auf massiven Gaben von Gammaglobulinpräparaten mit hohem Gehalt an spezifischen Antikörpern. Damit konnten z. B. eine Echovirusmeningoenzephalitis und eine Poliomyelitis geheilt werden (41, 73). Ferner wurde bei Hypogammaglobulinämie auch chronische Meningoenzephalitis durch Adenovirus beschrieben.

Hepatitisvirus

Infektionen mit dem Hepatitis-B-Virus können bei Patienten mit Hypogammaglobulinämie akute und schwere Hepatitiden oder chronisch aktive Heptatitiden hervorrufen. Paradoxerweise scheinen zelluläre ID nicht zu schwerem Verlauf einer Hepatitis zu prädisponieren. Wir haben sogar einen Patienten mit schwerem kombiniertem Immundefekt beobachtet, der vor Knochenmarkstransplantation ein anscheinend gesunder Virusträger für Hepatitis B war und nachher geheilt wurde. Dieses Paradoxon könnte vielleicht daraus erklärt werden, daß das Hepatitisvirus selbst kaum zytopathogen ist. Es scheint vielmehr, daß die infizierten Hepatozyten erst durch spezifische zytotoxische T-Lymphozyten geschä-

Tabelle 13.2 Mechanismen der antiviralen Immunität und der virusbedingten Immundefekte

A. Antivirale Immunität

– Spezifische Antikörper (Enteroviren, Hepatitisvirus)
– Spezifische T-Zell-Zytotoxizität mit HLA-Restriktion
  (Herpesvirus, Masernvirus, Vakziniavirus)
– Antikörperabhängige Lymphotoxizität (K-Zellen) – Makrophagen
– Natürliche Zytotoxizität (NK-Zellen) – Herpesvirus?
– Sekretion von makrophagenaktivierenden Lymphokinen durch T-Lymphozyten: MIF, MAF, γ-IFN
– Aktivatoren der zytotoxischen Zellen: γ-IFN, IL 2 (Herpesvirus?, Masernvirus, Vakziniavirus)

B. Virusbedingte Immundefekte

– Induktion von Monozyten: PGE_2, IFN (Rötelnvirus, CMV)
  und von T-Suppressor-Lymphozyten: IFN (CMV, EBV)
– Immunkomplexe? (Rötelnvirus, CMV, Heptatitisvirus)
– Zerstörung von B-Lymphozyten (EBV)
– Störung der Entwicklung des Immunsystems, Interferenz mit Zellteilungen (Rötelnvirus?)

digt werden, die bei den schweren zellulären ID naturgemäß fehlen (6).

Zur Therapie ist zu erwähnen, daß der Einsatz von Ara-A oder von Acyclovir allein oder in Kombination mit Interferon in der Behandlung gewisser Formen der chronischen Hepatitis wirksam zu sein scheint (58).

Schließlich ist anzumerken, daß das Virus der Hepatitis B immunsuppressiv wirkt. Selten sind Fälle von Kombination eines erworbenen T-Zell-Mangels mit Knochenmarksaplasie (65) sowie Hemmfaktoren gegen die Lymphozytenproliferation und gegen die Chemotaxis der PMN-Leukozyten im Serum von Hepatitispatienten (8).

Nach Durchsicht der Befunde bei persistierenden Infektionen von Patienten mit ID können wir abschließend feststellen, daß einerseits die komplexen Effektormechanismen der antiviralen Immunität, andererseits die immunsuppressiven Auswirkungen vieler Viren die bestimmenden Faktoren darstellen (s. Tab. 13.2).

Literatur

1 Abo, W., M. Kamada, T. Motoya: Evolution of infectious mononucleosis into Epstein-Barr virus carrying monoclonal malignant lymphoma. Lancet 1982/I, 1272 – 1275
2 Ammann, A. J.: Enzyme defects and immune dysfunction. Ciba Found. Symp. Nr. 68. Elsevier, Amsterdam (p. 55)
3 Arnaud-Battandier, F., M. Nacer, A. Fischer, C. Ricour, C. Griscelli, P. Yvore: Cryptosporidiose intestinale: une cause nouvelle de diarrhée chez l'homme. Gastro-Enterol. clin. Biol. 12 (1982) 1045 – 1046
4 Bancroft, G. J., G. R. Shellam, J. E. Chalmer: Genetic influences on the augmentation of natural killer (NK) cells during murine cytomegalovirus infection: correlation with patterns of resistance. J. Immunol. 126 (1981) 988 – 994
5 Bardelas, J. A., J. A. Winkelstein, D. S. Y. Seto: Fatal ECHO 24 infection in a patient with hypogammaglobulinemia: relationship to dermatomyositis-like syndrome. J. Pediat. 90 (1977) 396 – 399
6 Beorchia, S., J. L. Touraine, C. Trepo: Pathogénie et résolution des infections à virus HB de l'hémodialysé. Interaction de l'immunité cellulaire et des facteurs viraux. Nouv. Press. Méd. 9 (1980) 505 – 508
7 Berry, C. L., E. N. Thompson: Clinico-pathological study of thymic dysplasia. Arch. Dis. Childh. 43 (1968) 579 – 584
8 Brattig, N., A. Berg: Serum inhibitory factors (SIF) in patients with acute and chronic hepatitis and their clinical significance
9 Brémard, C., A. Fischer, C. Griscelli: Déficit immunitaire combiné associé à un défaut d'expression des antigènes d'histocompatibilité (Chap. 11)
10 Chang, H. Y., V. Rodriguez, G. Narboni: Medicine 55 (1976) 259 – 274
11 Cheeseman, H., R. H. Rubin, J. A. Stewart: Controlled clinical trial of prophylactic human-leukocyte interferon in renal transplantation: effects on cytomegalovirus and herpes simplex virus infections. New Engl. J. Med. 300 (1979) 1345 –1349
12 Cohen, M. S., R. E. Isturiz, H. L. Malech: Fungal infection in chronic granulomatous disease: the importance of the phagocyte in defence against fungi. Amer. J. Med. 71 (1981) 59 – 66
13 Crumpacker, C. S., L. E. Schnipper, S. I. Marlowe, P. N. Kowalsk, B. J. Hershey, M. J. Levin: Resistance to antiviral drugs of herpes simplex virus isolated from a patient treated with acyclovir. New Engl. J. Med. 306 (1982) 343 – 346

14 Cutz, E., P. S. Thorner, P. Rao: Disseminated Legionella pneumophila infection in an infant with severe combined immunodeficiency. J. Pediat. 100 (1982) 760 – 762
15 Dolin, R., R. C. Reichman, M. H. Mazur, R. J. Whitley: Herpes zoster varicella infections in immunosuppressed patients. Ann. intern. Med. 89 (1978) 375 – 388
16 Edwards, J. E. jr., R. I. Lehrer, E. R. Stiehm: Severe candidal infections: clinical perspective, immune defense mechanisms and current concepts of therapy. Ann. intern. Med. 89 (1978) 91 – 98
17 Ellner, J. J.: Pleural fluid and peripheral blood lymphocyte function in tuberculosis. Ann. intern. Med. 89 (1978) 932 – 933
18 Ellner, J. J., T. M. Daniel: Immunosuppression by mycobacterial arabinomannan. Clin. exp. Immunol. 35 (1979) 250 – 252
19 Esterly, J. R., W. Q. Sturner, N. B. Esterly: Disseminated BCG in twin boys with presumed chronic granulomatous disease of childhood. Pediatrics 48 (1971) 141 – 144
20 Fischer, A., J. L. Virelizier, C. Griscelli: Defective monocyte functions in a child with fatal disseminated BCG infection. Clin. Immunol. Immunopath. 17 (1980) 296 – 306
21 Fischer, A., A. Durandy, C. Griscelli: Role of prostaglandin E_2 in the induction of non specific T lymphocyte suppressor activity. J. Immunol. 126 (1981) 1452 – 1455
22 Fischer, A. J. J. Ballet, C. Griscelli: Specific inhibition of in vitro Candida-induced lymphocyte proliferation by polysaccharide antigens present in the serum of patients with chronic mucocutaneous candidiasis. J. clin. Invest 62 (1978) 1005 – 1013
23 Fischer, A., L. Pichat, M. Audinot: Defective handling of mannan by monocytes in patients with chronic mucocutaneous candidiasis resulting in a specific cellular unresponsiveness. Clin. exp. Immunol. 47 (1982) 653 – 660
24 Fischer, A., A. Durandy, S. Mamas: In Seligmann, M., W. H. Hitzig: Primary Immunodeficiencies. Elsevier, Amsterdam 1980 (pp. 363 – 372)
25 Gehrz, R. C., S. C. Marker, S. O. Knorr: Specific cell-mediated immune defect in active cytomegalovirus infection of young children and their mothers. Lancet 1977/II, 844 – 847
26 Gendrel, D., D. Richard Lenoble, H. Valette: Salmonella infections and hemoglobins. J. Pediat. 101 (1982) 68 – 69
27 Godal, T.: Immunological aspects of leprosy: present status. Prog. Allergy 25 (1978) 211 – 234

28 Goodwin, J. S., A. D. Bankhurst, R. P. Messner: Suppression of human T-cell mitogenesis by prostaglandin: existence of a prostaglandinproducing suppressor cell. J. exp. Med. 146 (1979) 1719 – 1727
29 Gottlieb, M. S., R. Schroff, H. M. Schanker: Pneumocystis carinii pneumonia and mucosal candidiasis in previously healthy homosexual men. New Engl. J. Med. 305 (1981) 1425 – 1431
30 Groshong, T., S. Horowitz, J. Lovchik: Chronic cytomegalovirus infection, immunodeficiency and monoclonal gammapathy-antigendriven malignancy? J. Pediat. 88 (1976) 217 – 223
31 Hanto, D. W., G. Frizzera, K. Gajl-Perzalska: Epstein-Barr virus-induced B-cell lymphoma after renal transplantation. New Engl. J. Med. 306 (1982) 913 – 918
32 Hardy, C., J. Feusner, J. Harada et al.: Fatal Epstein-Barr virus-induced lymphoproliferation complicating acute lymphoblastic leukemia. J. Pediat. 105 (1984) 64 – 67
33 Hellman, D., M. J. Cowan, A. J. Ammann et al.: Chronic active Epstein-Barr virus infections in two immunodeficient patients. J. Pediat. 103 (1983) 585
34 Henle, W., G. Henle: Epstein-Barr virus-specific serology in immunologically compromised individuals. Cancer Res. 41 (1981) 4222 – 4225
35 Herlin, T., T. Thelle, K. Kragballe: Sustained depression of monocyte cytotoxicity in a boy with disseminated non tuberculous mycobacteriosis. J. Pediat. 99 (1981) 264 – 267
36 Kleinhenz, M. E., J. J. Ellner, P. J. Spagnolo: Suppression of lymphocyte responses by tuberculous plasma and mycobacterial arabinogalactan. J. clin. Invest. 68 (1981) 153 – 162
37 Leggiadro, R. J., J. A. Winkelstein, W. T. Hugues: Prevalence of Pneumocystis carinii pneumonitis in severe combined immunodeficiency. J. Pediat. 99 (1981) 96 – 97
38 Lu, S. E., R. B. Johnshon, C. S. August, B. Say, V. B. Penchaszadeh, F. S. Rosen, V. A. McKusik: Chronic neutropenia and abnormal cellular immunity in cartilage-hair hypoplasia. New Engl. J. Med. 282 (1970) 231 – 236
39 Ma, P., T. G. Villanueva, O. Kaufman, J. F. Gillouley: Respiratory cryptosporidiosis in the acquired immune deficiency syndrome. J. Amer. med. Ass. 252 (1984) 1298 – 1301
40 Masucci, M. G., R. Szigeti, J. Ernberg: Cellular immune defects to Epstein-Barr virus-determined antigens in young males. Cancer Res. 41 (1981) 4284 – 4291
41 Mease, P. J., H. D. Ochs, R. J. Wedgwood: Successful treatment of echovirus meningo encephalitis and myositis-fasciitis with intravenous immune globuline therapy in a patient with X-linked agammaglobulinemia. New Engl. J. Med. 304 (1981) 1278 – 1280
42 Medearis, D. N. jr.: CMV immunity imperfect but protective. New Engl. J. Med. 306 (1982) 985
43 Meyers, J. D., H. C. Spencer, J. C. Watts: Cytomegalovirus pneumonia after human marrow transplantation. Ann. intern. Med. 72 (1975) 181 – 188
44 Michaels, R. H.: Suppression of antibody response in congenital rubella. J. Pediat. 80 (1972) 583 – 588
45 Nathan, C. F., H. W. Murray, Z. A. Cohn: The macrophage as an effector cell. New Engl. J. Med. 303 (1980) 622 – 625
46 Nelson, D. L.: In Seligmann, M., W. H. Hitzig: Primary Immunodeficiencies. Elsevier, Amsterdam 1980 (pp. 141 – 150)

47 O'Reilly, J., A. Cibbaro, E. Anger, C. Lopez: Cell-mediated immune responses in patients with recurrent herpes simplex infections: II. Infection-associated deficiency of lymphokine production in patients with recurrent herpes labialis or herpes progenitalis. J. Immunol. 118 (1977) 1095 – 1102
48 Overall, J. C. jr.: Persistent problems with persistent herpes viruses. New Engl. J. Med. 305 (1981) 95 – 97
49 Passwell, J., D. Katz, Y. Frank: Fatal disseminated BCG infection: an investigation of the immunodeficiency. Amer. J. Dis. Child. 130 (1976) 433 – 436
50 Piessens, W. F., S. Ratiwayanto, S. Tuti: Antigen-specific suppressor cells and suppressor factors in human filariasis with Brugia malayi. New Engl. J. Med. 302 (1980) 833 – 837
51 Purtilo, D. T., J. Bhawan, L. De Nicola: Epstein-Barr virus infections in the X-linked recessive lymphoproliferative syndrome. Lancet 1978/I, 798 – 802
52 Quinnan, G. V., N. Kirmani, A. H. Rook: Cytotoxic T-cells in cytomegalovirus infection: HLA-restricted T-lymphocyte and non T-lymphocyte cytotoxic responses correlate with recovery from cytomegalovirus infection in bone-marrow-transplant recipients. New Engl. J. Med. 307 (1982) 7 – 13
53 Rinaldo, C. R. jr., W. P. Carney, B. S. Richter, P. H. Black, M. S. Hirsch: Mechanisms of immunosuppression of cytomegaloviral mononucleosis. J. Infect. Dis. 141 (1980) 488 – 495
54 Rola-Pleszczynski, M., L. D. Frenkel, D. A. Fucillo, S. A. Hensen, M. M. Vincent, D. W. Reynolds, S. Stagno, J. A. Bellanti: Specific impairment of cell-mediated immunity in mothers of infants with congenital infection due to cytomegalovirus. J. Infect. Dis. 135 (1977) 386 – 391
55 Ruskin, W., J. Remington: Toxoplasmosis in the compromised host. Ann. intern. Med. 84 (1976) 193 – 199
56 Sagno, S., R. P. Pass, M. E. Dworsky: Congenital cytomegalovirus infection: the relative importance of primary and recurrent maternal infection. New Engl. J. Med. 306 (1982) 845 – 849
57 Sakano, T., E. Kittaka, Y. Taraka: Vaccine-associated poliomyelitis in an infant with agammaglobulinemia. Acta paediat. scand. 69 (1980) 549 – 554
58 Schalm, S. W., R. A. Heijtink: Controlled observations on the longterm effect of leucocyte interferon therapy in HBs AD (+) chronic active hepatitis. Gastroenterology 80 (1981) 1347
59 Scheifele, D. W., C. E. Forbes: Prolonged giant cell excretion in severe african measles. Pediatrics 50 (1972) 867 – 873
60 Seeley, J., K. Sakamoho, S. H. Ip: Abnormal lymphocyte subsets in X-linked lymphoproliferative syndrome. J. Immunol. 127 (1981) 2618 – 2620
61 Singer, D. B., M. A. South, J. R. Montgomery: Congenital rubella syndrome: lymphoid tissue and immunologic status. Amer. J. Dis. Child. 118 (1969) 54 – 61
62 Starr, S. E., M. D. Tolpin, H. M. Friedman, H. M. Plotkin, K. Paucker: Immune responses in children with congenital cytomegalovirus and their mothers. Lancet 1977/II, 1357
63 Stobo, J. D., S. Paul, R. E. Van Scoy: Suppressor thymus-derived lymphocytes in fungal infection. J. clin. Invest. 57 (1976) 319 – 328
64 Stobo, J. D.: Immunosuppression in man: suppression by macrophages can be mediated by interactions with regulatory T cells.
65 Strauss, R. G., K. E. Bove, A. Lake: Acquired immunodeficiency in hepatitis-associated aplastic anemia. J. Pediat. 86 (1975) 910 – 912

66 Sullivan, J. L., P. Medveczky, S. J. Forman et al.: Epstein-Barr virus induced lymphoproliferation. New Engl. J. Med. 311 (1984) 1163
67 Tardieu, M., B. Grospierre, A. Durandy: Circulating immune complexes containing rubella antigens in late-onset rubella syndrome. J. Pediat. 97 (1980) 370 – 373
68 Todd, C. W., R. W. Goodgame, D. G. Colley: Immune responses during human Schistosomias Mansoni V. Suppression of Schistosome antigen-specific lymphocyte blastogenesis by adherent/phagocytic cells. J. Immunol. 122 (1979) 1440 – 1446
69 Tosato, G., I. Magrath, I. Koski: Activation of suppressor T cells during Epstein-Barr virus induced infectious mononucleosis. New Engl. J. Med. 301 (1979) 1133 – 1137
70 Valdimarsson, H., S. M. Higgs, R. S. Wells: Immune abnormalities in chronic mucocutaneous Candidiasis. Cell Immunol. 6 (1973) 348 – 359
71 Vilmer, E., G. Lenoir, J. L. Virelizier, C. Griscelli: Epstein-Barr serology in immunodeficiencies: attempts at correlation with immune abnormalities in Wiskott-Aldrich and Chediak-Higashi syndromes and ataxia telangiectasia. Clin. exp. Immunol. 1983
72 Virelizier, J. L., G. Lenoir, C. Griscelli: Persistent Epstein-Barr virus infection in a child with hypergammaglobulinaemia and immunoblastic proliferation associated with a selective defect in immune interferon secretion. Lancet 1978/II, 231 – 234
73 Virelizier, J. L.: Relation hôte-virus. I. Complications virales des déficits immunitaires congénitaux. II. États d'immunosuppression induits par les infections virales. Arch. franç. Pédiat. 34 (1977) 813 – 819 u. 921 – 925
74 Virelizier, J. L.: Testing immunity to viral infections. Clin. Immunol. Allergy 1 (1981) 669 – 680
75 Virelizier, J. L., C. Griscelli: In Seligmann, M., W. H. Hitzig: Primary Immunodeficiencies. Elsevier, Amsterdam 1980 (pp. 473 – 484)
76 White, R. G., J. F. Boyd: The effect of measles on the thymus and other lymphoid tissues. Clin. exp. Immunol. 13 (1973) 343 – 357
77 Whitley, R. J., S. Soong, R. Dolin: Adenine arabinoside therapy of biopsy-proved herpes simplex encephalitis: national institute of allergy and infectious diseases collaborative antiviral study. New Engl. J. Med. 297 (1977) 289 – 294
78 Wilfert, C. M., R. H. Buckley, T. Mahanakuman: Persistent and fatal central-nervous system echovirus infections in patients with agammaglobulinemia. New Engl. J. Med. 296 (1977) 1485 – 1487
79 Wright, S. G., A. M. Tomkins, D. S. Ridley: Giardiasis: clinical and therapeutic aspects. Gut 18 (1977) 343 – 351

Kapitel 14
AIDS – Acquired Immuno Deficiency Syndrome.
Eine neue epidemische Infektionskrankheit mit erworbenem Defekt der zellulären Immunität

J. LEIBOWITCH

Seit 1979 breitet sich in der Karibik und in den Vereinigten Staaten eine epidemische Krankheit unbekannter Ätiologie aus, die sicherlich neu aufgetreten ist (11, 104). Der Übertragungsmodus von Mensch zu Mensch läßt heute keinen Zweifel an ihrer infektiösen Ätiologie. Sie wird als erworbenes Immundefizienzsyndrom oder Acquired Immuno Deficiency Syndrome = AIDS bezeichnet. Von den Vereinigten Staaten, wo im Dezember 1982 über 1 600 Fälle bekannt waren und über 10 neue Fälle pro Woche auftraten, gelangte sie auch nach Europa und insbesondere nach Paris, wo einer Gruppe zur Epidemieüberwachung (groupe d'épidémiovigilance) bis Juni 1982 bereits 59 Fälle zur Kenntnis gebracht wurden (Dr. BRUNET, Institut M'Ba, Hôpital Claude Bernard, Paris). Der extreme Schweregrad der Krankheit geht aus der statistischen Auswertung, in der lediglich die voll ausgeprägten Formen figurieren, nur unvollständig hervor. Sie zeigt immerhin, daß 40% der Erkrankten schon im ersten Jahr sterben, und die longitudinale Beobachtung der ersten Patienten ergibt eine Letalität von nahezu 90% innerhalb der ersten 2 – 3 Jahre (58, 96, 103). Tatsächlich haben die heute zur Verfügung stehenden therapeutischen Möglichkeiten in keinem einzigen Fall die Korrektur des T-Lymphozyten-Defekts erlaubt, der das Hauptcharakteristikum des Syndroms ist, und dessen Konsequenzen mit mikrobiellen Infekten zusammen die meisten Todesfälle verursachen.

Tabelle 14.1   AIDS: Hauptsymptome

A. Infektionen durch intrazelluläre Erreger

Bakterien:	– Tuberkulose mit ausgedehntem Lungenbefall
	   Mycobacterium tuberculosis hominis
	   Mycobacterium avium
	– Salmonellosen mit septischem Verlauf
	   S. Dublin
	   S. typhi murium

Pilze:	– Candida albicans: kutaner oder gastrointestinaler Befall – Kryptokokkose: Meningen- und Lymphknotenbefall
Protozoen:	– Toxoplasmose, besonders zerebrale – Kryptosporidiose, intestinale – Pneumocystis carinii
Viren:	– Herpes simplex, mukokutan, nekrotisierend – Herpes zoster, ausgedehnt – Kondylome, Warzen CMV (Kulturen)

B. Malignome

Hämangiosarkom (Kaposi) mit fulminantem Verlauf
– ausgedehnter Hautbefall
– Lymphknoten- und viszeraler Befall („afrikanische Form")

Klinisches Bild des AIDS

Die Krankheit weist 2 Gruppen von Hauptsymptomen auf: Mikrobielle Infektion und Kaposi-Syndrom.

Infektionen mit intrazellulären Erregern

Tabelle 14.1 zeigt die wichtigsten Infektionen dieser Patienten. Toxoplasma-gondii-Infektion mit zerebraler Lokalisation (oft disseminiert) und Pneumocystis-carinii-Infektion der Lungen (besonders mit akuten hypoxämischen Zeichen) sind außerordentlich gefürchtet (30, 32, 58, 90). Das Zytomegalovirus (CMV) findet man zwar häufig im Urin des Patienten, aber es scheint nicht die unmittelbare Ursache der Erkrankung von Leber, Nieren, Lymphknoten und hämatopoietischem System zu sein. Ferner sind diese Patienten sehr empfindlich auf antimikrobielle Chemotherapie, die zu Knochenmarksaplasie führen kann, ähnlich wie bei immunsupprimierten Menschen mit okkulter CMV-Infektion. Häufig treten Fieberschübe auf, die oft intermittierend sind und denen profuse abendliche Schweißausbrüche folgen; ferner ist Pruritus mit oder ohne Bluteosinophilie häufig, und beträchtliche Abmagerung fehlt fast nie.

Diese Allgemeinsymptome können die offensichtlichen Folgen einer okkulten Infektion sein oder als Begleiterscheinungen einer malignen retikulohistiozytären Wucherung vom Typus des Kaposi-Syndroms auftreten (76, 88).

Kaposi-Syndrom

Das Kaposi-Syndrom ist relativ häufig das erste Zeichen, das zur Diagnosestellung führt (54, 101). Dieses Sarkom zeigt mit seinem disseminierten und rapid evolutiven Charakter eine in Europa ganz ungewöhnliche klinische Erscheinungsform (31, 44, 45, 46). Es ist mit der malignen Form des in gewissen Regionen Äquatorialafrikas endemischen Kaposi-Syndroms zu vergleichen (34, 36, 93). Die Läsionen erscheinen als verschieden große einzelne oder multiple violette infiltrative Flecken, die bei Kompression mit dem Glasspatel nicht verschwinden. Sie sind vorwiegend im Bereich des Rumpfes, des Gesichts und der Gliedmaßen lokalisiert; wie beim endemischen Kaposi-Syndrom geben distale Lokalisationen (Fußsohlen, Finger, Nase) wichtige Hinweise. Bei anderen Krebsarten, die bei Homosexuellen gehäuft beobachtet werden, wie beim Burkitt-Lymphom (12, 19) oder bei Epitheliomen und Adenokarzinomen (13, 15, 65), weiß man nichts über den Zustand des Immunsystems, und man kann sie deswegen nicht in den Rahmen des AIDS einordnen.

Pathophysiologie

Das klinische Bild des Syndroms zeigt einen eindeutigen Mangel an Effektoren der zellulären Immunität (Tab. 14.2). Die ausgeprägte Zellverarmung des lymphatischen Systems wird bei der histologischen Untersuchung von Sektionsmaterial bestätigt; sie betrifft vorwiegend die T-Helferzellen, die den Marker T4 tragen (s. Tab. 14.2). Der zugrundeliegende Mechanismus ist noch unklar. Es könnte sich um eine der T4-Linie eigentümliche Anomalie handeln, wobei man an eine Reifungsstörung durch einen Hemmstoff oder an eine massive Zellzerstörung durch ein zytolytisches Agens denkt. Es spricht jedoch nichts dafür, daß die zurückbleibenden T-Suppressorzellen mit dem Marker T8 zur Erschöpfung der T4-

Tabelle 14.2 AIDS: Charakteristische immunologische Anomalien

T-Lymphozyten im Blut: vermindert ($\leq$ 1,0 G/l), inkonstant
T-Suppressorlymphozyten (OKT8): absolut vermehrt
T-Helferlymphozyten (OKT4): absolut vermindert ($<$ 0,1 G/l)
  Verhältnis T4/T8 $<$ 0,3 (normal $\geq$ 2)
Lymphozytenfunktion gestört: Proliferation vermindert auf
  – Mitogene
  – Antigene
  – allogene Zellen (MLC)
Normalisierung der Lymphozytenfunktionen durch IL 2 in Gegenwart von PHA
Hypoplasie des lymphatischen Systems

Lymphozyten führen, wie es als Reaktion gegen virusinfizierte T-Helferzellen denkbar wäre, analog der Zytolyse der EBV-infizierten B-Lymphozyten durch T-Effektorzellen bei der Mononukleose (84, 86).

Epidemiologie des AIDS

Allgemeines

Entsprechend dem Center of Disease Control (CDC, Atlanta, Dr. LAURENCE) betreffen die meisten in den Vereinigten Staaten am 15. November 1982 registrierten Fälle männliche Homosexuelle (75%), die überwiegend in den großen Städten New York (50%), Los Angeles und San Francisco leben. Die Befallenen sind in der Regel weniger als 50 Jahre und sogar in der Mehrzahl weniger als 40 Jahre alt. Die übrigen 25% betreffen nicht homophile Männer und Frauen, und zwar:
- etwa 40 Drogensüchtige, die harte Drogen intravenös spritzen, oder Frauen mit Intimkontakten zu bisexuellen erkrankten Männern (11, 44, 49);
- 44 kürzlich eingewanderte Haitianer, vorwiegend heterophile Männer ohne bekannte Kontakte mit irgendwelchen Drogen;
- etwa 10 Hämophile, davon mehrere Kinder (81);
- mehrere kleine Kinder von erkrankten Müttern (24);
- ein 20 Monate altes Kind wurde durch eine Bluttransfusion infiziert. Das Blut stammte von einem Erwachsenen, der später manifest erkrankte (1).

Infektherde

Zwei Herde sind bislang in den Vereinigten Staaten und auf Haiti identifiziert worden. Ein dritter Herd wird in Afrika vermutet (Tab. 14.3).
- *In den USA* sind die erfaßten Fälle verhältnismäßig umgrenzt in den drei größten nordamerikanischen Städten lokalisiert, wo zahlreiche Homosexuelle leben, jedoch werden mehr und mehr Fälle auch an anderen Orten beobachtet. Die meisten bisher in Europa (Westdeutschland, Dänemark, Spanien, Holland, Frankreich, England, Schweiz) beobachteten Fälle betreffen Männer, die vorwiegend in New York Beziehungen mit einheimischen Homosexuellen hatten.
- *In Haiti* werden seit August 1982 epidemiologische Erhebungen gemacht, nachdem die ersten Fälle bei Haitianern in den USA beobachtet wurden. Haiti ist seit einigen Jahren ein beliebter Ferienort der New Yorker Homosexuellen geworden, und bekanntlich werden Blutprodukte aus Haiti und andern karibischen Inseln in die USA importiert. Der Herd in Haiti wird auf tragische Weise bestätigt durch den Fall eines jungen französischen Soldaten, der 1978 in Haiti zahlreiche Bluttransfusionen von angeblich gesunden Spendern erhalten hatte und der 3 1/2 Jahre später an typischem AIDS erkrankte und daran starb (69). Der Mann war heterophil, strikt monogam und hatte nie Drogen oder inhalative Stimulantien konsumiert. Dieser Fall ist aus verschiedenen Gründen wichtig: er bestätigt den bis dahin nur vermuteten Infektionsherd in Haiti sowie die Möglichkeit einer Übertragung der Erkran-

Tabelle 14.3 Epidemiologie des AIDS

1. Herd in Nordamerika: 700 Fälle (November 82)
- männliche Homosexuelle 75%
- weibliche Bisexuelle ± Drogensüchtige 6%
- männliche Heterosexuelle + Drogensüchtige 16%
- Hämophile 5%
- Kinder erkrankter Mütter ca. 10 Fälle

2. Herd in Haiti: 90 Fälle
- Einwanderer aus Haiti in die USA: 44 Fälle
- in Haiti Erkrankte ca. 40 Fälle
- ein Franzose, der Bluttransfusionen von gesunden Spendern in Haiti erhalten hatte

3. Herd in Afrika
- 5 Fälle bei Afrikanern oder Bewohnern von Nordafrika

kung von Mensch zu Mensch durch Bluttransfusionen und ohne sexuelle Kontakte, wobei auch Spekulationen über die Bedeutung zusätzlicher Faktoren, wie Drogen, Stimulantien (43, 56), feminisierende Hormone (14, 77) an den rechten Platz gerückt werden. Homosexualität an sich (59, 98) ist offensichtlich nicht der entscheidende Faktor.

– *In Afrika* könnte ein dritter Infektherd liegen, da mehrere Afrikaner, die in den letzten fünf Jahren in verschiedenen Pariser Spitälern behandelt wurden, an infektiösen Erkrankungen mit ausgesprochenem idiopathischem T-Zell-Defizit starben (68).

Hypothesen über die Ätiologie des AIDS

AIDS wird offensichtlich als Infektion von Mensch zu Mensch übertragen. Die epidemiologischen Daten deuten auf Charakteristika des infektiösen Agens und seine Übertragungsart hin, die dem Virus der Hepatitis B analog erscheinen (99). Das CDC in Atlanta empfiehlt deswegen im Umgang mit AIDS-Patienten die gleichen Hygienevorkehrungen wie bei Trägern des HBV (12). Das HTLV (human T cell leukemia virus) dürfte weitgehend den erwarteten Charakteristiken entsprechen (27) (Tab. 14.4). Es wurde als erstes menschliches Retrovirus identifiziert, das bei Patienten mit T-Zell-Lymphomen vom Typus Sézary auf den karibischen Inseln vorkam (59, 87). Diese T-Zell-Lymphome sind durch maligne Transformation der T-Helferlymphozyten (T4) gekennzeichnet. Weil ein typisches lymphoproliferatives Syndrom bei den Patienten mit eindeutigem AIDS fehlt, müßte man annehmen, daß HTLV einerseits eine maligne Transformation bewirken und andererseits eine Hypoplasie und/oder Zytotoxizität gegenüber gewissen Zielzellen (T4-Lymphozyten) auslösen könnte. Diese Alternative (virusbedingte Transformation [Sézary] oder zytopathische Hypoplasie [AIDS]) ist mit den beschriebenen Eigenschaften tierischer Retroviren vereinbar (35).

Man hat ferner auch eine neue Mutante des CMV mit vorwiegend immunsuppressiver Aktivität postuliert, die bei einer akuten, diffusen CMV-Infektion beobachtet wurde (51, 52), jedoch konnte keine der zahlreichen vor allem in den USA durchgeführten Untersuchungen diese Hypothese bestätigen. Wenn CMV allein nicht für den Immundefekt verantwortlich ist, könnte es immerhin eine Rolle als zusätzlicher Risikofaktor spielen. Unter den Patienten mit AIDS in den USA sind die Homosexuellen zehnmal so häufig von kutanem Kaposi-Syndrom betroffen wie Heterosexuelle. Dieser statistische Zusammenhang erinnert an die bekannten Verknüpfungen zwischen CMV und Homosexualität (20), benignem Kaposi-Sarkom und Homosexualität (20) sowie CMV und endemischem Kaposi-Sarkom (37, 42, 75). Das CMV ist als um so wichtiger zu betrachten, als es mit dem postulierten Virus des AIDS koexistieren könnte. Dieses Virus würde einen T-Zell-ID herbeiführen, welcher die antiviralen Abwehrkräfte vermindern und die Vermehrung des CMV in den Endothelzellen begünstigen würde. Das Nebeneinander von CMV und dem postulierten AIDS-Virus könnte aber auch einen potenzierenden Effekt haben, bei dem CMV die Rolle eines „Promotors" des AIDS-Virus gegenüber den T4-Lymphozyten spielte. Die wiederholte Reizung der Epi- und

Tabelle 14.4 Ätiologie des AIDS

1. Agens, das von Mensch zu Mensch übertragen wird:
  – durch Transfusion von Blut oder Plasma oder durch Geschlechtsverkehr (analog der Übertragung des Hepatitis-B-Virus)
  – Resistenz bzw. Empfänglichkeit: HLA-DR-gekoppelt
  – klinisch gesunde Virusträger bekannt

2. Charakteristika des infizierenden Agens:
  – lange Inkubationszeit: mehrere Monate bis 3 1/2 Jahre
  – Affinität für T4-Lymphozyten
  – endemisch in der Karibik

3. Virale Kandidaten: C-Retroviren vom Typ HTLV oder ATLV

Endothelien durch CMV (48) könnte T4-Lymphozyten gegen CMV aktivieren und dadurch die intrazelluläre Ausbreitung des AIDS-Virus begünstigen. Man weiß tatsächlich, daß Viren, die in die DNS der Wirtzelle integriert werden, wie die lymphotropen Retroviren (108), aus einer Aktivierung der Wirtzelle Nutzen ziehen und diese zur Replikation und/oder zur Transformation veranlassen können (55). Derartige Sequenzen von zwei Virusinfekten kommen auch bei anderen Krankheiten in Betracht (65, 111, 113), wobei eine chronische Zellstimulation durch ein erstes Virus die Anfälligkeit der Zelle auf Infektion und Transformation durch ein zweites Agens erhöht.

Diagnose des AIDS (Tab. 14.5)

Die Diagnose ist bei den typischen und weit fortgeschrittenen Fällen leicht zu stellen. Folgende Symptome führen dazu:
- Wiederholte oder sehr ausgedehnte Infektionen durch intrazelluläre Erreger, mit oder ohne disseminiertes Kaposi-Sarkom, lassen den Verdacht auf einen ID des T-Zell-Systems aufkommen.
- Zusätzliche Elemente epidemiologischer oder soziokultureller Natur lassen eine epidemische Erkrankung mit Immunmangel vermuten.
- Der charakteristische Laborbefund besteht in einer Verminderung der absoluten Zahl der zirkulierenden T4-Lymphozyten im Blut unter 0,1 G/l.

Differentialdiagnose (s. Tab. 14.5)

Zelluläre ID, die nicht zum AIDS gehören, sollten leicht erkennbar sein. In Frage kommen: immunsuppressive Therapie, antimitotische Chemotherapie, Lymphome und vor allem gewisse Formen des Morbus Hodgkin (der Typ IV kann allerdings klinisch und mit der T-Zell-Verminderung dem AIDS überraschend ähnlich sein).

Das Pseudodefizit der T-Zellen bei Homosexuellen mit abnormem T4- zu T8-Verhältnis von $<0,5$ (normal 1,5 bis 2,5) wurde in fragmentarisch und eilig publizierten Berichten als Zeichen eines Immundefektes bei gesund erscheinenden Homosexuellen behauptet (43, 56, 59, 98), aber klinisch hat bisher nichts die Realität eines ID bestätigt. Es ist daran zu erinnern, daß ein ID einzig als offensichtlicher Defekt der zellulären Funktionen und deren Versagen auf dem Niveau der lymphatischen Organe definiert werden kann. Dagegen können Anzahl, Verhältnisse der Subpopulationen und sogar die In-vitro-Funktionen der T-Lymphozyten des Blutes ihre Effektorpotenzen im Gewebe nicht zuverlässig definieren. Dies zeigen z. B. die Anergie bei schwerer Miliartuberkulose – sie ist rein kutan – oder das immunologische „Pseudodefizit" in der Peripherie bei Sarko-

Tabelle 14.5 Diagnose des AIDS

Verdachtsmomente
- Infektionen mit intrazellulären Erregern, z. T. opportunistische Infektionen; Verlauf rezidivierend, schwer, mit anderen Infektionen assoziiert oder einander folgend
- Hämangiosarkom (Kaposi) vom afrikanischen Typ

Bestätigung: im epidemiologischen Zusammenhang

Differentialdiagnose

A. Nichtinfektbedingte zelluläre Immundefekte
   - hereditärer PNP-Defekt (nur bei kleinen Kindern)
   - Lymphome: vom Hodgkin- oder Non-Hodgkin-Typ (Thymome)
   - Chemotherapie mit Immunsuppression, Corticosteroidtherapie

B. Pseudoimmundefekt der Homosexuellen
   - Verhältnis T4/T8 vermindert ($<0,7$)
   - absolute Zahl der T4-Lymphozyten $>0,2$ G/l
   - Fehlen typischer Infektionen

C. Symptomatologie bei Homosexuellen
   - chronische Lymphadenopathie
   - benignes Kaposi-Syndrom

idose (52) und bei gewissen Karzinomen (102). Tatsächlich repräsentieren die im Blut zirkulierenden T-Lymphozyten nicht mehr als ein Prozent der totalen Lymphozytenmasse, und ihre Zahl ist großen physiologischen Schwankungen unterworfen. Das „normale" Verhältnis T4/T8 schwankt zwischen 0,48 und 4,3 (Mittel 1,8 ± 0,77), und es wird vor allem durch folgende Faktoren beeinflußt: Streß (2, 3, 74), Schwangerschaft (68, 97) und benigne Virusinfektionen, die trotz vermindertem T4-/T8-Verhältnis nicht zwangsläufig zu einem ID führen (4, 61, 73, 87, 89, 100, 107).

– *AIDS bei Heterosexuellen* bietet noch ungelöste nosologische Probleme, wie z. B.

– *das lymphoproliferative Syndrom.* Akute oder subakute Lymphadenopathie kommt häufig bei Homosexuellen vor. Es könnte sich dabei um benigne lymphoproliferative Formen des AIDS handeln (25, 31), etwa beginnende Erkrankung, Resistenz gegen die Infektion mit dem AIDS-Virus oder subakute Symptome einer persistierenden CMV-Infektion. Benigne lymphatische Hypoplasie tritt oft bei schwerer grippeartiger Erkrankung auf; sie kann mit Pseudoenzephalitis einhergehen oder mit intensiver Magen-Darm-Symptomatik, mit vorübergehender Pollakisurie ohne Brennen bei der Miktion, mit okzipitaler Adenopathie und meist mit sehr hohem Titer der IgG-Antikörper gegen CMV. In dieser Optik haben die benignen proliferativen Syndrome keine direkte Beziehung zum AIDS-Virus, es sei denn, diejenige des „Terrains" (71). Trotzdem erfordert eine mögliche Nebenrolle des CMV in der Pathogenese des AIDS die aufmerksame Überwachung des Patienten (55, 60. 92). Wichtig sind auch experimentelle Modelle, die den Einfluß der chronischen Antigenstimulation auf intrazelluläre Ereignisse zeigen. Diese führen bei gleichzeitiger Einwirkung eines C-Retrovirus zur Zelltransformation.

– *Die „benignen" Kaposi-Erkrankungen.* Noduläre, lokalisierte Hämangiosarkome, die benigne blieben, wurden bei männlichen Homosexuellen beobachtet (17, 64). So kennen wir in Paris mehrere junge Männer, die ethnisch weder mediterranen noch afrikanischen Hintergrund haben und keinen sicheren ID aufweisen (80) (29 derartige Beobachtungen in Frankreich; Arbeitsgruppe über AIDS 1983, Ref. 114). Es könnte sich hier auch um eine beginnende Form des AIDS oder um eine Resistenz gegen die regulationsstörende Auswirkung des AIDS-Agens handeln oder um eine autonome Kaposi-Krankheit, die von den malignen Formen abzutrennen ist. Bei dieser benignen Form könnte CMV nur ein zusätzlicher Faktor sein, der zur normalen T-Lymphozyten-Reaktion mit Gefäßneubildung reizt. In diesem Zusammenhang ist daran zu erinnern, daß T-Lymphozyten als Reaktion auf ein in der Haut lokalisiertes Antigen spezifisch eine Neoangiogenese induzieren, die ein direktes oder indirektes Phänomen darstellen könnte (10, 57, 78, 95). Es ist denkbar, daß die benignen Kaposi-Erkrankungen aus der Stimulation der T-Lymphozyten in Kontakt mit Endothelzellen resultieren, die den Antigenen des CMV auf den Zellen exponiert sind.

Schlußfolgerungen

Die Beschreibung der AIDS-Epidemie ist zweifellos wichtig, weil sie zeigt, daß es erworbene und übertragbare ID gibt (22, 23, 29, 47, 70). Aber viele Fragen bleiben unbeantwortet:

– Weitere klinische Bilder der schon heute polymorphen Krankheit sind zu erwarten; sie entstehen einerseits als Folgen der durch den zellulären ID begünstigten Infektionen, da die Liste der nachgewiesenen Mikroorganismen sich ständig verlängert (63, 72); andererseits stehen sie im Zusammenhang mit der Begünstigung einer Tumorbildung bei diesem Syndrom.

– Die gegenwärtig enge nosologische Abgrenzung des AIDS bedarf zweifellos der Erweiterung mit Einbezug anderer pathologischer Erscheinungen. Die heute geltende anatomisch-klinische Klassifikation des Kaposi-Sarkoms und gewisser T-Zell-Lymphome (Sézary-Syndrom) sowie der histiomonozytären Lymphome wird davon wahrscheinlich betroffen werden.

– Der Nachweis der gesunden Virusträger, die vielleicht vorwiegend gewissen DR-Phänotypen angehören (91), stellt z. Z. schwierige Probleme bei der Auswahl von Blutspendern, weil ein zuverlässiger „Marker" der primären Infektion fehlt (46).

– Die Therapie der voll entwickelten Krankheit und die Verhütung neuer Fälle sind vordringliche Probleme. Bisher hat kein therapeutischer Versuch einer grundsätzlichen Korrektur des ID ein auch nur ermutigendes Resultat ergeben.

– Informationen über die geographische Verbreitung des ätiologischen Agens des AIDS sind noch ganz lückenhaft. Der in Afrika vermutete Herd muß zweifellos energisch weiteruntersucht werden.

– Die Gründe für das plötzliche Auftreten dieser Krankheit bleiben weiterhin unklar. Man denkt an die Rolle der internationalen Verbindungen, der ethnischen Wanderung und an veränderte soziokulturelle Faktoren.

Literatur

1 Ammann, A., M. Cowan, D. Wara et al.: Possible transfusion associated AIDS. California. MNWR 31 (1982) 652 – 654
2 Bartrop, R. W., E. Luckhurst, L. Lazarus et al.: Depressed lymphocyte function after bereavement. Lancet 1977/I, 834 – 836
3 Basten, A., W. McCaughan, E. Adams: Human immunoregulation: a commentary. Immunol. Today 3 (1982) 178 – 182
4 Bertotto, A., F. Gentili, R. Vaccaro: Immunoregulatory T cells in varicella. New Engl. J. Med. 302 (1982) 1271 – 1272
5 Blattner, W. A., V. S. Kalyanaraman, M. Robert-Guroff et al.: The human type-C retrovirus HTLV in blacks from the caribbean region and relationship to adult T-cell leukaemia lymphoma. Int. J. Cancer 1982
6 Broder, S., R. L. Edelson, M. A. Luzner et al.: The Sezary syndrome: a malignant proliferation of helper T cells. J. clin. Invest. 58 (1976) 1297 – 1306
7 Carney, P., Rubin, W. Hoffman, P. Hansen, Healy and Hirsch: Analysis of lymphocyte subsets in cytomegalovirus mononucleosis. J. Immunol. 126 (1981) 214 – 276
8 Case records of the Massachusetts General Hospital. Kaposi's sarcoma involving cervical and inguinal lymph nodes, lymphadenopathic type. New Engl. J. Med. 306 (1982) 657 – 668
9 Catovsky, D., M. Rose, A. W. G. Goolden et al.: Adult T-cell lymphoma-leukaemia in blacks from the west indies. Lancet 1982/I, 639 – 643
10 Cavallo, T. R., R. Sade, J. Folkman et al.: Tumor angiogenesis: rapid induction of endothelial mitosis demonstrated by autoradiography. J. Cell Biol. 54 (1972) 408 – 411
11 Centers for disease control task force on Kaposi's sarcoma and opportunistic infections. Epidemiological aspects of the current outbreak. New Engl. J. Med. 306 (1982) 248 – 252
12 Centers for disease control. Acquired immune deficiency syndrome (AIDS): precautions for clinical and laboratory staffs. MMWR 31 (1982) 577 – 580
13 Cooper, H. S., A. S. Patchefsky, G. Marko: Cloagenic carcinoma of the anorectum in homosexual men. Dis. Colon Rectum 22 (1979) 557 – 558
14 Coutinho, E.: Kaposi's sarcoma and the use of oestrogen by male homosexuals. Lancet 1982/I, 1362
15 Daling, J. R., N. S. Weiss, L. I. Klopfenstein et al.: Correlates of homosexual behaviour and the incidence of anal cancer. J. Amer. med. Ass. 247 (1982) 1988 – 1990
16 Darrow, W. W., D. Barrett, K. Jay et al.: The Gay report on sexually transmited diseases. Amer. J. Publ. Hlth 71 (1981) 1004 – 1011
17 Deuxième colloque de l'Association des médecins gay. Paris 1982
18 Digiovanna, J., B. Safai: Kaposi's sarcoma. Amer. J. Med. 71 (1981) 779 – 783
19 Doll, D. C., A. F. List: Burkitt's lymphoma in a homosexual. Lancet 1982/II, 1206 – 1207
20 Drew, W. L., L. Mintz, M. Sands et al.: Prevalence of cytomegalovirus infection in homosexual men. J. Infect. Dis. 143 (1981) 188 – 192
21 Druet, P., F. Hirsch, C. Sapin et al.: Immune dysregulation and auto-immunity induced by toxic agents. Transplant. proceed. 15 (1982) 482 – 484
22 Durack, D. J.: Opportunistic infections and Kaposi's sarcoma in homosexual men. New Engl. J. Med. 305 (1981) 1465 – 1467
23 Editorial Immunocompromised Homosexuals. Lancet 1981/II, 1325 – 1326
24 Editorial Time. 1982 (p. 53)
25 Enlow, R. W., U. Mathur, D. Midvan et al.: An acquired immune deficiency syndrome (AIDS) complicated by lymphadenopathy and Kaposi's sarcoma in a group of gay men – a prospective study. Lancet 90 (1982) 777 – 779
26 Epidemiologic notes and reports opportunistic infections and Kaposi's sarcoma among haitians in the united states. MMWR 31 (1982) 353
27 Epstein, M. A.: The first real human type-C retrovirus. Immunol. today 3 (1982) 61 – 62
28 Fainstein, V., R. Bolivar, G. Mavkigit et al.: Disseminated infection due to mycobacterium in a homosexual man with Kaposi's sarcoma. J. Infect Dis. 145 (1982) 586
29 Fauci, A. S.: The syndrome of Kaposi's sarcoma and opportunistic infections: An epidemiologically restricted disorder of immunoregulation. Ann. intern. Med. 96 (1982) 777 – 779
30 Follansbee, S. E., D. F. Busch, C. B. Wolfy et al.: An outbreak of pneumocystis carinii pneumonia in homosexual men. Ann. intern. Med. 96 (1982) 705 – 713
31 Francioli, P., F. Clement: Beta-microglobulin and immunodeficiency in a homosexual man. New Engl. J. Med. 307 (1982) 1402 – 1403
32 Friedmann-Kien, A., I. Laubenstein, M. Marnor et al.: Kaposi's sarcoma and pneumocystis pneumonia homosexual men. Morbid Mortal weekly rep. 30 (1981) 305 – 308
33 Friedmann-Kien, A. E.: Disseminated Kaposi's sarcoma syndrome in young homosexual men. Amer. Acad. Dermatol. 5 (1981) 468 – 471
34 Friedman-Kien, A. E., L. J. Laubenstein, P. Rubinstein et al.: Disseminated Kaposi's sarcoma in homosexual men. Ann. intern. Med. 96 (1982) 693 – 697
35 Gallo, R. C., F. Wong-Staal: Retroviruses as etiologic agents of some animal and human leukemias and as tools for elucidating the molecular mechanism of leukemogenesis. Blood 60 (1982) 545 – 557
36 Gigase, P. L.: Quelques aspects du sarcome de Kaposi en Afrique. Ann. Soc. med. trop. 452 (1965) 195 – 210
37 Giraldo, G., E. Beth: Kaposi's sarcoma. IV. Detection of CMV DNA. CMV RNA and CMV NA in tumor biopsies. Int. J. Cancer 28 (1981) 469 – 474
38 Giraldo, G., E. Beth, E. S. Huang: Kaposi's sarcoma and its relationship to cytomegalovirus (CMV). III CMV DNA and CMV early antigens in Kaposi's sarcoma. Int. J. Cancer 26 (1980) 23 – 29

39 Giraldo, G., E. Beth, W. Henle et al.: Antibody patterns to herpesviruses in Kaposi's sarcoma. II. Serological association of american Kaposi's sarcoma with cytomeglovirus. Int. J. Cancer 22 (1978) 126 – 131
40 Giraldo, G., E. Beth, F. M. Kourilsky et al.: Antibody patterns to herpes-viruses in Kaposi's sarcoma: serological association of European Kaposi's sarcoma with cytomegalovirus. Int. J. Cancer 15 (1975) 839 – 848
41 Giraldo, G., E. Beth, F. Raguenau: Herpes type virus particles in tissue culture of Kaposi's sarcoma from different geographical regions. J. Nathol. Cancer Instit. 49 (1972) 1509 – 1513
42 Giraldo, G., E. Beth, F. Haguenau: Herpes-type virus particles in tissue culture of Kaposi's sarcoma from different geographic regions. J. Nat. Cancer Inst. 49 (1972) 1509 – 1526
43 Goedert, J., W. C. Wallen, D. L. Mann: Amyl nitrite may alter T lymphocytes in homosexual men. Lancet 1982/II, 412 – 416
44 Gold, K. D., L. Thomas, T. J. Garrett: Aggressive Kaposi's sarcoma in a heterosexual drug addict. New Engl. J. Med. 306 (1982) 498
45 Gottlieb, G. J., A. Ragaz, J. V. Vogel: A preliminary communication on extensively disseminated Kaposi's sarcoma in young homosexual men. Amer. J. Dermatopath. 3 (1981) 111 – 114
46 Greenberg, F., R. W. Enlow: Screening for risk of acquired immunodeficiency syndrome. New Engl. J. Med. 307 (1982) 1521 – 1522
47 Groopman, S., M. Gottlieb: Kaposi's sarcoma: an oncogenic looking glass. Nature 229 (1982) 103
48 Guarda, L. G., E. G. Silva, N. G. Ordones et al.: Factor VIII in Kaposi's sarcoma. Amer. J. clin. Path. 76 (1981) 197 – 200
49 Hanrakan, J. P., G. P. Wormser, G. P. Maguire et al.: Opportunistic infections in prisoners. New Engl. J. Med. 306 (1982) 498
50 Hauser, W. H., B. J. Luft, F. K. Conley et al.: Central nervous system toxoplasmosis in homosexual and heterosexual adults. New Engl. J. Med. 306 (1982) 498 – 499
51 Ho, H.: The lymphocyte in infections with Epstein-Barr virus and cytomegalo virus. J. Infect. Dis. 143 (1981) 857 – 862
52 Howard, R. J., J. Miller, J. S. Najarian: Cytomegalovirus-induced immune suppression in mice. Clin. exp. Immunol. 19 (1974) 119 – 126
53 Hunninghake, G. W., R. G. Crystal: Pulmonary sarcoidosis: a disorder mediated by excess helper T lymphocyte activity at sites of disease activity. New Engl. J. Med. 305 (1981) 429 – 434
54 Hymes, K. B., T. Cheung, J. B. Greene et al.: Kaposi's sarcoma in homosexual men. A report of eight cases. Lancet 1981/II, 598 – 600
55 Ihle, J. N., J. C. Lee: Possible immunological mechanisms in C-Type viral leukemogeneses in mice. In Wekker, E., I. Horak: Current Topics in Microbiology and Immunology. Springer, New York 1982 (pp. 96 – 98)
56 Jorgensen, K. A.: Amyl nitrite and Kaposi's sarcoma in homosexual men. New Engl. J. Med. 307 (1982) 893 – 894
57 Kaminski, M., S. Kaminska, S. Majewski: Local graft-versus-host reaction in mice evoked by Peyer's patch and other lymphoid tissue cells tested in a lymphocyte-induced angiogenesis assay. Folia Biol. (Praha) 24, 104 – 108
58 Kaposi's sarcoma and pneumocystis pneumonia among homosexual men. New York City and California. Morbid, Mortal weekly rep. 30 (1981) 305 – 308
59 Kornfeld, H., R. A. Vande Stouwe, M. Lange: T-lymphocyte subpopulations in homosexual men. New Engl. J. Med. 307 (1982) 729 – 731
60 Krueger, G. R. F., R. A. Malmgren, C. W. Bérard: Malignant lymphomas and plasmocytosis in mice under prolonged immunosuppression and persistent antigenic stimulation. Transplantation 11 (1971) 138 – 144
61 Kumagai, T., Y. Chiba, Y. Wataya: Development and characteristics of the cellular immune response to infection with varicella-zoster virus. J. Infect. Dis. 141 (1980) 1417
62 Layward, L., P. E. C. Brenchley, B. M. Coupes et al.: Decreased levels of helper T cells in pregnancy. New Engl. J. Med. 307 (1982) 1582
63 Le Charpentier, Y., A. Galian, B. Messing: Diagnostic ultrastructural d'une infection intestinale humaine à cryptosporidium sp. Ann. Path. 1 (1982) 556 – 558
64 Lonla, F., S. Silverman, M. Conan: New outbreak of oral tumors, maligancies and infectius diseases strikes young homosexuals. Calif. dent. J. 10 (1982) 39 – 42
65 Macki, R. M.: Initial event in mycosis fungoides of the skin is viral infection of epidermal Langerhans cells. Lancet 1981/II, 283 – 284
66 Manor, M., L. Laubenstein, D. C. William et al.: Risk factors for Kaposi's sarcoma in homosexual men. Lancet 1982/I, 1084 – 1087
67 Maurice, P. D. L., N. P. Smith, A. J. Pinching: Kaposi's sarcoma with benign course in a homosexual. Lancet 1982/I, 571
68 Mayaud, C., G. Offenstadt, J. Merlier et al.: Pneumocystoses sévères observées de 1976 à 1982 chez quatre adultes antérieurement sains. Soc. réanim. Lau Franç. Paris 1982
69 Messing, B., Y. Le Charpentier, A. Gallian et al.: Acquired immune deficiency syndrome occurring four years after transfusion of Haitian blood in a heterosexual non drug – addicted french man. MMWR 1982 in press
70 Mildvan, D., U. Mathur, R. W. Enlow: Opportunistic infections and immune deficiency in homosexual men. Ann. intern. Med. 96 (1982) 700 – 704
71 Mildvan, D., U. Mathur, R. Enlow et al.: Persistent generalized lymphadenopathy among homosexual males. Morbid. Mortal weekly rep. 31 (1982) 249 – 250
72 Miller, J. R., R. E. Barrett, C. B. Britton et al.: Progressive multifocal leukoencephalopathy in a male homosexual with T cell immune deficiency. New Engl. J. Med. 307 (1982) 1436 – 1438
73 Moller-Larsen, A., S. Haahr, F. T. Black: Cellular and humoral immune responses to herpes simplex virus during and after primary gingivostomatitis. Infect. Immun. 22 (1978) 445 – 451
74 Monjan, A. A., M. I. Collector: Stress induced modulation of the immune response. Science 196 (1977) 307 – 308
75 Myers, B. D., E. Kessler, A. Pick et al.: Kaposi's sarcoma in kidney transplant recipient. Arch. intern. Med. 133 (1974) 307 – 311
76 Nadji, M., A. R. Morales, J. Ziegles-Weissman et al.: Kaposi's sarcoma: immunohistologic evidence for an endothelial origin. Arch. Path. Lab. Med. 105 (1981) 274 – 275
77 Neumann, H. H.: Use of steroid creams as a possible cause of immunosuppression in homosexuals. New Engl. J. Med. 305 (1982) 935
78 Nishioka, K., I. Katayama: Angiogenic activity in culture supernatant of antigen-stimulated lymph node cells. J. Path. 126 (1978) 63 – 65

79 Opportunistic infections and Kaposi's sarcoma among haitians in the states. Morbid Mortal weekly rep. 31 (1982) 353; 360
80 Picard, O., I. Gorin, M. Leibowitch et al.: La maladie du Kaposi. Nouv. P. Med. 11 (1982) 3335 – 3339
81 Pneumocystis carinii among persons with hemophilia A. Morbid Mortal weekly rep. 31 (1982) 365 – 367
82 Polesz, B. J., W. Rucetti, A. F. Gazdar et al.: Detection and isolation of type C retro virus particles from fresh and cultured lymphocytes of a patient with cutaneous T-cell lymphoma. 77 (1980) 7415
83 Polverini, P. J., R. S. Cotrans, M. A. jr. Gimbrone et al.: Activated macrophages induce vascular proliferation. Nature 269 (1972) 804 – 805
84 Purtilo, D. T., L. Paquin, D. De Florio et al.: Immunodiagnosis and immunopathogenesis of the X-linked recessive lymphoproliferative syndrome. Sem. Hematol. 16 (1979) 309 – 343
85 Purtilo, D. T., K. Sakamoto: Epstein-Barr virus and human disease: Immune responses determine the clinical and pathological expression. Human Path. 13 (1981) 43 – 46
86 Raport commun du premier atelier international sur les antigènes leucocytaires 1983. Ed. par Bernard, A., L. Boumsell, C. Milstein. Springer, Berlin
87 Reinherz, L., C. O'Brien, P. Rosenthal, F. Schlossman: The cellular basis for viral-induced immunodeficiency: analysis by monoclonal antibodies. J. Immunol. 125 (1980) 1269 – 1274
88 Reynolds, W. A., R. K. Winkelmann, E. H. Soule: Kaposi's sarcoma: a clinicopathologic study with particular reference to its relationship to the reticuloendothelial system. Medicine 44 (1965) 419 – 443
89 Rinaldo, C. R., W. P. Carney, B. S. Richter et al.: Mechanisms of immunosuppression in cytomegalovirus mononucleosis. J. Infect. Dis. 141 (1980) 488 – 495
90 Rozenbaum, W., J. P. Coulaud, A. G. Saimot et al.: Multiple opportunistic infections in a male homosexual in France. Lancet 1982/I, 572 – 573
91 Rubenstein, P.: HLA-Dr. antigens. In: Summary of the workshop on Kaposi's sarcoma. National Institutes of Health, Bethesda, Maryland. National Cancer Institute (1981) 8
92 Schwartz, R. S.: Immunoregulation, oncogenic virus, and malignant lymphomas. Lancet 1972/I, 1266 – 1269
93 Sezary, I.: A propos de six cas de maladie de Kaposi africains non homosexuels 1982. Thése de médecine, Paris
94 Shearer, G., U. Hurtenbach: Is sperm immunosuppressive in male homosexuals and vasectomized men? Immunol. today 3 (1982) 153 – 154
95 Sidky, Y. A., R. Auerbach: Lymphocyte-induced angiogenesis. J. exp. Med. 141 (1975) 1084 – 1089
96 Special report epidemiologic aspects of the current outbreak of Kaposi's sarcoma and opportunistic infections. New Engl. J. Med. 306 (1982) 248 – 252
97 Sridama, V., F. Pacini, S. L. Yang et al.: Decreased levels of helper T-cells: a possible cause of immunodeficiency in pregnancy. New Engl. J. Med. 307 (1982) 352 – 356
98 Stahl, R. E., A. Friedmann-Kien, R. Dubin et al.: Immunologic abnormalities in homosexual men. Amer. J. Med. 73 (1982) 171 – 178
99 Szmuness, W., M. L. Much, A. M. Prince et al.: On the role of sexual behavior in the spread of hepatitis B infection. Ann. intern. Med. 83 (1975) 489 – 495
100 Ten Napel, H. H., T. H. The: Acute cytomegalovirus infection and the host immune response. II. Relationship of suppressed in vitro lymphocyte reactivity. Clin. exp. Immunol. 39 (1980) 272 – 278
101 Thomsen, H. K., M. Jacobsen, A. Machova-Moller: Kaposi sarcoma among homosexual men in Europe. Lancet 1981/II, 688
102 Uchida, A., M. Micksche: Autologous mixed lymphocyte reaction in the peripheral blood and pleural effusions of cancer patients. J. clin. Invest. 70 (1982) 98 – 104
103 Update on Kaposi's sarcoma and opportunistic infections in previously healthy persons. United states. Morbid Mortal weekly rep. 31 (1982) 294
104 Vermeulen, M.: The gay plaque: a mysterious immune disorder is spreading like wildfire. New York (31 mai) 1982 (pp. 52 – 62)
105 Vilaseca, J., J. M. Arnau, R. Bacardi et al.: Kaposi's sarcoma and toxoplasma Gondii. Lancet 1982/I, 572
106 Virelizier, J. L.: Role of macrophages and interferon in natural resistance to mouse hepatitis virus infection. In Haller, O.: Natural Resistance to Tumors and Viruses. Springer, New York 1981 (pp. 53 – 64)
107 De Waeler, R. J., C. Thielemans, Ven van Camp: Immunoregulatory T cells in cytomegaloviral mononucleosis and toxoplasmosis. New Engl. J. Med. 305 (1981) 281
108 Wecker, E., I. Horak: Retro-virus genes in lymphocyte function and growth. Current topics in microbiology and immunology, preface. Édité par Wecker, E., I. Horak. Springer, New York 1982
109 Weller, H. T.: The cytomegloviruses: ubiquitous agents with protean clinical manifestations. New Engl. J. Med. (1971) 285
110 Wong, T. W., N. E. Warner: Cytomegalic inclusion disease in adults. Arch. Path. 74 (1962) 403 – 422
111 Zhadnov, N. M.: Integration of viral genomes. Nature 256 (1975) 471 – 473
112 Ziegler, J., R. C. Miner, E. Rosenbaum et al.: Oubreak of Burkitt's like lymphoma in homosexual men. Lancet 1982/II, 631 – 633
113 Zur Hausen, H.: Human genital cancer: synergism between two viral infections or synergism between a virus infection and initiating events. Lancet 1982/II, 1370 – 1372
114 Groupe de Travail sur le SIDA. Acquired Immunodeficiency Syndrome in France. Lancet 1983/II, 700 – 701

Addendum

J. LEIBOWITZ

Seit Abschluß des Manuskripts im Januar 1982 konnte ein Retrovirus aus der HTLV-Gruppe als ätiologisches Agens des AIDS gesichert werden, wodurch die bisherige Hypothese bestätigt werden konnte. Die Bezeichnung dieses Virus ist noch nicht einheitlich; vorgeschlagen wurden „human T-lymphotropic virus = HTLV III" (1, 5), „lymphadenopathy associated virus = LAV" (2), „immunodeficiency associated virus = IDAV" (7). Offensichtlich sind HTLV und LAV zwei verschiedene Bezeichnungen für sehr ähnliche, wenn nicht identische, Viren (4, 6). Daß dieser Art von Retroviren in der Ätiologie des AIDS zentrale Bedeutung zukommt, war aufgrund verschiedener Hinweise zu vermuten (3) und wird durch serologische und virologische Befunde bestätigt.

Die Entdeckung des Virus und die Ausarbeitung von direkten und indirekten Nachweismöglichkeiten (z. B. Antikörpertest gegen HTLV-LAV) stellt zweifellos einen Wendepunkt in der Erforschung des AIDS dar (8). Mit diesen Methoden konnte bei europäischen und amerikanischen Homosexuellen nachgewiesen werden, daß im Lymphadenopathiesyndrom wahrscheinlich eine Frühmanifestation nach Infektion mit dem AIDS-Virus vorliegt. Ferner fand man, daß eine relativ große Zahl von anscheinend gesunden Homosexuellen spezifische Antikörper besitzt. Man wird versuchen müssen, die Faktoren zu umschreiben, die aus einem „gesunden" Virusträger mit positivem Antikörperbefund einen Patienten mit allen progressiven Symptomen des AIDS machen (9).

Literatur

1 Barre, F., J. C. Chermann, F. Rey: Isolation of a lymphotropic retrovirus from a patient at risk for acquired immune deficiency syndrome (AIDS). Science 220 (1983) 868 – 870
2 Feorino, D. M., V. S. Kalyanapaman, H. W. Haverkos: Lymphadenopathy-associated-virus infection of a blood-donorrecipient pair with AIDS. Science 225 (1984) 69 – 72
3 Leibowitch, J.: Un virus étrange venu d'ailleurs. Grasset, Paris 1984
4 Montagnier, L., R. Gallo: Public announcement at the „2ème Colloque Scientifique International Pasteur-Weizmann". Monaco 1984
5 Popovic, M., M. G. Sarngadharan, E. Read: Detection, isolation and continuous production of cytopathic retroviruses (HTLV-III) from patients with AIDS and pre-AIDS. Science 224 (1984) 497
6 Sarngadharan, M. G., L. Montagnier, J. C. Chermann, F. Rey, M. Popovic, R. C. Gallo: Communication to the MMWR. 33 (1984) 379 (reference 9)
7 Vilmer, E., C. Rouzioux, F. Brun-Vezinet: Isolation of new lymphotropic retrovirus from two siblings with haemophilia B, one with AIDS, Lancet 1984/I, 753
8 Seligman, M., I. Chess, J. L. Fahey et al.: AIDS. An immunological reevaluation, N. Engl. J. Med. 1984. 311: 1286 – 1292
9 Murray, H. W., J. K. Hillman, B. Y. Rubin et al.: Patients at Risk for AIDS – related opportunistic infections. Clinical manifestations and impaired gamma-interferon production. N. Engl. J. Med. 1985. 313: 1504 – 1510

Addendum 2

Ende 1985 ist die Zahl der an AIDS erkrankten Personen auf über 20 000 angestiegen; allein in der Schweiz wurden mehr als 100 Fälle registriert. Der Antikörpertest gegen HTLV III/LAV ist zu einem zuverlässigen Screening ausgearbeitet worden, mit dem seit November 1985 sämtliche Blutspenden in der Schweiz kontrolliert werden. – W.H.H. –

Kapitel 15
Infektanfälligkeit bei Asplenie und nach Splenektomie

J.-F. HARTMANN

Bei einem jungen Patienten mit hereditärer Sphärozytose wird die hypertrophierte Milz zur Hauptursache einer therapieresistenten Anämie; bei einem anderen führt eine bei einem Bauchtrauma erlittene Milzruptur zu lebensbedrohenden inneren Blutungen; für beide Patienten bildet die Splenektomie die Therapie der Wahl. Diese Lösung erweist sich aber als zweischneidig, denn die Milz als immunologisches Organ, das in engem Kontakt mit dem Blut die beiden wichtigen zellulären Systeme der Lymphozyten und der Makrophagen vereinigt, kann nicht ohne schwerwiegende Folgen ausgeschaltet werden. Ihre wichtige Kontrollfunktion kann mit derjenigen eines Lymphknotens verglichen werden; während dieser sein begrenztes Drainagegebiet überwacht, betrifft die Filterfunktion der Milz das gesamte Blutorgan.

Epidemiologische und klinische Aspekte

Infektrisiko

Aus zahlreichen im letzten Jahrzehnt publizierten Untersuchungen (15, 16, 21, 24, 51) geht klar hervor, daß die Splenektomie (im Vergleich mit der Normalbevölkerung) ein erhöhtes Risiko für schwere Infektionen (Sepsis und Meningitis) mit sich bringt (44). Dieses Risiko ist um so größer, je schwerer die Erkrankung ist, welche zur Splenektomie veranlaßt hat, wie z. B. eine Hämoglobinopathie oder eine maligne Bluterkrankung (21). Es hängt aber auch vom chirurgischen Vorgehen ab; das zeigt die Erhöhung des Infektionsrisikos nach Splenektomie wegen traumatischer Milzruptur, die bei sonst gesunden und immunkompetenten Menschen beobachtet wird. Dieser Punkt muß im Hinblick auf die diesbezüglichen Kontroversen hervorgehoben werden. Sie stammen aus einer Zeit, in der noch keine ausgedehnten Nachuntersuchungen von Splenektomierten vorlagen (14, 15, 16, 21, 53).

Einfluß der zeitlichen Verhältnisse

Es stellt sich nun die Frage, ob nur nach Operation vor einem bestimmten Alter ein erhöhtes Infektrisiko besteht und ob diese Anfälligkeit mit der Zeit wieder zurückgeht. Auch hier haben wir in letzter Zeit mehr Klarheit gewonnen. Einerseits beeinflussen wahrscheinlich der Zeitpunkt der Splenektomie und die seit der Operation verflossene Zeit das Infektrisiko, andererseits ist das Infektrisiko zweifellos in jedem Alter erhöht, sogar unabhängig von der seit der Operation vergangenen Zeit: es besteht ebenso nach Splenektomie im Erwachsenenalter (3) wie bis zu 25 Jahre nach Splenektomie (25).

Typen der Infektionen bei Splenektomierten

Viruskrankheiten

Bei Patienten mit Morbus Hodgkin wird vermutet, daß Herpes zoster nach Splenektomie häufiger auftritt (37). Dies ist nach Splenektomie ohne maligne Erkrankung nicht gesichert. Umgekehrt soll die Splenektomie die Generalisierung eines Herpes zoster unmittelbar nach Auftreten der ersten Effluoreszenzen begünstigen (9).

Parasitäre Erkrankungen

Die Rolle der Milz ist dabei noch nicht gut dokumentiert. Einerseits mildert sie den hämatologischen Schaden des Kala-Azar (7), andererseits scheint sie Malariarezidive mit Plasmodium malariae zu begünstigen (50).

Tabelle 15.1 Erregerspektrum der schweren Infektionen bei splenektomierten und asplenischen Patienten

Erreger	Häufigkeit
Pneumokokken	ca 50% der Fälle
Meningokokken	häufig
Haemophilus influenzae	häufig
Staphylokokken	häufig bei Sichelzellanämie
Streptokokken	häufig bei Sichelzellanämie
Salmonellen	häufig bei Sichelzellanämie
Escherichia coli	häufig bei Sichelzellanämie
Gonokokken	selten
Gramnegative Bazillen DF 2	selten

Bakterielle Infektionen

Sie sind nach Splenektomie am besten bekannt (Tab. 15.1). Das Fehlen einer funktionierenden Milz begünstigt diese wegen ihrer hohen Letaliät gefürchteten Infektionen. Pneumokokken sind allein für mehr als die Hälfte davon verantwortlich (15); als weitere Erreger werden in absteigender Häufigkeit Meningokokken, Haemophilus influenzae, Escherichia coli, Salmonellen, Staphylokokken, Streptokokken und Neisseria gonorrhoeae gefunden (4). Kürzlich wurde ferner, allerdings bei geringer Fallzahl, auf gehäufte fulminante Sepsis nach Hundebiß hingewiesen (10, 22). Der dafür verantwortliche Erreger ist ein gramnegativer Bazillus (DF2), der auf Penicillin empfindlich ist, beim Tier als Saprophyt vorkommt und beim Menschen nur in besonderen, sein Wachstum begünstigenden Situationen, wie nach Splenektomie oder bei Alkoholismus, pathogen wird.

Schweregrad der Infektionen

Den Infektionen mit jedem Erreger ist der äußerst schwere Verlauf, die fulminante Entwicklung und die hohe Letalität gemeinsam (15). Aus anscheinend voller Gesundheit treten ganz plötzlich sehr schwere Allgemeinsymptome auf mit intensivem Krankheitsgefühl und initial sehr hohem Fieber und Kopfschmerzen, Leibschmerzen, Schweißausbrüchen, Schüttelfrösten und Erbrechen. Das klinische Bild verschlimmert sich sehr rasch, und schon kann es zu Koma, Kollaps, Azidose, Hypoglykämie und Gerinnungsstörungen vom Typ der disseminierten intravaskulären Koagulation kommen. Mehr als die Hälfte der Patienten sterben trotz allen therapeutischen Bemühungen. Die Autopsie zeigt die typischen Zeichen der Sepsis, oft mit hämorrhagischer Nekrose der Nebennieren. Eine eitrige Meningitis kann zur Sepsis hinzutreten oder – seltener – allein vorkommen; auch dies eine Lokalisation der perakuten Infektion mit schnell einsetzendem Koma und unaufhaltsam letalem Ausgang.

Pathophysiologische Aspekte

Es ist nach wie vor schwierig, eine genaue pathophysiologische Erklärung für diesen Ablauf zu geben. Das häufige Vorkommen von Pneumokokken in der Umgebung vermag wohl z. T. die kausale Bedeutung ihres Überwiegens zu beweisen. Zudem muß aber betont werden, daß sie ebenso wie die anderen oft vorkommenden Erreger bei Splenektomierten nur ungenügend opsonisiert werden können und infolgedessen für die normale Phagozytose weniger gut vorbereitet sind.

Im Tierversuch wurde gezeigt, daß es eben gerade die Milz ist, welche schwach opsonisierte Bakterien am sichersten eliminiert (42). Das unterstreicht die Bedeutung dieses Organs zu Beginn einer Infektion, wenn noch keine hochtitrigen spezifischen Antikörper vorhanden sind. In dieser Phase kann die Milz auch nicht-opsonisierte Erreger sehr wirksam phagozytieren. Damit stimmt überein, daß in der Milz außerordentlich viele Phagozyten vorhanden sind (19). Dank ihrer besonderen Architektur und dank dem Makrophagenreichtum wirkt die Milz als antibakterieller Filter, dessen Aktivität im entscheidenden Zeitintervall zwischen dem Eindringen des Erregers in den Blutstrom und dem Erscheinen von spezifischen Antikörpern von zentraler Bedeutung ist.

Außer diesen mechanischen Aspekten sind folgende weitere Faktoren hervorgehoben worden: Verminderung des IgM-Titers nach Splenektomie (3, 43); Abschwächung des alternativen Komplementweges (12) und dementsprechend der Fähigkeit zur unspezifischen frühzeitigen Opsonisation; schlechte primäre und anamnestische Immunantwort auf intravenös injizierte Proteinantigene (49); Fehlen des Tuftsin (38), eines Tetrapeptids, das von der Milz von IgG abgespalten wird und bei der Phagozytose mitwirkt.

Die Leber besitzt ebenso wie die Milz ein Makrophagensystem, das in direktem Kontakt mit dem Blut steht: die Kupfferschen Sternzellen. Mit diesem System könnte die Leber nach Splenektomie an die Stelle des Milzfilters treten. Indessen muß bemerkt werden, daß Krankheiten, die zur Splenektomie veranlassen, wie hämolytische Anämien und andere Blutkrankheiten, die Funktion des hepatischen Makrophagensystems ebenfalls stören können. Außerdem hängt die Fähigkeit der Leber, zirkulierende Bakterien aus dem Blut abzufangen, sehr davon ab, ob hohe Spiegel opsonisierender Immunglobuline vorhanden sind; d. h. sie kann sich im besten Fall erst einige Tage nach Beginn einer Infektion auswirken. Zudem besitzt die Leber im Gegensatz zur Milz keine Verbindung zwischen dem Makrophagen-/Histiozytensystem und dem lymphatischen System. Bestimmte Makrophagen mit besonderen Histokompatibilitätsantigenen wirken bei der Einleitung der spezifischen Immunantwort mit, indem sie das Antigen den T- und B-Lymphozyten, mit denen sie in Interaktion treten, präsentieren (29). In der Milz kommen alle diese Immunreaktionen nebeneinander vor, so daß eine sehr frühzeitige Antwort gegen eine Infektion möglich ist. Die Leber ist dazu jedoch nicht imstande.

Aus der Gesamtheit dieser Daten können wir ableiten, daß die Entfernung der Milz in direkter Beziehung zum erhöhten Infektionsrisiko steht. Dieses Risiko ist jedoch ungleich groß; HERAKLIS und Mitarb. (21) unterscheiden eine Gruppe von Patienten mit niedrigem Risiko, bei denen wegen traumatischer Milzruptur, hereditärer Sphärozytose oder idiopathischer thrombozytopenischer Purpura eine Splenektomie vorgenommen wurde. Zur Gruppe mit hohem Risiko dagegen zählen Patienten mit Thalassämie, erworbener hämolytischer Anämie und maligner Hämopathie.

Für dieses ungleiche Risiko muß man multifaktorielle Bedingungen postulieren, zu denen neben noch unbekannten Faktoren auch die vorbestehende Immunität, der Zustand der Leber sowie möglicherweise vorhandene Nebenmilzen gehören. Neuerdings bemüht man sich deswegen, nach traumatischer Milzruptur bei der Splenektomie einige Milzstückchen ins Bauchfell zu implantieren (23); über die Wirksamkeit dieser Autotransplantation gehen die Meinungen freilich auseinander.

Funktionelle Asplenie und Milzinsuffizienz

Diese beiden Situationen führen zu ähnlicher Infektanfälligkeit wie die Splenektomie (39).

Kongenitale Asplenie

Sie kommt selten isoliert vor und ist im allgemeinen mit anderen Mißbildungen im Rahmen des Ivemark-Syndroms verknüpft. Beim Vergleich dieser Patienten mit einer Gruppe von Kindern, die an isolierter Kardiopathie eines ähnlichen Schweregrades litten, zeigte sich beim Ivemark-Syndrom eindeutig ein höheres Infektrisiko (51). Dabei ist bemerkenswert, daß im Alter von weniger als 6 Monaten vorwiegend Infektionen mit gramnegativen Erregern, d. h. E. coli und Klebsiella, beobachtet werden, deren Verlauf mit denselben Infektionen bei nicht-asplenischen Kindern vergleichbar ist. Dagegen sind bei Kindern von mehr als 6 Monaten Pneumokokken und Hämophilus fast regelmäßig mitbeteiligt, und diese Infektionen nehmen den fulminanten Verlauf wie bei Splenektomierten.

Homozygote Sichelzellanämie

Wiederholte Milzinfarkte zerstören mit der Zeit große Bezirke der Milz. Daraus erklären sich die häufigen Pneumokokken-und Salmonelleninfektionen dieser Patienten. Dieser späten Hypoplasie geht aber zudem ein langsames Erlöschen gewisser Milzfunktionen voraus, während klinisch immer noch eine Splenomegalie festgestellt wird (40). Das Sichelzellphänomen begünstigt durch Öffnung von arteriovenösen Anastomosen, die den längeren Kontakt mit dem lymphozytären und histiozytären Gewebe umgehen, eine Umverteilung der Milzdurchblutung mit schließlicher Infarzierung. Die Verminderung des zirkulierenden Tuftsin (48) und die szintigraphisch verminderte Kolloidfixation im Milzgewebe sind objektive Beweise für die progressive Einschränkung der Milzfunktion (48). Ein weiterer Hinweis ergibt sich aus der Beobachtung, daß nach Verminderung der Sichelzellpopulation durch Transfusion normaler Erythrozyten die Fixation durch die Milz wieder verbessert wird (41), was auf eine gewisse funktionelle Restitution hindeutet. Durch szintigraphische Studien konnte ferner eine mangelnde oder fehlende Milzfunktion bei folgenden Krankheiten nachgewiesen werden: Marasmus, Zöliakie, Milzamyloidose, Tumorinfiltration der Milz und chronische Graft-versus-Host-Reaktion (46, 47). Ähnliche Beobachtungen liegen auch bei Erkrankungen vor, die durch das Vorhandensein zirkulierender Immunkomplexe charakterisiert sind (14, 17, 34). Bei ihnen zeigt zudem die Szintigraphie der Milz nach Plasmapheresen eine Besserung. Diese Befunde sind zwar noch zu neu, als daß man daraus zuverlässig auf den Schweregrad der Hyposplenie im Verlauf dieser Krankheiten schließen könnte. Immerhin ist doch erwähnenswert, daß eine tödliche Pneumokokkensepsis im Laufe eines disseminierten Lupus erythematodes publiziert wurde (18).

Auswirkung der Milzbestrahlung

COLEMAN und Mitarb. studierten 25 Patienten, deren Milz im Rahmen der Behandlung eines M. Hodgkin oder eines Non-Hodgkin-Lymphoms bestrahlt worden war. Sie fanden eine Milzverkleinerung um ca. 30%, verglichen mit Normalpersonen, und zudem zirkulierende Erythrozyten mit Membrananomalien im Phasenkontrastmikroskop („pitted cells"), wie sie bei verminderter Milzfunktion vorkommen. Diese Befunde schienen nach Bestrahlungen von 4000 rad konstant aufzutreten und definitiv zu sein, waren doch die Mehrzahl der untersuchten Patienten 10 Jahre früher bestrahlt worden. COLEMAN und Mitarb. (11) berichten auch über eine fulminante Pneumokokkensepsis 12 Jahre nachdem ein M. Hodgkin durch Bestrahlung der Milz und der Lymphknoten geheilt worden war.

Prophylaxe der infektiösen Komplikationen
Operationstechniken

Die Splenektomie sollte nach Möglichkeit zugunsten konservativer Maßnahmen vermieden werden. KRIVIT und Mitarb. (32) schlagen zu diesem Zweck die Entwicklung neuer Methoden zur Behandlung der traumatischen Milzruptur vor; rigorose Überwachung der Patienten nach der Verletzung, unterstützt durch wiederholte Milzszintigraphie. Dadurch kann die Zahl der Splenektomien reduziert werden, da die Blutung relativ oft spontan zum Stehen kommt. Gewisse bei der Operation festgestellte Anomalien könnten eine chirurgische Wiederherstellung durch neue Techniken und Produkte erlauben. Auf Grund ähnlicher Ideen kann es ab und zu möglich sein, die Milz wieder ins Omentum majus einzupflanzen.

Die partielle Ligatur der Milzgefäße (31) ist ein neues Verfahren, das den Vorteil zu haben scheint, die Milzfunktionen zu erhalten. Man hofft damit die Größe der hypertrophierten Milz, z. B. bei hämolytischer Anämie, reduzieren zu können.

Nach neueren experimentellen Arbeiten hängt die Clearance von Pneumokokken, die in die Zirkulation injiziert wurden, ebenfalls weitgehend von der Milzdurchblutung ab (26). Diese bleibt nach Transplantation der Milz ins große Netz wie auch nach Ligatur der Milzarterie reduziert, obschon bei beiden Operationen eine beträchtliche Menge Milzgewebe belassen wird. Da wir erst eine kurze Zeit überblicken, scheint es ratsam, bei den nach traumatischer Milzruptur so operierten Patienten vorläufig ein erhöhtes Risiko anzunehmen.

Prophylaktische Maßnahmen

Wenn der Verlust der Milz nicht vermieden werden kann, wenn eine Asplenie vorliegt oder wenn eine funktionelle Milzanomalie besteht, sind gleichzeitig drei Maßnahmen zu ergreifen: antibiotische Prophylaxe, Impfung gegen Pneumokokken und Aufklärung des Splenektomierten und seiner Umgebung (Tab. 15.2). – *Die antibiotische Prophylaxe* richtet sich vor allem gegen Pneumokokken, welche die häufigsten invasiven Keime darstellen. Man gibt gewöhnlich Penicillin oder, bei penicillinallergischen Patienten, Erythromycin. Die Dosierung muß dem Körpergewicht des Patienten angepaßt sein, und die Verteilung der Einzelgaben muß entsprechend der Halbwertszeit des Präparates gewählt werden, um einen genügenden Penicillinspiegel zu sichern: Alle 8 Stunden eine Gabe Penicillin V, das zur optimalen Resorption unabhängig von den Mahlzeiten gegeben werden soll.

Tabelle 15.2 Prophylaxe der Pneumokokkeninfektionen bei splenektomierten oder asplenischen Patienten

I. Indikation

A. Unerläßlich und von unbeschränkter Dauer bei
- Splenektomie
- kongenitaler Asplenie
- Sichelzellanämie (homozygot)

B. Notwendig und von beschränkter Dauer bei
- Milzbestrahlung (4000 R)
- Zöliakie, Marasmus, chronischer GvHR
- Immunkomplexkrankheiten
- tumorbedingter Splenomegalie
- Milztransplantation
- Ligatur der Milzarterie

II. Antibiotische Behandlung

A. Prophylaxe von Pneumokokkeninfektionen
- Penicillin V: 50–100 000 IE/kg in 3 Dosen, 1 Std. vor der Mahlzeit
- Erythromycin (bei Penicillinallergie): 30–50 mg/kg/die in 4 Dosen mit den Mahlzeiten

B. Kurative Behandlung bei unbekanntem Erreger
- Cefamandol 100 mg/kg/die i. v. in 3 Dosen + Aminoglykosid, z. B. Gentamycin 5 mg/kg/die i. m. oder i. v. in 3 Dosen

III. Aktive Immunisierung: Pneumo-Vax-Impfung

- unnötig in ersten 6 Monaten (mütterliche Leihimmunität)
- 6/12 bis 2jährig: Erstimpfung mit 1/2 Dosis, Wiederimpfung nach 2 Jahren
- bei über 2jährigen: volle Dosis und Wiederimpfung alle 2–4 Jahre

IV. Bemerkungen

A. Antibiotika und Impfungen schützen nicht gegen Infekte mit gramnegativen Erregern und Staphylokokken. Arzt konsultieren!

B. Antibiotikaprophylaxe vordringlich bei möglichem Immundefekt. Compliance berücksichtigen!

Da auch längere Zeit nach der Splenektomie jederzeit eine fulminante Pneumokokkensepsis auftreten kann, müßte theoretisch unbegrenzt lange prophylaktisch behandelt werden, auf jeden Fall aber während mehrerer Jahre nach der Operation. Dies ist besonders wichtig nach Splenektomie in frühem Lebensalter oder bei Patienten aus einer Gruppe mit hohem Risiko (Thalassämie, maligne Hämopathien, Immundefekte).

Das seit einigen Jahren beobachtete Auftreten penicillinresistenter Pneumokokken ist beunruhigend. Diese Stämme sind in Frankreich noch selten (20), aber die Entwicklung muß sorgfältig verfolgt werden. Hier liegt ein weiterer Grund dafür, daß die Infektionsprophylaxe nicht auf die Antibiotikatherapie beschränkt bleiben sollte.

– *Impfstoffe* gegen die Polysaccharide der am häufigsten vorkommenden Pneumokokken stehen seit kürzerer Zeit zur Verfügung. In Frankreich sind zwei davon im Handel, der von Mérieux enthält die Antigene der 12 häufigsten Typen; der von Merck noch zwei zusätzliche Antigene. Etwa 80% der beobachteten Pneumokokken gehören diesen 14 Serotypen an (5). Es gibt keine Kontraindikation für diese Impfung, die gut toleriert wird und bei der bisher keine Impfkomplikationen beobachtet wurden. Alle Patienten mit Asplenie sollten also daraus Gewinn ziehen. Bei jeder geplanten Splenektomie sollte der Patient einige Wochen vor dem Eingriff geimpft werden. Booster-Impfungen werden in Intervallen von 2–4 Jahren empfohlen. Gesunde Kinder und Erwachsene zeigen danach eine signifikante humorale Immunantwort und sind dementsprechend geschützt (45, 52). Splenektomierte Kinder und Patienten mit Sichelzellanämie reagieren gleichartig (2). Auch wir haben in einer nicht publizierten Arbeit bei 56 Splenektomierten von 2–18 Jahren sowie bei 8 nichtsplenektomierten Patienten mit homozygoter Drepanozytose von 2–13 Jahren (Abb. 15.1) als Reaktion auf die Impfung einen Titeranstieg von 100 und mehr Prozent festgestellt. Die Antikörper richten sich bei über 50% der Patienten gegen mindestens 3/4 der injizierten Antigene. Obschon die minimalen Titer, die eine Schutzwirkung vermitteln, noch immer unsicher sind, deutet das Studium der Impfversager darauf hin, daß sie im Bereich von 350 mg/ml spezifischer Antikörper liegen (33). Wenn man diese Zahl und nicht mehr die Titerverdoppelung als Kriterium der Wirksamkeit verwendet, sind mehr als 80% der Geimpften als geschützt anzusehen. Wir fanden keine wesentlichen Unterschiede zwischen der Impfimmunität splenektomierter Kinder nach traumatischer Milzruptur und der von Patienten mit hämolytischer Anämie mit nicht-immunologischem Mechanismus (Minkowsky Chauffard, Hämoglobino-

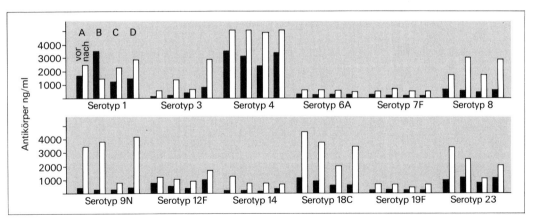

Abb. 15.1 Antikörpertiter gegen spezifische Pneumokokkenantigene vor und 1 Monat nach Impfung (geometrisches Mittel der Titer) für 12 Serotypen. Messung bei 56 splenektomierten Patienten in 4 Gruppen. Grund der Splenektomie: Gruppe A: traumatische Milzruptur (15 Patienten); Gruppe B: nichtimmunologische hämolytische Anämie (26 Patienten, davon hereditäre Sphärozytose 14, Thalassaemia maior 7, Hämoglobin Köln 1, PHI-Mangel 1, PK-Mangel 1); Gruppe C: immunologische Erkrankung (15 Patienten, davon autoimmunhämolytische Anämie 2, idiopathische thrombozytopenische Purpura 8, M. Hodgkin 1, Wiskott-Aldrich-Syndrom 1, Immundefekt mit zirkulierenden Immunkomplexen 1, Hyperimmunsyndrom 1, akute myeloische Leukämie); Gruppe D: homozygote Sichelzellanämie (8 Patienten). Die Säulen zeigen den Antikörpertiter für jeden Serotyp, links vor, rechts nach der Impfung; Angaben in ng/ml.

pathie oder Erythrozytenenzymdefekt) oder mit idiopathischer thrombozytopenischer Purpura. Im Gegensatz dazu waren, wie vorauszusehen, die Ergebnisse bei Splenektomierten mit vorbestehendem ID oder nach Corticosteroid- oder immunsuppressiver Therapie unbefriedigend. Die eigenen Resultate über geringe Immunogenität gewisser Antigene (Serotypen 6A und 19F) stimmen mit denen anderer Autoren (1, 2, 9) überein. Diese Einschränkung und die Tatsache, daß der Impfstoff nur gegenüber Pneumokokken, deren Kapselantigene im Präparat enthalten sind, wirksam sein kann, erfordern auch bei geimpften Patienten die früher erwähnte antibiotische Prophylaxe.

Unsicherheit besteht z. Z. noch bezüglich des spezifischen Antikörpertiters, der als protektiv zu betrachten ist, wie auch gegenüber dem zeitlichen Verhalten dieser Titer, den optimalen Intervallen, der Wiederimpfung und der Wirksamkeit der Impfung vor dem Alter von 2 Jahren. In dieser Beziehung scheint es wünschbar, eine Primärvakzination im Alter von 6 Monaten durchzuführen, der im Alter von 24 Monaten eine Wiederimpfung folgt, auch wenn man weiß, daß der Nutzen der Impfung nicht so groß sein wird wie beim älteren Kind (13).

– *Die Information des splenektomierten Patienten und seiner Umgebung* ist unerläßlich und muß folgende zwei Ziele verfolgen: eine lückenlose Befolgung der Therapievorschriften, besonders der antibiotischen Prophylaxe, sowie die sofortige Konsultation eines Arztes bei Auftreten von Fieber.

Fieber beim milzlosen Patienten ruft in der Tat nach einem äußerst aktiven therapeutischen Verhalten. Es kann sich um eine Virusinfektion handeln, bei der man jedoch immer eine Pneumokokkensuperinfektion befürchten muß; und ebenso kann es sich um den Beginn einer bakteriellen Infektion handeln, deren Keim nach Möglichkeit erkannt werden sollte, wie z. B. Pneumokokken gelegentlich im direkten Blutausstrich gesehen werden können. Während man auf die Resultate der Infektabklärung wartet, wird sofort ein neueres Cephalosporin, wie das Cefamandol, kombiniert mit einem Aminoglykosid, eingesetzt, womit man die bakteriellen Infektionen meistern kann.

Literatur

1. Ahonkhai, V. I. et al.: Failure of pneumococcal vaccine in children with sickle-cell disease. New Engl. J. Med. 301 (1979) 26
2. Ammann, A. J. et al.: Polyvalent pneumococcal polysaccharide immunization of patients with sickle-cell anemia and patients with splenectomy. New. Engl. J. Med. 297 (1977) 897
3. Andersen, V. et al.: Immunological studies in children before and after splenectomy. Acta paediat. scand. 65 (1976) 409
4. Anstret, W. et al.: Fulminant gonococcemia after splenectomy. Canad. med. Ass. J. 123 (1980) 195
5. Austrian, R.: Pneumococcal infection and pneumococcal vaccine. New. Engl. J. Med. 297 (1977) 938
6. Auvergnat, J. C.: Penicillines. In Bertrand, A.: Traitement des maladies infectieuses. Flammarion Méd. Sci. Paris (1981) 4
7. Bada, J. L. et al.: Kala-azar of long standing evolution in an asplenic patient. Trans R. Soc. Trop. Méd. Hyg. 73 (1979) 347
8. Beauvais, P.: Drépanocytose et asplénie fonctionelle. Arch.franç. Pediat. 39 (1982) 141
9. Broome, C. V., R. R. Facklam, D. W. Fraser: Pneumococcal disease after pneumococcal vaccination. New Engl. J. Med. 303 (1980) 549
10. Butler et al.: Unidentified gram-negative rod infection. Ann. intern. Med. 86 (1977) 1
11. Coleman, L. N. et al.: Functional hyposplenia after splenic irradiation for Hodgkin's disease. Ann. intern. Med. 82 (1982) 96
12. Corry, J. M. et al.: Activity of the alternative complement pathway after splenectomy: comparison to activity in sickle-cell disease and hypogammaglobulinemia. J. Pediat. 95 (1979) 964
13. Cowan, M. J. et al.: Pneumococcal polysaccharide immunization in infants and children. Pediatrics 62 (1978) 721
14. Dhawan, V. M., R. P. Spencer, J.J. Sziklas: Reversible functional asplenia in chronic aggressive hepatitis. J. nucl. Med. 20 (1979) 34
15. Dickerman, J. D.: Bacterial infection and the asplenic host: a review. J. Trauma 16 (1976) 662
16. Dickerman, J. D.: Splenectomy and sepsis: a warning. Pediatrics 63 (1979) 938
17. Dillon, A. M. et al.: Hyposplenism in a patient with systemic lupus erythrosus. J. Rheumatol. 7 (1980) 196
18. Dillon, A. M. et al.: Hyposplenism in a patient with systemic lupus erythrosus (letter). J. Rheumatol. 7 (1980) 761
19. Drutz, D. J., M. D. Mills: Immunity and infection. In Fudenberg, H. H., D. P. Stites, J. L. Caldwell, J. V. Wells: Basic and clinical immunology. Lange (Los Altos) (1978) 222
20. Dublanchet, A. et. al.: Premiers isolements en France de pneumoques multirésistants et de moindre sensibilité aux betalactamines. In Colloque sur la prévalence de l'infection pneumococcique et sa prophylaxie (Villeneuve-Saint-Georges 16-3-79). Merck Sharp et Dohme-Chibret Ed. 1979 (p.41)
21. Eraklis, A. J., R. M. Miller: Splenectomy in childhood: a review of 1413 cases. J. Pediat. Surg. 7 (1972) 382
22. Findling, J. W. et al.: Fulminant gram negative bacillemia (DF2) following dog bite in an asplenic woman. Amer. J. Med. 68 (1980) 154
23. Fleming, C. R. et al.: Splenosis: autotransplantation of splenic tissue. Amer. J. Med. 61 (1976) 414
24. Gopal, V., A. L. Bisno: Fulminant pneumococcal infections in „normal" asplenic hosts. Arch. intern. Med. 137 (1977) 1526
25. Grinblat, J., Y. Gilboa: Overwhelming pneumococcal sepsis 25 years after splenectomy. Amer. J. Med. Sci. 270 (1975) 523
26. Horton, J. H. et al.: The importance of splenic blood flow in clearing pneumococcal organisms. Ann. Surg. 195 (1982) 172
27. Hosea, S. W. et al.: Opsonic requirement for intravascular clearance after splenectomy. New. Engl. J. Med. 304 (1981) 245
28. Howard, A. J. et al.: Antibiotic resistance in S. pneumoniae and H. influenzae. Brit. med. J. 1978/I, 1657
29. Huber, C., G. Stingl.: Macrophages in the regulation of immunity. In Schmalzl, F., D. Huhn, H.E. Schaefer: Disorders of the monocyte macrophage system. Springer, Berlin 1981 (p. 34)
30. Jacobs, M. R. et al.: Emergence of multiple resistant pneumococci. New. Engl. J. Med. 299 (1978) 735
31. Keramidas, D. C. et al.: Ligation of the splenic artery: effects on the injured spleen and its function. J. Pediat. Surg. 15 (1980) 38
32. Krivit, W. et al.: Overwhelming postsplenectomy infection. In: Symposium on surgical aspects of immunology. Surg. Clin. North. Amer. 59 (1979) 223
33. Landesman, S. H., G. Schiffman: Assessment of the antibody response to pneumococcal vaccine in high risk population. Rev. Infects Dis. 3 (1981) 184
34. Lockwood, L. M. et al.: Reversal of impaired splenic function in patients with nephritis or vasculitis (or both) by plasma exchange. New. Engl. J. Med. 300 (1979) 524
35. McCracken, G. H. et al.: Pharmacologic evaluation of orally administrated antibiotics in infants and children: effect of feeding on bioavailability. Pediatrics 62 (1978) 738
36. Manning, D. M. et al.: Herpes zoster after splenectomy: a study of patient without malignancy. J. Amer. med. Ass. 243 (1980) 56
37. Mazur, M. H., R. Dolin: Herpes zoster at the NIH: a 20 years experience. Amer. J. Med. 65 (1978) 738
38. Najjar, V. A.: Defective phagocytosis due to deficiencies involving the tetrapeptid tuftsin. J. Pediat. 87 (1975) 1121
39. Overturf, G. D. et al.: Bacterial meningitis and septicemia in sickle-cell disease. Amer. J. Dis. Child. 131 (1977) 784
40. Pearson, H. A. et al.: Functional asplenia in young children with sickle-cell anemia. New. Engl. J. Med. 281 (1969) 923
41. Pearson, H. A. et al.: Transfusion reversible functional asplenia in young children with sickle-cell anemia. New. Engl. J. Med. 283 (1970) 334
42. Schulkind, M. L. et al.: Effect of antibody upon clearance of I 125 labelled pneumococci by the spleen and the liver. Pediat. Res. 1 (1967) 178
43. Schumacher, M. J.: Serum immunoglobuline and transferrin level after childhood splenectomy. Arch. Dis. Child 45 (1970) 114
44. Singer, B.D.: Postsplenectomy sepsis. In Rosenberg, H.S., R. P. Bolande: Perspectives in pediatric pathology. Year book med. publ. Chicago 1973 (p. 285)
45. Smit, P. et al.: Protective efficacy of pneumococcal polysaccharide vaccines against pneumococcal pneumonia. J. Amer. med. Ass. 238 (1977) 2613

46 Spencer, R. P.: The small spleen: a study of etiology and pathogenesis. J. Nucl. Med. 16 (1975) 571
47 Spencer, R. P. et al.: Causes and temporal sequence of onset of functional asplenia in adults. Clin. Nucl. Med. 3 (1978) 17
48 Spirer, Z. et al.: Decrease serum tuftsin concentration in sickle-cell disease. Arch. Dis. Childh. 55 (1980) 566
49 Sullivan, J. L. et al.: Immune response after splenectomy. Lancet 1978/I, 178
50 Tsuchida, H. et al.: Quartan-malaria following splenectomy 36 years after infection. Amer. J. Trop. Med. Hyg. 31 (1982) 163
51 Waldman, J. D. et al.: Sepsis and congenital asplenia. J. Pediat. 90 (1977) 555
52 Weibel, R. E. et al.: Studies in human subjects of polyvalent pneumococcal vaccine. Proc. Soc. exp. Biol. Med. 156 (1977) 144
53 Winkelstein, J.A.: Splenectomy and infection. Arch. intern. Med. 137 (1977) 1516

Kapitel 16
Defekte des Komplementsystems

G. Hauptmann, J. Goetz und B. Uring-Lambert

Das Komplementsystem, das aus ca. 20 zirkulierenden Proteinen besteht, ist der wichtigste Verstärker für die Antikörper. Als solcher spielt es eine wichtige Rolle in der Abwehr gegen infektiöse Agentien in gewissen immunologischen Prozessen. Verschiedene Untersuchungen haben dazu beigetragen, die Bedeutung des Komplements zu präzisieren: Studien in vitro über die Wirkungsverstärkung durch verschiedene Aktivatoren sowie klinische Beobachtungen, die sich insbesondere auf die Folgen von hereditären Mangelzuständen einzelner Komplementkomponenten beziehen. Diese Defektproteinämien konnten in letzter Zeit immer ausführlicher analysiert werden: dazu verhalfen einerseits Untersuchungen krankhafter Zustände, andererseits tat es der Aufschwung in der Genetik des Komplements, nachdem man die Verknüpfung zwischen den Komponenten C2, C4, Faktor B und dem HLA-System erkannt hatte.

Komplementdefekte

Defektzustände wurden bei allen klassischen Komplementkomponenten beobachtet (von Clq bis C9), und bei denen des alternativen Weges (Properdin, Faktor B, Faktor H oder β-1H-Globulin) wurden sie neuerdings erkannt. Schließlich kennt man Defekte der Inhibitoren des C3b (C3b-INA oder I) und vor allem des Inhibitors der C1-Esterase (C1-INH), der für das hereditäre angioneurotische Ödem verantwortlich ist. Die meisten dieser Defektzustände beruhen auf mangelnder Synthese, indem das betreffende Protein gar nicht gebildet wird; daneben gibt es auch die sogenannten funktionellen Defekte, bei denen ein abnormes oder inkomplettes, biologisch inaktives Protein in normaler Menge gebildet wird.

Der Vererbungsmodus folgt meistens, insbesondere bei Mangelzuständen der klassischen Komponenten, dem autosomal co-dominanten Wege. Einzig der Defekt des C1-INH wird autosomal-dominant vererbt, und ferner soll ein kürzlich beschriebener Properdindefekt geschlechtsgebunden vererbt sein (65).

Noch bis vor wenigen Jahren wurden Komplementdefekte für sehr selten gehalten; heute jedoch hat man sichere Hinweise dafür, daß sie zu den häufigsten Proteindefekten beim Menschen gehören. Zur Häufigkeitsbestimmung hat bei einigen Komponenten (C2, C4) die Kombination von quantitativer Messung und Bestimmung von Zellmarkern beigetragen.

Das Gen des C2-Mangels (bezeichnet als C2*Q0 = „quantitatively zero") mit einer Frequenz von ungefähr 1% (1), läßt eine Häufigkeit des homozygoten Mangelzustandes von ungefähr 1:10 000 erwarten, was etwa der klinischen Beobachtung entspricht. Für C4 gibt es zwei Loci (A und B). Die Gene des C4-Defektes haben für C4A*Q0 eine Frequenz von 14%, für C4B*Q0 (28) eine solche von 18%, d. h. bei jedem 20. Menschen in unserer kaukasoiden Bevölkerung sind von vier Genen für C4 nur zwei exprimiert. Ein kompletter C4-Defekt entsteht dann, wenn alle vier C4-Gene nicht exprimiert sind, was sehr selten vorkommt. Im Falle des C1-INH wird die Frequenz des Gens C1-INH-„Q0" auf etwa 0,0005% geschätzt, aber dieser dominant vererbte Defekt exprimiert sich auch bei den Heterozygoten und erscheint dementsprechend klinisch als der häufigste Mangelzustand. Die Defekte von C6, C7 und C8 werden am häufigsten bei Schwarzen beobachtet, aber die Frequenz der Allele „Q0" konnte bis jetzt noch nicht bestimmt werden. Die Inzidenz des C9-Defektes scheint bei Japanern relativ hoch zu sein.

Nachweis eines Komplementdefektes

Völliges Fehlen einer klassischen Komponente (C1q–C8) hat eine Störung der hämolytischen Aktivität des Serums zur Folge. Die Komplementbestimmung durch Immunhämolyse (CH50) ist deshalb das beste Mittel zur Aufdeckung dieser Defekte. Diese Bestimmung muß bei jeder immunologischen Durchuntersuchung verlangt werden. Die Diagnose wird dann bestätigt durch spezifische Bestimmung der verschiedenen Komponenten und indirekt durch Korrektur der mangelnden hämolytischen Aktivität des Serums nach Zugabe der fehlenden Komponente. C1-INH-Mangel kann vermutet werden, wenn C4 bei einem Patienten mit wiederholten Episoden von Quincke-Ödem vermindert ist. Der Defekt kann durch funktionelle Untersuchungen in vitro und durch die Bestimmung des Inhibitors selber bestätigt werden. In 90% der Fälle ist C1-INH bei immunochemischer Bestimmung auf weniger als 30% der Norm vermindert, aber in 10% der Fälle liegt ein funktionelles Defizit vor, das nur durch enzymatische oder hämolytische Bestimmung des Inhibitors oder durch Messung des C1r-Verbrauchs nachgewiesen werden kann (64).

In allen Fällen ist zur Bestätigung der hereditären Natur des Defektes eine Familienuntersuchung notwendig. Bei gewissen Defekten, wie beim C2- und C4-Mangel, kann die genetische Untersuchung durch die gleichzeitige Bestimmung der HLA-Gruppen A, B, C, DR, Bf erleichtert werden. Schwieriger sind heterozygote Träger eines C-Defektes aufzudecken; das erfordert den Nachweis der isolierten, spezifischen Konzentrationsverminderung einer Komponente bei mehreren Familienmitgliedern, das Studium des Proteinpolymorphismus dieser Komponente und der mit dem speziellen Mangel assoziierten Marker (C2, C4 und Faktor B). So kann gelegentlich die Segregation einer „stummen" Allele nachgewiesen werden.

Pathologische Auswirkungen der Komplementdefekte (Tab. 16.1)

Komplementdefekte können entsprechend der funktionellen Gliederung des C-Systems und entsprechend den Krankheitserscheinungen infolge eines Mangels in 5 Kategorien gruppiert werden:
- Defekte der Komponenten des klassischen Weges der C3-Aktivierung;
- C3-Mangel und C3b-INA;
- Defekte der terminalen Komponenten;
- Defekte der Komponenten des alternativen Aktivierungsweges;
- Mangel des C1-Esterase-Inhibitors.

Defekte der Komponenten des klassischen Aktivierungsweges für C3

Diese umfassen die Defekte von C1q, C1r, C1s, C2 und C4. Der C2-Mangel ist am häufigsten, aber auch die Defekte von C1q und C4 werden mehr und mehr nachgewiesen. Diese Mangelzustände haben nicht immer pathologische Konsequenzen, aber bei ungefähr 2/3 der Fälle bedingen sie Krankheiten, die unter dem Begriff der Bindegewebserkrankungen zusammengefaßt werden; die schwersten Manifestationen beobachtet man bei den Defekten von C1q und C4.

C1q-Mangel

Bei den beschriebenen partiellen C1q-Defekten, die mit zellgebundenen Immundefekten und mit Hypogammaglobulinanämie kombiniert sind, handelt es sich nicht um primäre genetische Defekte, die durch Gammaglobulingaben korrigiert werden können (5).

Der erste Fall von komplettem C1q-Defekt wurde von BERKEL und Mitarb. (9) beschrieben, und zwar bei einem 10jährigen Knaben mit Hautläsionen, mesangioproliferativer Glomerulonephritis und wiederholten Infekten, die schließlich zu einer tödlichen Sepsis führten. Die gleichen Autoren berichteten später über zwei weitere Fälle mit ähnlicher klinischer Symptomatologie (10). In der von LEYVA-COBIAN u. Mitarb. (32) studierten Familie zeigten 3 Kinder mit C1q-Defekt die typischen Zeichen des Rothmund-Thomson-Syndroms sowie ebenfalls eine mesangioproliferative Glomerulonephritis. Zwei weitere publizierte Fälle betreffen einerseits ein 8jähriges Kind, das von Haut- und Nierenläsionen mit lupusähnlicher Vaskulitis befallen war (37), andererseits einen 32jährigen Erwachsenen, der seit dem Alter von 21 Jahren an Lupus erythematodes discoides litt (58). Analoge klinische

Defekte des Komplementsystems

Tabelle 16.1 Vererbte Defekte von Komplementfaktoren und ihre klinischen Folgen

Defektzustand	Anzahl Fälle	Anzahl Familien	Klinisches Erscheinungsbild (inkonstant)
Faktoren des klassischen Aktivierungsweges			
C1q-Synthese	8	6	Lupus erythematodes disseminatus
C1q-Funktion	9	3	Lupus erythematodes discoides
C1r	8	4	Lupussyndrom
C1s	1	1	rheumatoide Polyarthritis
C1r + C1s	4	1	Glomerulonephritis
C4	16	10	chronische Vaskulitis
C2	+70	+50	rezidivierende Infekte
C3- und C3b-INA-Defekte			
C3	12	9	rezidivierende Infekte, Fieber, Arthralgien
C3b-INA	5	4	Quincke-Ödem
Faktoren der terminalen Aktivierung			
C5	9	3	rezidivierende/schwere Infekte besonders mit Neisserien (Gono- und Meningokokken)
C6	21	12	
C7	15	14	
C6 + C7	1	1	
C8 Typ I ($\alpha + \gamma$)	7	3	Polyarthritis
C8 Typ II (β) „funktionell"	5	4	Lupus erythematodes
C9 (56/100 000 in Japan)	1	1	Purpura Schoenlein-Henoch Sklerodermie
Faktoren des alternativen Aktivierungsweges			
B, funktionell partiell (Variante F 0,55)	5	1	symptomfrei
B, partiell („QO")	6	2	symptomfrei
P, partiell	5	1	abnorme febrile Reaktionen
P, komplett	2	1	fulminante Meningokokkenmeningitis
H, komplett	2	1	hämolytisch-urämisches Syndrom (1 Fall)
H, partiell	2	1	IgA-Nephropathie (1), Vaskulitis mit Proteinurie (1 Fall)
Inhibitoren der C1-Esterase			
C1-INH-Synthese	sehr zahlreich	zahlreich 40 Fälle in Frankreich	hereditäres angioneurotisches Ödem lupusähnliche Symptome (klinisch und laboratorijmsmäßig)

Erscheinungen wurden in Fällen von „funktionellem" Defizit beobachtet, die durch Synthese eines antigenetisch defekten und biologisch inaktiven Moleküls bedingt waren: Lupussyndrom und Glomerulonephritis bei einem 4jährigen Kind (55), diskoider Lupus erythematodes disseminatus mit Beginn im 3. Lebensjahr bei einem Knaben aus marokkanischer Familie und seiner Schwester (11), Lupussyndrom und Anamnese einer Glomerulonephritis bei 3 Kindern einer holländischen Familie (66).
Die eigentliche Natur des funktionellen Defektes ist noch nicht genau bekannt, aber die wesentlichen Züge sind in den 3 Familien ähnlich. Clq-Mangel infolge Synthesedefektes oder funktioneller Anomalie ist nicht mit einer bestimmten HLA-Gruppe gekoppelt. Die chromosomale Lokalisation des Clq-Gens ist noch nicht bekannt.

Mangel des C1r und C1s

Kompletter Clr-Mangel wurde bis jetzt bei 8 Individuen in 4 Familien beobachtet. Die damit verbundenen Symptome gleichen denen, die beim Clq-Mangel beobachtet werden, vor allem mit Lupus erythematodes und einem lupusähnlichen Syndrom mit Nierenbefall (31, 44). Dem totalen Clr-Defekt ist im allgemeinen ein partieller Cls-Defekt zugesellt, was vermuten läßt, daß Clr bei der Synthese des Cls eine Rolle spielt. Über einen Defekt des Cls wurde von PONDMAN u. Mitarb. (41) berichtet.

C2-Defekt (Tab. 16.2)

Etwa 70 Fälle mit komplettem C2-Defekt sind publiziert; sie alle betreffen Individuen kaukasoider Abstammung. Ein Drittel von ihnen erscheint gesund; die übrigen, von denen zwei Drittel weiblichen Geschlechts sind, leiden an Systemkrankheiten, die vor dem Alter von 30 Jahren auftreten, vorwiegend an Lupus erythematodes (40%). Die meisten haben disseminierte kutane Symptome vom diskoiden chronischen Typ mit sehr deutlicher Photosensibilisierung; ferner weisen 75% Allgemeinsymptome auf. Die befallene Haut ist oft in der Immunfluoreszenz negativ, und der Titer der antinukleären Antikörper ist, verglichen mit Lupusfällen ohne C2-Mangel, niedrig. Der Farr-Test zum Nachweis von Antikörpern gegen native DNS ist meist negativ. Indessen könnten die antinukleären Antikörper, die von Patienten mit C2-Mangel gebildet werden, einem besonderen Typ angehören (Anti-Ro oder SSA), so daß sie mit den üblichen Laboratoriumstechniken nicht entdeckt werden (59). In Tab. 16.2 sind weitere „Kollagenkrankheiten" aufgezählt, die bei komplettem C2-Mangel gefunden wurden; ferner beobachtete man auch wiederholte Infektionen (39, 47).
Von den zahlreichen heterozygoten Genträgern für C2-Mangel weisen offenbar etwa 10% Krankheitserscheinungen auf. Nach GLASS u. Mitarb. (21) sollen umgekehrt 5% der an Lupus Erkrankten und 4% de Patienten mit rheumatoider Arthritis einen derartigen Defekt haben. Die von FU u. Mitarb. (19) beobachtete Kopplung von C2-Mangel mit bestimmten HLA-Gruppen wurde seither von zahlreichen Autoren bestätigt. Das Gen C2*QO wird am häufigsten mit dem HLA-Haplotyp HLA-A25, B18, BfS, C4A4B2, DR2 übertragen, oder doch mit Anteilen davon. Die Assoziation mit der Allele BfS findet man in 100% und diejenige mit dem seltenen Haplotyp C4A4B2 in 92%. Die charakteristischen Marker des C2-Mangels stehen dementsprechend in folgender Reihenfolge: BfS, C4A4B2, HLA-B18 und HLA-DR2 (8, 27, 28). Die Bestimmung dieser Marker sollte den Nachweis des heterozygoten C2-Mangels erleichtern (27).

Tabelle 16.2 Vererbte Komplementdefekte: homozygoter C2-Mangel mit klinischer Symptomatologie (nach 45)

Klinik	Anzahl	
	♂	♀
Gesund	12	7
Lupussyndrom	5	19
Glomerulonephritis	4	3
Purpura Schoenlein-Henoch	2	2
Dermatomyositis	1	0
Chronische Vaskulitis	1	1
Störungen der Thrombozytenaggregation	0	1
Hodgkin-Lymphom	1	0
Variable Immundefekte	1	0
Häufige Infektionen	1	4
Morbus Crohn	0	1
Total (November 1980)	28	38

C4-Mangel

Die 4. Komponente des Komplements ist durch 2 Gene kodiert: C4A und C4B, die eng mit den Genen für HLA-B und HLA-D/DR assoziiert sind. Das Studium des C4-Polymorphismus hat gezeigt, daß jeder von diesen beiden Loci für mehrere Allele kodiert und daß „stumme" Allele relativ häufig sind (6). Individuen, die Träger der 4 stummen Gene sind, haben einen kompletten Defekt des C4, während diejenigen, die 3, 2 oder 1 von den 4 Genen exprimieren, einen partiellen C4-Defekt haben (7).

Nach der Erstbeschreibung eines kompletten C4-Defektes im Jahre 1974 (23) wurden 15 weitere Individuen entdeckt, von denen 11 an einem Lupus leiden. Die ersten Krankheitssymptome treten meistens schon in der Kindheit auf, wobei das weibliche Geschlecht vorwiegend betroffen ist (9 von 11 Fällen). Die für den kompletten C4-Defekt typische lupusähnliche Krankheit ist der beim kompletten C2-Defekt beschriebenen sehr ähnlich. Für TAPPEINER u. Mitarb. (53) ist die Hyperkeratosis palmarum et plantarum mit Infiltration und Atrophie der Haut an den Extremitäten ganz typisch. 2 Patienten hatten vor Beginn der lupusähnlichen Symptome wiederholte Infektionen des Respirationstraktes, ein weiterer litt an einer rheumatoiden Purpura (52).

Individuen mit C4-Mangel stammen sehr oft von blutsverwandten Eltern ab und besitzen den typischen homozygoten Haplotypus für HLA/Bf: C4AQOBQO/AQOBQO. Dagegen fehlt die Assoziation mit HLA/Bf, wie man sie typischerweise beim C2-Mangel beobachtet. Bei 3 Familien wurden die Haplotypen HLA-A2, B40 und HLA-Aw30, B18 beobachtet. Aufgrund des C4-Polymorphismus kann man zudem die partiellen Mangelzustände mit den „stummen" Allelen A*QO und B*QO auffinden. C4A*QO ist praktisch immer mit dem Haplotyp HLA-A1, B8, BfS, DR3 assoziiert, der für Autoimmunkrankheiten prädisponiert (28). C4B*QO ist dagegen mit dem Haplotyp HLA-Aw30 B18, BfF1, DR3 assoziiert, der bei Nordafrikanern und bei Basken häufig vorkommt (38). Die hohe Frequenz dieser 2 Haplotypen bei insulinabhängigen jugendlichen Diabetikern könnte bedeuten, daß ein partieller C4-Defekt den frühmanifesten Typ I-Diabetes durch verminderte Kapazität zur Virus-Neutralisierung begünstigt (22).

Defekte des C3 und C3b-INA

Homozygoter C3-Mangel wurde bei 12 Individuen aus 9 Familien festgestellt. Bei den meisten von ihnen bestand erhöhte Infektanfälligkeit, die mit der bei Agammaglobulinämie beobachteten vergleichbar ist (3). Es gibt jedoch Ausnahmen: Im Fall von OSOWSKY u. Mitarb. (40) traten Fieberepisoden mit Hauterythem und Arthralgie auf, die sich nach Bluttransfusionen besserten, während die hohe Infektanfälligkeit dadurch nicht beeinflußt wurde. Zwei von SANO u. Mitarb. (48) beschriebene Schwestern zeigten beide ein Lupussyndrom, aber nur eine litt an rezidivierenden Infektionen. C3-Mangel kann auch mit Nierenleiden verbunden sein, und dies sogar bei Heterozygoten (42).

Leukozytenaktivitäten wie Chemotaxis, Opsonisation und Phagozytose in vitro sind in Gegenwart von C3-Mangel-Serum gestört, während Zugabe von gereinigtem C3 die Funktionen normalisiert.

Im Gegensatz zum C2- und C4-Mangel scheint der Defekt des C3 nicht durch ein fehlerhaftes Strukturgen bedingt zu sein, sondern eher durch eine Anomalie der Syntheseregulation (16). Eine Segregation mit den HLA-Gruppen ist nicht bekannt: Das Gen für C3 ist auf dem Chromosom 19 lokalisiert (62).

Die C3-Isoproteine erlauben den Nachweis von „hypomorphischen" Varianten mit abnorm geringer Synthese des C3. MCLEAN u. Mitarb. (34) fanden als pathologische Folgen dieser Anomalie Glomerulonephritis, partielle Lipodystrophie und kutane Vaskulitis. Diese Beobachtungen deuten darauf hin, daß eine länger anhaltende Mindersynthese von C3 ungünstige Konsequenzen für den Organismus nach sich ziehen kann.

Der C3b-INA-Mangel führt zu Hyperkatabolismus des C3 und in der Folge zu fast vollständigem Verschwinden des körpereigenen C3 aus dem Serum, also zu einem analogen Zustand wie beim angeborenen C3-Mangel; auch hier sind rezidivierende Infektionen das führende klinische Symptom (50, 54, 60).

Defekte der terminalen Komponenten des Komplements

Diese Defekte sind folgendermaßen charakterisiert:

– Häufiges, jedoch nicht ausschließliches Vorkommen bei der schwarzen Rasse (C6-, C7- und C8-Mangel). Der C9-Mangel wurde nur in Japan beobachtet.
– Klinische Manifestation als rezidivierende oder schwere Infektionen, vorwiegend verursacht durch Bakterien des Genus Neisseria (meningitidis und gonorrhoeae) sowie seltener durch Pneumokokken.
– Fehlen der bakteriziden Aktivität des Serums bei normaler Chemotaxis, Opsonisation und Immunadhärenz.
– Fehlende Kopplung mit bestimmten HLA-Gruppen.

C5-Mangel

Der homozygote C5-Mangel wurde bei 9 Individuen in 3 Familien beschrieben. Von diesen litten 6 an schweren und rezidivierenden Infektionen, die im wesentlichen durch Neisseria gonorrhoeae und Neisseria meningitidis bedingt waren. Zudem ist ein Fall bemerkenswert, der bei seropositivem Lupus erythematodes disseminatus (LED) mit mäßigem Nierenbefall zudem an rezidivierenden Infektionen mit gramnegativen Erregern litt. Zwei Individuen waren klinisch gesund (35, 46, 49).
Die Realität des „funktionellen" Defizits von C5, wie sie von MILLER u. Mitarb. (36) bei Kindern mit Erythrodermia desquamativa (Leiner-Moussous) beschrieben wurde, wird angezweifelt, sollte aber doch diskutiert werden; obschon das C5 sowohl bei immunchemischer als auch hämolytischer Messung normal ist, kann die in vitro mangelhafte Opsonisation mit Serum dieser Patienten durch Zugabe von gereinigtem C5 korrigiert werden, was jedoch mit C5-Mangel-Serum nicht möglich ist. Vererbte Übertragung ist nicht bekannt. Dagegen haben homozygote Patienten mit C5-Mangel keinen Opsonisationsdefekt.

C6-Mangel

Unter den 20 Fällen von C6-Mangel der heutigen Literatur ist einer mit einem heterozygoten C2-Defekt assoziiert (14), und bei einem andern besteht zusätzlich ein kompletter C7-Mangel (30). Eine zufällige Assoziation mit Hämophilie A wurde von DAHA u. Mitarb. (12) beobachtet. Die meisten publizierten Fälle betreffen Schwarze. Bei mehr als der Hälfte der Fälle ist der Defekt mit disseminierten und rezidivierenden Neisserieninfektionen verbunden, vorwiegend durch Neisseria meningitidis. Vier Patienten haben keine Krankheitssymptome, unter ihnen befinden sich die erwähnten kombinierten Defekte von C6 + C7, C6 + C2 und von C6-Mangel und Hämophilie A. Bei je einem weiteren Fall von C6-Mangel bestand eine Brucellose bzw. eine Toxoplasmose (14). Im Gegensatz zu den Kaninchen mit C6-Mangel bestehen beim Menschen keine Gerinnungsanomalien, mit Ausnahme der zufälligen Kombination mit Hämophilie (2).

C7-Mangel

Über 16 homozygote Fälle mit C7-Mangel wurden bisher publiziert, davon einer mit zusätzlichem C6-Mangel; 6 von ihnen sind bei guter Gesundheit. Eine Infektanamnese findet man bei einem Drittel der Fälle. Neisserieninfektionen überwiegen, doch wurde auch über chronische Pyelonephritis berichtet. Bei den übrigen Fällen sind verschiedene Symptome der Kollagenosen beschrieben: Raynaud-Syndrom, evolutive chronische Arthritis, Lupus erythematodes disseminatus, ankylosierende Spondylarthritis, Sklerodermie (1, 24, 30, 43).

C8-Mangel

Diese Anomalie wurde bei 12 homozygoten Fällen in 7 Familien beschrieben. Klinisch stehen Neisserieninfektionen im Vordergrund; aber außerdem leiden zwei Patienten an Lupus erythematodes disseminatus, einer an Hepatosplenomegalie mit Hypergammaglobulinämie und hoher Eosinophilie. Drei Fälle wurden in einer tunesischen Familie mit hoher Inzidenz von Xeroderma pigmentosum entdeckt (20). Aufgrund der Laboratoriumsbefunde können zwei Typen des Defizits unterschieden werden: Der erste ist durch Fehlen der α- und γ-Ketten des C8 charakterisiert, während beim zweiten nur die β-Ketten fehlen, so daß ein funktionell inaktives Protein entsteht (57). Der Nachweis der Heterozygoten anhand der C8-Konzentration ist wegen der breiten Streuung der Normalwerte sehr schwierig.

C9-Mangel

Dieser Mangelzustand wurde erst kürzlich entdeckt; z. Z. sind nur in Japan 3 homozygote, klinisch asymptomatische Fälle beschrieben (29), und 56 von 100 000 gesunden Blutspendern sollen heterozygote Genträger sein (57). Im Serum dieser Leute findet man 20–30% der normalen hämolytischen Aktivität, was in Anbetracht der Rolle des C9 als Akzelerator der langsamen Lyse, die durch die Komponenten C5–C8 eingeleitet wurde, verständlich ist. Der C9-Mangel ist somit der einzige Defekt der klassischen Komponenten, bei dem die extreme Verminderung der CH-50-Aktivität fehlt. Die bakterizide Aktivität des Serums ist verlangsamt, liegt aber in den normalen Grenzen.

Defekte der Komponenten des alternativen Weges

Folgende Defekte der Komponenten des alternativen Weges der C-Aktivierung wurden erst kürzlich entdeckt:

Kompletter Properdinmangel

Kompletter Properdinmangel führte in einem Fall zu fulminanter Meningitis durch Neisseria meningitidis (65). Ein partieller familiärer Properdinmangel, der früher beschrieben worden war, blieb dagegen ohne klinische Folgeerscheinungen (13).

β-1H-Globulin-Mangel

Schwerer β-1H-Globulin-Mangel wurde von Thompson u. Mitarb. (56) bei 2 Kindern einer Familie beobachtet. Das eine von ihnen machte ein hämolytisch-urämisches Syndrom durch, während das andere bei guter Gesundheit war. Der C3-Spiegel war infolge einer Überfunktion des alternativen Weges stark vermindert. Die Eltern waren blutsverwandt; sie selber wiesen, ebenso wie andere Familienmitglieder, ungefähr auf die Hälfte der Norm verminderte β-1H-Globulin-Konzentrationen auf. In zwei weiteren Familien hatte ein partieller β-1H-Globulin-Mangel eine Nephropathie mit IgA-Ablagerung und eine Vaskulitis mit Proteinurie zur Folge (63).

Faktor-B-Mangel

Ein kompletter Mangelzustand ist hier bisher nicht bekannt, aber ein partieller funktioneller Defekt dieser Komponente bildet das erste entdeckte Beispiel für Ausfälle einer Komponente des alternativen Weges (11); der Defekt ging mit der Allotypenvariante Bf-FO.55 einher. Die „stumme" Allele Bf*QO wurde bis heute nur in heterozygotem Zustand beobachtet und scheint sehr selten zu sein (51, 61).

Defekte des Inhibitors der C1-Esterase

Diese Defekte sind für das hereditäre angioneurotische Ödem oder familiäre Quincke-Syndrom verantwortlich. Das Leiden ist heute besser bekannt, oder es wird heute weniger häufig verkannt als in der Vergangenheit. Da ausführliche Übersichten über die Pathophysiologie, die Klinik, die Diagnose und die Behandlung dieser Defektzustände vorliegen, können wir uns hier mit entsprechenden Hinweisen begnügen (17, 18, 25). Wir möchten hervorheben, daß Lupus erythematodes oder entsprechende Laborbefunde vorkommen, wie auch beim C2- und C4-Mangel erwähnt wurde (15).

Pathophysiologie der mit Komplementdefekten verbundenen Krankheiten

Trotz den Erweiterungen unserer Kenntnisse über Funktion und Eigenschaften des Komplements aus den letzten Jahren ist die Pathogenese der mit Komplementdefekten verbundenen Krankheiten immer noch weitgehend unklar. Wegen der oft beobachteten immunologischen Störungen werden verschiedene pathogenetische Hypothesen erwogen, die einander nicht ausschließen: an rezidivierende bakterielle Infektionen wird ebenso gedacht wie an Störungen bei der Elimination zirkulierender Immunkomplexe. Patienten mit vererbtem C2- und C4-Mangel könnten gleichzeitig mit diesem Gen eine HLA-Konstellation geerbt haben, welche die Immunantwort beeinträchtigt und das Auftreten von Autoimmunmanifestationen begünstigt. Die letzte Möglichkeit ist nur bei den Defekten von C1q, C1r und C1s ausgeschlossen, da diese keine Assoziation aufweisen und klinisch dem C2- und dem C4-Mangel ähneln. Defekte des C3- und des C3b-INA führen vor allem zu rezidivierenden Infektionen, weil die daraus resultierenden biologischen Aktivitäten mit ihrer großen Bedeutung für Chemotaxis, Opsonisierung, Freisetzung von Anaphylatoxinen, Adhärenzreaktion und Auslösung einer Hyperleukozytose wegfallen. Defekte der terminalen Komponenten begünstigen dagegen durch verminderte Bakerizidie des Serums Infektionen mit Bakterien des Genus Neisseria. Gelegentlich kommen dabei auch Autoimmunkrankheiten vor, die keine Folge einer prolongierten Virusinfektion sein können, da die terminalen Komponenten zur komplementabhängigen Virusneutralisation nicht notwendig sind (22). Die Besonderheit der mit Komplementdefekten assoziierten Lupussyndrome könnten vielleicht im ungewöhnlichen Charakter der Autoantikörper dieser Patienten eine Erklärung finden (59).

Das Gerinnungssystem spielt eine wesentliche Rolle in der Pathogenese des hereditären angioneurotischen Ödems (18). Einige Unbekannte bleiben aber: die Variabilität der klinischen Symptome in der Zeit und von einem Individuum zum andern konnte bisher nicht befriedigend erklärt werden. C1-INH-Mangel ist ohne Behandlung durch eine permanente Verminderung des Spiegels von C4 und C2 charaktcrisirt, woraus sich bci einigen Patienten ähnliche klinische Konsequenzen ergeben wie bei C2- und C4-Mangel. Die kompletten Mangelzustände der Komponenten des alternativen Weges sind noch zu wenig bekannt, um heute schon Schlußfolgerungen über ihre Pathophysiologie ziehen zu können.

Behandlung der Komplementdefekte

Bei Fällen mit Defekten der klassischen Komponenten gibt es keine spezifische Therapie; man muß nach den Begleitkrankheiten fahnden und diese so behandeln wie bei Patienten ohne Komplementdefekte.

– Patienten mit Hautläsionen, die oft photosensibel sind, muß ein wirksamer Sonnenschutz empfohlen werden.

– Die Substitution des fehlenden C-Faktors scheint in den meisten Fällen nicht möglich zu sein, da die Halbwertszeit der Komplementkomponenten sehr kurz ist; diese Behandlung bringt zudem das Risiko einer Immunisierung gegen die fehlende Komplementkomponente mit sich und würde damit zum Risiko einer sekundären Unwirksamkeit führen, sofern die Strukturgene (für C2, C4, C1q usw.) fehlten.

– Bei Fällen mit C3- und C3b-INA-Mangel konnten klinische und laboratoriumsmäßige Anomalien temporär korrigiert werden durch Infusion von frischem Plasma oder durch Präparate, in denen die fehlende Komponente angereichert war.

– Bei der Behandlung von Ödemkrisen infolge C1-INH-Mangel können angereicherte Präparate des Inhibitors wirksame Dienste leisten, jedoch hat sich bei diesem Mangelzustand Danazol, ein synthetisches Testosteronderivat zu präventiven kurz-oder langfristigen Behandlungen (z. B. vor einer Operation) ohne wesentliche Nebenwirkungen und mit konstanter Effizienz bewährt (25). Es stimuliert die Synthese des C1-INH. In Anbetracht der Risiken, die diese Patienten im Falle eines Ödems im Gesichts-Hals-Bereich laufen, ist ihre Hospitalisation in einem spezialisierten Spital mit Möglichkeiten zur Beatmung und zur Reanimation zu empfehlen.

Literatur

1 Agnello, V.: Complement deficiency states. Medicine 57 (1978) 1-22
2 Alcalay, M., D. Bontoux, J. L. Wautier, J. M. Vilde, M. C. Vial, A. P. Peltier: Déficit héréditaire en 7. composant du complément avec trouble de l'agrégation plaquettaire associé à une polyarthrite rhumatoide. Une observation. Nouv. Presse Méd. 9 (1980) 2147 – 2150
3 Alper, C. A., H. R. Colten, F. S. Rosen, A. R. Rabson, G. M. Macnab, J. S. S. Gear: Homozygous deficiency of C3 in a patient with repeated infections. Lancet 1972/II, 1179 – 1181
4 Alper, C. A., F. S. Rosen: Genetics of the complement system. Adv. hum. Genet. 7 (1976) 141 – 188
5 Atkinson, J. P., R. I. Fisher, R. Reinhardt, M. M. Frank: Reduced concentrations of the first component of complement in hypogammaglobulinemia: correction by infusion of gammaglobulin. Clin. Immunol. Immunopath. 9 (1978) 350 – 355
6 Awdeh, Z. L., C. A. Alper: Inherited structural polymorphism of the fourth component of human complement. Proc. Nat. Acad. Sci. USA 77 (1980) 3576 – 3580
7 Awdeh, Z. L., H. D. Ochs, C. A. Alper: Genetic analysis of C4 deficiency. J. clin. Invest. 67 (1981) 260 – 263

8 Awdeh, Z. L., D. D. Raum, D. Glass, V. Agnello, P. Schur, R. B. jr. Johnston, E. W. Gelfand, M. Ballow, E. Yunis, C. A. Alper: Complement-Human histocompatibility antigen haplotypes in C2 deficiency. J. clin. Invest. 67 (1981) 581 – 583

9 Berkel, A. I., M. Loos, O. Sanal, G. Mauff, Y. Güngen, U. Ors, F. Ersoy, O. Yegin: Clinical and immunological studies in a case of selective complete C1q deficiency. Clin. exp. Immunol. 38 (1979) 52-63

10 Berkel, A. I., M. Loos, O. Sanal, F. Ersoy, O. Yegin: Selective complete C1q deficiency- Report of two new cases. Immunol. Letters 2 (1981) 263-267

11 Chapuis, R. M., G. Hauptmann, E. Grosshans, H. Isliker: Structural and functional studies in C1q deficiency-J. Immunol. 129 (1982) 1509 – 1512

12 Daha, M. R., R. M. Bertina, J. Thompson, R. H. Kauffmann, A. Nicholson-Weller, J. J. Veltkamp, E. Briet: Combined hereditary deficiency of the sixth component of complement and factor VIII coagulant activity in a Dutch familiy. Clin. exp. Immunol. 48 (1982) 733 – 738

13 Davis, C. A., J. Forristal: Partial properdin deficiency. J. Lab. clin. Med. 96 (1980) 633 – 639

14 Delage, J. M., G. Lehner-Netsch, R. Lafleur, J. Simard, G. Brun, E. Prochazka: Simultaneous occurence of hereditary C6 and C2 deficiency in a French-Canadian family. Immunology 37 (1979) 419 – 428

15 Donaldson, V. H., E. V. Hess, A. J. McAdams: Lupus-erythematosus-like disease in three unrelated vomen with hereditary angioneurotic edema. Ann. intern. Med. 86 (1977) 312 – 313

16 Einstein, L. P., P. J. Hansen, M. Ballow, A. E. Davis, J. S. Davis, C. A. Alper, F. S. Rosen, H. R. Colten: Biosynthesis of the third component of complement (C3) in vitro by monocytes from both normal and homozygous C3-deficient humans. J. clin. Invest. 60 (1977) 963–969

17 Frank, M. M., J. A. Gelfand, J. P. Atkinson: Hereditary angioedema: the clinical syndrome and its management. Ann. intern. Med. 84 (1976) 580 – 593

18 Frank, M. M.: The C1 esterase inhibitor and hereditary angioedema. J. clin. Immunol. 2 (1982) 65 – 68

19 Fu, S. M., H. G. Kundel, H. P. Brusman, F. H. jr. Allen, M. Fotino: Evidence for linkage between HLA histocompatibility genes and those involved in the synthesis of the second component of complement. J. exp. Med. 140 (1974) 1108 – 1111

20 Giraldo, G., L. Degos, E. Beth, M. Sasportes, A. Marcelli, R. Gharbi, N. K. Day: C8 deficiency in a family with xeroderma pigmentosum. Lack of linkage to the HLA region. Clin. Immunol. Immunopath. 8 (1977) 377 – 384

21 Glass, D., D. Raum, D. J. Gibson, J. S. Stillman, P. H. Schur: Inherited deficiency of the second component of complement. Rheumatic disease associations. J. clin. Invest. 58 (1976) 853 – 861

22 Grosshans, E., G. Hauptmann: Conséquence immunologiques des déficits héréditaires du complément. INSERM 80 (1978) 379 – 388

23 Hauptmann, G., E. Grosshans, E. Heid: Lupus érythémateux aigus et déficits héréditaires en complément. A propos d'un cas par déficit complet en C4. Ann. derm Syph. 101 (1974) 479 – 495

24 Hauptmann, G.: Les déficits génétiques en complément. Nouv. Presse Méd. 7 (1978) 3443 – 3447

25 Hauptmann, G.: Le traitement des déficits de l'inhibiteur de la C1-estérase par le danazol. Méd. Hyg. 36 (1978) 2569 – 2575

26 Hauptmann, G.: C4 deficiency in early-onset insulin-dependent diabetes: a hypothesis. Lancet 1980/I, 1034

27 Hauptmann, G., M. M. Tongio, J. Goetz, S. Mayer, R. Fauchet, A. Sobel, C. Griscelli, F. Berthoux, C. Rivat, U. Rother: Association of the C2-deficiency gene (C2'QO) with the C4A'4, C4B'2 genes. J. Immunogenet 9 (1982) 127 – 132

28 Hauptmann, G.: Génétique du complément: aspects récents. Ann. Immunol. 133C (1982) 211 – 219

29 Inai, S., H. Kitamura, S. Hiramatsu, K. Nagaki: Deficiency of the ninth component of complement in man. J. clin. Lab. Immunol. 2 (1979) 85-87

30 Lachmann, P. J., M. J. Hobart, P. Woo: Combined genetic deficiency of C6 and C7 in man. Clin. exp. Immunol. 33 (1978) 193 – 203

31 Lee, S. L., S. L. Wallace, R. Barone, L. Blum, P. H. Chase: Familial deficiency of two subunits of the first component of complement (C1r and C1s) associated with a lupus erythematosus-like disease. Arthritis Rheum. 21 (1978) 958 – 967

32 Leyva-Cobian, F., I. Moneo, F. Mampaso, M. Sachez-Bayle, J. L. Ecija, A. Bootello: Familial C1q deficiency associated with renal and cutaneous disease. Clin. exp. Immunol. 44 (1981) 173 – 180

33 Mauff, G., G. Federmann, G. Hauptmann: A hemolytically inactive gene product of properdin factor B. Immunobiol. 158 (1980) 96 – 100

34 McLean, R. H., A. Weinstein, J. Chapitis, M. Lowenstein, N. F. Rothfield: Familial partial deficiency of the third component of complement (C3) and the hypocomplementemic cutaneous vasculitis syndrome. Amer. J. Med. 68 (1980) 549 – 558

35 McLean, R. H., G. Peter, R. Gold, L. Guerra. E. J. Yunis, D. L. Kreutzer: Familial deficiency of C5 in humans: intact but deficient alternative complement pathway activity. Clin. Immunol. Immunopath. 21 (1981) 62 – 76

36 Miller, M. E., U. R. Nilsson: A familial deficiency of the phagocytosis-enhancing activity of serum related to a dysfunction of the fifth component of complement (C5). New. Engl. J. Med. 282 (1970) 354 – 358

37 Minta, J. O., C. J. Winkler, W. D. Biggar, M. Greenberg: A selective and complete absence of C1q in a patient with vasculitis and nephritis. Clin. Immunol. Immunopath. 22 (1982) 225 – 237

38 De Mouzon, A., E. Ohayon, J. Ducos, G. Hauptmann: Bf and C4 markers for insulin-dependent diabetes mellitus in Basques. Lancet 1979/II, 1364

39 Newman, S. L., L. B. Vogler, R. D. Feigin, R. B. Johnston: Recurrent septicemia associated with congenital deficiency of C2 and partial deficiency of factor B and the alternative complement pathway. New Engl. J. Med. 299 (1978) 290 – 292

40 Osofsky, S. G., B. H. Thompson, T. F. Lint, H. Gewurz: Hereditary deficiency of the third component of complement in a child with fever, skin rash, and arthralgias. response to transfusion of whole blood. J. Pediat. 90 (1977) 180 – 186

41 Pondman, K. W., J. W. Stoop, R. H. Cormane, A. J. Hannema: Abnormal C'1 in a patient with systemic lupus erythematosus. J. Immunol. 101 (1968) 811

42 Pussel, B. A., E. Bourke, M. Nayef, S. Morris, D. K. Peters: Complement deficiency and nephritis. A report of a family. Lancet 1980/I, 675 – 677

43 Raum, D., V. H. Donaldson, F. S. Rosen, C. A. Alper: Genetics of complement. In Piomelli, S., S. Yachnin: Current Topics in Hematology, vol.3. Alan R. Liss., New York 1980 (pp. 111-174)

44 Rich, K. C., J. Hurley, H. Gewurz: Inborn C1 deficiency with a mild lupus-like syndrome. Clin. Immunol. Immunopath. 13 (1979) 77 – 84

45 Ritzenthaler, R.: Le déficit héréditaire en composant C2 du complément. Thèse de doctorat en médecine (Nr. 123). Strasbourg 1981
46 Rosenfeld, S. I., M. E. Kelly, J. P. Leddy: Hereditary deficiency of the fifth component of complement in man. I. Clinical, immunological and family studies. J. clin. Invest. 57 (1976) 1626 – 1634
47 Sampson, H. A., A. M. Walchner, P. J. Baker: Recurrent pyogenic infections in individuals with absence of the second component of complement. J. clin. Immunol. 2 (1982) 39 – 45
48 Sano, Y. S., H. Nishimukai, H. Kitamura, K. Nagaki, S. Inai, Y. Hamasaki, I. Maruyama, A. Igata: Hereditary deficiency of the third component of complement in two sisters with systemic lupus erythematosus-like symptoms. Arthritis Rheum. 24 (1981) 1255 – 1260
49 Snyderman, R., D. T. Durack, G. A. McCarthy, F. E. Ward, L. Meadows: Deficiency of the fifth component of complement in human subjects. Amer. J. Med. 67 (1979) 638 – 645
50 Solal-Celigny, P., M. La Violette, J. Hebert, P. C. Atkins, M. Sirois, G. Brun, G. Lehner-Netsch, J.M. Delage: C3b inactivator deficiency with immune complex manifestations. Clin. exp. Immunol. 47 (1982) 197 – 205
51 Suciu-Foca, N., G. O'Neill, P. Rubinstein: Evidence for the existence of a possible Bf „null" allele. In Terasaki, P.I.: Histocompatibility Testing 1980. UCLA Tissue Typing Lab. Los Angeles 1980 (p. 935)
52 Tappeiner, G., S. Scholz, J. Linert, E. Albert, K. Wolff: Hereditary deficiency of the fourth component of complement (C4): study of a family. In Cutaneous Immunopathology. INSERM 80 (1978) 399 – 404
53 Tappeiner, G., H. Hintner, S. Scholz, E. Albert, J. Linert, K. Wolff: Systemic lupus erythematosus in hereditary deficiency of the fourth component of complement. J. Amer. Acad. Derm. 7 (1982) 66 – 79
54 Thompson, R. A., P. J. Lachmann: A second case of human C3b inhibitor (KAF) deficiency. Clin. exp. Immunol. 27 (1977) 23 – 29
55 Thompson, R. A., M. Haeney, K. B. M. Reid, J. G. Davies, R. H. R. White, A. H. Cameron: A genetic defect of the C1q subcomponent of complement associated with childhood (immune complex) nephritis. New. Engl. J.Med. 303 (1980) 22 – 24
56 Thompson, R. A., M. H. Winterborn: Hypocomplementaemia due to a genetic deficiency of beta 1 H globulin. Clin. exp. Immunol. 46 (1981) 110 – 119
57 Tschopp, J., A. F. Esser, T. J. Spira. H. J. Müller-Eberhard: Occurrence of an incomplete C8 molecule in homozygous C8 deficiency in man. J. exp. Med. 154 (1981) 1599 – 1607
58 Uenaka, A., A. T. Aoki, I. Tsuyuguchi, K. Nagaki: A complete selective C1q deficiency in a patient with discoid lupus erythematosus (DLE). Clin. exp. Immunol. 48 (1982) 353 – 358
59 Vandersteen, P. R., T. T. Provost, R. E. Jordan, F. C. McDuffie: C2 deficient systemic lupus erythematosus. Its association with anti-RO (SSA) antibodies. Arch. Dermatol. 118 (1982) 584 – 587
60 Wahn, V., U. Rother, E. W. Rauterberg, N. K. Day, A. B. Laurell: C3b inactivator deficiency: association with an alpha-migrating factor H. J. clin. Immunol. 1 (1981) 228 – 233
61 Weidinger, S., F. Schwarzfischer, H. Cleve: Properdin factor B polymorphism. An indication for the existence of a Bf allele, Z. Rechtsmed. 83 (1979) 259 – 264
62 Whitehead, A. S., E. Solomon, S. Chambers, W. F. Bodmer, S. Povey, G. Fey: Assignment of the structural gene for the third component of human complement to chromosome 19. Proc. Nat. Acad. Sci. USA 79 (1982) 5021 – 5025
63 Wyatt, R. J., B. A. Julian, A. Weinstein, N. F. Rothfield, R.H. McLean, H. Partial (beta 1 H) deficiency and glomerulonephritis in two families. J. clin. Immunol. 2 (1982) 110 – 117
64 Ziccardi, R. J., N. R. Cooper: Active disassembly of the first complement component C1 by C1-inactivator. J. Immunol. 123 (1979) 788 – 792
65 Sjöholm, A. G., J. H. Braconier, C. Söderström: Properdin deficiency in a family with fulminant meningococcal infections. Clin. exp. Immunol, 50 (1982) 291 – 297

Kapitel 17
Immundefekt und Krebs

J.-C. Brouet

Wir werden nacheinander zwei recht unterschiedliche Aspekte des Zusammentreffens von Immundefekt (ID) und Krebs betrachten: einerseits das Vorkommen von malignen Wucherungen bei Kranken mit primärem Immundefekt, andererseits die Immundefekte, welche im Verlauf von Krebskrankheiten auftreten, insbesondere bei malignen Hämopathien. Auch heute bestehen noch zahlreiche Unsicherheiten über die Pathophysiologie dieser Assoziation; immerhin bietet die immunologische Charakterisierung des primären Immundefektes, der von Krebs kompliziert wird, oder diejenige des sekundären Defektes im Verlauf der Krebserkrankung einen wichtigen Zugang zum Verständnis der Pathophysiologie und der Ätiologie maligner Proliferationen. Deswegen sollte sich aus dem Studium dieser Krankheiten eine gültige Antwort auf folgende drei fundamentale Fragen ergeben:
– Gibt es eine immunologische Reaktion gegen wuchernde maligne Klone, die deren Elimination erlaubt?
– Gibt es Krebsformen bei Individuen mit selektiven Immundefekten gegen wenige Onkogene, vor allem Viren, die so lange unentdeckt bleiben, bis sich ein Malignom entwickelt?
– Gibt es Korrelationen zwischen dem Wesen des Krebses und dem Typ des humoralen, zellulären oder kombinierten Immundefektes, sei dieser nun primär oder sekundär?

Primärer Immundefekt und maligne Proliferation

Maligne Erkrankungen sind bei Patienten mit primärem Immundefekt ungefähr 100 bis 500mal häufiger als in der Normalbevölkerung (14, 45). Seit 10 Jahren wird ein Register geführt, das die klinischen, pathologisch-anatomischen und immunologischen Charakteristika dieser Fälle festhalten soll (21, 22). Die Pathogenese der Malignome ist immer noch unsicher. Sie gehen vorwiegend von den lymphoiden Organen aus, während Karzinome unverhältnismäßig selten sind.

Rolle des Immundefektes

Maligne Proliferation wurde bei praktisch allen Typen der heute klar umschriebenen primären Immundefekte festgestellt. Eine bemerkenswerte Ausnahme stellt bei den rein zellulären Defekten das DiGeorge-Syndrom dar, bei dem nur ein einziger Malignomfall beschrieben ist (s. Kap. 8). Wir werden später auf die mögliche Bedeutung dieser (im Hinblick auf die anerkannte Bedeutung des T-Zell-Systems bei der Abstoßung von Tumoren) paradoxen Tatsache zurückkommen. In Tab. 17.1 sind die z. Z. bei den wichtigsten Arten der primären Immundefekte bekannten malignen Erkrankungen ausführlich zusammengestellt.

Inzidenz

Die tatsächliche Häufigkeit von Malignomen im Laufe von Immundefekten ist schwer festzustellen, weil nicht genügend über die Anzahl der Personen mit Immundefekten und dem somit erhöhten Risiko bekannt ist. Im Internationalen Register werden alle publizierten Beobachtungen und direkt gemeldeten Fälle gezählt. Vor etwa 10 Jahren schätzte man die Inzidenz von Malignomen je nach Art des Immundefektes auf 2 bis 10%. Die höchsten Zahlen wurden für Ataxia teleangiectatica und für Wiskott-Aldrich-Syndrom angegeben, die niedrigsten für X-chromosomale Agammaglobulinämie. Wenn man auch die Zahlen aus Institutionen berücksichtigt, die zahlreiche

Patienten mit Immdunefekten betreuen, ergeben sich ähnliche Angaben über die Häufigkeit von Malignomen bei ID, und zwar liegt diese für die beiden obengenannten Erkrankungen ebenfalls zwischen 10 und 20%. Bei Patienten mit common-variable-ID (CVID), mit selektivem IgA-Mangel, mit schwerem kombiniertem Immundefekt (SCID) oder mit selektivem IgA-Mangel liegt sie dagegen bei etwa 5%. Bei rein humoralen Immundefekten sind Krebserkrankungen bedeutend seltener, wahrscheinlich sogar in der Größenordnung wie bei der Normalbevölkerung (39).

Dem Internationalen Register werden jährlich im Mittel etwa 8 neue Krebsfälle gemeldet. Dabei stellt man fest, daß sich die Art der malignen Proliferation und ihre Inzidenz bei einem besonderen Typ des Immundefektes seit der Eröffnung des Registers kaum geändert haben. Indessen bestehen bei allen derartigen Registern zahlreiche Fehlerquellen (41); z. B. stammen 5 von den 9 Sarkomen, die bei selektivem IgM-Defekt gemeldet wurden, aus derselben Quelle. Ferner wurden mehrere Malignome von Patienten mit Wiskott-Aldrich-Syndrom, die an Infektionen gestorben waren, erst zufällig bei der Autopsie entdeckt. Die Interpretation der Inzidenz von Malignomen muß den Typ und die Evolution des Immundefektes berücksichtigen. Die seltenen Beobachtungen von Malignomen im Verlauf von schweren kombinierten Immundefekten (12 Fälle) sind um so wichtiger, als die ungünstige Prognose der Grundkrankheit die Überlebenschance dieser Patienten auf wenige Monate oder Jahre beschränkt, wenn sie nicht mit einer Transplantation geheilt werden. Schließlich muß festgehalten werden, daß die Behandlungsmodalitäten für diese Patienten an sich ein vom ID unabhängiges onkogenes Risiko mit sich bringen, wofür es keine Kontrollgruppe gibt. So wurde über das Auftreten eines lymphoproliferativen Syndroms nach Behandlung mit Transferfaktor berichtet (15). Das Risiko einer Graftversus-Host-Reaction (GvHR) ist bei Patienten mit schwerem Defekt der zellulären Immunität besonders groß, wenn sie Bluttransfusionen ohne besondere Kautelen erhalten. Aus Tierexperimenten ist GvHR im Beginn maligner Proliferationen bekannt (17). Umgekehrt können für das Fehlen von Malignomen im Verlauf des DiGeorge-Syndroms, unabhängig von pathophysiologischen Konzepten, mehrere Erklärungen angeboten werden; so etwa das seltene Vorkommen dieser Spielart des Immundefektes; seine Assoziation mit Kardiopathie oder Endokrinopathie, die zu frühem Tod führen, bevor ein Krebs sich entwickeln kann; die Möglichkeit einer Heilung durch Thymustransplantation; die oft vorhandenen Thymusreste, die zur spontanen Besserung des zellulären Immundefektes führen können.

Art des Malignoms

Die kritische Analyse der Fälle von Malignomen bei ID zeigt ein klares Überwiegen der Hämatosarkome in jeder Gruppe von ID (s. Tab. 17.1). Sie bilden bei fast 60% der Kinder mit ID die Todesursache, während dies nur bei 8% der Todesfälle sonst gesunder Kinder zutrifft. Ferner überwiegen im Verhältnis zur Normalbevölkerung großzellige Sarkome, gut differenzierte Lymphosarkome oder Morbus Hodgkin. Dagegen sind großzellige Sarkome

Tabelle 17.1 Malignome bei primären Immundefektsyndromen (Frequenz in %, adaptiert nach 21)

Immundefekt	Leukämie	Hämatosarkom	Tumoren des Bindegewebes	Nervensystem	Karzinome
Ataxia teleangiectatica	23	61	4	1	11
Common-variable-ID	5	50	1	1	43
Wiskott-Aldrich-Syndrom	3	82	3	9	3
IgA-Mangel	1	30	8	7	54
Agammaglobulinämie XL	58	33	–	8	–
SCID	55	45	–	–	–
Selektiver IgM-Mangel	70	–	–	15	15

beim selektiven IgM-Defekt in der Überzahl. Beim Wiskott-Aldrich-Syndrom schließlich werden großzellige Sarkome, ein Morbus Hodgkin und eine spezielle, als „Retikuloendotheliose" bezeichnete Erkrankung hervorgehoben, welche die Milz, das Knochenmark und das Zentralnervensystem befällt. Die Zellen ähneln undifferenzierten lymphoiden Zellen oder lassen auch an Zellen aus der Monozytenreihe denken.

Beziehung zwischen Tumor und Immundefekttyp

Die behauptete Verteilung der Malignome entsprechend dem Typ des Immundefektes kann kritisiert werden. Tatsächlich ist die präzise histologische Diagnose manchmal unsicher, was sich in Bezeichnungen wie „undifferenziertes" Sarkom, Lymphoretikulosarkom, malignes Lymphom äußert. Man darf dank der neueren Fortschritte in der morphologischen Klassifikation und dank der Studien mit immunologischen Markern von Sarkomzellen hoffen, daß diese proliferativen Prozesse in naher Zukunft einem tieferen pathophysiologischen Verständnis zugänglich sein werden. Vorläufige Ergebnisse scheinen zu zeigen, daß bei Kindern mit ID sehr häufig von B-Zellen unabhängige Sarkome vorkommen (40). Ferner ist hervorzuheben, daß in der Gruppe der variablen Immundefekte des Erwachsenen einige Fälle von nodulären Lymphomen beobachtet wurden; all diesen Fällen liegt eine B-Zell-Proliferation zugrunde (6).

Das klinische Bild imponiert als disseminiertes Hämatosarkom mit Primärtumor in der Milz, in mesenterialen, zervikalen oder mediastinalen Lymphknoten, im Dickdarm, in der Wange, im Knochen, im Knochenmark oder in der Parotis (21).

Akute Leukämien wurden bei Ataxia teleangiectatica, Wiskott-Aldrich-Syndrom, variablen Immundefekten, Brutonscher Krankheit und schwerem kombiniertem Immundefekt beobachtet, meist ohne zytologische Typisierung. Indessen darf aufgrund des Vorkommens von Mediastinaltumoren oder immunologischer Untersuchungen der Blasten einzelner Leukämiefälle bei Ataxia teleangiectatica angenommen werden, daß T-Zell-Proliferationen vorwiegen (17). Dagegen konnte bei einigen Patienten mit X-chromosomaler Agammaglobulinämie und mit Wiskott-Aldrich-Syndrom bewiesen werden, daß die leukämischen Zellen von Myeloblasten oder von Myelomonozyten abstammten (22).

Bei Erwachsenen mit CVID wurde viermal eine chronische lymphatische Leukämie gefunden. Noch wichtiger scheint die Beobachtung einer chronischen lymphatischen T-Zell-Leukämie, d. h. einer seltenen Variante der lymphoiden Leukämien, bei einem Fall von Ataxia teleangiectatica (35). Hier wirkten die leukämischen Zellen in vitro unterdrückend auf die Differenzierung der B-Zellen.

Karzinome (epitheliale Malignome) kommen am häufigsten im Verdauungskanal vor (Magen, gelegentlich Ösophagus oder Kolon). Sie wurden bei Patienten mit CVID, mit selektivem IgA-Mangel oder mit Ataxia teleangiectatica beobachtet (s. Tab. 17.1). Oft treten sie gleichzeitig mit, gelegentlich auch nach einer anderen Läsion auf. Solche Läsionen sind: lymphoide noduläre Hyperplasie des Dickdarms, atrophische Gastritis mit oder ohne Perniziosa, Tumoren des Zentralnervensystems, der Mundhöhle, der Brust, der Blase, der Haut, der Parotis oder der Lunge. Dies sind meist isolierte Beobachtungen bei Erwachsenen, die vor allem an Ataxia teleangiectatica oder an CVID litten. Dabei ist eine zufällige Assoziation oft kaum auszuschließen. Indessen kann das Vorkommen eines Karzinoms des Ovars oder des Gehirns bei Ataxia teleangiectatica besondere Bedeutung haben, weil das Leiden gewöhnlich mit einer Degeneration dieser Organe einhergeht. Schließlich sind 6 Fälle von primärem ID mit multilokulären Karzinomen hervorzuheben; allerdings dürfte dies keiner statistischen Häufung gegenüber der Normalbevölkerung entsprechen (39).

Alter

Das Alter des Patienten bei der Erkrankung kann ebenso wie der histologische Typ der malignen Proliferation im Vergleich mit der Normalbevölkerung weitere wichtige Hinweise geben; z. B. werden bei Ataxia teleangiectatica lymphatische Proliferationen beinahe immer vor dem 17. Lebensjahr beobachtet, während zwischen 17 und 30 Jahren fast nur epitheliale Krebse vorkommen. Dabei entspricht die Häufigkeitsverteilung bei den Malignomen des Lymphsystems in der frühen

Kindheit etwa derjenigen in der Normalbevölkerung (ca. 25% der Malignome), während Sarkome relativ häufiger sind. Dagegen kontrastiert das Erkrankungsalter bei epithelialem Malignom solcher Patienten mit demjenigen in der Normalbevölkerung. Diese Feststellung bietet damit ein wichtiges epidemiologisches Argument für die Beziehung zwischen Immundefekt und Krebs. Bei spätmanifesten CVID entstehen Malignome in ähnlichem Alter wie in der Normalbevölkerung. Hämatosarkome sind relativ häufig, während sich die Frequenz von chronischen lymphoiden Proliferationen und von epithelialen Krebsen in verschiedenen Organen wahrscheinlich nicht von derjenigen in der Normalbevölkerung unterscheidet, d. h. daß hier Krebs und primärer Immundefekt nur zufällig zusammentreffen.

Schließlich können aus Familienbeobachtungen wichtige epidemiologische Schlußfolgerungen gezogen werden. Das Internationale Register enthält 14 Familien, in denen mindestens zwei Kinder mit primärem Immundefekt an Krebs erkrankten, davon in 12 Familien mit identischen Tumoren. Bei allen Familien außer einer litten die Kinder an identischen primären Immundefekten. Schließlich ist darauf hinzuweisen, daß bei gesunden, vermutlich heterozygoten Angehörigen aus Familien mit Ataxia teleangiectatica eine erhöhte Malignominzidenz beobachtet wurde (12).

Pathogenese

Bevor wir Hypothesen erörtern, um die Häufung von Malignomen bei primären Immundefekten zu erklären, möchten wir betonen, daß es gelegentlich diagnostisch nicht einfach ist, einen primären ID und eine maligne Wucherung präzis voneinander zu unterscheiden. So können diagnostische Elemente bei „primären" ID kritisiert werden, wie z. B. beim Thymom mit Agammaglobulinämie, wo der humorale Immundefekt erworben und als sekundäres Zeichen des Thymoms aufzufassen ist. Eine chronische myeloische Leukämie kann mit einem schweren humoralen und zellulären Defekt einhergehen, aber diese Veränderungen sind nicht mit malignen Wucherungen (wie sie bei primären Immundefekten vorkommen) gleichzusetzen, da der ID nicht eindeutig progressiv ist. So wurde ein Fall von akuter lymphoblastischer Leukämie mit schwerer Hypogammaglobulinämie publiziert (4), bei dem die immunologische Untersuchung der Blasten in vitro zeigte, daß sie die humorale Reaktion normaler B-Zellen unterdrücken konnten, so daß also der ID als sekundäre Folge der Leukämie anzusehen ist. Ferner ist hier auf die besonderen Schwierigkeiten bei der Beurteilung von Lymphknotenbiopsien bei primären ID hinzuweisen: Das Bild einer benignen follikulären Hyperplasie kann alarmierend aussehen, aber lediglich Folge einer benignen polyklonalen Proliferation von B-Lymphozyten sein, die unter der Behandlung mit Antibiotika oder mit Gammaglobulin zurückgeht (9, 31). Auch Adenopathien mit granulomatösen Anteilen können schwer zu deuten sein. Nur wenn der Patient gleichzeitig klinisch, immunologisch und histologisch beurteilt wird, kann die Diagnose einer malignen Wucherung gesichert werden.

Hypothesen zur Erklärung der Häufigkeit maligner Entartungen bei primären Immundefekten

Jede diesbezügliche Hypothese muß die erwähnten Fakten einbeziehen, daß maligne Wucherungen bei allen Typen von primären Immundefekten vorkommen und daß Malignome vorwiegend des lymphatische System betreffen.

Theorie der immunologischen Überwachung (Immunological Surveillance)

Nach dieser Hypothese werden abnorme Zellklone aufgrund abweichender Antigendeterminanten auf ihren Membranen vom Immunsystem erkannt und daraufhin eliminiert. – Abgesehen davon, daß solche Neo-Antigene nur bei einer kleinen Anzahl menschlicher Tumoren nachgewiesen werden konnten, kann die Theorie das Vorwiegen lymphoider Tumoren nicht erklären. Tatsächlich beobachtet man gerade die Malignome, die im Kindesalter sonst am häufigsten vorkommen (Neuroblastom, Nephroblastom, Retinoblastom und Rhabdomyosarkom) bei Patienten mit ID nicht. Die zahlreichen Karzinome bei Erwachsenen mit CVID widerspiegeln dagegen das Alter der Risikopopulation und nicht das zufällige Auftreten von aberranten Klonen in den verschiedenen Geweben. Schließlich gibt es kaum experimentelle Argumente, welche diese Hypothese stützen; immunsuppressive Behandlung, insbesondere mit Antilymphozytenserum, begünstigt wohl das Auftreten von Krebsen, die durch Viren oder chemische Karzinogene ausgelöst sind (20), erhöht aber die Häufigkeit von spontanen Malignomen nicht. Umgekehrt kann Thymektomie bei Mäusen aus gewissen Linien einen Schutz gegen das Auftreten von Brustkrebs bieten (27). Die Angaben über das Vorkommen von Malignomen bei axenischen „nackten" Mäusen sind widersprüchlich (29, 34). Immerhin kann man festhalten, daß bei den beiden ID mit größter Häufung maligner Proliferationen, bei Ataxia teleangiectatica und Wiskott-Aldrich-Syndrom, die Bildung zytotoxischer T-Zellen schwer gestört ist. Ferner ist daran zu erinnern, daß die Funktion der natürlichen Killerzellen (NK-Zellen) bei Immundefekten noch wenig bekannt ist (26); sicher ist sie beim Chediak-Higashi-Syndrom, wo das Auftreten lymphoider Wucherungen zur natürlichen Evolution der Krankheit gehört, schwer gestört (33).

Häufung von hämatopoietischen Tumoren

Die unverhältnismäßig häufige maligne Degeneration des blutbildenden Systems weist auf eine tiefgreifende Beeinflussung des versagenden Immunsystems durch antigene Stimulation hin. Wiederholte Infektionen könnten die maligne Transformation von ständig stimulierten Zellklonen, bei denen die normale Differenzierung von B-Zellen blockiert ist, begünstigen. Auch das Versagen normaler Regulationen durch T-Suppressorzellen oder Antikörper hoher Affinität könnte die maligne Proliferation unterstützen (24). In diesem Zusammenhang sind immunologische Untersuchungen an zwei anscheinend malignen Tumoren bei Patienten mit primären ID wichtig, da sie auf den Membranen der „malignen" Zellen polyklonale Immunglobuline nachweisen konnten, während bei allen diesbezüglich untersuchten Leukämien und Lymphomen des Menschen durchwegs monoklonale Ig-Befunde erhoben wurden. Wenn es auch am malignen Charakter dieser Tumoren klinisch keinen Zweifel gibt, bestehen doch noch Abweichungen vom heute gültigen pathogenetischen und ätiologischen Konzept des Begriffes „Krebs" (44). Wahrscheinlich könnte das Studium dieser Tumoren mit verschiedenen klonalen Markern (z. B. mit immunologischen, enzymatischen, zytogenetischen Methoden) neue und wichtige Informationen erbringen.

SCHWARTZ hat angenommen, daß eine Derepression an sich onkogener Viren im Laufe der Aktivierung des lymphatischen Systems durch antigene Stimuli erfolgen könnte und daß sich die Virusinfektion infolge mangelnder Kontrolle ausbreiten und eine maligne Erkrankung hervorrufen würde (37). Eine derartige Derepression onkogener Viren könnte auch für das Auftreten von Lymphomen nach experimentell ausgelöster Graft-versus-Host-Reaktion oder nach Organtransplantation oder von Malignomen bei Autoimmunkrankheiten verantwortlich sein (17, 37). Für die Rolle eines Virus sprechen auch folgende Befunde: Bei einem Kind mit Wiskott-Aldrich-Syndrom fand man in den Zellen eines großzelligen Sarkoms des Nervensystems ein Papovavirus (42). Die Rolle des Epstein-Barr-Virus beim „geschlechtsgebundenen lymphoproliferativen Syndrom" nach PURTILO ist gesichert; dabei prädisponiert ein familiärer ID von variabler Expression, den man bei den Müttern nachweisen kann, für die verschiedenartigen Erscheinungsbilder der EBV-Infektion: sie können von einer tödlich verlaufenden Mononucleosis infectiosa über eine Hypo- oder Agammaglobulinämie bis zum malignen Lymphom der B-Zellen reichen (32).

Beziehung zwischen Immundefekt und Malignom

Die bisher besprochenen Hypothesen setzen eine direkte Beziehung zwischen primärem Immundefekt und maligner Wucherung voraus. Man sollte aber nicht vergessen, daß andere genetische Faktoren, die sich z. B. in der unterschiedlichen Inzidenz von Malignomen bei den gesunden Familienangehörigen äußern, evtl. auch eine Rolle spielen. Ferner können Nebenwirkungen therapeutischer Maßnahmen einen Einfluß haben, und schließlich wurde auf zusätzliche Veränderungen neben dem Immundefekt wie auf die chromosomalen Anomalien bei der Ataxia teleangiectatica, bereits hingewiesen. Bei diesem Leiden wurde mehrfach beobachtet, wie Klone von Lymphozyten mit Translokation im Chromosom 14 auftraten und sich im Laufe von mehreren Jahren allmählich vergrößerten (19, 28). Diese chromosomale Störung, die auch bei anderen Lymphomen des Menschen vorkommt, ging bei einem Patienten mit Ataxia teleangiectatica mit einer chronischen lymphatischen T-Zell-Leukämie einher, während bei einem anderen keinerlei klinische Symptome einer malignen Proliferation bestanden. Mehrere Autoren haben eine Anomalie der DNA-Reparation in vitro nachgewiesen (18, 30).

Schlußfolgerungen

Die seit 20 Jahren gesammelten Fälle beweisen, daß maligne Wucherungen bei Patienten mit primärem ID zweifellos häufiger vorkommen als in der Normalbevölkerung. Die dementsprechend befürchtete Häufung von Malignomen bei Patienten unter immunsuppressiver Medikation wird tatsächlich beobachtet. Allerdings sind die pathophysiologischen Zusammenhänge noch unklar, aber man hofft, daß aus epidemiologischen und virologischen Untersuchungen und aus aufmerksamen Beobachtungen der morphologischen und immunologischen Merkmale der Tumorzellen neue Erkenntnisse gewonnen werden können. Hier ist auch darauf hinzuweisen, daß sekundäre, oft erhebliche Immundefekte bei nichtmalignen Erkrankungen (Sarkoidose, Leprose, intestinale Lymphangiektasie) keine Häufung maligner Wucherungen zeigen.

Sekundärer Immundefekt bei maligner Erkrankung

Bei malignen Erkrankungen besteht oft ein Immundefekt, besonders wenn die hämatopoietischen Organe mitbetroffen sind. Die pathophysiologischen Zusammenhänge sind aber meist unklar. Im Einzelfall liegt häufig ein kombinierter ID vor, der aber selbst bei schweren (meist infektiösen) Komplikationen oft nicht leicht abzugrenzen ist. Hier sollen deswegen nur die Fälle besprochen werden, bei denen der ID sekundär als Folge der Krebskrankheit auftritt, unabhängig vom befallenen Organ und von der verabreichten Chemotherapie.

Immundefekte bei Morbus Hodgkin

Hier sind immunologische Störungen schon seit langer Zeit bekannt. Das Negativwerden der Tuberkulinreaktion beweist eine erhebliche Störung der zellulären Immunität, die in vitro durch T-Lymphozyten (Verminderung der proliferativen Reaktion gegen Lektine oder gegen allogeneische Zellen) bewiesen werden kann (24). Selten findet man eine Lymphopenie. Die humorale Immunität ist in der Regel wenig verändert. Die von verschiedenen Autoren gefundene geringe Zahl von spontan gebildeten E-Rosetten resultiert nicht aus einer Verminderung der T-Lymphozyten, sondern aus dem Vorhandensein eines inhibitorischen Serumfaktors, der die Bildung von E-Rosetten verhindert (13). Über die prognostische Bedeutung des Immundefektes gehen die Meinungen auseinander. Er trägt zweifellos zur Häufung von Infekten bei, an denen sowohl Viren (Herpes, Herpes zoster) als auch Pilze beteiligt sind. Bei behandelten und geheilten Patienten mit M. Hodgkin persistiert die Störung der T-Zell-Funktion, die durch Chemotherapie und Radiotherapie noch aggraviert wird, während mindestens 5 Jahren.

Immundefekt bei Non-Hodgkin-Sarkom

Bei diesen Patienten beobachtet man verschiedene Immunstörungen. Sie werden vom Schweregrad der Erkrankung beeinflußt, der u. a. aufgrund des Allgemeinzustandes und der Entzündungssymptome (Labor) beurteilt werden kann. Auch hier scheint dem Immundefekt keine prognostische Bedeutung für das Malignom zuzukommen.

Immundefekt bei chronischer lymphatischer Leukämie

Hier ist sowohl die humorale als auch die zelluläre Immunität betroffen; die zelluläre Immunreaktion gegen Neo-Antigene ist gewöhnlich stark gestört, während die früher erworbene Immunität bestehen bleibt. Über die T-Zell-Funktionen findet man widersprüchliche Angaben. Ihre Zahl kann absolut normal oder erhöht sein, ihre Funktion wird teils als normal, teils als schwer gestört angegeben. Ob eine Verdünnung der normalen T-Lymphozyten durch die leukämische Population eine Rolle spielt oder ob inhärente Anomalien der T-Lymphozyten dieser Patienten vorliegen, bleibt widersprüchlich (36, 38). Hypogammaglobulinämie ist um so häufiger, je länger die

Krankheit bestanden hat, aber über ihre Pathophysiologie ist wenig bekannt. Sicher ist die absolute Anzahl der polyklonalen B-Lymphozyten stark vermindert, wobei die seltenen B-Zell-Leukämien natürlich auszuschließen sind. Wenn eine Hypogammaglobulinämie entsteht, betrifft sie gewöhnlich alle drei Ig-Klassen, so daß eine erhöhte Anfälligkeit für bakterielle Infektionen resultiert; hier ist eine Substitutionstherapie mit Gammaglobulin angezeigt.

Immundefekt bei Myelom

Hier kommen regelmäßig schwere Defekte der humoralen Immunität vor, die häufig zu bakteriellen Infektionen vor allem mit Pneumokokken und Enterobakterien (Pyocyaneus) führen. Je nach dem klinischen Bild wird man eine Substitution mit Gammaglobulin beginnen. Impfungen, insbesondere gegen Pneumokokken, sind in der Regel nutzlos, und nur in seltenen Fällen kann auch bei Myelompatienten eine schwache Antwort auf gewisse Serotypen von Pneumokokken beobachtet werden (25). Die genaue Ursache dieses Immundefektes ist unklar. Man hat dafür nacheinander die Verdrängung der normalen Plasmazellen, das Vorhandensein einer Suppression durch Monozyten und ein zirkulierendes Chalon, das die Differenzierung der B-Lymphozyten zu Plasmozyten verhindern würde, verantwortlich gemacht (1, 5). Es ist festzuhalten, daß ein Mechanismus zur Suppression der Antikörperbildung nachgewiesen werden konnte, der beim Myelom des Menschen und dem der Maus identisch ist (46). Dabei wurde gezeigt, daß die Plasmozyten einen makrophagen-aktivierenden Faktor sezernieren; die Makrophagen ihrerseits geben nun eine Substanz ab, die direkt oder indirekt (d.h. durch Vermittlung der T-Lymphozyten) die Immunglobulinproduktion durch B-Lymphozyten vermindert.

Zweitmalignome

Der sekundäre Immundefekt bei Blutkrankheiten scheint das Auftreten eines zweiten Malignoms nicht zu begünstigen. Die Angaben über eine Erhöhung der Krebshäufigkeit bei Patienten mit chronischer lymphatischer Leukämie sind widersprüchlich, besonders in bezug auf den Hautkrebs. Dagegen wird das spätere Auftreten von akuter myeloischer Leukämie bei Myelompatienten anscheinend durch die Chemotherapie gefördert; es könnte aber auch zum natürlichen Verlauf der Krankheit gehören (43).

Andere Malignome

Außerhalb der malignen Blutkrankheiten werden Störungen der Immunität vor allem im Stadium der metastatischen Krebsaussaat beobachtet. Bei gewissen Erkrankungen soll die Prognose günstiger sein, wenn die Streuung der Krankheit nicht mit einem nachweisbaren Defekt der humoralen oder zellulären Immunität einhergeht, aber eigentlich weiß man kaum etwas über die Pathophysiologie dieses Immundefektes. Man meint gewisse Mechanismen erkennen zu können, wie die Freisetzung von Tumorantigenen, die zur Bildung zirkulierender Immunkomplexe führt (diese würden dann als Immunmodulatoren wirken), oder auch die Sekretion von Substanzen mit immunsuppressiver Aktivität durch Tumorzellen, wie z. B. das α_1-Fetoprotein bei primären Hepatomen oder bei embryonalen Dysgerminomen (11). Ferner wurden gewisse lösliche Faktoren im Serum oder im Urin von Krebspatienten gefunden, welche die Immunfunktionen unterdrücken könnten, wie CRP, α_2-Makroglobulin und Ferritin. Aufgrund dieser Feststellungen wurden Einzelfälle mit Plasmapheresen behandelt, allerdings mit unsicheren Resultaten.

Kaposi-Sarkom

Als Spezialfall muß in Betracht gezogen werden, daß ein und dasselbe Agens sowohl den Immundefekt als auch den Krebs erzeugt. So wird beim Hämangiosarkom nach Kaposi bei Homosexuellen angenommen, daß einem Virus (Zytomegalovirus?) eine zentrale Rolle in der Pathogenese des ID (AIDS) und des Krebses zukomme (8) (s. Kap. 14). Derartige Spezialbefunde werden vielleicht zu einem besseren Verständnis der Beziehung zwischen Immundefekt und Krebs beitragen.

Vorbestehender latenter Immundefekt

Man könnte sich ebenfalls fragen, ob ein unvollständiger Immundefekt, der schon vor der Krebserkrankung besteht, ihre Entwicklung begünstigt. Diese Hypothese ist schwer zu beweisen oder auszuschließen; die hohe Malignominzidenz in gewissen Familien, die mit immunologischen Anomalien einhergeht, spräche in diesem Sinne (2, 10). Bis jetzt konnte die Suche nach einer genetischen Prädisposition, z. B. in Beziehung zu bestimmten HLA-Antigenen, nicht klar bewiesen werden.

Therapeutische Versuche

Beim jetzigen Stand der Forschung erscheint es gerechtfertigt, Immunmodulatoren versuchsweise zur Beeinflussung gewisser Malignome einzusetzen; sie sollen spezifische oder häufiger unspezifische Wirkungen haben. Man kann heute kaum behaupten, daß die beobachteten günstigen Resultate direkt auf die angestrebten Veränderungen der Immunlage zu beziehen sind, aber ein vertieftes Verständnis der pathophysiologischen Zusammenhänge zwischen sekundären ID und Krebs sollte in Zukunft eine besser gezielte Benutzung der Möglichkeiten einer Immuntherapie gestatten.

Literatur

1 Bhoopalam, N., V. Yakulis, N. Costea, P. Heller: Surface immunoglobulins of circulating lymphocytes in mouse plasmacytoma. II. The influence of plasmacytoma RNA on surface immunoglobulins of lymphocytes. Blood 39 (1972) 465–471
2 Blattner, W. A., J. H. Dean, J. F. Fraumeni: Familial lymphoproliferative malignancy: clinical and laboratory follow-up. Ann. intern. Med. 90 (1979) 943–944
3 Borzy, M. S., R. Hong, S. D. Horowitz, E. Gilbert, D. Kaufman, W. De Mendonca, V. A. Oxelius, M. Dictor, L. Pachman: Fatal lymphoma after transplantation of cultured thymus in children with combined immunodeficiency disease. New. Engl. J. Med. 301 (1979) 565–568
4 Broder, S., D. Poplack, J. Whang-Peng, M. Durm, C. Goldman, L. Munl, T.A. Waldmann: Characterization of a suppressor cell leukemia evidence for the requirement of a two T cell interaction in the development of human suppressor effector cells. New Engl. J. Med. 298 (1978) 66–72
5 Broder, S., R. Humphrey, M. Durm: Impaired synthesis of polyclonal (non-paraprotein) immunoglobulins by circulating lymphocytes from patients with multiple myeloma: role of suppressor cells. New Engl. J. Med. 293 (1975) 887
6 Brouet, J. C., J. L. Preud'homme, M. Seligmann: Lymphocyte membrane markers in B cell proliferations and human non Hodgkin's lymphomas. In Wybran, J., M. R. Staquet: Clinical Tumor Immunology. Pergamon, Oxford 1976 (pp. 123–130)
7 Cameron, E., R. S. Seshadri, K. R. Mohan Pai, P. H. Dent: Study lymphoblasts in ataxia telangiectasia. J. Pediat. 91 (1977) 269–271
8 CDC: New Engl. J. Med. 306 (1981) 248–252
9 Cooper, M. D., A. R. Lawton, D. E. Bockmann: Agammaglobulinemia with B lymphocytes. Specific defects of plasma cell differentiation. Lancet 1971/II, 791–793
10 Creagan, E. T., J. F. Fraumeni: Familial gastric cancer and immunologic abnormalities. Cancer 32 (1973) 1325–1331
11 Dattwyler, R. J., R. A. Murgita, T. B. Tomasi: Binding of foeto-protein murine T cells. Nature 256 (1975) 656
12 Epstein, W. L., H. H. Fudenberg, W. B. Reed, E. Boder, R. P. Sedwick: Immunologic studies in ataxia telangiectasia. I. Delayed hypersensitivity and serum immune globulin levels in probands and first degree relatives. Int. Arch. Allergy 30 (1966) 15–29
13 Fudenberg, H. H.: Genetically determined immune deficiency as the predisposing cause of „autoimmunity" and lymphoid neoplasia. Amer. J. Med. 51 (1971) 295
14 Gatti, R. A., R. A. Good: Occurence of malignancy in immunodeficiency diseases. Cancer (Philad.) 28 (1971) 89–98
15 Gelfand, E. N., R. Baumel, J. Huter, M. C. Grookston, K.H. Shumak: Polyclonal gammopathy and lymphoproliferation after transfer factor in severe combined immunodeficiency disease. New Engl. J. Med. 289 (1973) 1385–1389
16 Gershwin, M. E., A. D. Steinberg: Loss of suppressor function as course of lymphoid malignancy. Lancet 1973/II, 1174–1176
17 Gleichmann, E., H. Gleichmann, R. S. Schwartz, A. Weinblatt, Y. K. Armstrong: Immunologic induction of malignant lymphoma: identification of donor and host tumors in the graft-versus-host model. J.Nat. Cancer Inst. 54 (1975) 107–116
18 Hand, R.: Human DNA replication: fiber autoradiographic analysis of diploid cells from normal adults, Fanconi's anemia and ataxia telangiectasia. Hum. Genet. 37 (1977) 55–64
19 Hetch, F., B. McCaw, R. D. Koler: Ataxia telangiectasia: clonal growth of translocation lymphocytes. New Engl. J. Med. 289 (1973) 286–291
20 Hirsch, M. S., F. A. Murphy: Effects on anti-thymocyte serum on Rauscher virus infection of mice. Nature 218 (1968) 478–479
21 Kersey, J. H., B. D. Spector, R. A. Good: Primary immunodeficiency diseases and cancer: the immunodeficiency cancer registry. Int. J. Cancer 12 (1973) 333–347
22 Kersey, J. H., B. D. Spector, R. A. Good: Cancer in children with primary immunodeficiency diseases. J. Pediat. 84 (1974) 263–264
23 Kirkpatrick, C. H.: Cancer and immunodeficiency diseases. In Bergsma, D.: Cancer and Genetics. Birth Defects 12 (1976) 61–78
24 Lang, J. M., M. M. Tongio, F. Oberling, S. Mayer: Mixed lymphocyte reaction as assay for immunological competence of lymphocytes from patients with Hodgkin's disease. Lancet 1967/I, 1261
25 Lazarus, H. M., M. Lederman, H. Lubin, G. H. Herzig, G. Schiffman, P. Jones, A. Wine, H. M. Rodman: Pneumococcal vaccination: the response of patients with multiple myeloma. Amer. J. Med. 69 (1980) 419–423

26 Lewis, W. R., A. M. Dattner, J. S. Shaw: Selective defects in T cell function in ataxia-telangiectasia devis WR AM shaw J. S. Clin.exp. Immunol. 37 (1978) 44-49
27 Martinez, C.: Effects of early thymectomy on development of mammary tumours in mice. Nature 203 (1964) 1188
28 McCaw, B. K., F. Hetch, D. G. Harnden, R. Teplitz: Somatic rearrangement of chromosome 14 in human lymphocytes. Proc. Acad. Sci. 72 (1975) 2071-2075
29 Outzen, H. C., R. P. Custer, G. J. Eaton, R. T. Prehn: Spontaneous and induced tumor incidence in germfree „nude" mice. J. Reticuloendoth. Soc. 17 (1975) 1-9
30 Paterson, M. C., B. P. Smith, P. H. M. Lohman, A. K. Anderson, L. Fishman: Defective excision repair of gamma ray-damaged DNA in human (ataxia telangiectasia) fibroblasts. Nature 260 (1976) 444-446
31 Preud'homme, J. L., M. Seligmann: Primary immunodeficiency with increased numbers of circulating B lymphocytes contrasting with hypogammaglobulinemia. Lancet 1972/I, 442
32 Purtilo, D. T., K. Sakamoto, V. Barnabel, J. Seeley, G. Bechtold, Rogers, J. Yetz, S. Harada: Epstein-Barr virus induced diseases in boys with the X-linked lymphoproliferative syndrome (XLP) update on studies of the registry. Amer. J. Med. 73 (1982) 49-56
33 Roder, J. C., T. Haliotis, M. Klein, S. Korec, J. Jett, J. Ortaldo, R. B. Herteman, P. Katz, A. S. Fauci: A new immunodeficiency disorder in humans involving N.C. cells. Nature 284 (1980) 553
34 Rygaard, J., C. O. Povlsen: Is immunological surveillance not a cellmediated immune function. Transplantation 17 (1974) 135-136
35 Saxon, A., R. H. Stevens, D. Golde: Helper and suppressor T-lymphocyte leukemia in ataxia telangiectasia. New Engl. J. Med. 29 (1979) 700-704
36 Shultz, E. F., S. Davis, A. D. Rubin: Further characterization of the circulating cell in chronic lymphocytic leukemia. Blood 48 (1976) 223-234
37 Schwartz, R. S.: Immunoregulation, oncogenic viruses, and malignant lymphomas. Lancet 1972/I, 1266-1269
38 Smith, J. L., D. G. Cowling, C. R. Basker: Response of lymphocytes in chronic lymphocytic leukaemia to plant mitogens. Lancet 1972/I, 229-233
39 Spector, B. D., G. S. Perry, R. A. Good, J. H. Kersey: Immunodeficiency diseases and malignancy. In Twomey, J., R. A. Good: Comprehensive Immunology, vol.4. The Immunopathology of Lymphoreticular Neoplasms. Plenum, New York 1978 (pp. 203-222)
40 Spector, B. D., G. S. Perry, K. J. Gajl-Peczaska, P. Coecia, M. E. Nesbit, J. H. Kersey: Malignancy in children with and without genetically determined immunodeficiencies. Proceedings of the 1977 Birth Defects Conference Memphis, Tennessee. National Found. Birth Defects (1977) 452
41 Stutman, O.: Immunodepression and malignancy. In Klein, G., S. Weinhouse: Advances in Cancer Research. 22 (1975) 261-422
42 Takemoto, K. K., A. S. Rabson, M. F. Mullarkey, R. M. Blaese, G. F. Garon, D. Nelson: Isolation of papovavirus from brain tumors and urine ot a patient with Wiskott-Aldrich syndrome. J. Nat. Cancer Inst. 53 (1974) 1205-1207
43 Tursz, T., G. Flandrin, J. C. Brouet, M. Seligmann: Coexistence d'un myélome et d'une leucémie granuleuse en l'absence de tout traitement. Étude de quatre observations. Nouv. Rev. franç. Hematol. 14 (1974) 693-704
44 Virelizier, J. L, G. Lenoir, C. Griscelli: Persistent Epstein-Barr virus infection in a child with hypergammaglobulinemia and immunoblastic proliferation associated with a selective defect in immune interferon secretion. Lancet 29 (1978) 231-234
45 Waldmann, T. A., W. Stroberg, R. M. Blaese: Immunodeficiency disease and malignancy. Various immunologic deficiencies of man and the role of immune processes in the control of malignant disease. Ann. intern. Med. 77 (1972) 605-628
46 Zolla-Pazner, S.: Immunodeficiency induced by plasma cell tumors: comparison of findings in human and murine hosts. In Potter, M: Progress in Myeloma. Elsevier, North Holland, Amsterdam 1980 (pp. 171-184)

Kapitel 18
Immunologische Veränderung durch Immunsuppressiva

J.-F. Bach

Immunsuppressive Substanzen verschiedener Art werden Patienten mit Autoimmunkrankheiten oder Immunkomplexkrankheiten oder Empfängern von Organtransplantaten, vor allem Niere und Knochenmark, verabreicht. Die klinische Anwendung dieser Medikamente, deren Wirkungsmechanismus oft nur ungenau bekannt ist, wirft bei Indikationen mit meist unvollständig umschriebenen immunologischen Grundlagen viele Probleme auf. Vom klinischen Standpunkt aus, den wir hier nicht diskutieren werden, stellt sich die Frage nach der Auswahl des Produktes, nach der Dosierung und Applikationsart (kontinuierlich oder diskontinuierlich) sowie nach den toxischen Nebenwirkungen, die für jedes Medikament anders sind. Aber außer diesen praktischen Problemen, für die meist nur eine empirische Lösung angeboten werden kann, stellt sich eine ganze Reihe von vorwiegend theoretischen Fragen, die jedoch wichtige Rückwirkungen auf die klinische Praxis haben werden. Für jedes einzelne Produkt muß man bei jedem besonderen Patienten nach der immunmodulatorischen Wirksamkeit fragen, wie auch nach dem Mechanismus der Immunsuppression (biochemische Einwirkung, Zielzelle und Wirkungsart auf dem Zellniveau) beim jeweils angewandten Dosierungsschema.

In diesem Sinne werden wir die wichtigsten immunsuppressiven Agentien, die zur Zeit in der Klinik gebraucht werden, Revue passieren lassen.

Azathioprin (Imurek, Imurel)

Chemische Grundlagen

Azathioprin (Az) ist chemisch ein Hypoxanthinanalog. Es wirkt in Form eines seiner Metaboliten, der Thioinosinsäure, die durch das Enzym Hypoxanthin-Guanin-Phosphoribosyl-Transferase (HGPRTase) nach Umwandlung in 6-Mercaptopurin (6-MP) daraus freigesetzt wird. Über die immunsuppressive Wirkung des Az im Vergleich mit 6-MP, die sich molar entsprechen, wurden widersprüchliche Angaben publiziert. Az wird durch Xanthinoxidase zu Thioharnsäure abgebaut, weshalb man bei Patienten, die gleichzeitig Allopurinol (=Zyloric) erhalten, Az in geringerer Dosis verabreichen muß.

Biochemische Wirkung

Diese ist bei Az bei weitem nicht so klar, wie man lange Zeit meinte. Die Thioinosinsäure kann sicher auf verschiedenen Stufen die DNS-Synthese beeinflussen, vor allem durch Hemmung der De-novo-Synthese von Purin in einem komplexen Mechanismus, in den mehr als 10 Enzyme eingreifen, aber dies ist offensichtlich nicht alles; auch dem Imidazolring, der dem Hypoxanthin ähnlich ist, kommt zweifellos eine wichtige Rolle zu. Die Bindung von Zwischenprodukten an gewisse Aminosäuren in Zellmembranproteinen könnte ihre Wirkung beeinflussen; und schließlich kann man sich eine zugegebenermaßen noch hypothetische und schlecht definierte Interferenz mit dem Adenosinstoffwechsel vorstellen. Wir möchten hier daran erinnern, daß zwei kongenitale IDS durch Enzymanomalien bedingt sind, die genau diese Schlüsselstelle des Purinstoffwechsels betreffen, nämlich die Adenosin-Desaminase, die Adenosin und Inosin umwandelt, und die Nucleotidyl-Phosphorylase, welche Inosin zu Hypoxanthin abbaut.

Die Zielzelle

Makrophagen und Monozyten scheinen nicht das wichtigste Ziel des Az zu sein, wenn man von zwei isolierten Untersuchungsreihen absieht: die eine davon zeigt eine Derepression der Monozytenproduktion bei der Ratte, die andere eine Hemmung der Monozyten in der verzögerten Überempfindlichkeitsreaktion des Meerschweinchens. In bezug auf die T- und B-Lymphozyten ist die Diskussion lebhafter. Einige vereinzelte Experimente lassen eine selektive Einwirkung der T-Zellen auf die B-Lymphozyten vermuten. Vorwiegend zeigen jedoch die Untersuchungen bei Menschen und Versuchstieren, daß Az auf die T-Lymphozyten wirkte. Vor allem bei niedrigen Dosen sind in vivo und in vitro die von T-Lymphozyten abhängigen Reaktionen stärker gehemmt als die von B-Zellen abhängigen Antworten. Die besonders günstige Wirkung des Az auf Organtransplantate erklärt seine weitverbreitete Anwendung, die sich nach wie vor fast ausschließlich auf diese Indikation beschränkt. Auch bei der Antikörperbildung wurde gezeigt, daß Az die Reaktionen gegen thymusabhängige Antigene, welche die Mitwirkung von T-Helferzellen erfordern, deutlicher unterdrückt als die Antworten auf thymusabhängige Antigene. Alle diese Argumente sprechen also klar dafür, daß Az vorwiegend auf T-Lymphozyten einwirkt. Im gleichen Sinne sind die vereinzelten Studien über Marker zu deuten, die eine unterschiedliche Wirkung des Medikamentes auf B- und T-Zellen zeigen; im besonderen gibt es bei der normalen Maus eine Population von Milzzellen, welche mit Schafserythrozyten Rosetten bilden und die durch Az gehemmt werden können, und dementsprechend hebt die Thymektomie diese Empfindlichkeit gegen Az auf. Allerdings muß man sich vor zu groben Vereinfachungen hüten. So werden B-Zellen in einzelnen Fällen wahrscheinlich auch beeinflußt, indem bei der Antikörperreaktion in vitro mit ausschließlicher Hemmung der thymusabhängigen Reaktionen das Az anscheinend selektiv die Empfindlichkeit der B-Zellen gegenüber Signalen der T-Helferzellen herabsetzt. Da es aber verschiedene Subpopulationen der T-Zellen gibt, bleibt noch viel zu tun, um die in einer gegebenen Situation jeweils vorwiegend betroffene T-Zell-Art zu identifizieren. Manche Resultate zeigen, daß in gewissen Fällen auch T-Suppressorzellen gehemmt werden können, so daß in der Folge die immunsuppressiven Wirkungen neutralisiert oder sogar umgekehrt werden, was das Problem noch weiter kompliziert. Dies erklärt aber die alte Beobachtung, daß 6-MP, wenn es vor einem Antigen gegeben wird, die Antikörpersynthese eindeutig verstärkt.

Wirkungsmodus

Es ist wichtig zu untersuchen, wie Az auf die Zelle einwirkt. Aufgrund der erwähnten biochemischen Beeinflussung der Nukleinsäuresynthese wäre a priori anzunehmen, daß Az die Zellteilung hemmt und demnach auch die Differenzierung der Lymphozyten nach Antigenerkennung. Aber wie wir gesehen haben, sind nicht nur biochemische Reaktionen wichtig, sondern wir verfügen außerdem über einige experimentelle Daten zur Beeinflussung der Zellen, die z. T. mit einer nur antimitotischen Wirkung des Az schwer vereinbar sind. Dazu gehört, daß Az rasch, nämlich innerhalb von 60 Minuten, auf bestimmte Membranmarker einwirkt, d. h. bevor irgendein antiproliferativer Effekt einsetzen könnte. Ferner werden Immunreaktionen in vitro gehemmt, wie z. B. die gemischte Lymphozytenreaktion und die Antikörperbildung, jedoch nur dann, wenn Az in den ersten 24 Stunden auf die Kultur einwirkt; d. h. also in einem Zeitpunkt, bevor die Zellproliferation einsetzt. Es ist schwierig und zweifellos noch verfrüht, einen Wirkungsmechanismus vorzuschlagen, der in klarer Weise die klassische Hypothese eines antiproliferativen Effektes ersetzen könnte, aber man kann doch nachdrücklich die „nichtkonventionellen" Effekte des Az betonen, deren Angriffspunkt zweifellos vorwiegend die Lymphozytenmembran sein dürfte (vielleicht durch Verhinderung der Antigenerkennung). Weiter ist darauf hinzuweisen, daß die Wirkung des Az im wesentlichen reversibel ist, so daß Lymphozyten von Patienten, die mit Az behandelt werden, bei Kultur in vitro eine praktisch normale Immunkompetenz aufweisen; dabei müssen aber die Kulturen in einem Az-freien Milieu angesetzt werden. Mit anderen Worten behält Az seine immunsuppressive Wirkung nur solange, als die Lymphozyten in seiner Gegenwart gehalten werden, und der immunsuppressive Effekt verliert sich, sobald die Behandlung aufhört. Wir haben oben gesehen, daß es infolge Hemmung der T-Suppressorzellen während einiger Tage sogar eine Periode der immunologischen Hyperreaktivität geben kann.

Immunologische Patientenüberwachung

Die Kontrolle der mit Az behandelten Patienten stellt so hohe Anforderungen, daß sie beim heutigen Stand unserer Kenntnisse praktisch noch kaum realisierbar ist. Die oben diskutierten Argumente erklären, warum die üblichen Methoden (wie Marker-und Funktionsbestimmungen) versagen. Vor allem fehlt ein direkter Erschöpfungseffekt auf eine Lymphozytensubpopulation, und ferner ist die Hemmung der Lymphozytenfunktionen reversibel. Dementsprechend fallen diese Tests bei Individuen, die Az allein bekommen, meistens normal aus; dies sogar bei Dosen von 3 mg/kg, die als sicher immunsuppressiv bekannt sind, da sie z. B. die Abstoßung eines Nierentransplantates verhindern.

Cyclophosphamid (Endoxan, Cytoxan = CTX)

Chemische Grundlagen

Cyclophosphamid ist ein alkalierendes Agens aus der gleichen Gruppe wie Chlorambucil (Chloraminophen) und Melphalan (Alkeran). CTX ist z. Z. zweifellos das meistgebrauchte Alkylans. Chlorambucil soll zwar weniger toxisch sein, wird aber auch als weniger wirksam angesehen, besonders in den Ländern außerhalb Frankreichs. Umgekehrt ist Melphalan toxischer, und sein Indikationsbereich ist im wesentlichen auf die Behandlung des multiplen Myeloms beschränkt. Der Umsatz des Endoxans ist schnell, so daß die Immunkompetenz sich auch nach sehr großen Dosen rasch wieder erholt. Dem rapiden Katabolismus geht eine Aktivierung der Leber voraus, die auch zur vollen Entfaltung der immunsuppressiven Wirkung unerläßlich ist. Endoxan wirkt in vitro nicht; einer seiner aktiven Metaboliten, das 4-Hydroxy-Cyclophosphamid, kann jedoch für In-vitro-Experimente eingesetzt werden.

Biochemische Wirkung

CTX alkyliert die DNS an einem oder mehreren Orten, wobei die Intensität dieser Reaktion zur verabreichten Endoxanmenge direkt proportional ist. Bei geringen Dosen werden also nur einzelne DNS-Abschnitte alkyliert, und das Molekül bleibt funktionell intakt. Mittlere Dosen machen das Molekül funktionell unwirksam, aber seine Wiederherstellung ist wenigstens teilweise möglich. Nach Gabe von sehr großen Dosen führt die schwere Veränderung der DNS zum Absterben der Zelle.

Die Zielzelle

Aus zahlreichen Untersuchungen der letzten 10 Jahre kann man heute eindeutig schließen, daß die folgenden Lymphozytensubpopulationen in absteigender Reihenfolge durch CTX geschädigt werden: die T-Suppressorzellen, die B-Zellen, die T-Helferzellen und schließlich die zytotoxischen T-Zellen. Die Makrophagen werden wie alle Leukozyten durch sehr große Dosen CTX ebenfalls betroffen, aber im Bereich therapeutischer Dosen alkylierender Substanzen wird ihre Anzahl und ihre Funktion relativ wenig beeinträchtigt. Diese besondere Empfindlichkeit der T-Suppressorzellen erklärt, daß man mit kleinen CTX-Dosen (1 oder 2 Injektionen von 20–50 mg/kg bei der Maus) eine eindeutige Verstärkung der Reaktionen der verzögerten Überempfindlichkeit und eine Zunahme der Produktion gewisser Antikörper, die insbesondere der Klasse IgE angehören, erreicht. Dieser Verstärkungseffekt ist besonders deutlich, wenn CTX vor einem Antigen gegeben wird, so daß es mit der Entwicklung der Immunantwort selbst nicht interferiert. Wir haben in der Einleitung darauf hingewiesen, daß man als Grundlage dieser Verstärkung der verzögerten Überempfindlichkeitsreaktionen eine Unterdrückung der Antikörperbildung vermutet. Sie könnte eine physiologische Immunmodulation bewirken, die evtl. auf der Suppression der Bildung von Immunkomplexen beruht. Diese Interpretation muß jedoch deswegen ausgeschlossen werden, weil die verzögerte Reaktion auch ohne Verminderung der Antikörperbildung verstärkt gefunden wird. Später wurde in vitro eine direkte Einwirkung von 4-Hydroperoxy-CTX auf die T-Suppressorzellen nachgewiesen.

Eine weitere Komplikation des Problems ergab sich neuerdings aus der Auftrennung der T-Suppressorzellen in mehrere Subpopulationen, die gegen CTX empfindlich sind.

Die Empfindlichkeit der B-Zellen, besonders der in Differenzierung begriffenen, erklärt die massive Wirkung von CTX auf die Produktion von Antikörpern und auf die Ontogenese der Bursa fabricii. Es ist. z. Z. das leistungsfähigste Mittel zur Unterdrückung der Produktion von thymusabhängigen oder thymusunabhängigen Antikörpern, und es ermöglicht sogar eine spezifische Toleranzbildung, wenn es zugleich mit dem Antigen gegeben wird. Ferner induziert es bei Injektion in das bebrütete Hühnerei beim Keimling eine Atrophie des lymphoepithelialen Differenzierungsorgans der B-Lymphozyten, der Bursa fabricii, so daß im späteren Leben eine Agammaglobulinämie auftritt. Diese hohe Empfindlichkeit der B-Lymphozyten auf CTX kann durch das Studium von B- und T-Markern nach Injektion einer großen Dosis des Medikaments in Mäuse festgestellt werden; bei den eher geringen Dosen, die man beim Menschen braucht, ist sie jedoch numerisch weniger offensichtlich.

Die anderen Lymphozytenkategorien, nämlich die T-Helferzellen, die Lymphokine bildenden Zellen und die zytotoxischen T-Zellen, sind durch therapeutische Dosen von CTX wenig betroffen, sicher deutlich weniger als T-Suppressorzellen und B-Zellen. Hohe Dosen schädigen allerdings sämtliche T-Zellen. Deswegen müssen Mäuse, denen hohe Dosen CTX (300 mg/kg) injiziert werden, gleichzeitig auch Thymus- und Knochenmarkszellen erhalten, um ihre Fähigkeit zur Antikörperbildung gegen thymusabhängige Antigene wie Schafserythrozyten wiederherzustellen. Ferner kann wiederholte Behandlung mit mittleren CTX-Dosen die ausschließlich oder vorwiegend von T-Zellen abhängige Immunreaktion unterdrücken, d. h. die Abstoßung von Organtransplantaten, die Graft-versus-Host-Reaktion und die Reaktionen der verzögerten Überempfindlichkeit.

Wirkungsmodus

Auf zellulärer Ebene scheint CTX durch die erwähnte Alkylierung der DNS im wesentlichen antiproliferativ und zytolytisch zu wirken. Am intensivsten werden in Teilung begriffene Zellen betroffen. So können Zellen, die durch ein Antigen zur Differenzierung und Teilung veranlaßt wurden, durch CTX in hohen Dosen sogar langfristig geschädigt oder ganz vernichtet werden, wenn das Medikament genau im Höhepunkt der Proliferation der T- und B-Zellen injiziert wird. Die B- und T-Lymphozytenklone, welche das in Frage stehende Antigen erkennen, werden viel länger spezifisch ausgeschaltet als die globale unspezifische Immunsuppression anhält.

CTX unterscheidet sich als vorwiegend antimitotisches Mittel dadurch vom Az, daß seine Wirkung auf den Zellkern beschränkt ist und irreversibel zum Zelltod führt. Die Zellregeneration hängt eng von der verabreichten Dosis ab; bei hohen Dosen ist sie stark verzögert oder ganz unmöglich, und ein so behandeltes Tier kann nur dank einer Transplantation von hämatopoietischem Gewebe überleben. Bei hohen oder mittleren Dosen beginnt die Zellregeneration schon nach 3 – 8 Tagen, und sie kann zu einer interessanten, einige Tage dauernden Periode von Hyperzellularität führen, die manchmal mit dem Erscheinen einer unspezifischen Suppressorfunktion einhergeht.

Immunologische Patientenüberwachung

Die Voraussetzungen zur Therapiekontrolle sind bei den mit CTX behandelten Kranken besser als bei Az, da aufgrund von In-vitro-Testen die vorwiegende Erschöpfung oder Aktivierung einer Zellsubpopulation erkennbar ist. So findet man bei Stimulation mit Concanavalin A eine Verminderung der T-Suppressoraktivität, während nach hoher CTX-Dosierung auch die Reaktion auf Mitogene erniedrigt ist, wobei allerdings die Verminderung von einem Patienten zum anderen sehr verschieden ausgeprägt ist. Auch die Untersuchung der Marker für B- und T-Zellen (Membranimmunglobuline, E-Rosetten, monoklonale Anti-T-Antikörper) gibt zur Zeit keine besseren Resultate. Wir müssen also zugeben, daß momentan keine einfachen und objektiven Methoden zur Messung der immunsuppressiven Wirkung des CTX zur Verfügung stehen. Die besonders hohe Empfindlichkeit der T-Suppressorzellen ist beunruhigend, weil CTX vor allem bei Leiden mit vermutlichem Defizit der T-Suppressorzellen eingesetzt wird, bei denen eine Unterdrückung gerade dieser Funktion ungünstig, ja deletär sein könnte. Neben der erwünschten Hemmung der B-Zellen durch CTX muß man bei bestimmten Patienten mindestens theoretisch eine negative Wirkung als Folge dieser Hemmung der T-Suppressorzellen vermuten. An diese Möglichkeit sollte man denken, wenn die erwartete klinische Wirkung ausbleibt. Solche Unsicherheiten könnten nur durch ausführliche Untersuchungen der Lymphozytenfunktionen und -marker von Patienten unter CTX-Therapie behoben werden; derartige Studien liegen heute noch nicht vor.

Corticosteroide

Corticosteroide (CS), besonders Glucocorticoide werden in weitem Umfang für die Behandlung zahlreicher Immunkrankheiten eingesetzt. Mit Recht hat man aber eine authentische immunsuppressive Wirkung angezweifelt; CS unterdrücken beim gesunden Menschen weder die primäre (de novo) noch die anamnestische Immunreaktion; denn viele von den beobachteten klinischen Auswirkungen können aus einer einfachen antiinflammatorischen Wirkung erklärt werden. Dieser Einwand gilt übrigens ganz allgemein, d. h. er trifft in weniger scharfer Form auch auf die anderen in diesem Kapitel besprochenen immunsuppressiven Substanzen zu. Immerhin kann anerkannt werden, daß durch CS-Behandlung die Bildung von Autoantikörpern oft rapide vermindert wird, weshalb CS in dieser Situation wirklich als immunsuppressive Substanzen anzusehen sind.

Biochemische Wirkung

Die CS binden sich mit hoher Affinität an spezifische zytoplasmatische Rezeptoren. Es gibt aber keine klare Korrelation zwischen der Rezeptorzahl auf einer bestimmten Lymphozytenpopulation und deren CS-Empfindlichkeit. Der Steroidrezeptorkomplex wandert in den Zellkern, wo er durch Interaktion mit DNS zur Hemmung der Proteinsynthese führt. Nach neueren Angaben sollen CS die Synthese eines immunregulierenden Proteins, des Macrocortin, induzieren.

Die Zielzelle

Bisher kann nicht eine bestimmte Zellart angegeben werden, auf die sich die CS-Wirkung richtet. Makrophagen und Monozyten sind sicher beteiligt, an T-Lymphozyten kann man funktionelle Veränderungen finden, die aber systematisch schlecht erfaßt sind. Dagegen scheinen B-Lymphozyten resistent zu sein.

Wirkungsmodus

Der zelluläre Angriffspunkt der CS ist paradoxerweise relativ schlecht bekannt, wenn man ihre große Verbreitung und die entsprechend große Anzahl von diesbezüglichen Arbeiten in Betracht zieht. Die für kortikale Thymozyten nachgewiesene lymphozytolytische Wirkung ist anscheinend von untergeordneter Bedeutung. Wichtiger dürfte eine Veränderung der zirkulierenden Lymphozyten sein (und allgemeiner der Leukozyten). Es wurde im besonderen gezeigt, daß Prednisolon im Knochenmark eine rasche Umverteilung mit transitorischer Sequestration der zirkulierenden T-Lymphozyten bewirkt, welche die Ursache der Blutlymphopenie ist. Die Beeinträchtigung der Lymphozytenfunktionen, die in vitro mit geringen CS-Konzentrationen eindeutig nachweisbar ist, kann in vivo nur schwer analysiert werden. Eine direkte antimitotische Wirkung ist durch die erwähnte Hemmung der Proteinsynthese nur teilweise erklärt. Ferner scheint es, daß die Produktion gewisser Lymphokine vermindert ist, insbesondere des Interleukin 2, und auch die Empfindlichkeit von Lymphozyten oder Makrophagen gegenüber Lymphokinen soll herabgesetzt sein. Ganz allgemein ist auch auf die Beeinflussung der Makrophagen durch CS hinzuweisen, die gewisse sekundäre Effekte auf Lymphozyten erklärt.

Immunologische Patientenüberwachung

Es gibt keine sicheren Kriterien zur Kontrolle der mit CS behandelten Patienten. Die Bestimmung von Lymphozytenmarkern nützt wenig; immerhin findet man bei langfristig mit CS behandelten Kranken meist eine prozentuale Verminderung der OKT4-Lymphozyten (T-Helfer- oder -Induktorzellen). Die Interpretation und die Quantifizierung bleiben aber vom Zufall abhängig, außer in den seltenen Fällen, wo eine alarmierende Verminderung der mitotischen Reaktion auf Mitogene oder auf Alloantigene anzeigt, daß die durch CS induzierte Immunsuppression zu intensiv war und daß die Therapie dringend unterbrochen werden muß; ja, daß idealerweise eine Immunstimulation an ihrer Stelle eingeführt werden sollte. Ferner sei noch angemerkt, daß es interessant und auch realisierbar wäre, bei jedem einzelnen Patienten anhand der Messung des Serumspiegels aller aktiven Metaboliten die Dosierung individuell anzupassen.

Antilymphozytenglobulin (ALG)

Die spezifische Immunität wird durch Lymphozyten vermittelt. Aus dieser ersten Erkenntnis der modernen Immunologie entstand zu Beginn der 60er Jahre die Idee einer Unterdrückung der Immunantwort bei Tieren durch Injektionen von spezifischen Antiseren gegen Lymphozyten. Es brauchte jedoch die Unbefangenheit und Intuition des schottischen Chirurgen M. WOODRUFF, um über die Einwände der Fachimmunologen hinwegzugehen, die ein Fiasko dieses Unternehmens voraussagten, da die so behandelten Tiere sich gegen das heterologe Serum sensibilisieren würden. Tatsächlich tritt diese Sensibilisierung auf, wie wir sehen werden, und sie erfolgt sogar rasch und heftig, aber die angestrebte Immunsuppression wird dadurch nicht verhindert. Die beim Menschen angewendeten ALG-Präparate stammen meistens vom Pferd, seltener vom Kaninchen und ausnahmsweise von der Ziege. Zur Immunisierung dieser Tiere werden im allgemeinen Antigene aus Thymus verwendet, seltener Lymphozyten aus dem Ductus thoracicus, die sehr wirksam sind.

Biochemische Wirkung

Die Vielzahl der Antigene auf der Lymphozytenoberfläche sowie auch auf nichtlymphatischen Zellen veranlaßt das immunisierte Tier zur Bildung zahlreicher Kategorien von korrespondierenden Antikörpermolekülen. Einige davon sind spezifisch für T-Lymphozyten und speziell für bestimmte T-Zell-Subpopulationen; andere wiederum erkennen B-Lymphozyten, selbst wenn Thymuszellen oder sogar nichtlymphoide Zellen als Antigen verwendet werden. Daraus ergibt sich, daß sogar ein ALG gegen Antigene mit hohem T-Zell-Gehalt im besten Fall vorwiegend Anti-T-Zell-Antikörper enthalten wird, die sämtliche T-Zellen erkennen. Kontaminierende Antikörper (vor allem gegen Erythrozyten und Thrombozyten) können unerwünschte Nebenwirkungen hervorrufen.

Die Zielzelle

ALG trifft in vivo vor allem die Lymphozyten, wobei die verfügbaren ALG-Präparate allerdings wie erwähnt nicht ausschließlich Anti-T-Zell-Antikörper enthalten. Die Erklärung dieses Paradoxons scheint hauptsächlich mit der langsamen Erneuerung der T-Lymphozyten zusammenzuhängen. Man kann annehmen, daß initial zwar alle Blutlymphozyten geschädigt, aber dann die B-Lymphozyten schnell ersetzt werden, während die Erneuerung des T-Lymphozyten-Pools viel langsamer vor sich geht. Die immunsuppressive Wirkung von ALG wird übrigens durch Thymektomie im Erwachsenenalter beträchtlich verstärkt, anscheinend weil dadurch die Quelle zur Bildung neuer T-Lymphozyten ausgeschaltet wird; diese ist normalerweise intakt, da die xenogenen antilymphozytären Antikörper kaum in die tiefen lymphoiden Organe wie den Thymus eindringen.

Wirkungsmodus

Die Lymphozytolyse spielt beim ALG offenbar eine geringe Rolle, dagegen scheint die Opsonisation in Gegenwart von Komplement (C1 bis C3) entscheidend zu sein: wenn Lymphozyten in vitro mit ALG inkubiert und dann in vivo reinjiziert werden, wandern sie selektiv in die Leber, wo sie abgebaut werden. Ferner spielt die funktionelle Hemmung der Lymphozyten durch Abdecken ihrer Rezeptoren ebenfalls eine Rolle, deren Bedeutung jedoch noch schwer zu beurteilen ist.

Klinische Anwendung von ALG

Die Auswahl einer ALG-Charge mit guter immunsuppressiver Aktivität wird durch das Fehlen einer Korrelation zwischen den in vitro gemessenen Agglutinations- oder Zytotoxizitätstitern und der in vivo beobachteten immunsuppressiven Aktivität erschwert. Man muß sich deswegen auf eine Beurteilung beim Affen in vivo stützen, die schwierig und kostspielig ist. Einfacher, aber weniger sicher sind In-vitro-Tests, wie z. B. die Hemmwirkung eines ALG-Präparates auf die E-Rosetten-Bildung, die der immunsuppressiven Aktivität einigermaßen entsprechen soll.
Nebenwirkungen der ALG-Therapie sind selten: Schmerzen an der Injektionsstelle, Serum-

krankheit, Zytopenien. Die Immunisierung gegen die xenogenen Proteine setzt den Patienten dem doppelten Risiko einer Anaphylaxie und des Verlusts der immunsuppressiven Wirkung aus. Alle diese unangenehmen Nebenwirkungen haben dazu beigetragen, daß man mit den großen Dosen, deren immunsuppressive Wirkung beim Tier besonders gut ist, in der Humanmedizin zurückhaltend wurde. Ein Vorschlag zur Verbesserung der immunsuppressiven Wirkung besteht darin, daß man die ALG-Dosis der Anzahl der zirkulierenden T-Zellen (als E-Rosetten gezählt) anpaßt. Die dadurch erzielten Vorteile sind allerdings nicht unbestritten.

Monoklonale antilymphozytäre Antikörper

Die bald jedermann offene Möglichkeit, monoklonale Antikörper (=monoclonal antibodies= MAB) gegen definierte Antigene herzustellen, hat auch für die Therapie neue Horizonte eröffnet; man kann davon eine tiefgehende Wandlung bei der Anwendung antilymphozytärer Antikörper als Immunsuppressiva erwarten. Wir können hier nicht auf die ersten klinischen Resultate mit Nierentransplantaten eingehen (1, 2); sie sind noch zu neu, um eine endgültige Beurteilung zu erlauben. Wir wollen uns vielmehr auf die Beschreibung der immunologischen Auswirkungen dieser Antikörper in vivo und auf eine Diskussion über den vermutlichen Mechanismus beschränken.

Unzählige monoklonale Antikörper wurden in verschiedenen Laboratorien im Laufe der letzten vier Jahre produziert. Davon sind einzelne gegen die Mehrheit oder sogar gegen sämtliche T-Zellen des Blutes gerichtet, während andere nur gewisse funktionell mehr oder weniger genau definierte Subpopulationen erkennen. Bei den meisten von ihnen bestehen dieselben Probleme, die wir soeben für die konventionellen polyklonalen ALG diskutiert haben. Offensichtlich gibt es auf der Oberfläche der T-Zellen eine große Anzahl verschiedener Antigenmoleküle, von denen jedes zahlreiche Antigendeterminanten trägt und das dementsprechend zur Bildung einer ganzen Antikörperfamilie Anlaß gibt. Von diesen Molekülen sind manche, die bei B-Zellen fehlen, für T-Zellen oder sogar für gewisse T-Zell-Subpopulationen spezifisch.

Biochemische Wirkung

Die Schädigung durch monoklonale Antikörper ist im Unterschied zu derjenigen durch polyklonale Antiseren ganz präzis definiert. Jeder Antikörper bindet sich an eine einzige Molekülkategorie der Lymphozytenmembran. Die biochemische Struktur einzelner so erkannter Antigene konnte mit Hilfe mehrerer monoklonaler Antikörper umschrieben werden. Derartige biochemische Analysen werden zweifellos molekulare Übereinstimmungen aufzeigen, wie z. B. zwischen Molekülen, die durch die Antikörper OKT5 bzw. OKT8 erkannt werden. Diese beiden Antikörper binden sich an je ein Molekül von gleichem Molekulargewicht. Man weiß bestimmt, daß es ein und dasselbe Molekül sein muß, von dem jeder Antikörper eine andere Partie erkennt; denn jede durch den einen Antikörper ausgelöste Umverteilung des einen Antigens (sichtbar zu machen als Capping) führt auch zur Umverteilung des anderen Antigens, das der zweite Antikörper erkennt. Die durch diese beiden Antikörper erkannten Zellpopulationen sind jedoch nicht völlig superponierbar. Zwar werden alle mit OKT5 positiven Zellen auch mit OKT8 positiv gefunden, aber man beobachtet im normalen zirkulierenden Blut einen signifikanten Prozentsatz von OKT5$^-$-, aber doch OKT8$^+$-Zellen. Mit anderen Worten, umfassen OKT8$^+$ auch alle OKT5$^+$-Zellen, aber nicht umgekehrt. Das Molekül OKT5$^-$8$^+$ enthält ein Epitop „8", das auf allen OKT5- und OKT8-Zellen exprimiert ist, sowie ein Epitop „5", das vielleicht tiefer in der Membran sitzt und nur bei einem Teil der OKT8$^+$-Zellen exprimiert ist. Man wird ähnliche Beobachtungen wie hier an den T-Suppressor- oder zytotoxischen OKT8$^+$-Zellen auch bei anderen Antigenen erwarten können. Allgemeiner gesagt kann man hoffen, daß die Anzahl der „Haupt"-Antigenmoleküle, welche die Bildung monoklonaler immunsuppressiver Antikörper veranlassen, genügend begrenzt sein wird, um eine Analyse zu ermöglichen, aus der eine vielleicht auf dem Molekulargewicht basierende internationale Klassifikation hervorgehen könnte (in ähnlicher Weise, wie Glykoproteine von Viren heute bereits beschrieben werden). Man muß im Hinblick auf die vorausgegangenen Feststellungen darauf gefaßt sein, daß ein bestimmtes Molekül mit mehreren Epitopen zur Bildung verschiedener Antikörper von ganz ungleicher Spezifität Anlaß geben könnte, und zwar unabhängig von möglichen Differenzen der Klasse und der Affinität sowie Fähigkeit zur Komplementbildung, zur Agglutination oder zur Präzipitation.

Die Zielzelle

Die monoklonalen Antikörper definieren T-Zellen aufgrund des Vorkommens der durch sie erkannten Antigene. Bisher wurden am häufigsten Antikörper gegen die Gesamtheit der reifen T-Zellen des Blutes gebraucht, im besonderen der Antikörper OKT3. Man muß sich aber darüber klar sein, daß diese Antikörper nur einen bestimmten Anteil der Thymuslymphozyten (nämlich die am meisten ausgereiften) erkennen, während ihnen eine Minderheit der T-Lymphozyten des Blutes wahrscheinlich entgeht. Wir stoßen hier auf ein erhebliches semantisches Problem in der Immunologie: Weil monoklonale Antikörper des Typs OKT3 z. Z. zweifellos die besten Marker der T-Lymphozyten sind, ist man versucht, alle nicht von diesem Antikörper erkannten Lymphozyten als Non-T-Lymphozyten anzusehen. Dabei vergißt man aber, daß die Spezifität „Pan-T" dieses Antikörpers durch andere Marker bestimmt ist, wie die Bildung von E-Rosetten, die xenospezifischen, durch polyklonale Anti-T-Seren definierten T-Antigene oder die Membranimmunglobuline; sie alle aber haben ihre eigenen Grenzen. Der Wert, der allen diesen Markern in gewissen „privilegierten" immunpathologischen Situationen zukommt, ist vertrauenerweckend, wenn auch nicht vollkommen überzeugend. Bei den Antikörpern gegen T-Zell-Subpopulationen kann man im wesentlichen zwei Arten unterscheiden: OKT4/Leu 3a sind gegen die T-Helferpopulationen und OKT8/Leu 2a gegen die Suppressor- oder zytotoxischen Populationen gerichtet. Man sucht diese Zweiteilung heute weiterzuführen, indem man die erste Zellart dadurch definiert, daß sie Histokompatibilitätsantigene der Klasse II erkennen kann (beim Menschen dem HLA-DR ensprechend), während die zweite Zellart den Antigenen der Klasse I (beim Menschen HLA-A und -B) zugeordnet ist. Auf jeden Fall gehören die meisten monoklonalen Antikörper, die heute oder in naher Zukunft klinische Anwendung finden, zu diesen zwei Kategorien. Immerhin kann man sich vorstellen, daß später einmal weitere Antikörper zur Verfügung stehen werden. Man hält eine Vorprüfung derartiger Antikörper im Tierversuch vor der Anwendung beim Menschen für notwendig, was sich allerdings als illusorisch erweisen könnte, weil ihr Einfluß auf die Immunreaktion kaum vorauszusehen ist. Eine einfache Lösung dieses Problems ist schwierig, wenn nicht unmöglich, da man das menschliche Äquivalent einer bei einer Tierart durch monoklonale Antikörper definierten „Original"-Subpopulation wohl kaum mit dem gleichen Antikörper erkennen kann.

Wirkungsmodus

Die Wirkung eines antilymphozytären Antikörpers auf seine Zielzelle ist offensichtlich komplex und dürfte von einem Antikörper zum anderen verschieden sein. Die Grundmechanismen sind gleich, wie bereits bei den polyklonalen ALG beschrieben wurde, aber für monoklonale Antikörper können sie viel klarer analysiert werden.

Eine Lymphozytolyse erfolgt sofort entweder im Blutstrom nach direkter Aktivierung des Komplements bis zum C9 oder im retikulohistiozytären System, nachdem die Lymphozyten opsonisiert wurden (mit Beteiligung des Komplements bis zum C3). Die lympholytische Wirkung des Antikörpers OKT3 ist in vitro und in vivo gut belegt. Er zerstört T-Lymphozyten in Gegenwart kleiner Mengen von Komplement. Schon wenige Minuten nach intravenöser Injektion von 5 mg OKT3 verschwinden sämtliche T-Zellen aus dem strömenden Blut. Diese brutale Elimination löst in der Regel eine mäßige Allgemeinreaktion aus (Übelkeit, Schüttelfrost, Fieber), die man durch gleichzeitige niedrig dosierte CS-Gaben dämpfen kann. Man hält die Reaktion a priori für eine Folge von Abbauprodukten der reifen T-Lymphozyten, die zuerst in der Zirkulation auftreten und dann resorbiert werden.

Auch Funktionsstörungen der Lymphozyten ohne Zytolyse resultieren aus Fixation des Antikörpers auf funktionell wichtigen Rezeptoren, die keine Opsonisation und keine direkte Zytolyse hervorzurufen braucht (zweifellos wegen ausbleibender Komplementaktivierung). Dieser Wirkungsmodus ist um so wichtiger, als er bei einer Reihe von klinisch gebrauchten monoklonalen Antikörpern vorzukommen scheint. Einige davon, aber nicht alle, sind direkt gegen Erkennungsstrukturen gerichtet, d. h. gegen die Rezeptoren selbst, welche Antigene binden, oder gegen assoziierte Strukturen. So scheint das dem Antikörper OKT3 komplementäre Molekül einer essentiellen Erkennungsstruktur der T-Lymphozyten anzugehören, was erklärt, daß OKT3 in geringen Konzentrationen die gemischte Lymphozytenreaktion und die zellvermittelte Toxizität in vitro zu hemmen vermag. Das durch OKT4 erkannte Molekül könnte eine Beziehung zum Rezeptor der Erkennung von Antigenen der Klasse II haben und jenes, das vom Antikörper OKT8 erkannt wird, zu Rezeptoren für Antigene der Klasse I. Der präzise zytologische Mechanismus beruht wohl auf einer sterischen Hinderung des Rezeptors, die seine Bindung an den korrespondierenden Liganden verunmöglicht und vielleicht auch seine normalerweise vorkommende Verlagerung innerhalb der Lymphozytenmembran. Die sterische Hinderung braucht sich nicht auf die Antigenrezeptoren zu beschränken, sondern könnte auch die zahlreichen anderen Rezeptoren auf der Lymphozytenmembran betreffen, gegen welche ebenfalls schon monoklonale Antikörper produziert worden sind oder demnächst produziert werden, wie z. B. gegen den Rezeptor für Transferrin (OKT9) und den Rezeptor für Schafserythrozyten (OKT11A).

Stimulation der Lymphozyten kommt ebenfalls vor; z. B. wirkt OKT3 sicher mitogen. In vitro genügen dafür Antikörperkonzentrationen in der Größenordnung von 10 µg/ml. Allerdings ist die Untersuchung in vitro und vor allem in vivo durch Interferenzen mit anderen, lytischen oder inhibitorischen Wirkungen erschwert. Monozyten scheinen dabei mitbeteiligt, da hochgereinigte Lymphozytensuspensionen, die gar keine Monozyten enthalten, durch OKT3 nicht stimuliert werden. Möglicherweise werden auch andere lymphozytäre Funktionen aktiviert. So könnten sich gewisse Antikörper gegen T-Lymphozyten nicht nur wie Mitogene, sondern wie authentische polyklonale Aktivatoren verhalten.

Klinische Anwendung monoklonaler Antikörper

Die Reaktion des Menschen auf die Injektion monoklonaler Antikörper läuft in zwei Phasen ab: eine frühe am 2. bis 4. Tage der Behandlung, die vom Phänomen der antigenetischen Modulation bestimmt wird, und eine späte Phase der Immunisierung des Patienten gegen xenogene Proteine der Maus (von welcher die MAB abstammen) mit klinischen Auswirkungen zwischen dem 10. und 15. Tag.

Die antigenetische Modulation manifestiert sich nach einigen Tagen im Wiedererscheinen von T-Zellen mit ihren charakteristischen Membranmarkern und Funktionen. Ihnen fehlt aber das spezifische Antigen, gegen welches der injizierte Antikörper gerichtet ist. So konnten wir zeigen, daß bei Nierentransplantierten, die mit OKT3-Antiserum behandelt werden, nach 2-5 Tagen wieder T-Zellen auftreten, die OKT4$^+$ oder OKT8$^+$ sind; sie proliferieren in Gegenwart von Phytohämagglutinin, aber besitzen das vom Antikörper OKT3 erkannte Antigen nicht. Trotzdem sind sie potentiell fähig, den Rezeptor des OKT3 zu synthetisieren, wie mit einer einfachen Inkubation in Medium ohne OKT3 gezeigt werden kann: schon wenige Stunden später wird der Rezeptor wieder voll exprimiert. Dieses klassische Phänomen der antigenetischen Modulation kann auch in vitro reproduziert werden, wobei aber mit OKT3 die vollständige Modulation nur nach Beigabe eines zweiten Antikörpers möglich ist (Ziegenantikörper gegen Immunglobuline der Maus oder menschliche Antikörper gegen OKT3, wie unten beschrieben wird). Zwei Mechanismen der Modulation, die sich gegenseitig nicht ausschließen, sind möglich: Capping (Umverteilung des Antigens mit Verlagerung nach innen wird in vitro durch OKT3 allein innerhalb weniger Minuten ausgelöst) und Shedding (Freisetzung des Antigenantikörperkomplexes in das Medium). Auf jeden Fall bietet die antigenetische Modulation sicher eine wichtige Ausweichmöglichkeit gegenüber der immunsuppressiven Wirkung von Antikörpern wie OKT3. Dies erscheint unwichtig, solange der Antikörper in voller Dosis weitergegeben wird; denn offenbar bleibt – zumindest für OKT3 – die modulierte Zelle funktionell inkompetent, solange Antikörper vorhanden sind und das korrespondierende Molekül abdecken. Sobald aber die Behandlung aufhört oder sich der Patient selber gegen OKT3 immunisiert, können die noch nicht eliminierten T-Zellen sofort oder innert weniger Stunden ihren vom Antikörper erkannten Rezeptor wieder exprimieren und alle ihre Funktionen wiederherstellen. Theoretisch könnte man sogar befürchten, daß in diesem Falle andere Antikörper als OKT3, welche für die Zellfunktion weniger wichtige Moleküle erkennen, ihren Rezeptor noch früher wieder freigeben. Die modulierten T-Zellen selber bilden keine Antikörper gegen OKT3, aber sie könnten sich trotzdem während der Zeit der Modulation sensibilisieren und so nach Abschluß der Behandlung eine anamnestische Immunreaktion zeigen.

Xenogene Sensibilisierung ist ein altbekanntes Problem, das schon früher mit xenogenen Seren studiert wurde, insbesondere mit polyklonalen ALG. Diese Immunisierung tritt überraschend schnell auf und kann sehr intensiv sein. In weniger als 4 Wochen immunisieren sich die mit OKT3 behandelten Patienten sozusagen regelmäßig, unabhängig davon, ob sie zusätzlich immunsuppressiv behandelt werden. Am 10. bis 14. Tag nach Therapiebeginn tritt eine heftige Immunreaktion auf. Dabei erscheinen plötzlich wieder Lymphozyten mit dem vom Antikörper erkannten Antigen zugleich mit Antikörpern gegen den injizierten monoklonalen Antikörper in rasch ansteigendem Titer. Wir konnten für OKT3 präzisieren, daß zwei Arten Antikörper nachweisbar sind, die einerseits gegen Mausproteine, speziell gegen die gemeinsamen Determinanten des konstanten Teils der Immunglobuline, andererseits, was eher unerwartet ist, spezifisch gegen OKT3 gerichtet sind. Sie weisen keine Kreuzreaktionen gegen andere monoklonale Anti-T-Zell-Antikörper als OKT3 auf. Dabei gehören sie derselben Klasse (IgG 2a) an und werden von der gleichen Maus produziert, d. h. sie besitzen die gleichen Allotypen. Weitere Untersuchungen sollten zeigen, ob es sich um authentische anti-idiotypische Antikörper handelt. Jedenfalls lösen diese antimonoklonalen Antikörper schwerwiegende klinische Nebenwirkungen aus. Anaphylaxie haben wir allerdings erst bei einem Patienten beobachtet, und gegenwärtig fahnden wir zur besseren Beurteilung nach IgE-Antikörpern gegen OKT3. Vor allem wird die Immunsuppression so weit aufgehoben, daß die Zukunft der ganzen Behandlung mit Anti-T-Zell MAB in Frage gestellt wird. Das gilt jedenfalls für mehr als 14 Tage dauernde Behandlungen, die, abgesehen von Frühbehandlungen wegen drohender Abstoßungsreaktion der Niere, die Regel sind. Diese Immunreaktion braucht allerdings nicht unüberwindbar zu sein, da man in Analogie zum Tierversuch hoffen kann, daß durch Injektion von desaggregierten Immunglobulinen eine Toleranz gegen Gammaglobuline erzeugt werden kann.

Monoklonale Antikörper gegen T-Lymphozyten sind offensichtlich bemerkenswerte potentielle Immunsuppressiva für die Zukunft; sie werden bald die polyklonalen ALG ersetzen, da sie eigentlich ein Element derselben sind. Es ist aber auch noch zu früh, um auf Grund der ersten Anwendungen ihre Wirksamkeit in der Klinik zu beurteilen. Die beiden bisher erkannten Ursachen des Versagens (antigenetische Modulation und xenogenetische Immunisation) sind ernste Komplikationen, welche der Entwicklung dieser neuen Behandlungsmöglichkeiten entgegenstehen. Es sollte aber auch hier möglich sein, geeignete Gegenmittel zu finden (Selektion nicht modulierender Antikörper, Toleranzbildung gegen Immunglobuline der Maus).

Literatur

Grundlegende Arbeiten

1 Bach, J. F.: The Mode of Action of Immunosuppressive Agents. North Holland, Amsterdam 1975
2 Rees, A. J., C. M. Lockwood: Immunosuppressive drugs in clinical practice. In Lachmann, P., D. K. Peters: Clinical Aspects of Immunology, 4the ed. Blackwell, Oxford 1982 (p. 507)
3 Rosenthal, M. E., H. C. Mausmann: Immunopharmacology. Spectrum, New York 1975
4 Salaman, J. R.: Immunosuppressive Therapy. MTP Press, Lancaster 1981
5 Spreafico, F., A. Anacleris: Immunosuppressive agents. In Hadden, J. W., R. G. Coffey, F. Spreafico: Immunopharmacology. Plenum, New York 1977 (p. 245)

Azathioprin

1 Bach, J. F., M. Dardenne: The metabolism of azathioprine in renal failure. Transplantation 12 (1971) 253
2 Duclos, H., M. C. Maillot, P. Galanaud: Differential effects of azathioprine on T cells regulating murine B cell function. Immunology 46 (1982) 595
3 Elion, G. B., G. H. Hitchings: Azathioprine. In Sartorelli, A. C., D. G. Johns: Handbook of Experimental Pharmacology. Springer, New York 1975 (38; 404)
4 Elion, G. B.: Significance of azathioprine metabolites. Proc. roy. Soc. Med. 65 (1972) 257
5 Fournier, C., J. F. Bach: The selective action of azathioprine on T cell. Transpl. Proc. 5 (1973) 523
5 Winkelstein, A.: The effects of azathioprine and 6-MP on immunity. J. Immunopharmacology. 1 (1979) 429

Cyclophosphamid

1 Askenase, D. N., B. J. Hayden, R. K. Gershon: Augmentation of delayed type hypersensitivity by doses of cyclophosphamide which do not affect antibody responses. J. exp. Med. 141 (1975) 697
2 Cupps, T. R., L. C. Edgar, A. S. Fauci: Suppression of human B lymphocyte function by cyclophosphamide. J. Immunol. 128 (1982) 2453
3 Diamantstein, T., E. Willinger, N. Reiman: T suppressor cells sensitive to cyclophosphamide and to its in vitro active derivative 4-hydroperoxycyclophosphamide control the mitogenic response of murine splenic B cells to dextran sulfate. A direct proof for different sensitivities of lymphocytes subsets to cyclophosphamide. J. exp. Med. 150 (1979) 1571
4 Gershwin, M. E., E. L. Goetzl, A. D. Steinberg: Cyclophosphamide use in practice. Ann. intern. Med. 80 (1974) 531
5 Shand, F. L.: The immunopharmacology of cyclophosphamide use in practice. Ann. intern. Med. 80 (1974) 531
6 Turk, J. L., D. D. Parker: Effect of cyclophosphamide on immunological control mechanisms. Immunol. Rev. 65 (1982) 99

Corticoide

1 Baxter, J. D., J. W. Funder: Hormone receptors. New Engl. J. Med. 301 (1979) 1149
2 Chan, L., B. W. O'Malley: Steroid hormone action: recent advances. Ann. intern. Med. 89 (1978) 694
3 Craddock, C. G.: Corticosteroid-induced lymphopenia, immunosuppression and body defense. Ann. intern. Med. 8 (1978) 564
4 Cupps, T. R., A. S. Fauci: Corticosteroid-mediated immunoregulation in man. Immunol. Rev. 65 (1982) 133
5 Fauci, A. S.: Mechanisms of the immunosuppressive and anti-inflammatory effects of glucocorticosteroids. J. Immunopharmacol. 1 (1978) 1
6 Gillis, S., G. R. Crabtree, K. A. Smith: Glucocorticoid induced inhibition of T cell growth factor production (I and II). J. Immunol. 123 (1979) 1624; 1632

Antilymphozytenserum

1 Bach, J. F.: In vitro assay for antilymphocyte serum. Fed. Proc. 29 (1970) 120
2 Heyworth, F. M.: Clinical experience with antilymphocyte serum. Immunol. Rev. 65 (1982) 79
3 Lance, E. M., P. B. Medawar, R.N. Taub: Antilymphocyte serum. Adv. Immunol. 17 (1973) 1
4 Taub, R. M.: Biological effects of heterologous antilymphocyte serum. Progress Allergy 14 (1971) 208

Monoklonaler Antilymphozytenantikörper

1 Bieber, C. P., F. D. Howard, J. Pennock, J. Wong, R. Shorthouse, E. B. Stinson: Preparation, characterization and primate testing of monoclonal antihymocyte globulin. Transplantation 31 (1981) 283
2 Chatenoud, L., M. F. Baudrihaye, H. Kreis, G. Goldstein, J. Schindler, J. F. Bach: Human in vivo antigenic modulation induced by the anti-T-cell OKT3 monoclonal antibody. Eur. J. Immunol. 12 (1982) 979
3 Cosimi, A. B., R. C. Burton, P. C. Kung, R. Colvin, G. Goldstein, J. Lifter, W. Rhodes, P. S. Russel: Evaluation in primate renal allograft recipients of monoclonal antibody to human T cell subclasses. Transpl. Proc. 13 (1981) 499
4 Cosimi, A. B., R. B. Colvin, R. C. Burton, R. H. Rubin, G. Goldstein, P. C. Kung, P. Hansen, F. L. Delmonico, P. S. Russel: Use of monoclonal antibodies to T cell subsets for immunologic monitoring and treatment in recipients of renal allografts. New Engl. J. Med. 305 (1981) 308
5 Michaelides, M., P. M. Hogarth, I. F. C. McKenzie: The immunosuppressive effect of monoclonal anti-Lyt 1.1. antibodies in vivo. Eur. J. Immunol. 11 (1981) 1005

Kapitel 19
Therapeutische Anwendung von Immunglobulinen

P. W. JOLLER

In der phylogenetischen Entwicklung der höheren Lebewesen waren Abwehrsysteme von entscheidender Bedeutung, um inmitten einer Fülle pathogener Mikroorganismen und toxischer Substanzen erfolgreich überleben zu können. Zudem waren ständige Anpassungen an die Mutation potentiell pathogener Keime notwendig. Bei den Säugetieren beruht die Überlebensstrategie gegenüber Mikroorganismen auf zwei Abwehrsystemen: den unspezifischen Phagozyten (Granulozyten und Makrophagen) und den spezifischen immunologischen Reaktionen durch gelöste Substanzen (Antikörper) und Zellen (Lymphozyten). Vor diesem Hintergrund wird die anscheinend verwirrende Komplexität des immunologischen Netzwerkes zur Abwehr körperfremder Partikel und Substanzen beim Menschen verständlich: nur mehrfach rückgekoppelte Systeme bieten optimale Effizienz und Flexibilität bei minimaler Gefahr der Entgleisung.

In der Forschung wurde die Bedeutung der spezifischen Antikörper vor über 100 Jahren erkannt und kurz darauf beim Menschen als passive Immunisierung mit Pferdeantiseren gegen Diphtherie und Tetanus therapeutisch angewendet. In den letzten Jahrzehnten eröffneten klinische Beobachtungen sowie die immunologische und biochemische Grundlagenforschung die Möglichkeit, isologe Immunglobuline weitgehend gefahrlos therapeutisch einzusetzen.

Grundlagen und Definitionen

Immunglobuline ist der Sammelbegriff für globuläre Serumproteine, die eine Antikörperspezifität besitzen und in der Elektrophorese bei alkalischem pH die geringste Mobilität aufweisen. (14)
Gammaglobuline ist der veraltete synonyme Ausdruck für Immunglobuline.

Antikörper sind endogene Proteinmoleküle der Gruppe der Immunglobuline, welche von B-Lymphozyten als spezifische Immunantwort gegen die Epitope eines eingedrungenen Antigens synthetisiert werden.
Antigen ist eine chemische Verbindung, welche vom Immunsystem des Makroorganismus als fremd erkannt wird und dieses zur Synthese von Antikörpern mit dem spezifischen Paratop anregt.

Die Immunglobuline als Trägerproteine des Antikörperparatops sind in ihrer molekularen Struktur heterogen. Beim Menschen unterscheiden wir entsprechend ihrem chemischen Bau 5 verschiedene Klassen: IgG, IgA, IgM, IgE, IgD. In diesem Kapitel beschränken wir uns auf die Klassen IgG, IgA, IgM. Die IgD als Regulatormoleküle und die IgE als Mediatoren der allergischen Reaktionen können wir hier nicht besprechen. Abb. 19.1 zeigt die physikochemische Struktur und die Unterschiede dieser drei Klassen. Sie geht auf die Einzelheiten sowie die enzymatischen Spaltprodukte des IgG ein, soweit diese für das Verständnis der Präparation von Immunglobulinen für therapeutische Zwecke wichtig sind.

Die einzelnen Klassen unterscheiden sich nicht nur in der Aminosäurensequenz der konstanten Regionen, sondern auch in ihrem tertiären Aufbau, in der Zeit ihrer Bildung und in der biologischen Wirkung.
Die Grundeinheit (Monomer) aller Immunglobulinmoleküle besteht aus zwei schweren Ketten (entsprechend den Klassen als mü, alpha, gamma, epsilon und delta bezeichnet), die untereinander durch Disulfidbrücken verbunden sind. Ebenfalls über Disulfidbindungen sind pro Monomer zwei leichte Ketten (kappa oder lambda) an die schweren Ketten angehängt.

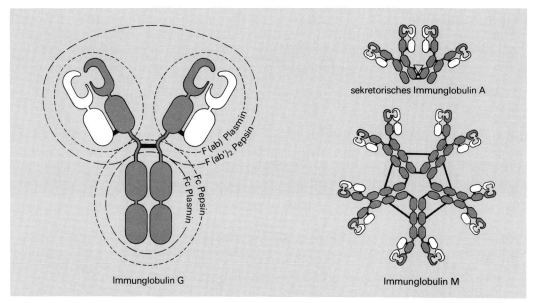

Abb. 19.1 Physikochemische Struktur von IgG, IgA und IgM. Enzymatische IgG-Spaltprodukte.

Eigenschaften und Funktionen der Immunglobuline (Tab. 19.1)

Immunglobulin M (IgM)
(Normalwerte s. Abb. 6.1, S. 45)

Das IgM ist der Frühantikörper, der etwa 2 Tage nach Antigenkontakt im Patientenserum in meßbaren Mengen auftritt. Die Konzentration der spezifischen IgM-Antikörper nimmt während 7-10 Tagen rasch zu und wird dann durch den IgG-Antikörper mit der entsprechenden Spezifität abgelöst.

Das IgM ist ein Pentamer des Immunglobulingrundmoleküls und gehört mit einem Molekulargewicht von 1 Million zu den Makroglobulinen. Die Monomere werden durch eine besondere Polypeptidkette miteinander verbunden (= joining chain = J-chain).

Argumente für den möglichen klinischen Einsatz von IgM als Substitutionspräparat sind die

Tabelle 19.1 Eigenschaften der verschiedenen Immunglobulinklassen (nach 23)

Klasse	Approx. Molekulargewicht in K Dalton	Sedimentations- konstante	Konzentration in mg/l	Funktion
IgM	800–950	19 S	600–2800	Frühantikörper
IgA	158–162	7 S	900–4500	nicht bewiesen
sIgA	330–335	11 S	auf Schleim- häuten hoch	sekretorische Antikörper
IgG	143–149	7 S	9000–15000	Spätantikörper
IgD	175	7 S	<150	Regulatorantikörper
IgE	190	7 S	0.3	Reagine, allergische Antikörper, antiparasitäre Antikörper

188 Therapeutische Anwendung von Immunglobulinen

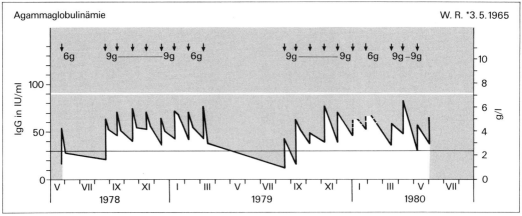

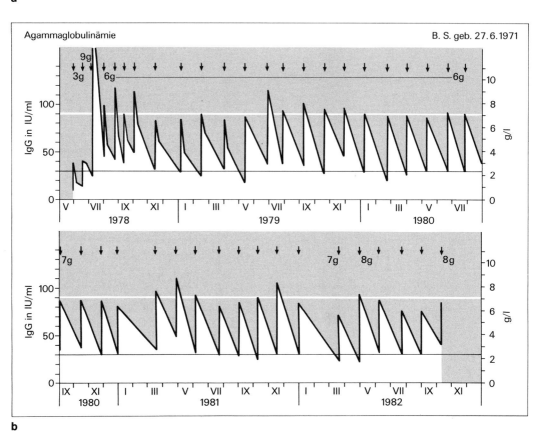

Abb. 19.2 Verlauf der IgG-Konzentration bei zwei Patienten mit schwerer Hypogammaglobulinämie unter Sandoglobulin. – – – – – – Untere Normalwertgrenze; ———— Grenze, unterhalb welcher schwere Infektionen auftreten. a) W. R., geb. 3. 5. 65. Die Initialdosis im Mai 1978 war ungenügend, und die Zeitspanne bis zur 2. Infusion zu lang. Befriedigender Verlauf von September 78 bis März 79. Pathologische Werte werden während dem therapiefreien Intervall März-August 79 gefunden. Die anschließende Periode zeigt eine ideale Therapie, unter welcher keine Infekte auftraten. b) B. S., geb. 27. 6. 71. Bei zu tiefer Initialdosis gutes Ansprechen des IgG-Titers auf die Erhöhung der Dosis. Befriedigender Verlauf der Therapie mit entsprechend gutem klinischen Erfolg.

gute Affinität, die Fähigkeit zur Komplementaktivierung und vermutete exklusive Antikörperspezifitäten (22, 42). Z. Z. steht kein an IgM angereichertes Präparat für die i. m. oder i. v. Anwendung zur Verfügung (20, 44).

Immunglobulin A (IgA)
(Normalwerte s. Abb. 6.1, S. 45)

Dimeres IgA ist das Immunglobulin der Schleimhäute. Es wird in Plasmazellen der Submukosa synthetisiert, intrazellulär durch eine J-chain zum Dimer verbunden und in die Lamina propria sezerniert. Die Epithelzellen der Schleimhautoberfläche synthetisieren ihrerseits eine spezielle Polypeptidkette, die sekretorische Komponente (SC), die sich an der Epithelzellbasalmembran mit dem sezernierten IgA-Dimer verbindet, und dieses auf den Mikrovillisaum transportiert. Die sekretorische Komponente vermittelt die Fixierung des sekretorischen IgA an der Mukosaoberfläche und schützt den Antikörper gegen Proteasen. Die Funktion des sekretorischen IgA wurde treffend als „antiseptischer Anstrich zum Schutz der Schleimhaut" umschrieben (19, 10).

Monomeres Serum-IgA ist für die Immunabwehr möglicherweise ohne Bedeutung. Wahrscheinlich handelt es sich dabei um in der Plasmazelle nicht dimerisiertes IgA, welches sich deshalb nicht mit der sekretorischen Komponente verbinden kann. Durch Diffusion gelangt das monomere IgA in die Blut- und Lymphbahnen und zirkuliert als Serum-IgA, weil nur dimeres IgA durch die intra- und extrahepatischen biliären Epithelzellen rückresorbiert und mit der Galle wieder dem Verdauungstrakt zugeführt wird (7). Die therapeutische Substitution von monomerem Serum-IgA ist aus diesem Grunde nutzlos. Eine Ersatztherapie mit sekretorischem IgA aus Muttermilch per os bei schweren gastrointestinalen Störungen ist trotz Teilerfolgen nicht praktikabel (33).

Zudem ist der IgA-Mangel, der nur im Blutserum diagnostiziert wurde, klinisch auch in den wenigsten Fällen von Symptomen begleitet (12). Deshalb drängt sich eine Neudefinition des selektiven IgA-Mangels auf, welche sich vermehrt auf Kriterien im Zusammenhang mit Sekreten und Schleimhäuten stützt (31).

Ein Immundefektsyndrom, das von OXELIUS (35) beschrieben wurde und charakterisiert ist durch das gleichzeitige Fehlen des IgA und der IgG-Subklassen 2 und 4, läßt sich im Gegensatz zum isolierten IgA-Mangel erfolgreich durch IgG-Substitution behandeln. Um eine Sensibilisierung gegen das Fremdprotein IgA zu verhindern, dürfen für diese Ersatztherapie nur strikt IgA-freie Präparate verwendet werden.

Immunglobulin G (IgG)
(Normalwerte s. Abb. 6.1, S. 45)

Die IgG-Klasse enthält die Spätantikörper. Diese ersetzen bei der individuellen Immunisierung etwa vom 10. Tag an die IgM-Frühantikörper und persistieren monatelang. Bei Restimulation erhalten wir dadurch einen lebenslänglichen Schutz, z. B. gegen exanthematische Kinderkrankheiten.

IgG bildet mit einer Konzentration von 9–15 g/l Serum das wichtigste zirkulierende Immunglobulin (48). Vom gesamten IgG-Pool befinden sich rund 45% im zirkulierenden Serum, 55% jedoch extravaskulär in den Körpergeweben (26). Die Halbwertszeit beträgt beim Gesunden im Mittel 20 Tage. Anhand von isotypischen Varianten der Aminosäuresequenz der konstanten Regionen der γ-Ketten lassen sich 4 Subklassen unterscheiden: IgG 1–4. In Tab. 19.2 sind die wichtigsten biologischen Eigenschaften dieser Subklassen zusammengefaßt. In der antiinfektiösen Immunität spielt IgG die zentrale Rolle. Die isolierte Antigen-Antikörper-Reaktion vermag extrazelluläre Viren und Toxine zu neutralisieren.

Partikuläre Mikroorganismen (Bakterien, Protozoen, Pilze) müssen vor der Phagozytose opsonisiert werden: IgG bindet sich an das Oberflächenepitop, kann damit die Komplementkaskade auslösen und dabei die opsonisierende Wirkung potenzieren (19). Derart opsonisierte Mikroorganismen werden von den Phagozyten erkannt, an ihre Oberfläche gebunden und ingeriert. Bei diesem Eliminationsprozeß spielen auch zytotoxische T-Lymphozyten eine wichtige Rolle.

Während zur Neutralisation sehr kleine Antikörpermengen ausreichen, benötigen Opsonisierung und antikörperabhängige zytotoxische Reaktionen große Quantitäten IgG.

Die Beteiligung von Phagozyten und zytotoxischen Lymphozyten bei der erfolgreichen Abwehrreaktion zeigen, daß IgG-Substitution zur Bekämpfung von höher organisiertem biologischem Material nur dann sinnvoll ist,

Tabelle 19.2 Eigenschaften der IgG-Subklassen

	IgG1	IgG 2	IgG 3	IgG 4
Konzentration im Serum g/l (WHO-Standard)	5,1	2,5	0,55	0,35
Syntheserate mg/die/kg Körpergewicht	25,4		3,4	–
Katabole Rate pro Tag	7–8%	7–8%	17%	7–8%
Halbwertszeit im Serum in Tagen	23	23	7	23
Komplementbindung	+++	+	+++	–
Alternative Komplementaktivierung	++	++	++	±
Fc-Rezeptor-Bindung	+	–	++	–
Zytophilie	+	–	+	+
Plazentagängigkeit	+	±	+	+
Passive kutane Anaphylaxie	+++	–	+++	+++
Bindung an Staph.-Protein-A	+	+	–	+
Intra „heavy chain" Disulfidbrücken	2	4	5	2
Spaltung durch Proteasen – Papain – Pepsin – Plasmin	+++ + +++	 –	++++ ++ +++	 –
Gm-Faktoren – allotypisch	1, 2, 3, 17	23	5, 6, 10, 11, 13, 14, 15, 16, 21, 24, 26, 27	1, 4a, 5, 11, 17, 21
– isoallotypisch	1, 4a, 5, 11, 17	1, 4b, 5, 11, 21	1, 4a, 5, 11, 17, 21	4a, 4b, 17
Quasi exklusive Antikörperspezifitäten gegenüber folgenden Antigenen	Blutgruppensubstanz A Diphtherie Rh D Treponema Masern (bei SSPE) Epstein-Barr-Virus Tollwut	Dextran Laevan Teichoinsäure Streptokokken Gruppe A Diphtherie Hämophilus B Pneumokokken	Rh D Rubella Polio Herpes HB$_s$ Tollwut Thrombozyten	Graspollen Faktoren VIII und IX Idiotypen

wenn die unspezifischen zellulären Systeme nicht durch einen gemeinsamen oder zusätzlichen Defekt beeinträchtigt sind (40).

Normalwerte der Immunglobuline

Jede einzelne Immunglobulinklasse weist altersspezifische Veränderungen auf: der Mensch wird mit einem großen Vorrat an IgG geboren, das ihm aus dem mütterlichen Kreislauf transplazentar übertragen wird. Die Eigensynthese des IgG kommt in den ersten Lebenswochen allmählich in Gang, erreicht aber für die Subklasse 2 (Antikörper gegen Polysaccharidantigene, s. Tab. 19.2) erst gegen Ende des 2. Lebensjahres die volle Kapazität. Dagegen kann die IgM-Synthese schon perinatal voll mobilisiert werden. Der IgA-Spiegel im Serum ist während des ganzen Kindesalters bedeu-

Tabelle 19.3 Eigenschaften von Immunglobulinpräparaten zur intravenösen Anwendung beim Menschen

Präparat	Hersteller	Behandlung der rohen Aethanol-fraktion für i. v. Verträglichkeit	Charakterisierung des Produktes	Halbwertszeit	Empfohlene Anwendungsgebiete aufgrund der Produkteigenschaften				IgA g/l	IgM g/l	Subklassenverteilung	Bindung an Prot. A gebunden	Bindung an Staph. ungebunden	Fähigkeit, im Hitzeaggregationsmodell C zu aktivieren	Aggregate %	Monomere %	Antikomplementäre Aktivität	Besonderes
					Prophylaxe	Akuttherapie	Substitution											
Sandoglobulin	Schweiz. Rotes Kreuz, SANDOZ	pH 4, Pepsin in Spuren	weitgehend natives IgG	normal	+	+	+	0,72	0,11	normal	IgG1,2,4	IgG3	+++	18	82	0	
Immunglobulin human (7S) intravenös	Armour Pharma	Hydroxyaethyl-Stärke und Polyaethylenglykol	chemisch schwach modifiziertes, intaktes IgG	normal	+	+	+	0,10	<0,05	normal	IgG1,2,4	IgG3	+++	26	74	(+)	enthält hohe Mengen Präkallikrein
Gammonativ	AB Kabi	DEAE-Sephadex-Adsorption Albuminschutz	weitgehend natives IgG Subklassenverschiebung		±	+	+	<0,10	<0,05	IgG1 vermehrt IgG3,4 vermindert	IgG1,2,4	IgG3	++				
Intraglobin	Biotest	β-Propiolacton	chemisch stark modifiziertes, intaktes IgG	leicht verkürzt	±	±	±	0,12	<0,05	IgG3 nicht bestimmbar	IgG1,2,4	IgG1,2,4	±	28	72	0	
Rhodiglobin	Merieux	Plasmin	Plazenta-Ursprung. Großer Anteil F(ab)2 und wenig intaktes IgG	verkürzt	±	+	–	0,14	<0,05	IgG1 vermindert IgG2 massiv vermehrt, IgG3 nicht nachweisbar			±	6	40		Tetanustiter auf 1/10 vermindert
Immunglobulin i. v. (human)	Hyland	Plasmin	großer Anteil F(ab')2 und Fc. Wenig intaktes IgG		±	+	–	0,39	0,29	IgG2 vermehrt IgG3 massiv vermind.			±	5	55		
Gammavenin	Behring	Pepsin	überwiegend F(ab) und Fc Bruchstücke	kurz	–	+	–	>6,5	<0,05	nicht bestimmbar			±	0	17	0	
Venilon	Teijin	Sulfonierung	chemisch reversibel modifiziertes IgG	leicht verkürzt	+	+	+	0,32	0,40	IgG3 nicht bestimmbar	IgG1,2,4	–				+	bindet nur C1, C-Kaskade wird nicht weiter aktiviert
Modified-immune Serumglobulin	Cutter	Dithiothreitol Jodoacetamid	chemisch stark modifiziertes, intaktes IgG	normal	±	±	+	0,27	0,10	IgG2 vermehrt	IgG1,2,4	–	±	24	76		

Tabelle 19.4 Vor- und Nachteile der verschiedenen Anwendungsformen bei Immunglobulinpräparaten

Anwendungsart	Konzentration	Bevorzugt für	Vorteile	Nachteile
intramuskulär i. m.	16%	Hyperimmunprophylaxe	– vereinfachte und billigere Herstellung – ambulante Applikation jederzeit möglich – Depotwirkung	– Verluste durch enzymatischen Abbau im Muskelgewebe – applizierbare Menge limitiert – verzögerte Verfügbarkeit – schmerzhafte Applikation
subkutan s. c.	3–16%	Prophylaxe und Therapie	– mengenmäßig weniger beschränkt als i. m. Applikation – Unabhängigkeit von Spitaleinrichtungen – raschere Resorption als i. m.	– in hohen Dosen ebenfalls schmerzhaft – hochdosiert nur über längere Zeit mit einer Infusionspumpe möglich
intravenös i. v.	3–6%	hochdosierte Therapie in der Klinik	– sofortige Verfügbarkeit im Organismus – problemlose Zuführung mehrfach normaler Mengen – weitgehend schmerzfreie Applikation	– Infrastruktur für Kurzinfusionen – bei ungeeigneten Präparaten gegenüber anderen Routen erhöhtes Anaphylaxierisiko – teure Spezialpräparate

tend niedriger als beim Erwachsenen. Hingegen funktioniert das sekretorische IgA-System vom ersten Lebenstag an.
Die Beurteilung von Ig- und Antikörperbefunden bei Kindern erfordert den Vergleich mit adäquaten Normalwerten bezüglich Alter, Volksgruppe, geographischer Region usw. Diese Normwerte sollten der inhomogenen Verteilung Rechnung tragen: Berechnung und Darstellung nach Perzentilen und nicht nach Mittelwert und Standardabweichungen (ausführliche Diskussion s. 36, 37). Als Beispiel einer praxisgerechten Darstellung zeigt Abb. 6.1, S. 45 unsere eigenen Werte, die für gut ernährte, durchschnittlich gesunde mitteleuropäische Kinder und Jugendliche gelten.

Immunglobulinpräparate für die therapeutische Anwendung

Durch Infusion von Vollblut, Plasma oder Serum können geringe Mengen Immunglobuline zugeführt werden. Darauf sind frühe Erfolge bei der Prophylaxe von Infektionskrankheiten durch Gabe von Rekonvaleszentenblut zurückzuführen. Der Kliniker verlangt jedoch heute Konzentrate von Antikörpern mit möglichst genau definierten Eigenschaften. Die lange Entwicklung begann in den 40er Jahren mit Versuchen zur Fraktionierung der Plasmaproteine (11).
Als Ausgangsmaterial für die großtechnische Herstellung von Plasmaproteinfraktionen dienen heute Spenderblut und Plazentaeluate (5, 39). Spezielle Chargen werden durch Plasmapherese von hyperimmunisierten Spendern gewonnen.
Die Herkunft des Ausgangsmaterials spielt eine große Rolle (13). Jedes Bevölkerungskollektiv besitzt ausreichende Titer an spezifischen Antikörpern gegen endemisch vorkommende Krankheiten. Um einen Empfänger gegen diese Keime zu schützen, sollte er aus der gleichen Umgebung stammen wie der Spender.
Die europäische Pharmakopoe (25, 28) verlangt die Mischung von mindestens 1000 Spenderplasmen für die Herstellung einer Immunglobulin-Charge. Diese Poolgröße garantiert einerseits minimale Schwankungen der einzelnen spezifischen Antikörpertiter, andererseits eine weitgehende Verdünnung von unerwünschten Antikörperspezifitäten wie z. B. Autoantikörper oder irreguläre Blutgruppenantikörper. Einzelne Hersteller, z. B. das Schweiz. Rote Kreuz, gehen zur Qualitätsverbesserung noch weiter und verarbeiten sogar 8000 Spenden pro Charge.
Zur Sicherstellung der Qualität schreibt das Europäische Arzneibuch auch die Überprüfung des Titers je eines bakteriellen und eines viralen Antikörpers mittels Standardmethoden und eines Standardpräparates vor.
Das Ausgangsmaterial, Plasma oder Plazentarserum nach saurer Elution, wird großtechnisch einer Alkoholfraktionierung nach Cohn unterworfen (11). Die so gewonnene Immunoglobulinrohfraktion muß nun weiter bearbeitet werden. Diese Präparate werden offiziell als „Immunglobulin vom Menschen" (Immunglobulinum humanum, englisch: Immune Serum Globulin human) bezeichnet. Sie sind nur für die intramuskuläre Anwendung bestimmt.
Verschiedene Spezialbehandlungen, die von den Herstellern nur teilweise bekanntgegeben werden, erlauben heute die intravenöse Anwendung ohne Unverträglichkeitsreaktionen. Diese physikalischen, chemischen und enzymatischen Verfahren ergeben Produkte, die als „Immunglobulinpräparation vom Menschen" (Immunoglobulinum praeparatum humanum, englisch: Modified Immune Serum Globulin human) definiert werden. Eine Aus-

Tabelle 19.5 Pflichtenheft für „Immunglobulinpräparation vom Menschen"

1. Über 90% natives IgG
2. Prozentuale Verteilung der IgG-Subklassen normal
3. Normale Halbwertszeit
4. IgA völlig eliminiert
5. Keine komplementaktivierenden Substanzen
6. Keine spontane Antikomplementarität
7. Erhaltung der Komplementaktivierung nach Antigenkontakt
8. Opsonisierende Eigenschaften voll erhalten
9. Immunadhärente Eigenschaften voll erhalten
10. Ausreichende Antikörpertiter gegen alle endemischen Krankheiten
11. Virusfrei
12. Keine konservierenden Substanzen
13. Verdünnungsmittel auch für Stoffwechselkranke akzeptabel
14. Proteinkonzentration 3–10% für intravenöse, 16% für intramuskuläre Anwendungen
15. Nichtprohibitiver Preis

wahl solcher Immunglobulinkonzentrate mit ihren wichtigsten Eigenschaften wird in Tab. 19.3 vorgestellt.

Als Entscheidungshilfe für den praktisch tätigen Mediziner sind die Vor- und Nachteile der Anwendungsformen von IgG-Präparaten in Tab. 19.4 zusammengefaßt.

Aus den bisherigen Erfahrungen mit Immunglobulinpräparaten sind folgende Anforderungen an ein ideales Präparat zu stellen (Tab. 19.5).

Indikationen zur Immunglobulintherapie

Die Grundidee der Immunglobulintherapie – die passive Immunisierung – ist seit EMIL VON BEHRING unverändert: Schutz eines Nichtimmunen vor einer bestimmten Infektion durch Gabe des fehlenden spezifischen Antikörpers. In Anbetracht der Mechanismen der Abwehrreaktion und der biologischen Wirkung der Immunglobuline ist diese Therapie nur wirksam, wenn der spezifische Antikörper den limitierenden Faktor darstellt.

Dieses einfache Prinzip findet heute drei wichtige Anwendungsgebiete (Tab. 19.6):
- die Prophylaxe,
- die akute Intervention bei Sepsis (16, 20, 21, 32, 41) und
- die langdauernde Substitution bei angeborener oder erworbener Agammaglobulinämie.

Gegenwärtig werden noch zusätzliche Indikationen erforscht, wie z. B. die hochdosierte IgG-Gabe bei der idiopathischen Thrombozytopenie (27, 46).

Dosierung

Je nach Indikationsgebiet sind die erforderlichen Immunglobulindosen sehr unterschiedlich. Als allgemeine Richtlinie gilt:
- Die Prophylaxe braucht geringe Mengen, muß frühzeitig gegeben werden und ist gewöhnlich nur einmal nötig. Die Entscheidung kann und muß jeder Arzt allein und rasch fällen. Die Dosierung dieser Präparate, die in der Regel intramuskulär verabreicht werden, ist von den Herstellern aufgrund der gemessenen Titer an spezifischen Antikörpern berechnet und im Begleitzettel angegeben. Eine Zusammenfassung der Dosierung für Immunglobuline vom Menschen und für Hyperimmunpräparate findet sich in den Empfehlungen der WHO (2). Eine Übersicht findet sich in Tab. 19.7.

Im Einzelfall werden virale Infektionserreger (z. B. Masern), Toxine (z. B. Tetanus) oder heterologe Erythrozytenantigene (Rhesus D bei rh-negativen Müttern) durch die kurz nach der Exposition injizierten Antikörper sofort neutralisiert, so daß entweder ihre Proliferationsfähigkeit oder ihre schädigende Wirkung ausbleibt (43).

Tabelle 19.6 Indikationen für die Immunglobulin-Ersatztherapie (nach 23, 24)

Ziel der Behandlung	Dosierbereich	Entscheidung	Anzahl Gaben
1. Passive Immunisierung gegen virale Erkrankungen und Toxine (s. Tab. 19.7)	s. Tab. 19.7	durch jeden praktizierenden Arzt	einmal (bei Bedarf evtl. wiederholen)
2. Akute Intervention			
Patienten ohne Defektsyndrome: a) mit schweren Infekten	100–200 mg/kg	durch Personal der Intensivpflege	1–3mal an aufeinanderfolgenden Tagen
b) unspezifische Intervention bei experimentellen Therapien: z. B. immune Thrombozytopemie	400 mg/kg/die	durch immunologische Forschungsgruppe	5mal an aufeinanderfolgenden Tagen. Bei Bedarf jeden Monat wiederholen
3. Substitution			
Immundefektsyndrome mit Ausfall des B-Lymphozyten-Systems	100–400 mg/kg	durch den klinischen Immunologen	monatlich, während Jahren

Tabelle 19.7 Möglichkeiten der Prophylaxe durch passive Immunisierung

Krankheit	Vakzine vorhanden	Indikation	Empfehlungen	Standard Immunglobulin vom Menschen Dosis (16% Lösung)	Hyperimmunglobulin vom Menschen Dosis	Immunglobulinpräparation i. v. Dosis
Hepatitis A	–	Prophylaxe	80–90% Schutz für alle Kinder und Erwachsenen nach Kontakt, Neugeborene von Hepatitis-A-Müttern. Schwangerschaft ist keine Kontraindikation. Prophylaxe nicht mehr indiziert 14 Tage nach Kontakt. Ratsam für Touristen in endemischen Gebieten. Anikterische Hepatitis wird nicht verhindert (1:12 Fälle)	0,02–0,04 ml/kg Bei fortbestehender Exposition bis 0,12 ml/kg alle 4–5 Monate		3 g
Hepatitis B	+	Prophylaxe Adjuvante Therapie bei aktiver Immunisierung	Alle Personen mit Kontakt zu Nadeln, Blut- und Ausscheidungsprodukten von HBsAg-Trägern. 48 Std. nach Kontakt passive Immunisierung wahrscheinlich unnütz.		0,06 ml/kg nach 1 Monat wiederholen	
Hepatitis non A, non B	–	Prophylaxe (unsicher)	Da Diagnostik nicht standardisiert, bei Verdacht vorgehen wie bei Hepatitis A			3 g
Masern	+	Prophylaxe Therapie	Nichtgeimpfte Kinder nach Kontakt	0,25 ml/kg 0,5 ml/kg für Risikokinder	0,04–0,15 ml/kg zur Prophylaxe 1 ml/kg Therapie bei Masernenzephalitis	3 g
Mumps	+	Prophylaxe	Erwachsene, nichtimmune Männer nach Exposition		40 ml bei ersten Anzeichen einer Parotitis	
Tollwut	+	Prophylaxe Adjuvante Therapie bei aktiver Immunisierung nach Bissen	Möglichst rasch nach Bißverletzung. 50% intramuskulär, 50% lokal im Wundbereich. Aktive Immunisierung gleich anschließen.		20 IE/kg	

Tabelle 19.7 Fortsetzung

Krankheit	Vakzine vorhanden	Indikation	Empfehlungen	Standard Immunglobulin vom Menschen Dosis (16% Lösung)	Hyperimmunglobulin vom Menschen Dosis	Immunglobulinpräparation i. v. Dosis
Windpocken	+	Mitigierung Prophylaxe	Nach Kontakt für Immunsupprimierte, Risikokinder, Erwachsene ohne Antikörpertiter	0,6–1,2 ml/kg evtl. bis 5 ml/kg	0,6–5 ml/kg Zosterhyperimmunglobulin	10 g an 2 aufeinanderfolgenden Tagen
Röteln	+	Prophylaxe	Nur Schwangere, für die ein Abort außer Frage steht	20 ml	240 000 IE	0,2 g/kg
Kinderlähmung	+	Prophylaxe	Selten indiziert. Nur kurzfristiger Schutz	0,15 ml/kg		
Starrkrampf	+	Prophylaxe Therapie	Bei Nichtgeimpften mit schweren Wunden oder Bissen. Bei schweren Fällen Injektionen im Wundbereich. Aktive Immunisierung gleichzeitig mit passiver Impfung möglich, wenn verschiedene Injektionsorte gewählt werden		250–500 IE zur Prophylaxe, 3000–6000 IE zur Therapie, 500 I bei Tetanus neonatorum	
Keuchhusten	+	Therapie	Bei kleinen, sehr schwer erkrankten Kindern zur Unterstützung der Antibiotikatherapie		1,25–2,5 ml täglich über 3 Tage	
Rhesus-Sensibilisierung	–	Prophylaxe	Für Rh(D)-negative Personen nach Rh(D)-positiver Schwangerschaft oder Transfusionszwischenfall. Zur Diskussion steht die routinemäßige Gabe an alle Rh(D)-negativen Mütter in der 28.–32. Schwangerschaftswoche und postpartal		Mutter: 1 ml innerhalb von 72 Std. nach Geburt. Wenn mehr als 15 ml kindliches Blut übergetreten sind, entsprechend mehr. Transfusionszwischenfälle 1 ml pro 15 ml Blut	

– Die akute Intervention bei Sepsis verfolgt im wesentlichen die gleiche Absicht, d. h. die Zufuhr von Antikörpern gegen infizierende Erreger, jedoch mit dem Unterschied, daß in diesem Falle die Krankheitssymptome bereits ausgebrochen sind. Nur bei Dosen von mindestens 0,2 g pro kg Körpergewicht einer i. v. verträglichen IgG-Präparation kann man annehmen, daß der korrespondierende, spezifische Antikörper zur Opsonisierung – und damit zur Elimination des Mikroorganismus – beiträgt. Diese Indikation ist eine dringliche Notfallmaßnahme, die sich vor allem in Intensivpflege- und Notfallstationen aufdrängt.

– Die Substitution bei angeborener oder erworbener Agammaglobulinämie erfordert ebenfalls große Immunglobulinmengen und muß zudem in regelmäßigen Abständen wiederholt werden. Bevor man eine Substitutionstherapie einleitet, soll deswegen eine gründliche klinische und immunologische Abklärung und eine umfassende Diskussion aller Aspekte des Falles stattfinden. Für diese Ersatztherapie gibt die WHO (2) eine Minimalquantität von 25 mg/kg/Woche an.

In unserer Klinik hat sich folgende, differenziertere Formel bewährt:
1. Körpergewicht in kg x 0,042
   = *Plasmavolumen in l*
2. (Normwert IgG in g/l – (Patientenwert IgG in g/l)
   = *Defizit in g/l*
3. Plasmavolumen in l x Defizit in g/l
   = *Gesamt-Substitutionsdosis in g*

Unmittelbar nach der Kurzinfusion werden mit dieser Dosis Serumspiegel von ca. 10 g/l erreicht. Dieser Wert sinkt wegen der Verteilung in den extravasalen Raum nach 2 – 3 Tagen auf etwa 5 g/l.

Die Kurzinfusionen müssen bei dieser Patientengruppe alle 4–6 Wochen wiederholt werden. Überdosierungen haben bei weitgehend nativen Präparaten keine unmittelbar negativen Folgen. Die akute Intervention bei Sepsis kann ohne sichtbare Nachteile zu einem Mehrfachen des IgG-Normwertes führen.

Auf Grund von Laboruntersuchungen hat man jedoch Hinweise, daß die Mitogenstimulation, die Antikörperfunktion und die Immunregulation beeinflußt sein können durch passiv verabreichtes IgG (15, 18, 47).

Ebenso muß sich der Arzt über die Abhängigkeit der Synthese vom Immunglobulinspiegel im klaren sein.

Die zirkulierende IgG-Menge setzt sich aus den Größen: Synthese, Verbrauch und Katabolismus zusammen. Die Syntheserate ist negativ rückgekoppelt mit dem IgG-Titer, und die katabole Rate steigt mit erhöhter Konzentration. Deshalb ist eine Überdosierung der Substitution wenig sinnvoll.

Nebenwirkungen

Obschon bei der Substitution von menschlichen Immunglobulinen ein homologes, biologisches Material injiziert wird, wurden schon früh schwere Nebenwirkungen beobachtet.

Diese beschränken sich bei intramuskulärer Applikation meistens auf lokale Beschwerden (Schmerzen, Spannungsgefühl, entzündliche Erscheinungen). In Einzelfällen wurden jedoch systemische Auswirkungen und sogar Todesfälle beobachtet (17, 34). Schwere Nebenwirkungen treten vor allem nach intravenöser Verabreichung auf. Man unterscheidet heute 4 Gruppen verschiedener Ätiologie (2, 4, 5, 6):

Anaphylaktoide Reaktion

Sie tritt gewöhnlich in den ersten Minuten nach Beginn der Infusion mit schockähnlichen Symptomen auf: Atemnot, asthmoide Symptome, Kreislaufsymptome mit Tachykardie und Blutdruckabfall, Schüttelfrost mit nachfolgendem hohem Temperaturanstieg.

Die meisten Symptome sind Ausdruck einer raschen Komplementaktivierung durch IgG-Polymere in der Präparation.

Bei anaphylaktoiden Reaktionen ist die Infusion sofort zu unterbrechen, und die üblichen Maßnahmen zur Schockbekämpfung sind einzuleiten. Damit klingen die Symptome meist innerhalb von 20 Minuten ab.

Phlogistische Reaktion

Darunter verstehen wir eine entzündliche Reaktion, die 1 bis 8 Stunden nach Infusionsbeginn auftritt. Die Symptome sind Nausea, Atembeschwerden und Fieber ohne Schüttelfrost, die in wenigen Stunden abklingen. Man nimmt an, daß hier die zugeführten Antikörper in physiologischer Weise die im Organismus vorhandenen Bakterien rasch opsonisieren. Durch die anschließende Phagozytose werden in kurzer Zeit große Mengen entzündungsvermittelnder Mediatoren freigesetzt.

Überempfindlichkeitsreaktionen durch anti-IgA-Antikörper (38, 45)

Patienten mit totalem Fehlen des IgA-Systems produzieren IgG-Antikörper gegen infundiertes IgA. Bei erneuter Infusion des gleichen Präparates oder bei Bluttransfusionen kann es zu schweren Unverträglichkeitsreaktionen kommen. Diese Anaphylaxie verlangt eine sofortige Therapie. Solche Patienten sollten mit strikt IgA-freien Präparaten behandelt werden.

Weitere Reaktionen

Präkallikrein und andere vasoaktive Substanzen, sowie Pyrogene in der IgG-Präparation können ebenfalls zu schockähnlichen Symptomen führen.
Immunglobulinpräparate, die dem Pflichtenheft (S. 193) entsprechen, bieten heute eine große Sicherheit. Im Rahmen einer Studie konnten wir bei über 1000 intravenös verabreichten Infusionen Sandoglobulin keine schweren Nebenreaktionen beobachten (30).

Kontraindikationen

Neben dem bereits erwähnten selektiven IgA-Mangel sind Immunglobulingaben kontraindiziert vor oder gleichzeitig mit aktiver Impfung durch lebende Viren: diese werden durch die Antikörper neutralisiert, so daß sowohl der aktive Impfstoff, wie auch der passive Antikörperschutz zerstört wird.
Dagegen ist aktiv-passive Immunisierung bei Toxin- und Totvirusimpfungen möglich und teilweise durch die verbesserte Immunogenität sogar besonders wirksam.
Eine Rh-Prophylaxe sollte nie RhD+ Frauen gegeben werden.

Substitutionstherapie mit Immunglobulinen bei Agammaglobulinämie

Diese aufwendigste Form der Immunglobulintherapie ist indiziert bei Patienten mit symptomatischem Antikörpermangelsyndrom, im Extrem- und Modellfall mit Agammaglobulinämie. Da der Patient permanent keine Antikörper bilden kann, muß die gesamte Bildungskapazität durch exogene Zufuhr ersetzt werden. Diese Therapie kann nur wirksam sein, wenn Dosen verabreicht werden, die den IgG-Spiegel in den Bereich der Normalwerte bringen. Wegen der hohen Kosten muß eine solche Therapie gründlich geplant, die Dosis nach der angegebenen Formel (S. 197) individuell berechnet und die Konzentration dauernd überwacht werden.
Die Kontrolle nach der Infusion sollte einen Wert von ca. 10 g IgG/l ergeben. Durch die Verteilung im extravasalen Raum sinkt das IgG nach 2 – 3 Tagen auf ca. 5 g/l. Die weitere Konzentrationsabnahme folgt bei nichtdenaturierten Immunglobulinpräparaten der normalen Halbwertszeit von etwa 3 Wochen, so daß die IgG-Konzentration 1 Monat nach der Infusion nicht unter 2 g/l abgesunken ist. Aus langer klinischer Erfahrung weiß man, daß bei dieser Patientengruppe schwere Infektionen erst unterhalb eines Wertes von 2,5 g IgG/l auftreten (2). Diese Grenzwerte müssen im Behandlungsplan berücksichtigt werden.
Agammaglobulinämiker haben zu Beginn der Therapie, bis die extravasalen Depots durch eine „loading dose" aufgefüllt sind, einen erhöhten IgG-Bedarf. Bei Infektionen ist neben dem Verbrauch der spezifischen Antikörper zusätzlich der Katabolismus beschleunigt.

Eigene Erfahrungen mit Sandoglobulin

Abb. 19.2 zeigt 2 typische Verlaufskurven der IgG-Spiegel bei Patienten mit schwerer Hypogammaglobulinämie unter korrekter Substitution. Aus dem Kurvenverlauf läßt sich berechnen, daß W. R. während 90% der Zeit 5, 11 g IgG/l, Patient B. S. 6,1 g/l aufwiesen.
Die Elektropherogramme in Abb.19.3 zeigen überzeugend den Unterschied vor und nach IgG-Therapie beim Patienten B. S.

Studie mit plasminbehandeltem Präparat

In einer gut fundierten Studie untersuchte BURIOT (8) für ein plasminbehandeltes, intravenös verabreichtes Präparat die Zusammenhänge zwischen Dosis, Intervallen zwischen den Infusionen und klinischer Wirksamkeit. Er verglich 2 Schemata miteinander: 150 mg/kg alle 14 Tage und 400 mg/kg alle 21 Tage. Die aus den Daten geschätzten Halbwertszeiten sind für die höhere Dosis eindeutig verkürzt, die klinische Wirksamkeit für die geringere Dosis jedoch nicht den Erwartungen entsprechend. Deshalb empfehlen die Autoren die Gabe von 300–400 mg/kg alle 2 Wochen.

Beurteilung der Wirkung

Untersuchungen bei Patienten mit „common variable immunodeficiency" unter hochdosierter IgG-Behandlung zeigen, daß die Suppressorzellaktivität im funktionellen Assay normalisiert wird (29).
Eine Gesamtbeurteilung der Wirkungen muß bei jeder Therapie auch zusätzliche Kriterien berücksichtigen: viele Patienten geben unter adäquater Therapie Wohlbefinden, gesteigerte Leistungsfähigkeit und besseren Appetit an. Diese Größen sind jedoch schwer meßbar. Registrierbare und zur Beurteilung relevante Faktoren sind in Tab. 19.8 zusammengestellt. Daraus geht hervor, daß nach hochdosierter Substitutionstherapie nicht nur die mittleren IgG-Werte höher lagen, sondern auch die Anzahl Krankheitstage und Tage unter Antibiotika signifikant abnahmen und weniger Absenzen registriert wurden.

Zusammenfassung

Die Zufuhr von Immunglobulinen bei Antikörpermangelsyndromen geht zurück auf die Versuche von EMIL VON BEHRING mit Pferdeantikörpern gegen Diphtherie und Tetanus.

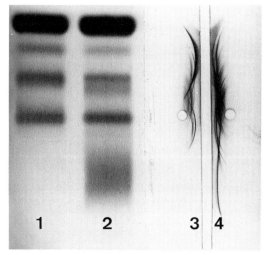

Abb. 19.3 Protein- (PE) und Immunelektrophorese (IE) bei einem Patienten mit Agammaglobulinämie. 1 PE vor Sandoglobulin; 2 PE 2 Stunden nach Sandoglobulin; 3 IE vor Sandoglobulin; 4 IE 2 Stunden nach Sandoglobulin.

Die Entwicklungsarbeit an Präparaten erreichte einen ersten Höhepunkt in der vorantibiotischen Ära. Der große Durchbruch gelang jedoch erst am Ende der 70er Jahre mit der Einführung von intravenös verträglichen Produkten, die es erlaubten, AMS-Patienten auf normale IgG-Spiegel zu transfundieren durch native Immunglobuline mit normaler Subklassenverteilung, mit intakter biologischer Wirkung und einem Antikörperspektrum, das alle endemischen Krankheiten abdeckt. Damit stellten sich die erwarteten Erfolge ein, und aus der heutigen Medizin sind IgG-Präparate zur Prophylaxe, akuten Intervention bei Sepsis und Substitution nicht mehr wegzudenken.

Tabelle 19.8 Erfolgskriterien bei der hochdosierten intravenösen Substitutionsbehandlung. Vergleich von 2 Jahresperioden. n = 13 (29)

Beobachtungszeit	IgG-Mittelwert (mg/100 ml)	Tage mit Temperatur > 38°C	Tage mit Antibiotikatherapie	Absenzen vom Arbeitsplatz (Tage)
12 Mt. vor Sandoglobulin	125	23 (4–51)	117 (5–350)	65 (6–300)
12 Mt. während Sandoglobulin	450	1 (0–6)	6 (0–18)	13 (0–90)

Literatur

1 Antepartum Rh prophylaxis. Letters to the Editor. New Engl. J. Med. 304 (1982). 425–426.
2 Appropriate Uses of Human Immunoglobulin in Clinical Practice: Memorandum for an IUIS/WHO Meeting. Bull. WHO 60, (1982) 43–47
3 Barandun, S., Cottier H., Hässig A., Riva G.: Das Antikörpermangelsyndrom. Schwabe, Basel 1959
4 Barandun, S., A. Morell, F. Skvaril: Clinical Experiences with Immunoglobulins for Intravenous Use. In Alving, B. M., J. S. Finlayson: Immunoglobulins: Characteristics and Uses of Intravenous Preparations. US Dept. Health Human Service (FDA)-80-9005. 1980 (pp. 31–35)
5 Barandun, S., P. Imbach, H. Kindt, A. Morell, U. E. Nydegger, J. Römer, T. Schneider, D. Sidiropoulos, F. Skvaril: Der klinische Einsatz von Immunglobulin. Lattmann, Sandoz Produkte, Basel 1981
6 Barandun, S. A. Morell: Adverse reactions to immunoglobulin preparations. In Nydegger, U. E.: Immunohemotherapy. Academic Press, London 1981 (p. 223–227)
7 Brown, W. R., H. Nagura, P. D. Smith, P. Nakane: The human liver and the secretory immune system. In Ogra, P. L., J. Bienenstock: The Mucosal Immune System in Health and Disease. Report of the Eighty-First Ross Conference on Pediatric Research. Columbus, Ohio: Ross Laboratories, 1981 (p. 7–11)
8 Buriot, D., J.-P. Eygonnet, F. Jeannel-Boiteux, Griscelli C.: Traitement des déficits immunitaires congenitaux par les gammaglobulines administrées par voie veineuse. Pediatric 36 (1981) 253–261
9 Burnet, Sir MacFerlane: The Clonal Selection Theory of Acquired Immunity. Cambridge University Press, London 1959 (p. 86)
10 Cantey, J. R.: Prevention of bacterial infections of mucosal surfaces by immune secretory IgA. In Mc Ghee, J. R., J. Mestecky, J. L. Babb: Secretory Immunity and Infection. Plenum, New York 1978 (p. 461–470).
11 Cohn, J. E., L. E. Strong, W. L. Hughes, D. J. Mulford, J. N. Ashworth, M. Melin, A. C. Taylor: Preparation and properties of serum and plasma proteins. J. Amer. chem. Soc. 68 (1946) 459
12 Collins-Williams, C., H. L. Kokubu, C. Lamenza, R. Nizami, A. W. Chiu, C. Lewis-McKinley, T. A. Comerford, E. A. Varga: Incidence of isolated deficiency of IgA in the serum of Canadian children. Ann. Allergy 30 (1972) 11
13 Delire, M., B. Petit, L. Fiasse, P. L. Masson: The therapeutic efficacy of human immunoglobulins as a function of their in vitro antibody activity toward circulating antigens in children with recurrent infections of the upper respiratory tract. J. clin. Lab. Immunol. 4 (1980) 159–163
14 Doerr, R.: Die Antikörper, Bd. I. Springer, Wien 1947
15 Durandy, A., A. Fischer, C. Griscelli: Dysfunctions of pokeweed mitogen-stimulated T and B lymphocyte responses induced by gammabulin in therapy. J. Clin. Invest. 67 (1981) 867–877
16 Duswald, K. H., J. Ring: Immunoglobuline zur Frühtherapie von postoperativen Infektionen bei Risikopatienten. Ergebnisse einer kontrollierten Studie. In Deicher, H., I. Stroehmann: Immunoglobulintherapie: Klinische und tierexperimentelle Ergebnisse. Springer, Berlin 1980 (S. 126–136)
17 Ellis, E. F., C. S. Henney: Adverse reactions following administration of human gamma globulin. J. Allergy 43 (1969) 45–54
18 Finkelstein, M., J. W. Uhr: Specific inhibition of antibody function by passively administered 19S and 7S antibody. Science 146 (1964) 67–70
19 van Furth, R., P. C. J. Leijh: Functional interactions of various commercial gammaglobulin preparations with staphylococus aureus and granulocytes. In Nydegger, U. E.: Immunohemotherapy. Academic Press, London 1981 (p. 181–190)
20 Gierhake, F. W.: Immunglobuline in der operativen Medizin. Immun. Infekt. 9 (1981) 162–169
21 Hanson, L. A., J. Björkander, U. A. Oxelius, C. Wadsworth: Indications and limitations of parenteral immunoglobulin treatment: prophylactic intramuscular gammaglobulin. In Nydegger, U. E.: Immunohemotherapy. Academic Press, London 1981 (p. 423–430)
22 Heide, K., F. R. Seiler: Phagozytose-fordernde Wirksamkeit von Humanplasmaproteinen in vitro. Arzneim. Forsch. 21 (1971) 1443
23 Hitzig, W. H.: Plasmaproteine: Pathophysiologie und Klinik. Springer, Berlin 1977
24 Hitzig, W. H.: Summary of therapeutic application of immunoglobulins. In Nydegger, U. E.: Immunohemotherapy. Academic Press, London 1981 (p. 435–440)
25 Human Normal Immunoglobulin. Europan 2. Pharmacop. (1971) 247–251
26 Iio, A., W. Strober, S. Broder, S. H. Polmar, T. A. Waldmann: The metabolism of IgE in patients with immunodeficiency states and neoplastic conditions. J. clin. Invest. 59 (1977) 743–755
27 Imbach, P., G. Gaedicke, P. Joller: Interim evaluation of two cooperative studies assessing the effects of intravenous immunoglobulin (i. v. IgG) on childhood idiopathic thrombocytopenic purpura (ITP). Blut 48 (1984) 357–361
28 Immunglobulin vom Menschen. Europ. Arzneibuch. Bd. 2. Deutscher Apotheker-Verlag / Govi Verlag, Stuttgart/Frankfurt 1975 (S. 235).
29 Joller, P. W., W. H. Hitzig: Antibody Deficiency Syndromes and Suppressor Cell Activity. Abstract 14.2.12. 1980. 4th Int. Congr. Immunol. Paris
30 Joller, P. W., S. Barandun, W. H. Hitzig: Neue Möglichkeiten der Immunglobulin-Ersatztherapie bei Antikörpermangel-Syndrom. Schweiz. med. Wschr. 110 (1980) 1451–1453
31 Joller, P. W., A. K. Buehler, W. H. Hitzig: Transitory and persistent IgA deficiency. Reevaluation of 19 pediatric patients once found to be deficient in serum IgA. J. clin. Lab. Immunol. 6 (1981) 97–101
32 Kalden, J. R.: Immuntherapeutische Möglichkeiten bei Vorbeugung und Behandlung von Infektionskrankheiten. In Kalden, J. R., U. D. Koenig: Blutkomponenten und Plasmaersatzmittel. Springer, Berlin 1982 (p. 20–27)
33 Krakauer, R., H. H. Zinnemann, R. Hong: Deficiency of secretory Ig-A and intestinal malabsorption. Amer. J. Gastroenterol. 64 (1975) 319–323
34 Medical Research Coucil Working Party. Hypogammaglobulinemia in the United Kingdom. Lancet 1969/I 163–168
35 Oxelius, V.-A., A.-B. Laurell, H. Golebiowska, U. Axelsson, J. Björkander, L. A. Hanson: IgG subclasses in selective IgA deficiency. New Engl. J. Med. 304 (1981) 1476–1477
36 Pilgrim, U., H. P. Fontanellaz, G. Evers, W. H. Hitzig: Normal values of immunoglobulins in premature and in full-term infants, calculated as percentiles. Helv. paediat. Acta 30 (1975) 121–134

37 Rousselet, F. et. al.: Valeurs de référence des IgG, IgA et IgM sériques chez les enfants de la naissance a 15 ans. Ann. Biol. clin. 37 (1979) 127-134
38 Schmidt, A. P., H. F. Taswell, G. J. Gleich: Anaphylactic transfusion reactions associated with anti-IgA antibody. New Engl. J. Med. 280 (1969) 188-193
39 Schneider, W., P. E. Kaiser: Immunglobulin vom Menschen – Anforderungen an seine Unschädlichkeit und Wirksamkeit. Immun. Infekt. 9 (1981) 157-161
40 Schulte-Wissermann, H., S. Gardilcic: Grundlagen zur Immuntherapie. Klin. Pädiat. 193 (1981) 57-62
41 Sidiropoulos, D., U. Böhme, G. von Muralt, A. Morell, S. Barandun: Immunglobulinsubstitution bei der Behandlung der neonatalen Sepsis. Schweiz. med. Wschr. 111 (1981) 1649-1655
42 Silverstein, S. C., R. M. Steinmann, Z. A. Cohn: Endocytosis. Ann. Rev. Biochem. 46 (1977) 669-722
43 Stiehm, E. R.: Standard and special human immune serum globulins as therapeutic agents. Pediatrics 63 (1979) 301-319
44 Tympner, K. D.: Intravenöse IgM Applikation. Mschr. Kinderheilk. 123 (1975) 400-401
45 Vyas, G. N., L. Holdahl, H. A. Perkins, H. H. Fudenberg: Serologic specificity of human anti IgA and its significance in transfusion. Blood 34 (1969) 573-581
46 Wahlen, W., N. Graf, K. H. Nienhaus, Jutta Müller: Untersuchungen zur Thrombozytenmorphologie und – Funktion unter hochdosierter Immunglobulin-Therapie bei akuter und chronischer idiopathischer thrombozytopenischer Purpura (ITP). Klin. Pädiat. 195 (1983) 17-23
47 Waldmann, T. A., R. M. Blaese, S. Broder, R. S. Krakauer: Disorders of suppressor immunoregulatory cells in the pathogenesis of immunodeficiency and autoimmunity. Ann. intern. Med. 88 (1978) 226-238
48 Wissenschaftliche Tabellen Geigy, Teilband Hämatologie und Humangenetik, 8. Aufl. Basel 1979 (S. 136)

Kapitel 20
Indikationen und Ergebnisse der Knochenmarkstransplantation

C. GRISCELLI

Im Laufe der letzten 12 Jahre haben Knochenmarkstransplantationen (KMT) die Heilung verschiedener vererbter oder erworbener Krankheiten möglich gemacht. Dazu gehören Immundefekte, gewisse Stoffwechselkrankheiten, Knochenmarkaplasien und bestimmte Leukämien. Die Durchführung der KMT stößt jedoch auf verschiedene Schwierigkeiten. Davon seien hier lediglich die unsicheren Resultate bei den ersten Versuchen, das grundsätzlich große Risiko und die Bedeutung einer spezialisierten Pflege genannt. Es kommt hinzu, daß die psychologische Belastung der Familie und des Pflegepersonals sehr groß ist. Schließlich kann man die erheblichen Kosten dieser Behandlung nicht außer acht lassen, die an und für sich den Indikationen gewisse Grenzen setzen. Da gegenwärtig die Indikation zur KMT erweitert wird, ist eine Diskussion der sich stellenden Probleme und der vermutlichen Grenzen auf Grund der vorliegenden Resultate am Platze.

Indikationen zur Knochenmarkstransplantation
Bei Immundefekt

Bei den Immundefekten sind heute zwei Indikationen allgemein anerkannt: die schweren kombinierten Immundefekte (SCID) und einige ID, die ohne Behandlung noch im Kindesalter zum Tode führen. Schon 1968 wurde je ein Patient aus diesen Gruppen erfolgreich behandelt, und zwar einer mit SCID (5) und einer mit Wiskott-Aldrich-Syndrom (1). Diese beiden Syndrome sind bis heute die hauptsächlichen Indikationen (9) geblieben (Tab. 20.1 und 20.2). Ein wichtiger Unterschied liegt darin, daß die zelluläre Immunität beim SCID so sehr darniederliegt, daß praktisch alle Patienten im ersten Lebensjahr sterben (Tab. 20.1). Aufgrund dieses totalen Mangels wird außerdem das Transplantat nicht abgestoßen, so daß der Transplantatempfänger gar nicht konditioniert werden muß. Dagegen besitzen die anderen ID (Tab. 20.2) eine gewisse zelluläre Immunkapazität, die durch eine immunsuppressive Behandlung vor der KMT eliminiert werden muß. Die Lebenserwartung bei diesen Krankheiten ist nicht vorauszusehen; sie kann einige Jahre betragen. Begreiflicherweise ist die Indikationsstellung zur KMT viel heikler als beim SCID. Dabei sind verschiedene Punkte zu berücksichtigen: das Alter des Patienten; das mögliche Vorliegen zusätzlicher

Tabelle 20.1 Formen des schweren kombinierten ID (=SCID), die mit Knochenmarkstransplantationen günstig beeinflußt werden können (9)

Alymphozytose mit Agammaglobulinämie
Mangel der Adenosindesaminase (ADA)
Mangel der Purinnucleotid-Phosphorylase (PNP) mit vorwiegendem T-Zell-Defekt
Mangel an T-Zell-Präkursoren mit Agammaglobulinämie
Kombinierter ID mit mangelnder Expression der HLA-Antigene
Mangelnde T-Zell-Reifung
Kombinierter ID mit Knorpel-Haar-Hypoplasie (CHH)

Tabelle 20.2 Weitere ID außer SCID, die mit Knochenmarkstransplantation günstig beeinflußt werden können (9)

Wiskott-Aldrich-Syndrom
Kostmann-Syndrom (Agranulozytose infolge Produktionsstörung)
Septische / chronische Granulomatose (CGD)
Andere Granulozytopathien
Chediak-Higashi-Syndrom
ID mit Pigmentierungsmangel (25)

viszeraler Anomalien; die Folgen vorangegangener Infektionen; der Schweregrad des ID und seine Risiken; die Bedeutung assoziierter Symptome, wie z. B. der hämorrhagischen Komplikationen beim Wiskott-Aldrich-Syndrom. Außerdem spielen psychologische Faktoren bei chronischen Erkrankungen eine wichtige Rolle.

Die Resultate sind im gesamten sehr ermutigend. Bei den SCID-Patienten erreicht man heute in ungefähr 70% eine definitive Rekonstitution; und bei Zusammentreffen idealer Bedingungen kann man mit einer Heilungschance von mehr als 90% rechnen. Beim Wiskott-Aldrich-Syndrom erreichen die ebenfalls eindrücklichen Erfolge bei den 30 Behandlungen der letzten Jahre etwa 75%, während zu den wenigen Fällen der übrigen Krankheiten noch keine Prozentzahlen angegeben werden können. Als besonders schwierig erweist sich die Behandlung der chronischen septischen Granulomatose, die u. W. durch keine der drei versuchten Transplantationen dauernd geheilt werden konnte. Bei einer anderen Krankheit mit funktionellen Anomalien der Granulozyten und der Monozyten und mit verzögertem Abfallen der Nabelschnur (4, 12) sowie beim Chediak-Higashi-Syndrom (14a) konnten wir eine komplette Rekonstitution erreichen (Tab. 20.2). Diese beiden seltenen Erkrankungen wurden bisher von keiner anderen Gruppe behandelt.

Weitere Indikationen zur Knochenmarkstransplantation

Sie haben sich allmählich innerhalb der hereditären Krankheiten abgezeichnet (Tab. 20.2). Die Indikation ist jedoch bei den meisten davon schwer zu stellen. Wir diskutieren sie in diesem Zusammenhang, auch wenn nicht alles immunologische Krankheiten sind.

Nach der ersten Transplantation bei einem Fall von autosomal-rezessiv vererbter Osteopetrose (2) wurden in den letzten 5 Jahren weitere 10 Fälle transplantiert. Die Indikation ist durch das Ausmaß von Störungen der Sinnesorgane (Augen und Ohren) und sonstiger Schädigungen des Nervensystems eingeschränkt, obschon man nach der Transplantation eine gewisse Besserung erhoffen kann. Bei der KMT, die wir 1977 vornahmen (2), sahen wir im Laufe der folgenden 3 Monate eine komplette Korrektur der hämatologischen Symptome und der Knochendicke sowie einen Rückgang der Splenomegalie. Die neurologischen Störungen der Sinnesorgane blieben jedoch unverändert, und die geistige Entwicklung verlangsamte sich zunehmend. Schließlich kam es auch zu einem Rezidiv des osteopetrotischen Prozesses an den wachsenden Knochen. Die nur partielle Besserung ist möglicherweise auf die fehlende Konditionierung vor der Transplantation zurückzuführen, da bei anderen neuerdings publizierten Fällen eine komplette Restitution mit Besserung der vorbestehenden Störung der Sinnesorgane erreicht wurde (3, 20). Es konnte auch gezeigt werden, daß die Korrektur der Osteopetrose davon abhängt, ob die Osteoklasten des Spenders angehen (3).

Bei den *Mukopolysaccharidosen* wurde von HOBBS 1981 die Behandlung durch KMT vorgeschlagen (12). Die Gesamtresultate der 19 unseres Wissens bisher so behandelten Fälle können wegen ungenügender Beobachtungszeit noch nicht beurteilt werden. Es scheint jedoch, daß verschiedentlich eine Besserung des körperlichen Zustands erreicht worden ist, während die neurologischen und psychiatrischen Störungen stabil blieben, ohne sich zu bessern (12). Nach unserer Meinung ist diese Indikation jedoch noch unklar, und wir ziehen

Tabelle 20.3 Gegenwärtige Strategie der Knochenmarkstransplantation bei SCID

1 Spender blutsverwandt, für HLA-A, -B, -D identisch, ohne Stimulation in der MLC
a) genotypische Identität: Geschwister oder Eltern (bei Konsanguinität)
b) phänotypische Identität für einen Haplotyp: andere Familienmitglieder
2 Spender nicht verwandt*: phänotypische Identität bei den Haplotypen für HLA-A, -B und -D
3 Spender blutsverwandt, für HLA-A, -B, -D semiidentisch (Geschwister, Eltern): Knochenmark durch Entfernung der reifen T-Lymphozyten vorbehandelt**
– Rosettenbildung mit Schafserythrozyten und Verklumpung mit den Agglutininen aus Sojabohnen (16)
– Vernichtung durch Inkubation mit monoklonalen Antikörpern Anti-T und Komplement (16)

*Prophylaxe der GvHR gelegentlich notwendig (Methotrexat, Cyclosporin A).
**Dieses Verfahren ist geeignet, die Implantation fetaler lymphoider Organe (Leber ± Thymus) zu ersetzen.

es, besonders bei Patienten mit neurologischem Befall, vor, weitere Nachkontrollen der bisher transplantierten Patienten abzuwarten, bevor wir uns selber für eine Behandlung durch KMT entscheiden.

Bei hämatologischen Krankheiten wie der *Fanconi-Anämie* und der *β-Thalassämie* sind die Resultate ermutigend: über 50% Erfolge bei der Fanconi-Anämie (7) und 6 Erfolge in 17 Versuchen bei Patienten mit ß-Thalassämie (13, 23).

Diese Resultate sind jedoch durch neuere Erfahrungen schon etwas überholt. Man weiß, daß eine Hauptschwierigkeit bei der Behandlung der Fanconi-Anämie in der hohen Empfindlichkeit der Patienten auf die vorbereitenden Maßnahmen liegt. Mit reduzierten Dosen der Chemotherapie konnten die Resultate der neuesten Transplantationen verbessert werden. Auch bei den β-Thalassämien lassen die neuesten Resultate der erfahrenen Transplantationsteams eine wesentliche Verbesserung der Erfolgsquote erwarten.

Bei den *Leukämien* wird die KMT für die z. Z. durch Chemotherapie nicht heilbaren Formen eingesetzt, wie für die chronisch myeloische Leukämie (70% Erfolge beim Kind) (18) und für die seltenen myelomonozytären Formen des Säuglings (21). Bei den Myeloblastenleukämien des Erwachsenen beträgt die Heilungsrate nur 20–25% (5-Jahre-Überleben in voller Remission), während in etwa 50 Fällen bei Kindern ungefähr 60% mit KMT erfolgreich waren (24). Demgegenüber gibt es bei der akuten lymphatischen Leukämie keine überzeugenden Vorteile der KMT gegenüber der Chemotherapie (19).

Bei der *schweren aplastischen Anämie* (Knochenmarkaplasie) mit unbekannter oder bekannter Ursache (toxisch, viral) hat die KMT die Prognose radikal geändert. Die Indikationen wurden ständig verfeinert, und heute sind folgende Kriterien des Schweregrades, der eine Transplantation notwendig macht, anerkannt: Retikulozyten unter 10 G/l, Thrombozyten unter 10 G/l, PMN-Leukozyten unter 0,5 G/l. Bei diesen Formen berichten die erfahrensten Forschergruppen heute über Behandlungserfolge mit KMT bei mehr als 80% der Patienten (7,22). Unter den prognostischen Faktoren figuriert auch die Anzahl der vor der KMT erhaltenen Bluttransfusionen (die Resultate werden mit zunehmender Transfusionszahl schlechter).

Auswahl des Knochenmarkspenders und praktische Durchführung der Transplantation (s. Tab. 20.3)

Von der Wahl des Spenders für eine KMT hängt das Risiko der Graft-versus-Host-Reaktion (GvHR) wesentlich ab. Vollständige Identität von Spender und Empfänger im Hauptkomplex der Histokompatibilität (MHC) besteht allerdings nur, wenn Spender und Empfänger für die beiden Haplotypen genidentisch sind, d. h. serologisch im HLA-A, -B, -C und -D-Locus übereinstimmen und in der gemischten Leukozytenkultur (MLC) nicht gegeneinander reagieren. In dieser Situation ist das Risiko der GvHR zu vernachlässigen; d. h. man beobachtet höchstens unbedeutende Zeichen, die in einer allogenen Reaktion bei Differenzen zwischen kleineren Histokompatibilitätsantigenen gründen. Sie sind durch flüchtige morbilliforme Ausschläge und Bluteosinophilie gekennzeichnet, die meist in der zweiten Woche nach der KMT plötzlich auftreten.

Die Situation der Genidentität kommt unter Geschwistern vor oder kann bei Konsanguinität der Eltern, wie sie bei autosomal-rezessiv vererbten Erkrankungen gehäuft ist, auch bei nahen oder weiteren Blutsverwandten der älteren oder der gleichen Generation beobachtet werden.

Bei allen nichtverwandten Spendern ist das Risiko der GvHR beträchtlich. Man muß deswegen den Spender besonders sorgfältig auswählen und die zu transplantierenden Zellen speziell vorbehandeln. In einer europäischen Serie, die 35 wegen SCID behandelte Patienten umfaßte, bekamen 13 von ihnen phänotypisch identisches Knochenmark. Daraus geht hervor, daß relativ leicht ein solcher Spender in der Familie zu finden ist (10). Die Wahrscheinlichkeit dafür erhöht sich, wenn der Empfänger einen phänotypisch häufig vorkommenden Haplotyp besitzt, der auch bei den Familienmitgliedern oft angetroffen wird. Wenn dies zutrifft, besteht übrigens auch genotypische Identität mit dem Haplotyp des Empfängers. In unserer Serie konnte z. B. ein Kind mit dem Knochenmark einer Tante behandelt werden.

Vorbereitung der Knochenmarkstransplantation

Im allgemeinen gilt, daß bei Patienten mit SCID keinerlei Vorbereitung durch immunsuppressive Behandlung nötig ist, weil die Patienten per definitionem nicht fähig sein werden, das Transplantat abzustoßen. Diese Annahme gilt für Patienten mit Alymphozytose und Agammaglobulinämie, mit selektivem Fehlen der Vorläufer der T-Zellen (SCID mit B-Lymphozyten in normaler oder sogar erhöhter Zahl) sowie für die Mehrzahl der SCID mit ADA-Mangel, deren gemeinsames Merkmal ein schwerer oder absoluter quantitativer Mangel an T-Lymphozyten ist. Eine Konditionierung ist hingegen ins Auge zu fassen bei den schweren ID mit verminderter T-Lymphozytenzahl, aber teilweise erhaltener zellulärer Immunität, wie beim PNP-Mangel und bei der fehlenden Expression der HLA-Antigene (s. Tab. 20.1). Die Konditionierung ist in allen anderen Situationen unerläßlich. Nur wenn die Fähigkeit zur Transplantatabstoßung vermindert wird, können die Stammzellen des Spenders in das Knochenmark des Empfängers einwandern und dort anwachsen und proliferieren. Die Konditionierung wird meistens chemotherapeutisch durchgeführt. Dazu sind verschiedene Protokolle üblich; eine Kombination von Busulphan (2–4 mg/kg/die vom Tag −9 bis Tag −6) und Cyclophosphamid (50 mg/kg/die vom Tag −5 bis −2) hat sich bewährt. Zusätzlich kann auch eine Ganzkörperbestrahlung (1000 R mit Schutz der Lungen nach 800 R) am Tag vor der Transplantation durchgeführt werden. Alle diese Methoden müssen jedoch jedem einzelnen Fall angepaßt werden. Als Beispiel sei an die besondere Empfindlichkeit der Patienten mit Fanconi-Anämie erinnert, bei denen die Chemotherapiedosen wesentlich reduziert werden müssen. Umgekehrt müssen die Dosen der Chemotherapie erhöht werden, wenn das Knochenmark sehr zellreich ist, wie z. B. bei den funktionellen Anomalien der Granulozyten, die mit einer Aktivierung der Granulopoiese einhergehen.

Quantität der transplantierten kernhaltigen Zellen

Wir haben bei unseren Patienten 65 bis 920 x 10^6 kernhaltige Zellen pro kg transplantiert. In der europäischen Serie wurden bei den Fällen mit SCID zwischen 65 und 5000 x 10^6 Zellen/kg übertragen, im Mittel 580 x 10^6 Zellen/kg, die man gewöhnlich durch Entnahme von 120 bis 300 ml Knochenmark in Heparin unter allgemeiner Anästhesie gewinnt. Diese Menge ist selbstverständlich zu ändern, wenn man die Zellsuspension speziell präpariert (s. Tab. 20.3), wobei für jede Methode eigene Bedingungen gelten. Wesentlich ist für jedes Präparat die Angabe, wieviele reife T-Zellen noch darin enthalten sind (d. h. rosettenbildende E+ oder durch Anti-T-Antiseren erkannte Zellen) und wieviele Zellkolonien daraus gezüchtet werden können (CFU-c, CFU-e und BFU-e). Aus den wenigen bisher unter diesen Bedingungen durchgeführten Transplantationen kann man z. Z. weder die Vorteile der gebrauchten Methode erkennen noch das Risiko einer GvHR abschätzen. Schließlich muß erwähnt werden, daß bei ABO-Inkompatibilität zwischen Spender und Empfänger eine Verminderung der Erythrozyten im transplantierten Knochenmark ohne wesentlichen Verlust an kernhaltigen Zellen (höchstens 15–20%) angezeigt ist, wenn der Empfänger einen hohen Hämagglutinintiter aufweist.

Infektionsrisiko

Dies ist einer der wichtigsten Faktoren, welche die Erfolgschancen einer KMT mitbestimmen. Man unterscheidet Infektionen, die im Zeitpunkt der Diagnose bereits bestehen, von denen, die während der Übergangsperiode bis zur immunologischen Rekonstitution (im Mittel 2–3 Monate) auftreten oder hinzukommen. Die ersteren könnten einen dazu zwingen, die KMT zu unterlassen, falls das Risiko einer bleibenden Schädigung, insbesondere neurologischer oder psychiatrischer Natur als sicher oder sehr wahrscheinlich eingeschätzt wird. Diese offensichtlich sehr schwierigen Situationen zeigen besonders deutlich, wie wichtig das ganzheitliche Überdenken einer jeden Indikation zur KMT ist, so daß die Beurteilung durch ein ethisches Komitee in jedem Fall zu fordern ist.
Wenn man sich zur KMT entschlossen hat, erfordern vorbestehende Infektionen eine energische spezifische Behandlung und eine möglichste Verkürzung der Zeitspanne bis zum Eingriff. Zur Verhütung von Infektionen

soll das Kind möglichst bald nach der Indikationsstellung isoliert werden. Manche Gruppen schützen den Patienten in einer Laminar-Airflow-Kammer; andere, wie wir selbst, haben sich für ein steriles Plastikzelt entschieden, dessen Vorteile neben dem sehr guten Schutz vor Infektionen auch in einer wirksamen Dekontamination des Magen-Darm-Kanals mit nichtresorbierbaren Antibiotika, entsprechend der Intestinalflora des Patienten, bestehen. Wir müssen indessen darauf hinweisen, daß die Darmdekontamination gegenüber Pilzerkrankungen und das permanente Risiko einer Viruserkrankung mit Erregern, die der Patient schon vor seiner Isolation erworben hat oder die, wie das Zytomegalievirus (14), mit Blutprodukten übertragen werden, noch nicht befriedigend gelöst sind.

Allgemeine Pflege

Die Gesamtpflege ist komplex und erfordert eine entsprechende technische Ausrüstung und gut geschultes Personal (ständige Anwesenheit einer Krankenschwester für zwei Patienten). Neben den Anforderungen an die Asepsis, wie Sterilisation aller gebrauchten Materialien und der Nahrung, sind spezielle Maßnahmen ausgearbeitet worden; z. B. in der Regel die Installation eines zentralen Venenkatheters als chirurgische Maßnahme zur parenteralen Ernährung. Antiinfektiöse Therapie (antibiotische und antivirale) ist wesentlich, und bei vorausgehender Konditionierung müssen transfundierte Zellen (Leukozyten und Thrombozyten) vor der Gabe unbedingt bestrahlt werden. Alle diese Anforderungen führen dazu, daß die KMT eine teure Therapie ist: Die Kosten werden 1983 auf etwa 300 000 französische Franken pro Fall berechnet.

Rekonstitution nach Knochenmarkstransplantation

Die Rekonstitution verläuft recht unterschiedlich, je nachdem, ob die Transplantation mit oder ohne Konditionierung durchgeführt wurde.

Knochenmarkstransplantation ohne Konditionierung

Die Fälle mit SCID werden ohne Konditionierung transplantiert, und die Wiederherstellung betrifft nur die fehlenden Zellen (T-Lymphozyten oder T- und B-Lymphozyten); sie tritt im Laufe von 2 bis 6 Monaten vollständig ein. Als erste Anzeichen findet man einen Anstieg der zirkulierenden Lymphozyten und des Serum-IgM, dann folgt die allmähliche Normalisierung der Zellfunktionen, die in vivo (verzögerte Überempfindlichkeit) und in vitro geprüft werden. Die einmal erfolgte Rekonstitution ist dauerhaft und scheint lebenslang so zu bleiben. Die längste Beobachtungszeit beträgt in unserer Serie 130 Monate (Tab. 20.4).

Knochenmarkstransplantation nach vorausgegangener Konditionierung

Die Wiederherstellung umfaßt sowohl die Zellen der Hämatopoiese als auch die Lymphozyten. Die ersten Anzeichen eines Angehens können am 10. bis 20. Tag nach KMT im Myelogramm erkannt werden. Es zeigt das Vorhandensein von hämatopoietischen Zellen. Die periphere Rekonstitution erfolgt gewöhnlich innerhalb von 4–6 Wochen; während dieser Zeit muß man häufig zur Prophylaxe von Blutungen bestrahlte Thrombozyten transfundie-

Tabelle 20.4 HLA-identische Knochenmarkstransplantation an der Unité d'immunologie et d'hématologie du département de pédiatrie de l'hôpital des Enfants-Malades (April 1983)

Diagnose	Anzahl Fälle	Erfolg	Beobachtungszeit (Monate)
SCID	14	8	3, 6, 16, 59, 76, 82, 112 und 60
Wiskott-Aldrich-Syndrom	3	1	60
Granulozytopathie	2	1	13
Chediak-Higashi-Syndrom mit Pigmentdefekt	2	1	24
Osteopetrosis	2	1*	72

* Neuwachsender Knochen wieder osteopetrotisch.

ren. Die Transfusion von bestrahlten Leukozyten ist nur bei sehr schweren Infektionen notwendig. Die immunologische Rekonstitution braucht mehr Zeit und ist erst mehrere Monate bis ein Jahr nach KMT vollständig, auch wenn keine GvHR aufgetreten ist.

Beweis für das Angehen der Knochenmarkstransplantation

Der Nachweis von Zellen des Spenders ist in beiden Fällen möglich, wenn anhand von Zellmarkern Unterschiede zwischen Spender und Empfänger nachgewiesen werden können; dies kann möglich sein anhand des Kariotyps oder durch Nachweis des Y-Chromosoms bei Geschlechtsunterschied, auf Grund der Enzymaktivität bei ID mit Enzymdefekt mit Hilfe von Blutgruppen- oder HLA-Gruppen-Differenzen. Alle diese methodischen Hilfsmittel sollen zum Nachweis eines Chimärismus eingesetzt werden.

Graft-versus-Host-Reaktion

Die immunologische Reaktion des Transplantates gegen seinen Wirt ist neben dem Infektirisiko die wichtigste Komplikation der KMT, die ihren Erfolg in Frage stellen kann. Sie kommt beim Kind weniger häufig vor als beim Erwachsenen (70%). In unserer Serie von 13 HLA-kompatiblen KMT mit Konditionierung haben wir nur zweimal eine akute GvHR beobachtet; eine davon wurde chronisch.

Die GvHR verläuft sehr verschieden schwer: bei nicht konditionierten SCID-Patienten ist sie nie intensiv, oft erscheint sie nur als flüchtiger Hautausschlag mit Eosinophilie und parallel mit dem Angehen des Marks. Bei KMT nach Konditionierung kann in den ersten 3 Monaten eine akute GvHR auftreten (Tab. 20.5 faßt ihre Symptome zusammen). Die chronische GvHR wird nach dem 3. Monat beobachtet und folgt manchmal einer akuten GvHR.

Als Behandlung wird Steroidtherapie empfohlen, die auch mit Antilymphozytenserum oder immunsuppressiven Medikamenten kombiniert werden kann. Die Letaliät infolge GvHR beträgt beim Erwachsenen etwa 20% (15). Die Behandlung ist vor allem präventiv. Sie besteht klassischerweise aus Methotrexat einmal pro Woche während 100 Tagen, und neuerdings wird Cyclosporin A während mindestens 180 Tagen eingesetzt (15).

Tabelle 20.5. Zeichen der akuten Graft-versus-Host-Reaktion in den ersten 3 Monaten nach Knochenmarkstransplantation

1. Haut
   - Makulopapuläre Exantheme oder generalisierte Erythrodermie, Blasenbildung bis zum völligen Decollement in schweren Fällen
   - Histologisch Blähung der Basalzellen, lymphozytäre Infiltrate, Nekrosen

2. Magen-Darm-Kanal
   - Profuser Durchfall, Leibschmerzen
   - Histologisch Drüsendilatation, Epithelzellnekrose und exsudative Enteropathie

3. Leber
   - Ikterus, Symptome der Cholestase
   - Histologisch Leberzellnekrose, atypische Degeneration der Gallenkanälchen

Tabelle 20.6 Zeichen der chronischen GvHR nach den ersten 3 Monaten nach Knochenmarkstransplantation

1. Haut, Schleimhäute, Finger
   - Poikiloderma mit Tendenz zur Sklerodermie, Sehnenkontrakturen. Alopezie, Lichenifizierung, Atrophie der Schleimhäute

2. Speicheldrüsen
   - Sjögren-Syndrom

3. Magen-Darm-Kanal
   - Ösophagitis, Megaösophagus, chronische Malabsorption

4. Leber
   - Chronische Hepatitis mit vorwiegendem Retentionssyndrom

5. Respirationstrakt
   - Bronchiale Hypersekretion, spastische Bronchitis, Lungenfibrose

6. Entzündliche und autoimmune Symptome
   - Polyarthritis, Lupussyndrom, autoimmune Zytopenien

7. Persistierender Immundefekt
   - Schwere rezidivierende bakterielle Infekte
   - Funktionelle Asplenie

Schlußfolgerungen

Die KMT bietet eine neue wirksame Therapie für gewisse vererbte oder erworbene Krankheiten; sie ist jedoch komplex und belastend. Verbesserte Kenntnis der Vorbedingungen (Auswahl des Spenders, immunsuppressive Konditionierung, Schutz gegen Infektionen und Prophylaxe der GvHR) hat eine Ausweitung der Indikation, die ursprünglich auf die schweren Immundefekte beschränkt war, auf weitere Krankheiten ermöglicht.

Unbestritten bleibt die Indikation bei den schweren Immundefekten in Anbetracht ihres fatalen Ausgangs vor dem Ende des ersten Lebensjahres. Die Bedeutung der pränatalen Diagnose des SCID muß hervorgehoben werden. Sie wurde neuerdings in unserer Gruppe verbessert. Ihre konsequente Anwendung in befallenen Familien sollte eine Verminderung der Transplantationen erlauben, wenn die Schwangerschaft bei einem sicher befallenen Fetus unterbrochen wird.

Die Ausweitung der möglichen Indikationen zwingt uns dazu, eine Auswahl unter den Patienten zu treffen, da in Frankreich z. Z. nur eine beschränkte Anzahl von KMT durchgeführt werden kann (ca. 120 pro Jahr, davon 20 in unserer Einheit). Selbstverständlich muß die Einschränkung dazu führen, daß die Patienten mit den sichersten Indikationen ausgewählt werden, bei denen man eine rasche und vollständige Wiederherstellung ohne nachteilige Folgen erwarten kann. Sicher wird auch die Indikation zur Transplantation fetaler Gewebe (Leber oder/und Thymus) bei SCID in Zukunft nur noch ausnahmsweise gestellt werden, vor allem auch, weil dadurch nur eine unvollständige Rekonstitution möglich ist, die zudem bei diesen 10–20% der Patienten erst nach sehr langer Zeit eintritt, während welcher das Kind in steriler Umgebung isoliert gehalten werden muß (1–2 Jahre!). Dagegen versucht man z. Z., anstelle der fetalen Gewebe nur partiell identisches Knochenmark zu verwenden (s. Tab. 20.3), welches trotz dem Risiko der GvHr den Vorteil einer viel schnelleren Rekonstitution mit sich bringt.

Addendum

Seit Fertigstellung des Manuskriptes sind von verschiedenen europäischen und amerikanischen Arbeitsgruppen 61 semikompatible Knochenmarkstransplantationen von Spendern mit nur einem identischen Haplotyp durchgeführt worden. Bei 60% von ihnen konnte eine immunologische Rekonstitution erreicht werden. Verglichen mit der Übertragung von vollkommen HLA-identischem Knochenmark beobachtet man nach der semiidentischen Transplantation eine längere Latenzzeit von 3–4 Monaten, bis Zeichen der Rekonstitution nachweisbar sind; ferner geht das Transplantat häufiger nicht an, und schließlich sind GvH-Reaktionen häufiger. Wir finden, daß bei Depression des Spenderknochenmarks durch Rosettierung mit Schafserythrozyten, kombiniert mit Cyclosporin-A-Prophylaxe, die Häufigkeit und der Schweregrad der GvH-Reaktionen geringer ist als bei Einhaltung der von anderen Arbeitsgruppen vorgeschlagenen Protokolle (wie z. B. Lectinabsorption).

Literatur

1 Bach, F. H., R. Albertini, J. L. Anderson, P. Loo, M. M. Bortin: Bone marrow transplantation in a patient with the Wiskott-Aldrich syndrome. Lancet 1968/II, 1364–1366

2 Ballet, J. J., C. Griscelli, C. Coutris, G. Milhaud, P. Maroteaux: Bone marrow transplantations in human osteopetrosis. Lancet 1977/II, 1137

3 Coccia, P. F. W. Drivit, J. Cervenka, C. Clawson, J. H. Kersey, T. H. Kim, M. E. Nesbis, N. K. C. Ramsay, P. E. Warkentin, S. L. Tertelbaum, A. J. Kahn, D. B. Brown: Successfull bone marrow transplantation for infantile malignant osteopetrosis. New Engl. J. Med. 302 (1980) 701–706

4 Fischer, A., Pham Huu Trung, B. Descamps-Latscha, B. Lisowska-Grospierre, I. Gerota, N. Perez, C. Scheinmetzler, A. Durandy, J. L. Virelizier, C. Griscelli: Bone marrow transplantation for an inborn error of the phagocytic cells associating a defective adherence, chemotaxis and oxidative response during opsonized particle phagocytosis. Lancet 1983/II, 473–476

5 Gatti, R. A., H. J. Meuwissen, H. D. Allen: Immunologic reconstitution of sex-linked lymphopenic immunologic deficiency. Lancet 1968/II, 1366–1369

6 Gluckman, E., J. Barrett, W. Arcese, A. Devergie, P. Degoulet: Bone marrow transplantation in severe aplastic anemia; a survey of the European group for bone marrow transplantation. Brit. J. Haematol. 49 (1980) 165–170

7 Gluckman, E., A. Devergie, G. Schaison, A. Busel, R. Berger, J. Sohier, J. Bernard: Bone marrow transplantation in Fanconi anemai. Brit. J. Haemat. 45 (1980) 557–564

8 Glucksberg, H., R. Storb, A. Fefer, C. D. Buckner, P. E. Neiman, R. A. Clift, K. G. Lener, E. D. Thomas: Clinical manifestations of graft versus host disease in human recipients of marrow from HLA matched siblings donors. Transplantation 18 (1974) 295–305

9 Griscelli, C.: Les déficits immunitaires. In Bach, J. F.: Immunologie, 2. éd. Flammarion, Paris 1976 (pp. 826–852)
10 Griscelli, C.: Bone marrow transplantation in immunodeficiencies: results from the European group. In Gluckman, E., C. Griscelli: Bone Marrow Transplantation in Europe. Excerpta med. Amsterdam 2 (1981) 233–237
11 Hayward, A. R., J. Leonard, B. A. M. Harvey, M. C. Greenwood, C. B. S. Wood, J. F. Soothill: Delayed separation of the umbilical cord. widespread infections and defective neutrophil mobility. Lancet 1979/I, 1099–1101
12 Hobbs, J. R.: Bone marrow transplantation for inborn errors of metalbolism. Lancet 1981/II, 735–739
12a Levinsky, R. J., E. G. Davies, M. Butler, D. C. Linch, A. H. Goldstone: Problems of mismatched bone marrow transplantation for severe combined immunodeficiency using soy bean lectin fractionation. Exp. Haematol. 11, Supp. 13 (1983) 89
13 Lucarelli, G., T. Izzi, P. Polchi, M. Manna, F. Agostinelli, C. Delfini, M. Galimberti, A. Porcellini, L. Moretti, A. Manna, G. Sparaventi, M. Andreani, A. Filipetti: Bone marrow transplantation in thalassemia. Exp. Hematol. Suppl. 13 (1983) 101–103
14 Meyers, J. D., E. D. Thomas: Infection complicating bone marrow transplantation. In Rubin, R. H., L. S. Young: Clinical Approach to Infection in the Immunocompromized Host. Plenum, New York 1982 (p. 507)
14a O'Reilly, R. J., N. Kapoor, D. Kirkpatrick: Transplantation of hematopoietic cells for lethal congenital immunodeficiencies. In Wedgwood, F. J., F. S. Rosen, N. W. Paul: Primary Immunodeficiency Diseases. Alan R. Liss, New York 1983 (p. 129)
15 Powles, R. L., H. M. Clink, D. Spence, G. Morgenstern, J. G. Watson, P. J. Selby, M. Wood, A. Barrett, B. Jameson, J. Sloane, S. D. Lawler, H. E. M. Kay, D. Lawson, T. J. McElivan, P. Alexander: Cyclosporin A to prevent graft versus host disease in man after allogeneic bone marrow transplantation. Lancet 1980/I, 327–331
16 Reisner, Y., N. Kapoor, D. Kirkpatrick, M. S. Pollack, S. Cunningham-Rundles, B. Dupont, M. Z. Hodes, R. A. Good, R. J. O'Reilly: Transplantation for severe combined immunodeficiency with HLA A, B, D, DR incompatible parental marrow cells fractionated by Soy bean Agglutinin and sheep red blood cells. Blood 61 (1983) 341–348
17 Reinherz, E. L., R. Geha, J. M. Rappeport, M. Wilson, A. C. Penta, R. E. Kussey, K. A. Fitzgerald, J. F. Daley, H. Levine, F. S. Rosen, S. F. Schlossman: Reconstitution after transplantation with T lymphocyte depleted HLA haplotype-mismatched bone marrow for severe combined immunodeficiency. Proc. Nat. Acad. Sci. 79 (1982) 6047–6051
18 Sanders, J. E., C. Dean Buckner, P. Stewart, E. Donnall Thomas: Successfull treatment of juvenile chronic granulocytic leukemia with marrow transplantation. Pediatrics 63 (1979) 44–46
19 Sanders, J. E., E. D. Thomas: Marrow transplantation for children acute non lymphoblastic leukemia in first remission. Med. Pediat. Oncol. 9 (1981) 423–427
20 Sieff, C. A., R. J. Levinsky, D. W. Rogers, K. Muller, J. M. Chessels, J. Pritchard, A. Casey, C. M. Hall: Allogeneic bone marrow transplantation in infantile malignant osteopetrosis. Lancet 1983/I, 437–440
21 Storb, R., E. D. Thomas: Allogeneic bone marrow transplantation. Immunol. Rev. 71 (1983) 77–102
22 Storb, R., K. C. Doney, E. D. Thomas: Marrow transplantation with or without donor buffy coat cells for 65 transfused aplastic anemia patients. Blood 59 (1982) 236–244
23 Thomas, E. D., C. D. Buckner, J. Sanders, T. Papayannopoulo, C. Borgno Pignotti, P. Stefano, K. M. Sullivan, R. A. Clift, R. Storb: Marrow transplantation for thalassemia. Lancet 1982/II, 8292–8295
24 Thomas, E. D., C. D. Buckner, R. A. Clift, A. Fefer, F. L. Johnson, P. E. Neiman, G. E. Sale, J. E. Sanders, J. W. Singer, H. Shulman, R. Storb, P. L. Weiden: Marrow transplantation for acute non lymphoblastic leukemia in first remission. New Engl. J. Med. 301 (1979) 597–602
25 Virelizier, J. L., A. Lagrue, A. Durandy, F. Arenzana, C. Oury, C. Griscelli, P. Reinert: Reversal of natural killer defect in a patient with Chediak-Higashi syndrome after bone marrow transplantation. New Engl. J. Med. 306 (1982) 1055–1056

Kapitel 21
Transplantation fetaler Gewebe bei Immundefekten

J.-L. Touraine

Zweifellos ist die Transplantation von Knochenmark (KM) eines HLA-identischen Spenders aus der Familie die beste Behandlung der SCID-Patienten (2). Da diese Säuglinge praktisch einen kompletten Immundefekt haben, ist eine Konditionierung vor der Transplantation gewöhnlich nicht nötig. Das KM erlaubt eine rasche und vollständige immunologische Rekonstitution und so die vollständige Heilung einer Krankheit, die unbehandelt im ersten Lebensjahr tödlich verläuft. Gewöhnlich ist gar keine zusätzliche Behandlung nötig, und die immunologische Rekonstitution scheint definitiv zu sein.

Mehr als die Hälfte der Kinder mit SCID haben jedoch leider keinen HLA-identischen Spender in der Familie. Darum muß für die Transplantation das KM eines weniger kompatiblen Spenders oder fetales Gewebe verwendet werden. Im ersteren Fall ist das Risiko einer tödlichen GvHR groß, und zu ihrer Umgehung hat man Methoden entwickelt, um die T-Lymphozyten aus der zu transplantierenden Suspension von KM-Zellen zu entfernen (11, 13, 16, 17). Im zweiten Fall ist dank der Unreife der fetalen Zellen eine Übertragung auch bei verschiedenen HLA-Gruppen ohne größeres Risiko einer GvHR möglich.

In diesem Kapitel werden die Bedingungen und Resultate der Transplantation von fetaler Leber und fetalem Thymus bei SCID dargestellt; wir stützen uns dabei auf die klinischen und immunologischen Daten der Lyoner Gruppe sowie auf eine kürzlich bei allen europäischen Gruppen durchgeführte Umfrage (24). Das Fehlen einer Funktionseinschränkung der T-Lymphozyten in vivo, das wir bei diesen Patienten beobachten, steht im Gegensatz zu den Voraussagen aus gewissen experimentellen Modellen (26); wir stellen deswegen eine Hypothese vor, die diesen scheinbaren Widerspruch zwischen den experimentellen Daten und unseren Beobachtungen bei erfolgreich transplantierten und dadurch zu Chimären gewordenen Patienten in Einklang bringen kann (23). Wir besprechen auch die Indikationen und Resultate nach Transplantationen von fetalem Thymus beim DiGeorge-Syndrom und bei anderen Immundefekten.

Transplantation von fetaler Leber und fetalem Thymus bei schweren kombinierten Immundefekten

Bei allen unseren 8 SCID-Fällen ohne HLA-identischen Spender in der Familie haben wir

Tabelle 21.1 Transplantate von fetalem Leber-und Thymusgewebe bei SCID in Lyon

Patient	Angehen der Transplantation	GvHR	Rekonstitution	Verlauf
S ♂	+++	–	vollkommen	Heilung
B ♂	?	–	keine	Exitus (BCGitis)
C ♀	+++	–	vollkommen	Heilung
F ♀	++	++	partiell	Exitus (Meningitis)
M ♂	+	+++	initial	Exitus (GvHR + Sepsis)
M ♂	++	–	vollkommen	Heilung
M ♂	+	++	initial	Exitus (Katheter-Sepsis)
T ♀	zu früh für die Beurteilung		initial	scheint gesund

dem Säugling fetales Gewebe transplantiert, und zwar Leber- und Thymuszellen des gleichen Fetus (Tab. 21.1). Die Stammzellen der fetalen Leber können nach der Transplantation beim Empfänger proliferieren und sich differenzieren und dadurch schließlich die lymphoiden Organe mit Lymphozyten besiedeln und so die immunologische Rekonstitution ermöglichen. Wegen ihrer Unreife erwerben die Stammzellen im Kontakt mit allogeneischen Antigenen diesen gegenüber eine spezifische Immuntoleranz. Da die Stammzellsuspension keine Lymphozyten enthält, die sich schon zu T-Lymphozyten differenziert haben, entwickelt sich anfänglich keine GvHR. Diese bleibt auch aus oder ist nur gering ausgeprägt, wenn die Stammzellen sich zu T-Lymphozyten differenziert haben. Aufgrund von experimentellen Resultaten beim Tier und beim Menschen ist anzunehmen, daß die durch Anwachsen der transplantierten Leberzellen ermöglichte Immunreaktion durch gleichzeitige Transplantation von Thymuszellen desselben Spenders begünstigt wird (3, 14, 15). Dies beruht möglicherweise darauf, daß die syngeneische Umgebung des Thymus die Differenzierung der transplantierten Stammzellen zu T-Lymphozyten begünstigt. Ein epithelialer Thymus, der in einem sehr frühen fetalen Entwicklungsstadium entnommen wurde, scheint das Risiko der GvHR durch differenzierte fetale Leberzellen nicht zu erhöhen (3).

Die 8 Patienten erhielten fetale Gewebe aus der 8. bis 14. Gestationswoche. Wenn der Thymus viele Thymozyten enthielt (d. h. von 13–14 Wochen alten Feten stammte), wurden die Thymuszellen bestrahlt. Die Transplantation erfolgte durch intraperitoneale Injektion der Suspensionen von Leber- und Thymuszellen. Bei den drei ersten und beim letzten Patienten wurde zudem ein kleiner Teil der Zellsuspension intramuskulär und subkutan injiziert. Wir brauchten nur frisch entnommenes Lebergewebe und vermieden jede längere Konservierung. Alle Suspensionen enthielten mehr als 70% vitale Zellen aufgrund des Trypanblau-Exklusionstests. Im Mittel wurden von jedem Fetus 800×10^6 kernhaltige Zellen transplantiert, d. h. 120×10^6 Zellen pro kg Körpergewicht. Wir haben nicht versucht, die HLA-Antigene des Spenders und des Empfängers anzugleichen.

Die Patienten erhielten sukzessive 1–5 Transplantate fetales Gewebe. Bei den ersten Versuchen im Jahre 1976 wiederholten wir die Transplantation der fetalen Gewebe nach 5 Monaten, wenn das Resultat noch als ungenügend angesehen wurde. Z. Z. transplantieren wir systematisch 2–3mal mit Intervallen von einigen Monaten. Diese Methode scheint für die Patienten keine größeren Nachteile zu bringen, aber die Wahrscheinlichkeit zu erhöhen, daß zumindest ein Transplantat angeht.

Alle Patienten waren in steriler Umgebung isoliert, und nach Möglichkeit wurden sie vor der Transplantation der fetalen Gewebe dekontaminiert. Die Isolation dauerte bis zur fast vollständigen Immunrekonstitution. So blieb ein Knabe während 1 1/2 Jahren im sterilen Milieu, und ein Mädchen war sogar 3 1/2 Jahre darin isoliert. Die Adaptation dieser Kleinkinder an ihre beschränkte Umgebung war bemerkenswert gut, und keines zeigte während der Isolation oder nach ihrer Aufhebung signifikante psychologische Probleme.

Bei guter Gesundheit leben zur Zeit 4 von unseren 8 Patienten, die wir einige Tage bis 10 Jahre nach der Transplantation beobachten konnten. Obschon diese Resultate weniger gut sind als diejenigen nach Transplantation von HLA-identischem Knochenmark, sind sie doch ermutigend und zeigen eine wertvolle Alternative zur KMT bei Fehlen eines HLA-identischen Spenders. Die aktuariellen Kurven zeigen eine Überlebens- und Heilungsrate unserer Patienten von 50% nach Transplantation fetaler Gewebe und von 60% nach Transplantation von HLA-identischem KM, mit Konstanz dieser Werte nach 5 Jahren. 3 von den 4 überlebenden Kindern haben nach einer vollständigen immunologischen Rekonstitution das Spital verlassen und führen z. Z. (3 bis 10 Jahre nach der Transplantation) ein durchaus normales Leben. Die beiden anderen Patienten wurden später behandelt, und es ist noch zu früh, um ihre immunologische Rekonstitution definitiv zu beurteilen (bei einem scheint sie schon jetzt fast vollständig zu sein). Das Angehen des Transplantates kann leicht bewiesen werden, indem man Zellen mit einem Phänotyp identifiziert, der von dem des Empfängers abweicht. Auf Grund der HLA-Antigen-Bestimmungen können wir auch nachweisen, welches von den nacheinander gegebenen Transplantaten sich tatsächlich zu Lymphozyten entwickelt hat: bei 2 Patienten war es das erste Transplantat, bei den beiden anderen ein späteres. Eine GvHR trat bei drei Patienten auf, obschon auch diese mit Geweben von Feten behandelt worden waren, deren Gestationsalter unter 13 Wochen lag. Zwei von diesen Säuglingen hatten vor der Transplantation eine Infektion, der dritte jedoch nicht. Alle 3 Kinder wurden mit Prednison behandelt. Im einen Fall besserte sich die GvHR nur wenig, und das Kind starb an einer interkurrenten Sepsis. Im zweiten Fall wurde die GvHR durch Prednison fast vollständig geheilt, aber progressive neurologische Folgen einer Meningitis führten mehr als drei Jahre nach der Transplantation zum Tode auch dieses Patienten. Der vierte Todesfall ging auf eine generalisierte BCGitis zurück, die schon vor der Transplantation bestanden hatte und trotz Gabe von tuberkulostatischen Mitteln gleichzeitig mit der Transplantation der fetalen Gewebe nicht gebessert werden konnte (Tab. 21.1).

Die immunologische Rekonstitution entwickelt sich progressiv, aber sehr viel langsamer als nach KMT. Für beide Patienten, die eine vollkommene immunologische Kompetenz erreichten, dauerte diese Entwicklung etwa 2 Jahre (21, 22). Daraus geht die große Bedeutung der Dekontamination und der Isolation unter möglichst guten sterilen Bedingungen hervor. Bei fehlender Isolation würden diese SCID-Patienten nicht so lange überleben, daß sich zufriedenstellende immunologische Ab-

wehrmechanismen gegen Mikroorganismen entwickeln könnten. Zwei Jahre nach der Transplantation waren bei den 2 oben erwähnten Patienten die Zahlen der T-Lymphozyten und der T-Subpopulationen, die proliferativen Reaktionen auf verschiedene Stimulationen und die zytotoxischen Reaktionen der T-Lymphozyten praktisch normal. Die Immunglobulinspiegel, die Titer der Isoagglutinine und die Bildung von Antikörpern nach Impfung näherten sich erst nach 3 Jahren der Norm. Die IgG zeigten zuerst beschränkte, später normale Heterogenität.

Das erste Kind hatte den HLA-Phänotyp A3, A33, B14, B47, DR4, DR5. Der zweite fetale Spender, dessen Lymphozyten zur Rekonstitution führten, zeigte HLA-A1, -A2, -B18, -B27, -DR1, -DR7. Spender und Empfänger hatten also keine einzige HLA-Spezifität im A, B oder DR-System gemeinsam. Nach Auftrennung der T- und B-Lymphozyten-Populationen und nach separater HLA-Bestimmung konnten wir zeigen, daß alle T-Lymphozyten vom Spender abstammten, während die B-Lymphozyten den Phänotyp des Empfängers hatten. Die Monozyten dagegen waren teils vom Spender, teils vom Empfänger. Trotz der kompletten HLA-Inkompatibilität war die Kooperation der T-Lymphozyten mit den B-Lymphozyten möglich, so daß Antikörper gegen thymusabhängige Antigene gebildet werden konnten. T-Lymphozyten zeigten auch zytotoxische Effektorfunktionen gegenüber verschiedenen Zielzellen des Empfängers. Die Abwehr gegen Virusinfektionen in vivo erschien normal.

Beim zweiten Kind fanden wir den HLA-Typ A2, A11, B15, B35, DR5, DR6; beim fetalen Spender HLA-A1, -A33, -B5, -B16; DR der fetalen Zellen konnte damals noch nicht bestimmt werden. Auch hier war keine HLA-Spezifität im A- oder B-System gemeinsam. Bei diesem Kind konnten wir zeigen, daß die Mehrzahl der T-Lymphozyten von den Spenderzellen abstammte, während andere, vom Empfänger stammende, unreif blieben und die B-Lymphozyten je zur Hälfte den Phänotyp des Spenders und des Empfängers trugen. Die zelluläre Kooperation war ebenfalls möglich, aber die Herkunft der kooperierenden T- und B-Zellen blieb unklar.

Aus diesen Befunden können wir schematisierend ableiten, daß alle funktionellen T-Lymphozyten vom Spender stammen, während die

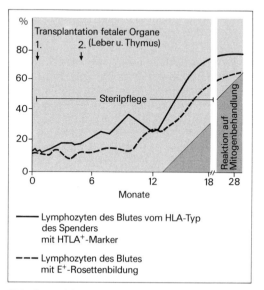

Abb. 21.1 Allmähliche Rekonstitution der T-Lymphozyten bei einem SCID-Patienten nach 2 Transplantationen von fetalen Geweben; Verlauf während eines Jahres nach der Transplantation.

B-Lymphozyten sich vorwiegend aus Zellen des Empfängers entwickeln und nur selten und nur spät aus transplantierten Zellen (Abb. 21.1). Wenn sich T-Lymphozyten des Spenders, die mit den Zellen des Empfängers inkompatibel sind, entwickeln, kann trotzdem eine Kooperation mit B-Zellen des Empfängers und ein bleibender Chimärismus zustande kommen (Abb. 21.2).

Einer neueren europäischen Umfrage entnimmt man Informationen über 23 Patienten mit SCID, die durch Transplantation fetaler Leber behandelt worden waren (24). 5 Patienten erhielten Transplantate fetaler Leber, bei 18 wurde zusätzlich fetaler Thymus gegeben. Das Gestationsalter der fetalen Spender lag zwischen 7 und 20 Wochen. 6 Patienten lebten z. Z. der Umfrage mit einer Beobachtungszeit zwischen 8 und 69 Monaten; von ihnen hatten 5 eine totale oder subtotale T-Zell-Rekonstitution. Außer einem Mädchen, bei dem sich kürzlich aus den transplantierten, von einem männlichen Fetus stammenden Zellen eine akute Lymphoblastenleukämie entwickelt hat (HUGH-JONES u. HOBBS, persönliche Mitteilung), befanden sich alle lebenden Patienten in ausgezeichneter klinischer Verfassung. 11 von den 23 Patienten hatten eine Rekonstitution der T-Zellen, 7 nur der B-Zellen, und bei 14 konnte ein Chimärismus nachgewiesen werden. Eine GvHR trat bei 7 Patienten auf. Die beiden wichtigsten Faktoren, die bei 17 Patienten zum Tode führten, waren Infektionen (BCG, Pneumocystis carinii, Candida albicans, Vakzinia, Masern u. a. Viren) und eine GvHR. Durch die Analyse der Resultate konnten wir die Faktoren bestimmen, die für ein Lebertransplantat günstig sind (Tab. 21.2), vor allem das Fehlen einer Infektion beim Patienten und die Verwendung von fetalen Leberzellen von

Tabelle 21.2. Begünstigende Faktoren bei der Transplantation von fetalem Leber- und Thymusgewebe bei SCID

Patient

– frühzeitige Diagnose, Isolation und Behandlung
– Fehlen einer Infektion
– langfristige Isolation in steriler Umgebung

Transplantat

– frische fetale Gewebe
– Alter des Spenders: 7.–12. Schwangerschaftswoche
– wiederholte Transplantation möglich (2–6mal)
– Anzahl der kernhaltigen Zellen >10^8/kg Körpergewicht des Empfängers
– Gabe intraperitoneal oder intravenös möglich
– ? männlicher Fetus als Spender?
– ? gleichzeitige Gabe des syngeneischen Thymus

Histokompatibilität

Rolle noch unklar

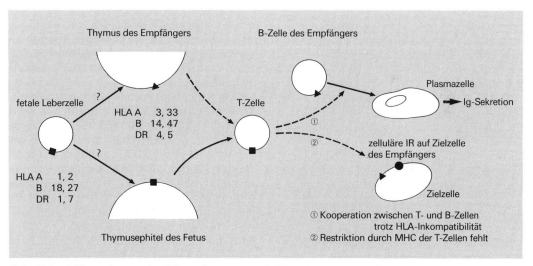

Abb. 21.2 Differenzierung der T-Lymphozyten nach Transplantation von fetalen Geweben und Interaktionen mit den Zellen des Empfängers.

guter Qualität und in genügender Quantität. Eine GvHR war mit Zellen von männlichen Spendern seltener als von weiblichen (nicht signifikant). Um die Ergebnisse der Transplantation von Leber allein gegenüber derjenigen von Leber und Thymus des gleichen Spenders schlüssig abwägen zu können, hätte man eine größere Serie über mehrere Jahre beobachten müssen. Gemeinsamkeit der HLA-Antigene zwischen Transplantat und Empfänger schienen keine Rolle zu spielen.

In der europäischen Umfrage wurden auch Angaben über die Transplantation von fetalem Thymus bei SCID gesammelt. Die Anzahl der Transplantationen bei jedem der 29 mit fetalen Zellsuspensionen von Leber oder Thymus (oder Leber und Thymus) behandelten SCID-Patienten (Abb. 21.3) läßt erkennen, daß Thymuszellen allein kaum günstige und langdauernde Resultate ergeben haben (9).

Fehlende HLA-Restriktion der T-Lymphozyten bei Patienten mit Chimärismus

Die bei der Maus nachgewiesene Restriktion der T-Lymphozyten-Funktion durch den Hauptkomplex der Histokompatibilität (MHC) zwischen T-Lymphozyten und Zielzellen hat zur Vorstellung geführt, daß die T-Lymphozyten nur in Verbindung mit Determinanten des identischen MHC Antigene erkennen können (5, 6, 26), wie z. B. Oberflächenantigene einer virusinfizierten Zelle. Andere Studien haben ferner gezeigt, daß eine Kooperation zwischen B-Zellen und allogeneischen T-Zellen fehlt (10). Weiter wurde die Notwendigkeit, daß die T-Lymphozyten eine Determinante des identischen MHC erkennen, bei verschiedenen Spezies, auch beim Menschen, nachgewiesen; diese Reaktion ist eine Vorbedingung für die folgende Interaktion mit anderen Zellen (7, 18).

Nach KMT entwickeln sich die T-Lymphozyten aus den transplantierten Stammzellen, während B-Lymphozyten teilweise aus Spender-, teilweise aber aus Empfängerzellen hervorgehen. Man weiß seit mehr als 6 Jahren, daß Chimärismus mit T-Zellen des Spenders und B-Zellen des Empfängers vorkommt (8), aber dank der HLA-Identität zwischen Spender und Empfänger bewirkt er keine Inkompatibilität zwischen diesen Zellpopulationen. Bei Gabe fetaler Leber entwickeln sich die T-Lymphozyten ebenfalls aus den transplantierten Stammzellen, aber sie haben meist keine HLA-Determinante mit dem Empfänger gemeinsam. Die experimentellen Daten sagten in einer solchen Situation voraus, daß Interaktionen zwischen diesen T-Lymphozyten und HLA-inkompatiblen Zellen des Empfängers fehlen oder nur schwach ausfallen würden. Im Gegensatz dazu haben wir beobachtet, daß nach einer langsamen Rekonstitution, die von den transplantierten fetalen Leberzellen ausging, keine wesentliche Restriktion der T-Lymphozyten-Funktion durch den MHC des Spenders allein oder des Empfängers allein auftrat. In vivo waren die Abwehrmechanismen gegen Viren normal, und in vitro konnten wir zytotoxische Reaktionen der T-Lymphozyten gegen Zielzellen mit unterschiedlichem MHC nachweisen. Ferner entwickelte sich, allerdings langsam, eine Kooperation zwischen T- und B-Zellen. Die Antikörperbildung gegen thymusabhängige Antigene wurde erst mehr als ein Jahr nach dem ersten In-vitro-Nachweis normaler T-Lymphozyten-Funktionen optimal (s. Abb. 21.2). Es ist jedoch kaum festzustellen, ob die mitbeteiligten Monozyten von den transplantierten Zellen oder vom Empfänger kommen.

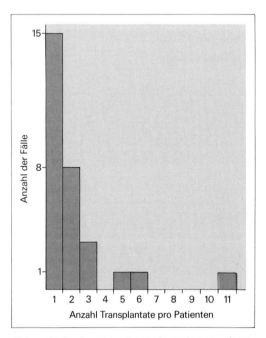

Abb. 21.3 Anzahl Transplantationen fetaler Gewebe pro Patient mit SCID (Europäische Arbeitsgruppe) (24).

Obschon man nicht entscheiden konnte, ob sich Stammzellen des Spenders im Thymus des Spenders oder dem des Empfängers differenzieren, deuten die Resultate darauf hin, daß die Restriktion der T-Lymphozyten-Antwort durch den MHC kein absolutes Phänomen ist. Mehrere Erklärungen können für dieses Fehlen einer signifikanten Restriktion bei Kranken mit persistierendem Chimärismus angeboten werden (19): 1. Partielle Restriktion in vivo, während die Restriktion in vitro mangels eines gut unterscheidenden Tests eher absolut erscheint. 2. Absolute Restriktion in kurzfristigen Experimenten, wie sie bei der Ratte durchgeführt werden, während bei der langsamen Rekonstitution unserer Patienten die Restriktion der T-Lymphozyten viel weniger wichtig ist. 3. Restriktion, die teilweise durch den MHC des Thymus, teilweise durch den MHC der lymphoiden Zellen aufgezwungen wird. 4. Absolute Restriktion bei reinrassigen Tieren, die jedoch bei genetisch vielfältigen Populationen wegen der zahlreichen Kreuzreaktionen zwischen MHC-Determinanten von geringerer Bedeutung ist. 5. Möglichkeit einer progressiven Ausbildung des Erkennungsmusters vom Typ „Allo+X" anstelle des Typs „Selbst+X" (Hypothese Allo+X).

Die letztere Hypothese (23) wird auch durch Tierversuche an Inzuchtmäusen gestützt, bei denen nach neueren Daten die Restriktion kein absolutes und systematisches Phänomen zu sein braucht, sondern eher eine relative „Präferenz" der T-Lymphozyten für syngeneische Zellen bedeutet (25 und E. KLEIN, persönliche Mitteilung). Da die Erkennung des gesamten „Selbst+X" den T-Lymphozyten nicht vorgegeben ist, könnten sich auch andere Erkennungsmechanismen, z. B. vom Typ „Allo+X", entwickeln. Dafür spricht auch, daß in Kontrollexperimenten mit allogeneischen Zielzellen eine Reaktion, die allerdings schwach ist, gefunden wird. Auch bei unseren chimärischen Patienten nimmt die Fähigkeit zur Interaktion mit allogeneischen Zellen des Empfängers allmählich zu. Dies läßt vermuten, daß Moleküle des MHC auf der Zelloberfläche der Zielzellen auch dann wichtig sind, wenn sie eine andere Spezifität aufweisen (12).

Die schematische Darstellung (Abb. 21.4) dieser beiden Varetäten der T-Lymphozyten zeigt einerseits die Erkennung des gesamten „Self+X", andererseits des gesamten „Allo+X". Unter normalen Verhältnissen würde sich das

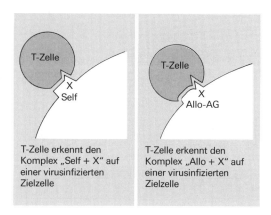

Abb. 21.4 Hypothese der 2 möglichen Arten zur Erkennung eines Antigens X auf einer Zielzelle durch T-Lymphozyten: X wird entweder zugleich mit dem Self-Antigen oder als X + Allo-Antigen erkannt.

Erkennungsrepertoire für Antigene im wesentlichen in Assoziation mit den MHC-Determinanten für „Self" bilden. Unter den Bedingungen des langfristigen Chimärismus entwickeln die T-Lymphozyten ihre Antigenerkennung gemeinsam mit einem gegebenen Allo-Antigen bis zur allmählichen Ausbildung einer normalen Immunität. Wenn diese Hypothese „Allo-X" bestätigt wird, könnten also feinste Möglichkeiten zur Entwicklung des Erkennungsrepertoires bestehen, und zwar mit einer Empfindlichkeit, welche die natürlichen Mechanismen mehr als hundertfach überträfe.

Transplantation von fetalem Thymus zur Behandlung des DiGeorge-Syndroms und anderer

Beim DiGeorge-Syndrom wird die zelluläre Immunität nach Transplantation von fetalem Thymus in rascher Sequenz wiederhergestellt (1, 4, 20) (Abb. 21.5 u. 21.6). Schon bald nach dem Eingriff steigt die Aktivität des zirkulierenden Thymushormons rasch an, die T-Lymphozyten nehmen innerhalb eines Monats stetig zu und übernehmen gleichzeitig mit ihrer Differenzierung die normalen Funktionen. Bei einem Kranken, der vor der Transplantation 28% HTLA-positive und 15% E-Rosetten bildende Zellen hatte, waren die entsprechenden Werte am 4. Tag nach der Transplantation 31%

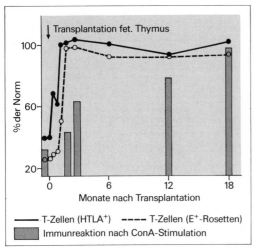

Abb. 21.5 DiGeorge-Syndrom. Verlauf der T-Lymphozyten und der Immunreaktionen nach Concavallin-A-Stimulation nach Transplantation eines fetalen Thymus von verschiedener HLA-Gruppe.

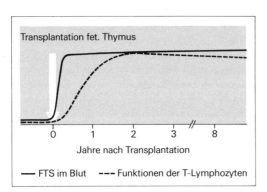

Abb. 21.6 Verlauf der T-Lymphozyten und Konstanz ihrer Funktionen in 8 Jahren nach Transplantation eines fetalen Thymus unterschiedlicher HLA-Gruppe.

und 19%, am 11. Tag 45% und 29%, am 18. Tag 40% und 30% und am 25. Tag 65% und 44%. Seit diesem Datum und in den 11 folgenden Jahren, in denen das Kind bis heute beobachtet wurde, ist die Anzahl der T-Lymphozyten immer normal geblieben. In derselben Zeit sank der Prozentsatz der B-Lymphozyten, der initial erhöht war (53% lymphoide Zellen mit Oberflächenimmunglobulinen), allmählich auf 22% am 25. Tag.

Die vor der Transplantation auf ca. 30% der Norm verminderte Reaktion auf Concavalin A stieg danach langsam an und erreichte nach einem Jahr den Normalwert. Die gute Immunitätslage zeigte sich bei diesem Kind wie bei anderen vergleichbaren Patienten in der Heilung vorbestehender Infektionen.

Dank unterschiedlichem Karyotyp des Spenders (XX) und des Empfängers (XY) konnte gezeigt werden, daß die differenzierten T-Lymphozyten von den Vorläuferzellen des Empfängers abstammten und sich unter dem Einfluß des transplantierten Thymus (XX) entwickelten. Ein weiterer Patient mit DiGeorge-Syndrom, dem kürzlich ein fetaler Thymus implantiert wurde, zeigte eine schnelle immunologische Rekonstitution. Gewisse Patienten mit partiellem DiGeorge-Syndrom zeigen eine spontane, aber oft langsame Besserung ihrer zellulären Immunität. Die immunbiologische Veränderung nach Implantation des fetalen Thymus erfolgt aber so schnell, daß eine spontane Besserung nicht erklärt werden kann. Wir ziehen deshalb die wirksame und wenig riskante Transplantation bei Patienten mit DiGeorge-Syndrom dem Warten auf eine hypothetische und langsame Spontanbesserung vor. Das fetale Thymustransplantat scheint langfristig wirksam zu bleiben, was an eine Toleranzbildung der T-Lymphozyten gegenüber dem Transplantat denken läßt; diese haben sich aus Stammzellen des Empfängers im Kontakt mit den Histokompatibilitätsantigenen des Spenders entwickelt. Ferner weisen die Funktionen des T-Lymphozyten zwischen transplantiertem Thymus und lymphoiden Zellen des Empfängers keine Restriktion auf.

Eine andere Möglichkeit der Behandlung des DiGeorge-Syndroms besteht in wiederholten Injektionen von Thymusfaktoren. Diese Behandlung wirkt jedoch weniger drastisch und vor allem nur kurzfristig; sie erfordert deswegen monate- oder gar jahrelang wiederholte Injektionen. Ein logischer Behandlungsplan sieht folglich bei einem schweren DiGeorge-Syndrom die Transplantation von fetalem Thymus vor, während die Injektion von Thymusfaktoren für das partielle DiGeorge-Syndrom reserviert bleibt, bei dem die vorhandenen immunkompetenten T-Lymphozyten zur Abstoßung des Thymustransplantats führen könnten.

Andere ID wurden vereinzelt mit Transplantaten von fetalem Thymus oder von fetaler Leber behandelt, vor allem, wenn kein Spender für eine HLA-kompatible KMT zur Verfügung stand. Bei zellulärem ID wurde kurzfristige

Besserung beobachtet. Wegen der langsam eintretenden Rekonstitution ist die Beurteilung erschwert, und die Zahl der Versuche ist gering. Von jeder Konditionierung des Empfängers ist abzuraten, da seine Immunabwehr dadurch bis zum erhofften Angehen des Transplantats noch verschlechtert wird. Man kann indessen mit Recht hoffen, daß die bei SCID-Patienten erworbenen Kenntnisse, zusammen mit dem Einsatz von reinen Differenzierungsfaktoren schon bald erlauben werden, die therapeutischen Möglichkeiten der fetalen Lebertransplantation zu erweitern.

Theoretisch und praktisch zeigen die bis heute gewonnenen Resultate schon, daß HLA-Inkompatibilität zwischen Spender und Empfänger kein absolutes Hindernis für eine vollständige immunologische Rekonstitution bildet, da sie durch Transplantation von fetalem Gewebe umgangen werden kann. Wird wohl die Gabe einer größeren Anzahl von Stammzellen aus fetaler Leber mit vorwiegend identischen MHC-Determinanten schneller zu einer vollständigen Immunrekonstitution führen?

Verdankungen

Wir danken den Professoren und Doktoren GRISCELLI, VOSSEN, HITZIG, HOBBS, HUGH-JONES, STOOP, ZEGERS und FASTH für ihre Antworten auf die Umfrage über Transplantation fetaler Gewebe in Europa. Die Erfahrungen in Lyon beruhen auf der Zusammenarbeit mit Dres. SOUILLET, BÉTEND, PHILIPPE, TOURAINE, BÉTUEL und FRANÇOIS.

Literatur

1 August, C. S., F. S. Rosen, R. M. Filler, C. A. Janeway, B. Markowski, H. E. M. Kay: Implantation of a foetal thymus restoring immunological competence in a patient with thymic aplasia (Di George's syndrome). Lancet 1968/II, 1210
2 Bortin, M. M., A. A. Rimm: Severe combined immunodeficiency disease. Characterization of the disease and results of transplantation. J. Amer. med. Ass. 238 (1977) 591
3 Bortin, M. M., E. C. Saltzstein: Graft-versus-host inhibition: Fetal liver and thymus cells to minimize secondary disease. Science 164 (1969) 316
4 Cleveland, W. W., B. J. Fogel, W. T. Brown, H. E. M. Kay: Foetal thymic transplant in a case of Di George's syndrome. Lancet 1968/II, 1211
5 Doherty, P. C, W. E. Biddison, J. R. Bennink, B. B. Knowles: Cytotoxic T cell responses in mice infected with influenza and vaccinia viruses vary in magnitude with H-2 genotype J. exp. Med. 148 (1978) 534
6 Doherty, P. C., R. M. Zinkernagel: A biological role for the major histocompatibility antigens Lancet 1975/I, 1406
7 Goulmy, E., A. Termijtelen, B. A. Bradley, J. J. Van Rood: Y-antigen killing by T cells of women is restricted by HLA. Nature 266 (1977) 544
8 Griscelli, C., A. Durandy, J. J. Ballet, A. M. Prieur, J. Hors: T- and B-cell chimerism in two patients with severe combined immunodeficiency (SCID) after transplantation. Transplant Proc. 9 (1977) 171
9 Hitzig, W. H., H. E. M. Kay, H. Cottier: Familial lymphopenia with agammaglobulinaemia. An attempt at treatment by implantation of foetal thymus. Lancet 1965/II, 151
10 Katz, D. H., T. Hamaoka, B. Benacerraf: Cell interactions between histo-incompatible T and B lymphocytes II. Failure of physiologic cooperative interaction between T and B lymphocytes from allogeneic donor strains in humoral response to haptenprotein conjugates. J. exp. Med. 137 (1973) 1405
11 Levinsky, R. J., E. G. Davies, D. Linch, A. H. Goldstone, P. C. L. Beverly: Soy-bean lectin fractionation of bone marrow to prevent graft versus host disease (GvH) in mismatched transplants. Exp. Hematol. 10 Suppl. (1982) 96
12 Lipinski, M., W. H. Fridman, T. Tursz, C. Vincent, D. Pions, M. Fellous: Absence of allogeneic restriction in human T-cell-mediated cytotoxicity to Epstein-Barr virus-infected target-cells. Demonstration of an HLA-linked control at the effector level. J. exp. Med. 150 (1979) 1310
13 O'Reilly, R. J.: Transplantation in the treatment of SCID. Methods and efficacy. In: Primary Immunodeficiency Diseases. Birth Defects 1982
14 Pahwa, R., S. Pahwa, R. A. Good, G. S. Incefy, R. J. O'Reilly: Rationale for combined use for fetal liver and thymus for immunological reconstitution in patients with variants of severe combined immunodeficiency. Proc. Nat. Acad. Sci. 74 (1977) 3002
15 Perryman, L. E., T. C. McGuire, R. L. Torbeck, N. S. Magnuson: Evaluation of fetal liver cell transplantation for immunoreconstitution of horses with severe combined immunodeficiency. Clin. Immunol. Immunopath. 23 (1982) 1
16 Prentice, H. G., H. A. Blacklock, G. Janossy, K. F. Bradstock, D. Skeggs, G. Goldstein, A. V. Hoffbrand: Use of anti-T cell monoclonal antibody OKT3 to prevent acute graft versus host disease in allogeneic bone marrow transplantation for acute leukaemia. Exp. Hematol. 10 (1982) 99
17 Reisner, Y., N. Kapoor, M. S. Pollack, B. Dupont, R. S. K. Chagant, R. A. Good, R. J. O'Reilly: Transplantation for acute leukaemia with HLA-A and B non-identical parental marrow cells fractionated with soybean agglutinin and sheep red blood cells. Lancet 1981/II, 327
18 Thorsby, E.: The human major histocompatibility complex HLA: some recent developments. Transpl. Proc. 11 (1979) 616

19 Touraine, J. L.: Cooperation between thymus and transplanted precursor cells during reconstitution of immunodeficiencies with bone marrow or fetal liver cells. In Thierfelder, S., H. Rodt, H. J. Kolb: Immunobiology of Bone Marrow Transplantation. Springer, Berlin 1980 (p. 141)
20 Touraine, J. L., P. Richard, S. D. Lawler, F. Larbre: Différenciation des lymphocytes T dans le syndrome de Di George après greffe de thymus foetal. In Touraine, J. L., J. Traeger: Transplantation et immunologie clinique. Simeps-Eds. Villeurbanne, Lyon 1976 (p. 222)
21 Touraine, J. L., H. Bétuel, F. Touraine, N. Philippe, B. Bétend, R. François: Role of MHC determinants in immunodeficiency diseases as shown by the „Bare lymphocyte syndrome" and by chimeric patients. In Seligmann, M., W. H. Hitzig: Primary Immunodeficiencies. Elsevier, Amsterdam 1980 (79)
22 Touraine, J. L., C. Griscelli, H. Bétuel, B. Bétend, G. Souillet: Chimerism following fetal liver transplantation: Cell cooperation despite HLA mismatch. In: Primary Immunodeficiency Diseases 1982. Birth Defects. Nat. Found. March of Dimes, 19, 143
23 Touraine, J. L., H. Bétuel: Immunodeficiency diseases and expression of HLA antigens. Human Immunology 2 (1981) 147
24 Touraine, J. L.: European experience with fetal tissue transplantation in severe combined immunodeficiency (SCID). In: Primary Immunodeficiency Diseases 1982. Birth Defects. Nat. Found. March of Dimes, 19, 139
25 Zinkernagel, R. M.: HLA and cell interactions. Transplant. Proc. 15 (1982) 48
26 Zinkernagel, R. M.: The thymus: its influence on recognition of „Self major histocompatibility antigens" by T cells and consequences for reconstitution of immunodeficiency. Springer Sem. Immunopath. 1 (1978) 405

Sachverzeichnis

A
A 23187 s. Calciumionophor
ABO-Inkompatibilität 205
Abstoßungsreaktion 184
Abszeß 21, 24, 27 f, 36, 94 ff, 102
- „kalter" 94 ff, 102
- perirektaler 24
Abt-Letterer- Siwe 57
Abtötung, 12 ff, 16, 19, 23 f, 31
Acquired immunodeficiency syndrome s. AIDS
Acrodermatitis enteropathica 67
Actin 21 ff
Actindysfunktion 22 f
Actin-Myosin-System 16
Acyclovir 131 f, 135
ADA s. Adenosin-Desaminase
ADCC s. Antibody dependent cellular cytotoxicity
Adenin-Arabinosid 131
Adenokarzinom 139
Adenopathie, angioimmunoblastische 133
Adenosin-Desaminase (ADA) 4, 6, 60 ff, 65 ff, 69, 106, 175, 202
Adenosin-Desaminase-Defekt 4, 6, 61 ff, 65 f, 69
Adenosin-Desaminase-Struktur 67
Adenosin-Stoffwechsel 175
Adhärenz 21, 24
Adhärenz-Reaktion 163
Adhäsion 13, 23
Adhäsionsproteinmangel 33
Agammaglobulinämie 3, 6, 9, 55, 68, 70, 88 f, 109, 114, 122, 133, 167, 170, 178, 199
- mit Thymom 88 f
- X-chromosomale 3, 88, 168
Agglutination 40, 182
Agglutination-Titer 180
AIDS 70, 138 ff, 146 f, 172
Akanthozytose 26, 29
Akzelerierte Terminalphase 22
Albinismus 5, 7, 44, 66
- okulokutaner 22

Alkalische Phosphatase 19, 23 f
Alkoholfraktionierung nach Cohn 193
Alkoholismus 149
Alkylierendes Agens 177
Allele, stumme 157, 160, 162
Allergie 8 f, 11
Allergologie 55
Alloantikörper 40
Alloimmunneutropenie 39, 41
Allopurinol (Zyloric) 175
„Allo + X"-Hypothese 215
Alopezie 67, 207
Alpha-1-Fetoprotein 60, 172
Alpha-2-Makroglobulin 172
Alymphozytose mit Agammaglobulinämie 63 f, 202
Amikazin 31
Aminoglykosid 153
AMP s. Zyklisches AMP
Amphotericin B 31
AMS s. Antikörpermangelsyndrom
Amyloidose 36
Analatresie 76
Anämie, aplastische 5, 131
- autoimmunhämolytische 107, 119
- hämolytische 26, 29
- -erworbene 150 ff
- hypoplastische 67
- makrozytäre 60
- megaloblastäre 5
- perniziosiforme 68
Anaphylatoxin 163
Anaphylaxie 184, 198
- passive kutane 190
Anatomische Barrieren 9 f
Androgene 36
Anenzephalie 78
Anergie 132, 142
Antibiotika 91
Antibody dependent cellular cytotoxicity 52
Antigene 2, 46, 115, 159
- antinukleäre 159
- spezifische 46

Antigen-Präsentation 52, 150
Anti-IgA-Antikörper 198
Antikörper 4 f, 149, 186
- allergische 187
- anti-idiotypische 184
- antilymphozytäre 181
- antiparasitäre 187
- und Komplement 60, 156
- monoklonale 2, 182, 184
- sekretorische 187
- gegen Staphylococcus-aureus-Zellwände 101
Antikörperabhängige zellvermittelte Zytotoxizität s. Antibody dependent cellular cytotoxicity (ADCC)
Antikörperbildung 84, 88, 108 f, 112, 116, 176
- mangelnde 65
Antikörpermangelsyndrom (AMS) 3, 51, 55, 62, 77 f, 84 ff, 198 f
- mit Hyper-IgM 88 f
- normo-/hypergammaglobulinämisches 51, 85
- sekundäres 7
- Therapie 91, 186 ff
Antikörperspezifität 51, 189
Antikörpertiter 193
Antilymphozytenglobulin (ALG) 37, 170, 180 ff, 184
Antimitotika 176, 178 f
Antiviraler Effekt 116
- Zustand 118
Antrumstenose 27, 31
Aortenbogen 74, 76
Aplasie lymphocytaire 55
Aplastische Anämie s. Anämie, aplastische
Ara-A s. Adenin-Arabinosid
Arabino-Galactane 126
Arabinomannan 128
Arginase 19
Arhinenzephalie 76
Arthralgie 131
Ascorbinsäure 102

Sachverzeichnis

A

Aspergillus 27, 102, 107, 128
Asplenie 148 ff, 152, 207
Asthma bronchiale 9, 97
Aszites 27
Ataxia teleangiectatica 5, 7, 60 f, 68, 132, 166, 168 ff
Ataxie, zerebelläre 68
Atopie 68, 87
Austauschtransfusion 41
Autoantikörper 4, 51, 90, 193
Autoimmune Neutropenie 40
– Zytopenie 207
Autoimmunhämolytische Anämie s. Anämie, autoimmunhämolytische
Autoimmunkrankheiten 4, 51, 79, 84, 162 f, 170, 175
– immunsuppressive Behandlung 127
– – Mechanismen 40
Autotransplantation 150
Azathioprin 175

B

Bactrim 61
Bakterizide Aktivität 161 ff
BCG 27, 60 f, 108
– Impfung 121
– Infektion 121, 125, 213
– Organismen 126
BCGitis 57, 107, 210, 212
Beta-1H-Globulin-Mangel 162
Beta-2-Mikroglobulin 50
BFU-e 205
Bindegewebserkrankungen 157
Biochemie 13, 176 ff
Biotin 7, 68, 91
Bloom-Syndrom 7
Blutgruppenantikörper, irreguläre 193
Blutgruppenantikörperdifferenzierung 207
Bluttransfusion 29, 140, 167, 204
B-Lymphozyten 3 ff, 9, 45, 48, 50 f, 64, 77, 88, 109, 120, 130, 132, 176 f, 180
B-Lymphozyten-Defekte 59, 90
B-Lymphozyten-Differenzierung 89
B-Lymphozyten-Funktionen 51
B-Lymphozyten-Kultur 49
B-Lymphozyten-Leukämie 172
B-Lymphozyten-Marker 88
B-Lymphozyten-Proliferation 168
– monoklonale 133
Boyden-Kammer 14 f, 22
Bronchiektasen 111

Bronchopneumonie 84, 106 f, 130
Brucellose 161
Burimamid 102
Burkitt-Lymphom 69, 139
Bursa fabricii 55, 178
Busulphan 205

C

C s. Komplement
C-Faktoren s. C1 bis C9
C1-Esterase 156
C1-Esterase-Inhibitor-Defekte 156 f, 162 f
C1-INH s. C1-Esterase
C1q-Gen, chromosomale Lokalisation 159
C1q-Mangel 157
C1r-Mangel 159
C1s-Mangel 159
C2-Mangel 156, 159
C3 18, 24 f
C3-Mangel 157
C3b 21
C3b-INA 157
C3b-INA-Mangel 160
C4-Mangel 156, 160
C4-Polymorphismus 160
C5-Mangel 161
C5a 16, 21
C6-Mangel 161
C7-Mangel 161
C8-Mangel 161
C9-Mangel 161
Calciumionophor 7, 68
Candida albicans 27, 57, 77, 95, 100, 106 f, 121, 126, 128, 132, 138, 213
– neoformans 102
Candidiasis, chronische mukokutane (CMC) 128
Candidin 44, 50, 108
Capping 181, 183
Cartilage hair hypoplasia (CHH) 7, 66, 131, 202
Cephalosporin 153
Ceroid 27
CFU-c 37, 39, 41
CFU-e 205
CGD s. Granulomatose, septische
CH-50-Aktivität 162
Chalon 172
Chediak-Higashi-Syndrom 7, 16, 22 f, 37, 132, 170, 202 f, 206
Chemilumineszenz 17 f, 28, 31
Chemokinese 15
Chemotaktischer Faktor 14 f
Chemotaxis 13 ff, 21 ff, 26, 99 f, 102, 126, 133, 160 f, 163

Chemotherapie 131, 139, 142, 171 f, 240 f
– antivirale 131
– immunsuppressive 142
– zytostatische 127
Chimärismus 50, 62, 75, 81, 207, 210, 213 f
Chlorambucil 177
Chloramphenicol 31
Cholestase 207
Chorioretinitis 131, 134
Chromosomale Lokalisation, HLA 109
– – Komplement 160
– – MHC 109
Chromosomen 6 f, 109, 170
Chromosomenaberration 68, 78
Chromosomenanalysen 7, 31, 78
Chromosomendeletion 78
Chromosomenfragilität 5, 7, 61
Chronic granulomatous disease s. Granulomatose, septische
Chronisches lymphoproliferatives Syndrom 133
CID s. Immundefizienzsyndrome, kombinierte
Cimetidin 102
CMV s. Zytomegalievirus
Coarse facies 95 f
Co-Kultivationsexperimente 101
Colchicin 24
Colony stimulating activity (CSA) 36, 38
– – factor (CSF) 115
Common variable ID 86 ff, 167, 169, 199
Compliance 152
Complement s. Komplement
Concanavalin A 50, 216
Cor pulmonale 25
Corticosteroide 36, 41, 179
CR-3 33
C-reaktives Protein 98 f
CRP s. C-reaktives Protein
CSA s. Colony stimulating activity
CSF s. Colony stimulating factor
CVID s. Common variable ID
Cyclophosphamid (Cytoxan = CTX) 177, 205
Cyclosporin-A 207 f
Cytochrom-b-245 19, 22
Cytochrom-b-Mangel 25 f, 29

D

Danazol 163
Darmparasiten 127
Defective cord separation 22
Defektproteinämie 156

Degranulation 13 f, 18 f, 23 f
Dekontamination 61, 211 f
- des Magendarmkanals 112, 206
Depolarisation 28
Derepression 170, 176
Dermatitis 67, 69, 95, 99
- atopische 94, 97, 99
- chronische 96
- ekzematoide 25, 94
Dermatomyositis 134, 159
Desoxyribonucleotid-Transferase, terminale (TdT) 47
Dextran-Sulfat 52
DF 2: 149
Diabetes, juveniler 160
Diapedese 21
Diaphorase 18
Diarrhoe 25, 27, 106 ff, 111 f, 126, 128, 130, 207
DIC s. Disseminated intravascular coagulation
Differenzierung der lymphatischen Stammzellen 2, 63
- - - Störungen 3 f
- der T-Lymphozyten 47
DiGeorge-Syndrom 5, 74, 78, 80, 166 f, 210
- Diagnose 79 f
- Differentialdiagnose 79
- familiäres 78
- Spontanheilung 75
- Therapie 215 f
- Verlauf 79
Diphtherie 186
- toxische 101
Diskoider Lupus erythematodes (DLE) 27
Disseminated intravascular coagulation 149
Disulfidbindung 186, 190
Dithionit-Differenz-Spektrum 26, 29
DNCB 50, 108
DNS (DNA) 178 f
DNS-Hybridisierung 132
DNS-Reparation 68, 171
DNS-Synthese 175
Döhle-Körperchen 39
DR-Antigene 2, 46, 109
Drepanozytose s. Sichelzellanämie
Drogensüchtige 140 f
Ductus thoracicus 180
Duncan-Syndrom 70, 91
Durchfall s. Diarrhoe
Durstfieber 8
Dysgenesie, hereditäre lymphoplasmozytäre 55
Dysgerminom, embryonales 172

Dysmorphie 75 f
Dysostose 66
Dysregulation 70
Dystrophia myotonica 7
Dystrophie 25, 57

E
Eau de Javelle 22
- de Labarraque 22
EBNA 119, 132 f
EBV s. Epstein-Barr-Virus
Echovirus 134
Elektronentransport 19, 22, 24, 28
Elektrophorese 44, 59, 186
Embryologie 74 f
Embryopathie 134
Emphysem 84
Encapsulated pneumonia 25
Endokrinopathie 87, 114, 128, 167
Endotoxin 19
Endoxan s. Cyclophosphamid
Enterobacteriaceae 102, 172
Enteropathie, exsudative 7, 39, 84, 207
Enterovirus 134
Entwicklung, geistige 203
- Rückstand 38, 67
- - psychomotorischer 76, 79
Entzündung 25, 67, 94, 99
Enzephalitis 134
Enzym 16, 19, 25, 60
Enzymdefekt 91, 207
Enzymersatz 62
Eosinophilie 22, 37, 40, 44, 97 ff, 161, 204
Eosinophilotaxis 103
Epidemiologie 140, 148
Epitheliom 139
Epitop 181, 186
Epstein-Barr-Virus (EBV) 5, 49, 51, 69 f, 89, 130, 132 f, 170
- Infektion 119
Ernährung 8, 39
- parenterale 112, 206
E-Rosetten-Technik 45, 47
Erregerspektrum 125, 149
Ersatztherapie 74, 87
Erythroblasten 35, 37
Erythrodermia desquamativa (Leiner-Moussous) 161
- generalisata 207
Erythromycin 151
Erythropoiese, Aplasie 90
Erythrozyten 60
Erythrozytenantigene (Rhesus D) 194
Erythrozytenenzymdefekt 153
Esterase 48 f

Ethisches Komitee 205
Ethnische Gruppen 106, 161, 193

F
F(ab)-Fragment 187
F(ab')2-Fragment 48, 187
Facteur thymique sérique (FTS) s. Thymusfaktor
Faktor B 156, 162
Faktor H 156
Fallot-Tetralogie 76
Familienuntersuchung 157
- s. Genetik
Fanconi-Anämie 7, 37, 204 f
Farr-Test 159
Fatal granulomatous disease of childhood s. Granulomatose, septische
Fc-Fragment 48, 52
Fc-Rezeptor 25, 47, 116
Fc-Rezeptor-Bindung 190
Feed-back s. Rückkoppelungsphänomen
Fehlbildung, kardiovaskuläre 5, 74
Feminisierung, testikuläre 30
Ferritin 172
Fetale Organe 62, 210 ff
Fetales Blut 61
Fetomaternale Infektion 39, 63
- Inkompatibilität 39
Fetopathie 79, 127, 131, 134
Fetoskopie 6, 31, 61
Fibroblasten 22, 115 f
Fibroblasten-IFN 117
Filaria 128
Flavoproteine 19, 22
Flucloxacillin 31, 102
Fluorescein 50
5-Flurocytosin 31
FMLP s. Formyl-methionyl-leucyl-phenylalanin
Follikulitis 36, 96
Formyl-methionyl-leucyl-phenylalanin (FMLP) 14 ff, 19, 21
Fosfomycin 126
Fraktion V (Goldstein) 75, 80
Fraktionierung der Plasmaproteine 193
Frühantikörper 45, 187, 189
Frühgeborene 34

G
Galle 189
Gallenkanälchen, Degeneration 207
Gammaglobulin 87, 112, 186
- aggregiertes 52

Gammaglobulintherapie 92, 112, 186 ff
- Kontraindikation 92, 198
- Nebenwirkungen 92, 197 f
Gammavenin 191
Gammonativ 191
Ganzkörperbestrahlung 37, 205
Gelsolin 21
Genetik, 3 ff, 21, 23, 26 f, 29 f, 36, 38, 52, 56 f, 60, 63 f, 78, 85, 87, 106, 112
- DiGeorge-Syndrom 78
- ethnische Gruppe 107
- HLA-Restriktion 52
- des Komplements 156
- Konduktorinnen 27, 29
- Prädisposition 173
- septische Granulomatose 21
Genetische Beratung 6, 67
Genfrequenz 156
Gentranskription 4
Gerinnungsstörung 149, 163
Gesichtsdysmorphie 74
Giardia lamblia 69, 84, 127
Gingivitis 36
Gitlin type 64
Gliom, zerebrales 78
Glomerulonephritis 157 ff, 160
Glucose-6-Phosphat-Dehydrogenase-Mangel 25 f, 29
Glykogenose 1b 23 f
Glykoproteine 109
- gp 115 : 68
- gp 150 : 23 ff
- gp 180 : 22, 33
Glykosylierung, Anomalie 89
G-6PD s. Glucose-6-Phosphat-Dehydrogenase
Graft-versus-host-Reaktion 44, 50, 61 f, 69, 74 f, 78, 81, 107, 151, 167, 170, 178, 204 f, 207 f, 210 ff
Granulationen, azurophile 37
Granulom 25, 27 f, 31, 128
Granulomatose, septische 9, 21 ff, 25 ff, 99, 101, 125, 202
Granulozyten s. Phagozyten, polymorphnukleäre
Gregg-Syndrom 69
„Große Pathogene" 10, 60, 84
GvHR s Graft-versus-host-Reaktion

H

Haemophilus influenza 95, 149 f
Haitianer 140
Halbwertszeit 156 ff, 190, 193, 199
Hämangiosarkom (Kaposi) 138, 142 f

Hämatosarkom 167 f
Hämoglobinopathie 148, 153
Hämolytische Anämie s. Anämie, hämolytische
Hämolytisch-urämisches Syndrom 158, 162
Hämopathie, maligne 150, 152
Hämophile 140, 161
Hassalsche Körperchen 66, 74, 79
Hautfenstertechnik 14, 22
Hautteste 44, 108
Helferzellen s. Lymphozyten, T
Hepatitis 131, 134
- A, B 141, 195
- chronische 135, 207
Hepatome, primäre 172
Hepatosplenomegalie 22, 25, 78, 161
Hepatozyten 135
Herpes 60, 127
- simplex 109, 138
- zoster 138, 148
Herpes-simplex-Virus (HSV) 125, 130
Herzgefäßmißbildung 44, 75 ff
Heterozygotie s. Genetik
Hexose-Monophosphatweg 13, 17, 22, 29
Hinderung, sterische 183
Hiob-Syndrom s. Hyper-IgE-Syndrom
Histamin 102
Histiozyten 27
- lipidspeichernde 31
Histokompatibilität 2, 50, 60, 110 ff, 113, 116, 121
- fehlende Expression 106 ff, 111, 121
- HLA 2, 6 f, 24, 40, 47 f, 63 f, 150, 157, 159, 162, 173, 211 ff, 217
- MHC 2, 204, 214 ff
- System 109, 111, 120, 216
Histologie 127, 134
HLA s. Histokompatibilität
H_2O_2 17 f, 21, 28
Hodgkin-Lymphom 95, 99, 101
Homosexuelle 132, 139 ff, 143, 147, 172
Hormone 114, 141
HSV s. Herpes-simplex-Virus
^{3}H-Thymidin 45
- Inkorporation 46
HTLA 215
HTLV s. Human T cell leukemia virus
Human T cell leukemia virus 141, 146

Husten, pertussoider 57
Hybridisierung 89, 133
Hydrolase 14
4-Hydroxy-Cyclophosphamid 177
Hydroxylradikale 13, 17
Hypergammaglobulinämie 70, 79, 88, 99, 120, 161
Hyper-IgE-Syndrom 7, 94 ff, 97 ff, 100 ff
- Pathogenese 103
Hyper-IgM-Syndrom 391
Hyperimmunpräparate 194
Hyperplasie, lymphatische 119 f
Hyperkatabolismus 7, 160
Hyperkeratosis palmarum et plantarum 160
Hypertension, portale 27
Hypochlorit 22
Hypofibrinogenämie 39
Hypogammaglobulinämie 41, 44, 59, 64 f, 67, 84, 128, 134, 157, 171 f
- spätmanifeste 84
- transitorische 3, 84, 86, 88
- variable 122
Hypokalzämie 74 ff, 79
Hypoparathyreoidismus 5, 74, 76, 128
Hypoplasie, lymphatische 74 f, 143
Hypoxanthin-Guanin-Phosphoribosyl-Transferase 175

I

Ia-Antigen = HLA-DR-Antigen 67, 109
ID s. Immundefekt
IDAV s. Immunodeficiency associated virus
IFN s. Interferon
IgA (s. auch Immunglobuline) 5, 18, 189
- 1 und 2 51
- Nephropathie 162
- sekretorisches 51 f, 87, 189, 193
- Spiegel 45, 190
IgA-Mangel 3, 52, 87, 127, 167, 189
- selektiver 84 f, 88 ff, 168, 198
IgD 5, 49, 88 ff
IgE 5, 52, 177
IgE-Antikörper 184
- staphylokokkenspezifische 99 f
IgG 5, 18, 189
- Polymere 197
- Präparation 6, 191 ff
- Subklassen 51, 190, 193

– – G1 18, 21, 91
– – G2 87, 189
– – G3 18, 21
– – G4 87, 189
– Substitution 186 ff
IgM 5, 18, 52, 187
IgM-Mangel, selektiver 167
IgM-Synthese 190
Immortalisierung 89, 119
Immunadhärenz 161
Immundefekt (ID) 44, 91, 166, 171, 202
– Hyper-IgM 91
– kombinierter 55 ff, 106, 171
– latenter 173
– schwerer, kombinierter 4, 6, 56, 62 ff, 111, 122, 125, 130, 134, 167 f, 202, 204 ff, 208, 210 ff, 217
– – – nach intrauteriner Erkrankung 68
– – – klassisches SCID-Syndrom 64
– – – klinische Formen 63
– – – mit mangelnder Expression der HLA-Antigene 64, 202
– – – pränatale Diagnose 208
– – – primärer 63
– sekundärer mit Malignom 171
– variabler 168
– zellgebundener 3, 8, 44, 55, 74, 157
Immundefizienzsyndrome, kombinierte 55 ff
– Differentialdiagnose 57
– Genetik 56
– immunologische Befunde 59
– Laboratoriumsbefunde 58 f
– Pathogenese 70
– Therapie 61
Immunfluoreszenz 40, 45, 48
Immunfunktionen, zelluläre 6, 50 ff
Immunglobuline (s. auch Ig) 2 ff, 18, 44, 62, 67, 77, 87, 91, 184, 186, 197, 212
– Hyperkatabolismus 7
– intrazytoplasmatische 49
– Isotypen 48
– Klassen 5, 186 f,
– Marker 48
– membranständige 45, 48
– monoklonale 67, 70, 170
– Normalwerte 45
– selektiver Mangel 3
– Subklassen 51
– Synthese in vitro 52, 194
– Therapie 186 ff

Immunglobulinkonzentrationen, Normalwerte 45, 190
Immunglobulinmangel, selektiver 85
Immunglobulinpräparate 131, 186 ff, 191 ff, 194
Immunhämolyse (CH50) 157
Immuninterferon 116
Immunisierung 51 f, 183
– passive 51, 186, 194 f
– Risiko 163
– xenogenetische 184
Immunkomplexe 52, 126, 151 ff, 162, 172, 176 f,
– zirkulierende 134
Immunkomplexkrankheiten 175
Immunmangel, variabler 4, 67
Immunmechanismen, humorale 10, 44 ff, 49 f, 100
Immunmodulation 172 ff, 177
Immunmodulatoren 172 ff, 175
Immunodeficiency associated virus 146
– Cancer Registry 166, 173
Immunologische Ersatztherapie 62, 186 ff
– Überwachung, Theorie 169
Immunologisches Gedächtnis 117
– Netzwerk 186
Immunregulation 103, 114, 122 f
Immunregulatoren 114 ff
Immunschwäche, erworbene 138
Immunstimulation 6
Immunsuppression 125 f, 132 f, 135, 175 ff, 180, 184
Immunsuppressiva 170, 175, 181, 202, 205
Immuntoleranz 211
Infektion 7, 10, 27, 36 ff, 75, 78
– Anämie 37
– Anfälligkeit 8 ff, 75, 77, 94, 119, 150, 160
– – bei Asplenie 148
– mit intrazellulären Erregern 139, 142
– maternofetale 38 f, 68 f, 134
– monotope 9 ff
– opportunistische 142
– persistierende 125 ff, 128, 134
– polytope 9 ff
– pränatale 38 f, 68 f, 132
– Prophylaxe 102
– rezidivierende 8 ff, 21, 25, 29, 44, 84, 95, 125, 158 ff
– – monotope/polytope 9 ff
– Zentralnervensystem 112
Infestation 7
Ingestion 13, 18, 21, 23

Inosin 66, 175
Inosin-Nucleotid-Phosphorylase s. Purin-Nucleotid-Phosphorylase
Inspissated bile syndrome 107
Integument 1, 31
– Defekt 9
Interferon (IFN) 65, 110 ff, 114 ff, 120, 126, 133
– IFNα 52, 116 f, 120
– IFNβ 116 f
– IFNγ 51 f, 116 ff, 120 ff
IL s. Interleukin
Interleukin 48, 51, 89, 114 ff, 122, 179
Interleukin-Mangel 122
Intraglobin 191
Intrakutanreaktion 50
Intrazelluläre Enzymaktivität 49
Iodoquin 67
Isohämagglutinine 51
Isotopenmarkierung 15 f
Ivemark-Syndrom 150

J
Jejunumdiaphragma 76
Job (Hiob) s. Hyper-IgE-Syndrom
Jodination 18
Joining chain = J-chain 187, 189

K
Kala Azar 148
Kaposi-Syndrom 138 f, 141 f, 172
Kapselantigene 153
Karboxylase 7, 68
Kardiovaskuläre Fehlbildung 5, 150, 167
Kartagenersyndrom 9
Karyotypen 78, 207, 216
Karzinogene, chemische 170
Karzinom 166, 168 f
Katabolismus 177, 190, 197 f
Katalase 27
Katarakt 36, 76
Kell-Blutgruppen 29
Kernatypie 37
Ketokonazol 128
Keyhole limpet haemocyanin (KLH) 101
Kiefer- und Gaumenspalte 76
Kiemenbogen 74
Killerzellen, natürliche 52 f, 120 f, 132, 170
Killing s. Abtötung
K-Kette-Defekt 3, 91
Klassifikation der Immundefektsyndrome 1 ff, 6 f, 10, 85
Klebsiella 132

Kleinwuchs 3, 25, 44, 67, 69
KMT s. Knochenmarkstransplantation
Km-Variante 29
Knochenmark 5 f, 37 f, 40, 46, 61 f, 179
Knochenmark-Reserve 29
Knochenmark-Spender 204
Knochenmarksaplasie 5, 91, 133, 135, 139, 202, 204
Knochenmarkstransplantation (KMT) 24, 32, 37, 41, 61, 63 f, 67, 112, 131 f, 134, 202 ff, 210 f, 214
- Indikationen 202
- Konditionierung 202, 205 f, 210
- Kosten 202, 206
- Patientenauswahl 208
- psychische Belastung 202 f
- Rekonstitution 206, 210
- Risiko 202, 210
- semikompatible 208
- Vorbereitung 205
Knorpel-Haar-Hypoplasie (cartilage hair hypoplasia) 7, 66, 131, 202
Koagulation, disseminierte intravaskuläre 149
Ko-Kulturen 90
Kokzidiomukose 128
Kollagenose 159, 161
Kolobom 76
Komplementkomponenten, klassische 156 ff
- - Aktivierung 182, 188, 197
- - - alternative 159, 162 f, 190
- - Defekte 99, 156 ff
- - Halbwertzeit 163
Komplementsystem 1, 11, 15, 18, 109, 156 ff, 180
Kooperation 111, 114, 121, 212 ff
Kostmann-Syndrom 36, 202
Kraniosynostose 95, 97
Krebs s. Malignom
Kryptokokkose 128, 138
Kryptosporidien 127, 138
Kupfermangel 39
Kupffersche Sternzellen 150
Kx-Mangel 25, 29, 32
K562-Zelle 53

L

Lactoferrin 14, 19, 23 f
Lamblien s. Giardia lamblia
Laminar-Airflow-Kammer 206
Langerhans-Zellen 50
Laparoschisis 78
Laryngospasmus 78
Laryngotracheitis 22

LAV s. Lymphadenopathy associated virus, s. auch Human T cell leukemia virus
Lazy leukocyte syndrome 16
Leberabszess 25, 27, 32, 96
Leberzellen 62, 210 ff
Leberzellen-Nekrose 207
Lectin 62
- Absorption 208
LED s. Lupus erythematodes disseminatus
Legionella 127
Leichte Ketten κ und λ 2, 84 f
Leihimmunität 44
Leiner-Moussous-Erythrodermie 161
Leishmaniose 121, 128
Lepra 121, 171
Leukämie 170, 202
- akute lymphatische 69 f, 168 f, 213
- - myeloische 172
- - chronisch lymphatische 118, 171 f
- - myeloische 169, 204
Leukopoiese, ineffiziente 37
Leukozytentransfusion 32, 37, 207
Levamisol 102
LFA-1 33
Lipodystrophie 160
Lipofuscin 27
Lissenzephalie 76
Listeria monozytogenes 127
Lithium 36, 38, 41
Luminol 17
Lungenfibrose 84, 207
Lupus erythematodes 151, 158 ff, 162 f, 207
- - diskoider 157, 159
- - disseminatus (LED) 161
- - systemischer 95, 99, 101
Lymphadenopathie 21, 25, 27, 142 f
Lymphadenopathy associated virus 146
Lymphangiektasie 7, 171
Lymphatisches System 46, 55, 58, 88, 150, 169
- - maligne Erkrankung 69
Lymphknoten 24, 48, 58, 148
Lymphoblastoide Zellen 89
Lymphokine 48, 51, 89, 115 ff, 121 ff, 131, 178 f
Lymphom 142, 171
- histiozytäres 95
- - Gehirn 99
- intrazerebrales histiozytäres 101
- malignes 133, 168, 170

Lymphopenie 59, 77, 108, 132 ff
- Agammaglobulinämie und Alymphozytose 55
- familiäre 55
Lymphoproliferatives Syndrom 69, 87, 91, 132, 143, 167, 170
Lymphoretikulosarkom 168
Lymphosarkom 167
Lymphozyten 2, 22, 64, 148, 186, 206
- B-Lymphozyten 2, 84 ff, 49, 212 ff, 215 f
- Marker 46, 176, 179
- nackte (bare lymphocytes) 65
- T-Lymphozyten 2, 5, 9, 45 f, 50, 62, 75, 77, 88, 99, 143, 176, 179 f, 211 ff, 215 f
- - Entwicklung 6, 48, 75, 106, 176
- - Helfer/Suppressor 52, 101
- - Subpopulationen 40, 46, 50, 77, 101, 142, 177, 182
- - zytotoxische 2, 50, 52, 189
Lymphozyten-aktivierender Faktor (LAF) 115
Lymphozytenkultur, gemischte 108, 122
Lymphozytenproliferation 121
- Hemmfaktor 133
Lymphozytophthise 55
Lyonisierung 29 f
Lysosomale Enzyme 18
Lysozym 14, 19

M

MAB, monoclonal antibodies s. monoklonale Antikörper
Macrocortin 179
Magendivertikel 76
Magreb 106
Major histocompatibility complex (MHC) s. Histokompatibilität
Makrophagen 5 f, 12, 19, 90, 126, 148 ff, 175, 177, 179
Makrophagen-aktivierender Faktor (MAF) 115 f, 121, 172
Malabsorption 84, 91, 107, 127
Malaria 148
Malignom 68, 78, 87, 166 ff, 171 ff
Malnutrition 67, 69, 128
Malrotation 76
Mannan 128 f
Marasmus 151 f
Masern 133, 195, 213
Maternofetale GvHR 63
- Infektion 38
Mausmyelomzellen 89
Mausthymozyten 116

McLeod-Phänotyp 29, 32
Mediatoren, entzündungsvermittelnde 198
- immunregulatorische 114 ff
Megakariozyten 37
Melanin 22
Melanozyten 5
Melphalan 177
Membrananomalie 26, 28, 111, 113
Membrandefekt 68
Membran-Ig 48, 182
Membranmarker 2, 63, 90, 119, 170, 176, 178, 181, 183
Membranpotential 25 f, 28
Membranrezeptor 15 f, 52, 113 f, 122
Meningitis 39, 96, 148 f, 158, 172
Meningoenzephalitis 127, 131, 134
6-Mercaptopurin 175
Metabolismus 13, 27, 65, 68
- oxidativer 23, 25 f, 28
Metabolismusdefekt 56
Metabolismusstörungen 28, 65
Metastase 172
Methoden 44 ff
MHC s. Histokompatibilität
Migration 14 f, 38, 51
Mikrobizidie 16, 24
Mikrofilamente 16
β_2-Mikroglobulin 65, 109 ff, 113
Mikrognathie 75
Mikroorganismen, intrazellulär lebende 125
Mikropenis 76
Mikrophthalmie 76
Mikrotubuli 16, 21
- Polymerisation 23 f
- System 24
- zentriolassoziierte 24
Mikrozephalie 76
Milliporekammer 74
Milz 148 ff
Milzextrakt 37
Milzruptur 148, 150 f
Mitigierung 196
Mitogene 50, 89, 115
Mixed leucocyte culture (MLC) 50, 60, 108, 204
MΦ s. Makrophagen
Modified immune serumglobulin 191
MLC s. Mixed leucocyte culture
Moniliasis s. Candida albicans
Monokine 115, 121
Monoklonale Antikörper 2, 46, 48 f, 181, 183

Mononucleosis infectiosa 69, 91, 131 ff, 140, 170
- - persistierende 120, 133
Monosomie 78
Monozyten 6, 19, 22, 36 f, 40, 46, 49 ff, 89, 115, 120, 122 f, 126, 172, 175 f, 179, 183, 212
- Funktionen 52
Morbus Crohn 27
- Hodgkin 69, 142, 148, 151, 153, 167 f, 171
Mosaik 78
Motilität, Granulozyten 14 ff, 21 f, 100, 102
Moxalactam 31
Mukokutane Candidiasis s. Candida albicans
Mukopolysaccharidosen 203
Mukoviszidose 57
Mumps 195
Muttermilch 189
μ-Ketten 49
Myeloblasten 168
Myelokathexis 38
Myelom 172
- multiples 177
Myeloperoxidase 22, 24, 35
Mykobakterien 100, 121 f, 125 f, 128, 132, 138
Myosin 21

N
Nabelschnur, verzögerter Abfall 22
NADPH-Oxidase 19, 22, 28
- Störung, Km-Variante 25, 29
- Versorgung 26
NBT s. Nitroblau-Tetrazolium
Nebenmilz 150
Nebenniereninsuffizienz 128
Nebennierennekrose, hämorrhagische 149
Nebenschilddrüse 74, 77
Neisserien 158, 162 f
Neoangiogenese 143
Neo-Antigene 169
Nephroblastom 169
Nephrokalzinose 77
Nephrotisches Syndrom 7
Nervensystem 203
Nervenzellen 130
Netzwerk, immunologisches 116
Neutropenie 34 ff, 39, 59, 69
- autoimmune 40
- chronische 38
- - benigne 40
- - toxische 41

- erworbene 38
- immunologisch bedingte 38 f, 41
- bei Kupfermangel 39
- Neugeborenes und Säugling 34
- Ventrikelblutung 39
- zyklische 36
Nézelof-Syndrom 67
Nierentransplantation 127, 131 f, 177, 181 f
Nitroblau-Tetrazolium 17
- Reduktion 29, 31
NK s. Killerzellen, natürliche
Nocardia 27, 51, 128
- opaca 89
Non-Hodgkin-Lymphom 151
Non-T-non-B-Lymphozyten s. Nullzellen
Nucleosid-Phosphorylase s. Purin-Nucleosid-Phosphorylase (PNP)
5'-Nucleotidase-Mangel (5'Nu) 67
Nucleotidyl-Phosphorylase 175
Nullzellen 46, 49, 52, 120

O
O_2^--Bildung 31
Ödem, hereditäres angioneurotisches 156, 162
Omentum majus 151
Onkogene 166
- Viren 170
Onkogenes Risiko 167
Onychomykose 96, 99
Onychotrichodysplasie 38
Opportunistische Erreger 125
Opsonine 13, 18 f, 21, 31, 41, 60, 149, 160 f, 180 f, 197
Organminderwertigkeit 10
Organtransplantat 170, 175 f, 178
Orotsäure 7
Ösophagusmißbildung 75, 79
Ösophagustraktionsdivertikel 27
Osteogenesis imperfecta 95, 97
Osteomyelitis 25, 27, 32, 36, 96, 126
Osteopetrose 203, 206
Ovalbumin 52
O_2-Verbrauch 28
Oxidativer Metabolismus 23, 25 f, 28

P
Pankreasinsuffizienz, exokrine 38
Papovavirus 170

Parasiten 69, 122
Parathormon 77
Paratop 186
Peanut-agglutinin (PNA) 47
Pelger-Huet-Anomalie 24
Pentose-Shunt 13, 17
Periodontitis 21
Peroxidase 13, 17 f, 49
Pertussis 56, 196
Peyersche Plaques 58
Phagosom 13, 31
Phagosombildung 18
Phagozyten 1, 9, 11 f, 14 f, 17 ff, 21, 64, 186, 189
- Abbau 13
- Abtötung 13, 14
- Adhäsion 13
- Chemotaxis 13
- Dysfunktion 99
- Ingestion 13
- Isotopenmarkierung 14
- Motilität 13 f
- polymorphonukleäre 12, 19, 21 ff, 25, 30, 34 ff, 38, 100, 127, 202, 206
- - Antigene 39 f
- - Funktion 38, 100
- - Neutropenie 40
Phagozytose 10, 12 ff, 18, 23, 109, 149, 160, 189, 197
Pharmakopoe 193
PHA-Stimulation s. Phytohämagglutinin
Phorbol-Myristat-Acetat (PMA) 19, 31, 123
Photosensibilisierung 159, 163
Phylogenese 186
Phytohämagglutinin 44 ff, 50, 183
Pilzinfektion 31, 60, 206
Plasmapherese 90, 151, 172, 193
Plasmodium malariae 148
Plasmozyten 64, 88 f, 172
Plazentagängigkeit 190
Plazentaserum 193
Pleuraempyem 25
PMA s. Phorbol-Myristat-Acetat
PMN s. Phagozyten, polymorphonukleäre
Pneumocystis carinii 60 f, 77, 107, 112, 127, 131 f, 134, 138 f, 213
Pneumokokken 149 ff, 153, 172
Pneumonie 21, 25, 36, 79
- atelektatische 98
- bullöse 96, 98
- eingekapselte 31
- interstitielle 77, 107, 119, 127, 131
PneumoVax 51, 152

PNP s. Purin-Nucleotid-Phosphorylase
Poikiloderma 207
Pokeweed-mitogen 50, 52, 89
Polarographie 17
Poliomyelitis 51, 57, 61, 134, 196
Poliomyelitisimpfung 107
Pollakisurie 143
Polyarthritis, rheumatoide 158, 207
Polysaccharidantigene 64, 128, 152
PPD 44
Prä-B-Zellen 88 f
Präkallikrein 198
Pränatale Diagnose 6, 31, 60, 67 f
Prä-T-Lymphozyten 47
Progerie 68
Proktitis 27
Properdin 156
Properdindefekt 162
- geschlechtsgebunden vererbt 156
Prophylaxe 151 f, 192, 194 f
- Infektionskrankheiten 193
- Rhesus 198
Prostaglandine 16
- E_2 52, 115 f, 126, 129, 134
Proteinpolymorphismus 157
Protozoen 60
Pruritus 139
Pseudoinfekt 8
Pseudopodien 21
Psychosomatische Erkrankungen 8
Punktmutation 3
Purine wasting s. Purin-Nucleotid-Phosphorylase
Purin-Nucleotid-Phosphorylase (PNP) 60, 63, 202
- Mangel 67, 120, 131, 142
- Purin-Verlust 67
Purpura, idiopathische thrombozytopenische 150
- Schoenlein-Henoch 158, 160
- vaskuläre 126, 158, 160
Pyelonephritis 161
Pyodermie 21 f, 25, 94
Pyopneumothorax 98
Pyrogene 198

Q

QO = quantitatively zero 156
Quincke-Ödem 157 f, 162

R

Radiotherapie 171
Raji-Zellen 119
Raynaud-Syndrom 161

Reagine 187
Reaktion, anaphylaktoide 197
- antikörperabhängige zytotoxische 189
- phlogistische 197
- des verzögerten Typs 6
Rebuck-Hautfenster 22
Register s. Immunodeficiency Cancer Registry
Rekonstitution, immunologische 207, 211
- durch Transplantation 112, 210, 212
Rekonvaleszentenblut 193
Rektokolitis, hämorrhagische 126
Respiratorische Insuffizienz 25
Respiratory burst 17 f
Retikuläre Dysgenesie 4, 64
Retikuloendotheliose 168
Retikulose Abt-Letterer-Siwe, maligne 57
Retinoblastom 169
Retrognathie 75
Retroviren, lymphotrope 141 ff, 146
Rezeptor 19, 21, 24, 183 f
- für C3 48
- für das Fc-Fragment 48
- für Schafserythrozyten 47, 114, 179 f
Rezidivierende Infekte s. Infektion, rezidivierende
Rhabdomyosarkom 169
Rhodamin 50
Rhodiglobin 191
Ribonucleotid-Reduktase 66
Riesengranula 22 ff
Riesenzellen vom Langhans-Typ 27
Rifampicin 31
Rosettenmethode 45
Rothmund-Thomson-Syndrom 157
Rubeolen 69, 127, 133 f, 196
Rückkoppelungsphänomen (feed-back) 116

S

Salmonellen 121, 125 f, 150
Sandoglobulin 188, 191, 198 f
Saprophyten 11, 60, 149
Sarkoidose 142, 171
Sarkom 167 f
- lymphoproliferatives 69
Sarzine 60
Schafserythrozyten 45, 52
Schutzimpfungen 8
Schwere Ketten 186

Sachverzeichnis

SCID s. Immundefekt, schwerer kombinierter
Scopoletin 17
Sekretorische Komponente 49, 189
Selbst + X s. Allo + X-Hypothese
Sensibilisierung, Rhesus 196
- xenogene 184
Sepsis 25, 36, 57, 77, 96, 148, 210, 212
- akute, Intervention 194, 197
- fulminante nach Hundebiß 149
Septische Granulomatose s. Granulomatose, septische
Serin-Esterase 16
Serratia marcescens 27, 40
Sézary 141, 143
Shwachman-Syndrom 38
Sichelzellanämie, homozygote 126, 150, 152 f
Singlet-Sauerstoff 13, 17
Sinubronchitis 68
Sinusitis 21, 24, 84
Sjögren-Syndrom 87, 207
Skelettanomalie 38
Sklerodermie 158, 161, 207
SMX s. Sulfamethoxazol
Sonnenschutz 163
Soy-bean-lectin 62
Spätantikörper 51, 187, 189
Sphärozytose, hereditäre 148, 150, 153
Spina ventosa 27
Splenektomie 18, 38, 148 ff, 152 f
Splenomegalie 69, 133
Spondylarthritis, ankylosierende 161
Spondylitis 27
Stammzelle 1 f, 6, 64, 89, 211, 214, 217
- hämatopoietische 2
- lymphoide 2, 9
Staphylococcus 27, 102 f
- aureus 21, 24, 40, 60, 94 ff, 99
- - IgE-Antikörper 100, 103
Sterilpflege 61, 111, 122, 202, 206, 208, 211 f
Steroidrezeptor 179
Steroidtherapie 38, 179 ff
Stille Feiung 69
Stomatitis 21, 36, 116
Subpopulationen der T-Zellen s. Lymphozyten, T
Substitutionstherapie 6, 91
- bei Agammaglobulinämie 194, 196 ff
- bei Komplementmangel 163
Suicide mechanism 28

Sulfamethoxazol-(SMX-)Trimethoprim (TMP) 30 f, 102
Sulfonamid-Dauermedikation 61
Superoxidanion 13, 17, 22, 28
Superoxiddismutase 17
Suppressor-T-Lymphozyten 2, 120, 129, 178, 182
Surveillance, immunologic 169
Swiss type agammaglobulinaemia 55, 64
Switch-Defekt 3, 85
Systemminderwertigkeit 10

T

Tc2 s. Transcobalamin 2
T-cell-growth-factor oder Interleukin 2 (IL2) 48
Terminalphase, akzelerierte 22
Tetanie 74, 79
Tetanus 186, 196
Tetanus-Anatoxin 44, 50
Tetanus-Antigene 108
Tetanus-Toxoid 101
T_H s. Lymphozyten-T-Helfer
Thalassämie 150, 152 f, 204
Therapie 6, 11, 31, 36, 41, 61, 79, 102, 111, 173, 186, 192 f
- antiinfektiöse 206
- Corticosteroid-Therapie 153, 179 ff
- fungistatische 128
- immunsuppressive 142, 153, 175 ff
- Indikationen zur Immunglobulin-Therapie 194
- Nebenwirkungen 170
- zytostatische 69
Thioninsäure 175
Thrombozyten 68, 206
Thrombozytopenie 5, 24, 38 f, 44, 68, 119 f
- idiopathische 194
Thymektomie 170, 176, 180
Thymic dysplasia 55
Thymom 3, 86 f, 142, 169
Thymopoietin 48
Thymosin 67, 75, 81 f
Thymozyten 122, 179, 211
Thymus 44, 47 f, 55, 58, 62, 108, 180
- dysplastischer 64
- embryonaler 64
- fetaler 62, 80, 112
- postnataler 62
Thymusaplasie 56, 74 ff, 78 f
Thymusepithel 65, 80
Thymusextrakt 48, 62
Thymusfaktor 62, 64, 81 f, 216

Thymusgewebe 74
- ektopisches 74, 79
- fetales 74
- Implantat 80 f, 132, 167
Thymushormon 6, 48, 77, 80 ff, 108, 215
Thymusschatten, radiologischer 66
Thyreoiditis 134
T-Lymphozyten s. Lymphozyten, T
TMP s. Trimethoprim
Toleranz 178
Toleranzbildung 184, 216
Tollwut 195
Tonsillen 48
Toxoplasma gondii 125, 127, 132, 138 f, 161
Transcobalamin 2, 60, 68
Transcobalamin-2-Mangel 5, 68, 86, 91
Transferfaktor 62, 102, 167
Transferrin 183
Translokation 30
- chromosomale 170
Transplantation 6, 60 f, 178
- von fetalem Thymus 78, 81, 213 f, 216
- fetaler Gewebe 208, 210, 212
- - Leber 6, 211, 213
- immunkompetenter Organe 62
- von Knochenmark s. Knochenmarkstransplantation
- der Milz 151
Trichophyton sp. 102
Trigger-Defekte 25 f, 28
Trimethoprim 102
Trisomie 78
Trophozoiten 127
Truncus arteriosus communis 78
T_S s. Lymphozyten-T-Suppressor
Tuberkulin 44, 50, 171
Tuberkulose 27, 31, 121, 126
Tubulin 16
Tuftsin 150
Turner-Syndrom 30
T-Zellen ersetzender Faktor (T cell replacing factor, TRF) 115
T-Zell-Leukämie 168
- chronische lymphatische 168, 171
T-Zell-Lymphom Typus Sézary 141

U

Überempfindlichkeit vom verzögerten Typ 44
Übertragung, transplazentare 190

Umschaltmechanismus 89
Urogenitaltrakt 130
Urtikaria 96

V
Vaccinia 213
– gangraenosa oder generalisata 57, 60 f
Varizellen 24, 60, 196
Varizellen-zoster-Virus (VZV) 130 f
Vaskulitis 134, 157 f, 160, 162
Venilon 191
Vererbung s. Genetik
Vincristin 24
Viren 130, 166, 170, 189
Virusinfektion 69, 91, 107, 112, 118, 128, 142 f, 152, 206
– latente 120
Virusneutralisation 163
Vitamin B_{12} 60, 68, 84, 91
Vitamin-B_{12}-Transport 5
Vitamin C 16, 24
Vitamin D 77
VZV s. Varizellen-zoster-Virus

W
Wasserstoffperoxid 13, 21
Wiskott-Aldrich-Syndrom 5 f, 37, 60 f, 68, 122, 130 ff, 153, 166 ff, 170, 202 f, 206
Wuchshormon 2, 87

X
Xanthinoxidase 175
X-chromosomal 3 f, 23, 26, 29, 56, 60, 70, 87
Xeroderma pigmentosum 161
X-L s. X-chromosomal

Y
Y-Chromosom 207

Z
ZAS s. Zymosan-aktiviertes Serum
Zelladhäsivität 15
Zellfusion 89
Zellkooperation 65, 113
Zentralnervensystem 130
Zielzellen 114, 116, 177, 179 f, 182
Zilien 1
Ziliendyskinesie 9
Ziliendyskinesie-Syndrom 57
Zink 7, 68
Zinkmangelsyndrom 67
Zöliakie 151 f
Zweitmalignome 172
Zwerchfellanomalie 75
Zwergwuchs mikromeler, "short limbed dwarfism", 66
Zyklisches AMP 24
Zymosan 19, 25
– aktiviertes Serum (ZAS) 14 f
– opsonisiertes 31

Zytofluorograph 50
Zytogenetische Untersuchung 78
Zytokine 115
Zytologie 168
Zytolyse durch EBV 140
Zytomegalie 60 f, 77, 91, 127, 143
– kongenitale 132
Zytomegalievirus 107, 109, 131, 206
– immunsuppressive Aktivität 141
Zytopathogener Effekt 116
Zytophilie 190
Zytoskelett 16, 18 f
Zytotoxische Reaktion 108, 212
– – antikörperabhängige 189
Zytotoxizität 51 f, 110 f, 116, 122 f, 134, 141, 177, 180
Zytozidie 16